기본 제8판
응급약리학

기본 응급약리학 제8판

전국응급구조학과교수협의회

Prehospital Emergency Pharmacology

Eighth Edition

BRYAN E. BLEDSOE, DO, FACEP, FAEMS, EMT-P
Professor of Emergency Medicine
University of Nevada, Las Vegas School of Medicine
Attending Emergency Physician
University Medical Center of Southern Nevada
Las Vegas, Nevada

DWAYNE E. CLAYDEN, MEM, BHSC, PARAMEDIC
Director of Emergency Services and Emergency Management
Stoney-Nakoda First Nation
Morley, Alberta, Canada

Pearson

도서출판 한미의학

기본 응급약리학

8판 2쇄 발행 2023년 2월 28일

지은이 Bledsoe, Clayden
옮긴이 전국응급구조학과교수협의회
펴낸이 이광재
펴낸곳 도서출판 한미의학(2023 Printed in Korea)

책임편집 서영주
본문편집 오인택
책임교정 이순례, 전용찬
마 케 팅 이종희, 이상빈
경영지원 이종희, 박희숙

출판등록 1999년 7월 13일 제22-1586호
주소 서울시 마포구 동교로23길 36 리앤리빌딩
전화 02-336-3477
팩스 02-336-6762
메일 k_medical@hanmail.net
www.hanmibook.co.kr

ISBN 979-11-90322-18-8 93510
정가 28,000원

역자 서문

이 책은 Brady출판사의 "Prehospital Emergency Pharmacology" 8판 개정본이다. 2001년 5판을 국내에서 최초 출간할 당시만 해도 응급구조학과에 마땅한 응급약리학 교재가 없어 학생들에게 응급약리학을 제대로 소개하고 국가시험을 준비시키기에 많은 애로점이 있었는데 다행히 이 책을 번역 출판하면서 응급구조학과 학생들에게 제대로된 응급약물들을 소개시킬 수 있었고 국가시험의 준비에도 만전을 기할 수가 있었다.

물론 당시에는 영어를 한국어로 번역하다보니 많은 미비점이 있었고 한정된 기간과 역자들의 부족한 임상 지식 때문에 오류도 있었고 일부내용의 실수도 있었지만 학생들에게 응급약물을 소개시키고 국가시험을 준비시키는데에는 많은 도움을 줄 수 있었다.

이제 도서출판 한미의학의 도움으로 8판 개정본을 내놓게 되었는데 7판 개정본에 비해 응급약리학의 최근 이론과 정보를 많이 다루었기 때문에 응급구조사가 약물을 다룰 때 고려해야 할 제반 사항과 응급현장에서 간편하고 실용적으로 사용할 수 있는 능력을 배양함은 물론이고 약물과용과 중독에 대해서도 쉽게 구별하고 처치할 수 있는 지식과 정보도 알 수 있을 것이다.

한 가지 아쉬운 점은 응급환자 관리에서부터 응급의료시설 등 발전된 제도의 응급의료시스템을 거지고 있는 미국에서 이 책이 쓰여져 우리나라의 현실과 다소 맞지 않는 부분도 있다. 하지만 이제는 우리나라도 병원전 응급의학이 많이 발전하였고 현장 응급의학에 관한 사례가 많이 축적되었기 때문에 이제는 우리 실정에 맞는 응급약물에 관한 교과서가 발간되기를 기대해보면서 이번에 발간된 "기본 응급약리학" 책이 많은 도움이 되었으면 한다.

마지막으로 응급의학과 의료계에 많은 애정을 가지고 양질의 의학전문서적 출간에 노력해주시며 특히 응급구조과의 발전에 남다른 애정을 가진 도서출판 한미의학 이광재 사장님 그리고 이 책이 나오기까지 애써주신 출판사 직원들과 공동번역에 참여해주신 교수님들의 노고에 감사를 드립니다.

역자 일동

역자 소개

대표역자

김경완 청암대학교 응급구조과

편역자 (가나다순)

강인혜 대원대학교 응급구조과
고봉연 동남보건대학교 응급구조과
김경완 청암대학교 응급구조과
김미정 성운대학교 응급구조과
김병우 한국교통대학교 응급구조학과
김보균 가천대학교 응급구조학과
김성령 선린대학교 응급구조과
김익성 동아보건대학교 응급구조과
김인주 동의과학대학교 응급구조과
김정선 건양대학교 응급구조학과
김지희 강원대학교 응급구조학과
박상섭 충청대학교 응급구조과
박상웅 을지대학교 응급구조학과
박영석 선문대학교 응급구조학과
박재성 동주대학교 응급구조과
박정제 포항대학교 응급구조과
윤형완 전주비전대학교 응급구조과
이경열 공주대학교 응급구조학과
이남종 전주기전대학 응급구조과
이명렬 경동대학교 응급구조학과
이상구 경일대학교 응급구조학과
이상민 경북도립대학교 응급구조과
이준호 대전대학교 응급구조학과
장문순 충북보건과학대학교 응급구조과
전소연 대전보건대학교 응급구조(학)과
전혁진 춘해보건대학교 응급구조과
정준호 남서울대학교 응급구조학과
주정미 김해대학교 응급구조과
최길순 동강대학교 응급구조과
한송이 백석대학교 응급구조학과
한승태 호원대학교 응급구조학과

목차

총론
General Information

CHAPTER 1

학습목표

이 장을 학습한 후 다음을 할 수 있어야 한다.

- **약리학**, **약리학자** 및 **생약학**에 대해 정의한다.
- 약물의 기원 네 가지를 열거하고 각 기원의 보기를 제시한다.
- 일반적인 약리학적 용어와 약어를 이해한다.
- 약물정보 네 가지를 열거하고 이러한 정보들 속에서 약물을 찾는 방법을 제시한다.
- 약물개발의 네 가지 단계를 서술한다.
- 통제약물을 포함한 약물적용에 대한 법적 규제를 설명한다.
- 화학명, 일반명, 상품명 및 공식명의 기준에 의해 약물을 식별한다.
- 액체 및 고체 약물의 몇 가지 보기를 작성한다.

서론 Introduction

약(drug)이란 질병의 진단, 치료 또는 예방에 사용하는 화학물질이다. 약을 의학적 목적으로 사용할 때 일반적으로 투약이라고 한다. 약물과 약물(medications)의 신체에 대한 작용을 연구하는 것을 약리학(pharmacology)이라고 한다. 약과 신체에 대한 약의 효과를 연구하는 학자를 약리학자(pharmacologist)라고 부른다. 실험약리학을 통하여 의약품은 뛰어난 발전을 하게 되었다.

역사적 고찰 Historical Considerations

다양한 질병의 치료에 식물 및 광물을 사용하게 된 것은 의학 그 자체만큼 오래된 일이다. 약의 사용에 관한 기록은 초기 이집트 시대까지 거슬러 올라간다. 고대의 이집트, 아랍 및 그리스인들은 수세기 동안 약전 속에 기록되기 전 구전으로 약물 제제를 후세에 전하였다. 현대의학의 아버지라고 불리는 히포크라테스는 그의 환자들을 치료하는데 사용되었던 광범위한 약물들에 관하여 상세하게 기록하였다. 르네상스 시대 이후, 의사들은 질병에 관하여 좀 더 과학적인 접근을 하기 시작하였으며, 특정 약물이 어떤 질병의 치료에는 유용하나 다른 질병에는 듣지 않는 것을 알았다. 약물요법은 주로 경험적이었으며 의사는 약물이 신체의 어느 부분에 영향을 주는지 확신하지 못하는 경우가 많았고 약물학은 의학과는 분리된 독특한 분야로 자리잡게 되었다.

초기 의약품 중 일반적으로 사용되는 약물인 자주여우장갑풀(purple foxglove)이 있다. 이것은 1250년 웨일스 의사들에 의해 최초로 기술되었다. 이것은 오랫동안 수종(dropsy; 울혈심장기능상실과 관련된 전신의 부종을 설명하는 옛 용어)의 치료에 사용되었으므로 이뇨작용이 있는 것으로 생각되었다. 1785년, William Withering은 자주여우장갑풀을 수종 및 기타 질병의 치료에 사용하는 것에 대하여 서술하였다. 그는 여우장갑풀의 수종 치료 효과가 심장에 대한 효과로 인한 것임을 연관시키지는 않았지만 그 유효성에 주목하였다. "이 식물은 이제까지 다른 어떤 약물에서도 볼 수 없었던 심장운동에 대한 강한 힘을 지니고 있다"라고 서술하였다. 1800년까지 여우장갑풀의 심장에 대한 특이적 작용이 실제로 기록되었으며, 이뇨작용에 대한 설명은 마침내 폐기되었다.

디지탈리스(digitalis)는 여우장갑풀의 활성물질이다. 이것은 심근의 수축력을 증가시키는 경향이 있다. 디지탈리스가 신체의 부종을 감소시키는 것은 심장의 힘을 증가시키고 신관류(renal perfusion)와 여과의 증가에 의한 것이지 초기에 생각했던 것과 같이 이뇨작용에 의한 것은 아니다. 오늘날에도 디지탈리스는 울혈심장기능상실(congestive heart failure) 및 다른 심혈관계 질환의 치료에 가장 흔히 처방되는 약물 중의 하나이다.

17~18세기에 아편(opium), 코카(coca) 및 디지탈리스 팅크제가 사용되었다. 생물추출물로부터 백신의 도입은 1796년 Edward Jenner의 천연두(smallpox) 접종으로 시작되었다. 19세기에는 아트로핀(atropine), 클로로포름(chlorform), 코데인(codeine), 에테르(ether) 및 모르핀(morphine)을 사용하게 되었다. 20세기 초반 동물성 인슐린(insulin)과 페니실린(penicillin)의 발견은 내분비 및 대사성 질환과 감염성 질환의 치료에 극적인 변화를 일으켰다. 또한 21세기에는 재조합 DNA 기술(recombinant DNA technology)로 인체 인슐린과 재조합 조직플라스미노겐 활성제(recombinant tissue plasminogen activator, r-tPA)가 생산되었고, 이 약물들은 당뇨병과 심혈관계 질환의 치료를 현저하게 변화시켰다.

20세기 초반에 항생제(antibiotics)의 발견으로 의학은 극적으로 변화하였다. 1935년 설파계의 항생제가 소개되기 전에는 감염에 대하여 실제적으로 효과적인 치료법이 없었다. 1940년대 초반 페니실린이 널리 보급됨으로써 효과적이고 값싼 항생제를 사용할 수 있게 되었다. 추가적인 항생제가 연속으로 개발되었다. 항생제요법의 도입은 사망률을 현저하게 감소시키고 미국뿐 아니라 다른 선진국들에서 인간의 기대수명을 증가시키는 결과를 가져왔다. 하지만 항생제의 남용은 박테리아나 다른 기관에 항생제 내성이라는 결과를 가져오기도 했다.

생약학 Pharmacognosy

전통적으로 생약학(pharmacognosy)은 식물, 동물, 광물 및 그 생산물과 같은 천연약물에 대한 연구를 말한다. 그러나 오늘날 실험실에서 개발되어 사용되는 화학물질은 약물기원의 수를 증가시켰다. 예를 들면, 경구용 피임약은 인체 성호르몬이지만 화학적인 방법에 의해 생산된다(합성).

연구자와 약물개발자는 항생제와 같은 물질의 분자구조를 조작하여 화학구조가 약간 다르면서 다른 기관에 효과적인 약물들을 만들 수 있게 되었다.

당뇨병 치료제인 인슐린은 이전에는 소나 돼지의 췌장으로부터 얻어졌다. 이러한 동물 인슐린은 인체 인슐린과 구조는 달랐으나 인체에서 유효한 효과를 나타내었다. 돼지 인슐린(porcine insulin)이 인체 인슐린과 가장 유사하다. 돼지 인슐린 말단의 3개의 아미노산을 화학적으로 변화시키면 인체 인슐린과 동일하게 된다. 화학적으로 조작된 돼지 인슐린은 시장에서는 보통 '인체 인슐린(human insulin)' 으로 불린다. 또한 약물개발자는 세균으로부터 DNA재조합 기술을 이용하여 인체 인슐린을 생산할 수 있다.

약물의 네 가지 주요 기원은 식물, 동물, 광물 및 실험실(합성)이다(그림 1-1).

	기원	약물
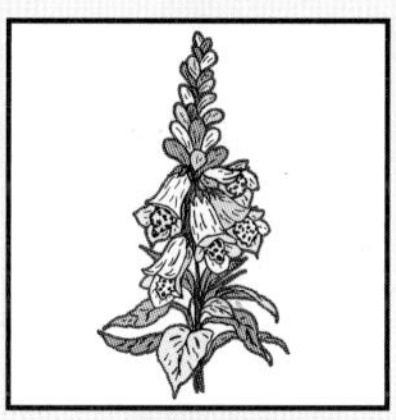	식물	• Morphine, heroin, codeine (opium plant) • Atropine *(Atropa belladonna)* • Digoxin (purple foxglove)
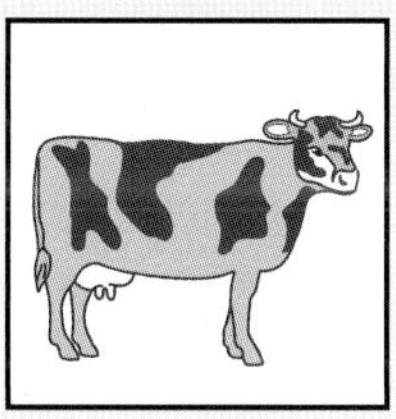	동물	• Insulin • Oxytocin
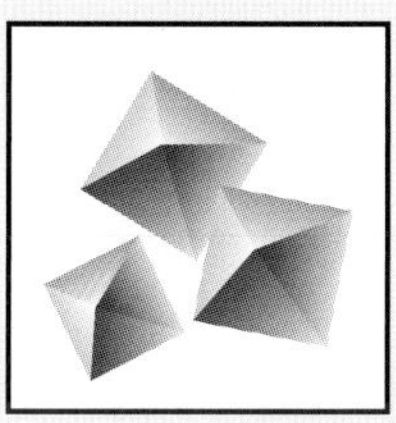	광물	• Sodium bicarbonate • Calcium chloride • Magnesium sulfate
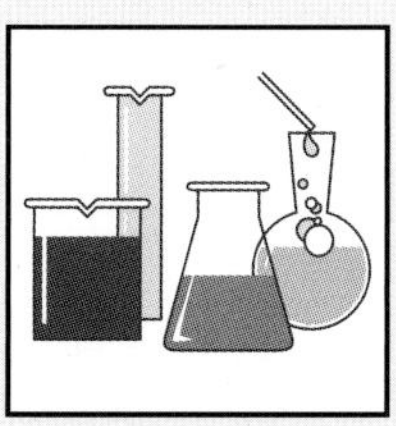	합성	• Adenosine (Adenocard) • Diazepam (Valium) • Human insulin (Humulin) • Hepatitis B Vaccine

그림 1-1 약물의 기원

식물기원의 약물 Plant Sources of Medications

식물은 가장 오래된 약물자원이다. 약물자원으로 식물을 사용한 초기의 의학적 조제법은 식물의 전체, 잎, 뿌리, 줄기, 씨, 순 및 꽃을 이용하였다. 일부 외부물질은 인체에 유해하였다. 약물자원으로 식물을 사용하는 것이 일반화되면서 연구자들은 식물로부터 활성물질(약리 효과를 일으키는 성분)을 분리하고 유해물질을 제거하려고 노력하게 되었다.

활성물질은 몇 가지 유형으로 이루어져 있으며, 구조와 효과에 있어서 다양하다. 가장 중요한 것은 알칼리를 나타내는 알칼로이드(alkaloid)(활성물질 중 가장 큰 그룹)이다. 유기 알카로이드는 산과 반응하여 염을 생성한다. 이 염은 중성화 또는 부분적으로 중성화된 구조로 인체 체액에서 쉽게 용해된다. 알카로이드와 그 염의 이름은 보통 *-ine*으로 끝난다(예: atropine, caffeine, nicotine). 황산아트로핀(atropine sulfate)은 느린맥과 특정 독물응급의 치료에 사용되는데, 독성의 가지과 식물인 *Atropa belladonna*에서 유래한다. 이 식물은 중부 및 남부 유럽에 자생하며 북아메리카에서 널리 재배된다.

다른 식물기원에서 유래한 응급약물인 황산모르핀(morphine sulfate)이 있는데 이 약물은 중등도 이상의 통증을 치료하는 데 사용된다. 이것은 터키 및 다른 중동 지역이 원산지인 양귀비(opium plant)로부터 제조된다. 모르핀 외에도 코데인과 많은 다른 진통제가 아편으로부터 얻어진다. 그러나 마약성 진통제는 그 향정신성 효과 때문에 남용의 우려가 있다. 이것은 또한 신체적, 정신적 의존성을 일으킬 수 있다.

동물기원의 약물 Animal Sources of Medications

동물의 체액과 분비샘은 약물자원이 될 수 있다. 동물기원의 약물은 인슐린(앞서 논의된) 같은 호르몬이나 대구간유 같은 지방이나, 유지, 그리고 촉매제처럼 사용되는 효소(간에서 만들어지는) 등이다. 효소는 췌장액(pancreatin)과 펩신(pepsin)이 있다. 백신(vaccine; 죽거나 변형되거나 약독화된 미생물 제제)도 동물자원으로부터 새로이 합성되어 얻어진다. 예를 들면, 동물기원의 호르몬 약물로 동물자원으로부터 유래된 인슐린과 옥시토신(oxytocin)이 있다. 이 두 약물은 모두 포유동물의 건조한 내분비샘으로부터 추출된다. 인슐린은 당뇨병의 치료에 사용되고, 옥시토신은 분만유도와 특정한 질출혈을 치료하는 데 사용된다. 간유(cod-liver oil)는 동물로부터 얻어지는 유지의 예이다.

광물기원의 약물 Mineral Sources of Medications

금속 및 비금속 광물은 식물이나 동물에서 얻을 수 없는 무기물을 제공한다. 광물자원은 천연에 존재하는 상태로 사용되거나 다른 성분과 결합하여 산, 염기 및 염을 생성하기도 한다. 광물기원의 두 가지 응급약물은 중탄산나트륨(sodium bicarbonate, $NaHCO_3$)과 황산마그네슘(magnesium sulfate, $MgSO_4$)이다. 중탄산나트륨은 심한 대사성 산증(metabolic acidosis)을 치료하기 위하여 사용되고 있으며, 특정 독성 응급에 보조제로 사용한다. 마그네슘은 자간증(eclampsia), 임신과 관련된 생명을 위협하는 발작장애, 그리고 몇몇의 심장응급의 치료에 사용된다.

실험실에서 생산되는 약물 Laboratory-Produced Medications Sources

오늘날 대부분의 약물은 실험실에서 합성 제조된다. 신약은 천연물(식물이나 동물), 합성물(synthetic) 또는 양자의 결합으로 생길 수 있다. 실험실에서 생산된 약물의 예는 갑상샘호르몬(천연물), cimetidine(합성약물), anistreplase(천연물과 합성물의 결합체)이다. 재조합 DNA기술은 유기물의 또 다른 화학적 자원을 주도했는데 과학자는 유전 형태의 재조합을 통해 박테리아로부터 사람을 위한 인슐린의 생산을 가능하게 했다. 이 기술은 인슐린, B형 간염백신, 글루카곤, 그리고 기타 약물들의 생산에 이용된다. 인슐린은 인체 인슐린의 유전암호를 선택된 박테리아 세포에 도입한 후 이박테리아를 대량으로 배양하여 인슐린을 싼값에 대량으로 생산하게 된 것이다.

오늘날 시판되고 있는 많은 약물들은 합성약물이다. 합성 제조된 응급의약품의 가장 일반적인 것으로는 펜타닐(Sublimaze), 아데노신(Adenocard), 그리고 디아제팜(Valium)이 있다. 펜타닐은 통증 조절에 사용되고 아데노신은 심장성 부정맥의 치료에 사용된다. 디아제팜은 발작, 불안 및 기타 신경정신적 질환의 치료에 사용된다.

약물정보원 Sources of Medications Information

약물정보를 얻는 것은 어려운 일일 수 있다. 약물에 관한 다양한 정보원을 이용하는 것은 좋은 생각이다. 이 책을 포함한 약물에 관한 모든 책은 용량과 사용법에 대하여 불분명한 것이 있으므로 다양한 책을 이용하여 약물에 관한 저자의 언급을 비교하면 가장 좋은 정보를 얻을 수 있을 것이다. EMS는 옷주머니에 가지고 다닐 수 있는 휴대하기 편한 작고 짧은 안내책자를 제공 받는다. 요즘은 다양한 약리학적 정보를 즉각적으로 이용할 수 있게 하는데 인터넷이 광범위하게 이용된다. 특히 투약과 약리학에 관해 구체적인 정보(그림 1-2)(스마트폰을 약리학적 지식과 투약에 관해 적용한다)를 제공하는데 스마트폰을 이용한다. 여기에는 병원전 투약하는 약물에 관한 중요하고 상세한 내용과 그 그룹에 대해 일반적인 긴 내용도 포함되어 있다. 이러한 응급의료용 약물책자는 각각의 제공자가 그 체계에서 사용되는 약물

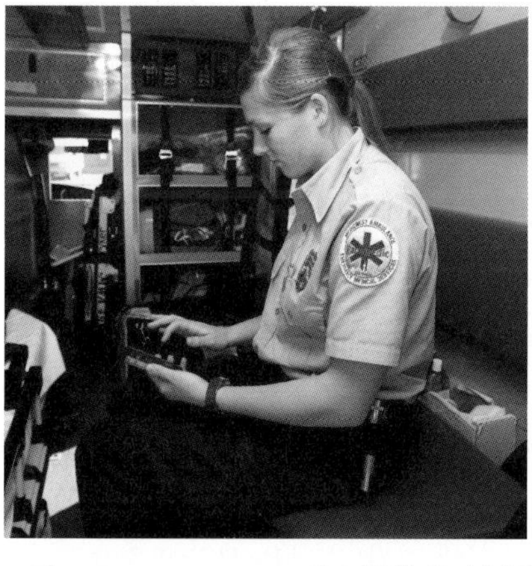

그림 1-2 smart phone을 이용한 약리/복약지도
출처: Bryan E. Bledsoe

표 1-1 약물정보원

약전: 공정서
- 미국약전(*The United States Pharmacopeia, USP*)과 국가처방집(*National Formulary, NF*)
- 영국약전(*The British Pharmacopoeia, BP*)
- 영국국가처방집(*The British National Formulary, BF*)
- 캐나다 약품 및 특수물질 개론(*Compendium of Pharmaceuticals and Specialties, CPS*)

해설서: 비공정서
- 약물정보/병원처방집(*Drug Information/Hospital Formulary*), 미국병원처방집(*American Hospital Formulary Service*)
- 사례와 비교(*Facts and Comparisons*)
- 미국조제정보(*USP* dispensing information)
- 의사처방집(*Physician's Drug Reference*)

인터넷
- Drugs.com
- RxList.com
- WebMD
- *eMedicine*
- *micromediex*

스마트폰
- *Epocrates*
- *Skyscape/DrDrugs®*
- *MediMath*
- *lexicomp*

을 명확하게 이해하고 일반적으로 처방되는 약물군에 대한 지식을 갖고 있을 때 유용하게 사용될 것이다.

EMS들에게는 많은 약물정보원이 있다(표 1-1).

약물연구와 약물의 시장출하 과정 Medication Research and Bringing a Medication to Market

제약산업은 새로운 약물의 시장으로 인해 고부가 가치의 산업으로 커다란 동기를 부여받고 있다. 그러나 광범위한 연구가 필요함에도 신약의 안전성과 신뢰성이 증명되어야 한다. 생물학에 대한 깊은 이해가 신약의 시장 출하 시간을 많이 단축하기는 하였지만, 그 과정은 여전히 몇 년의 시간이 필요했다. 신약의 안전성을 보장하기 위하여 미국식품의약국(Food and Drug Administration, FDA)은 안전성(safety) 및 유효성(efficacy) 평가의 기준을 개발하였다. 이 과정(도표 1-1)으로 개발 주기에 훨씬 더 많은 시간이 소요되었다. 초기 연구는 암, 수의 포유동물에 대한 연구로 시작된다. 약물의 독성을 검사한 후에 연구자들은 동물에

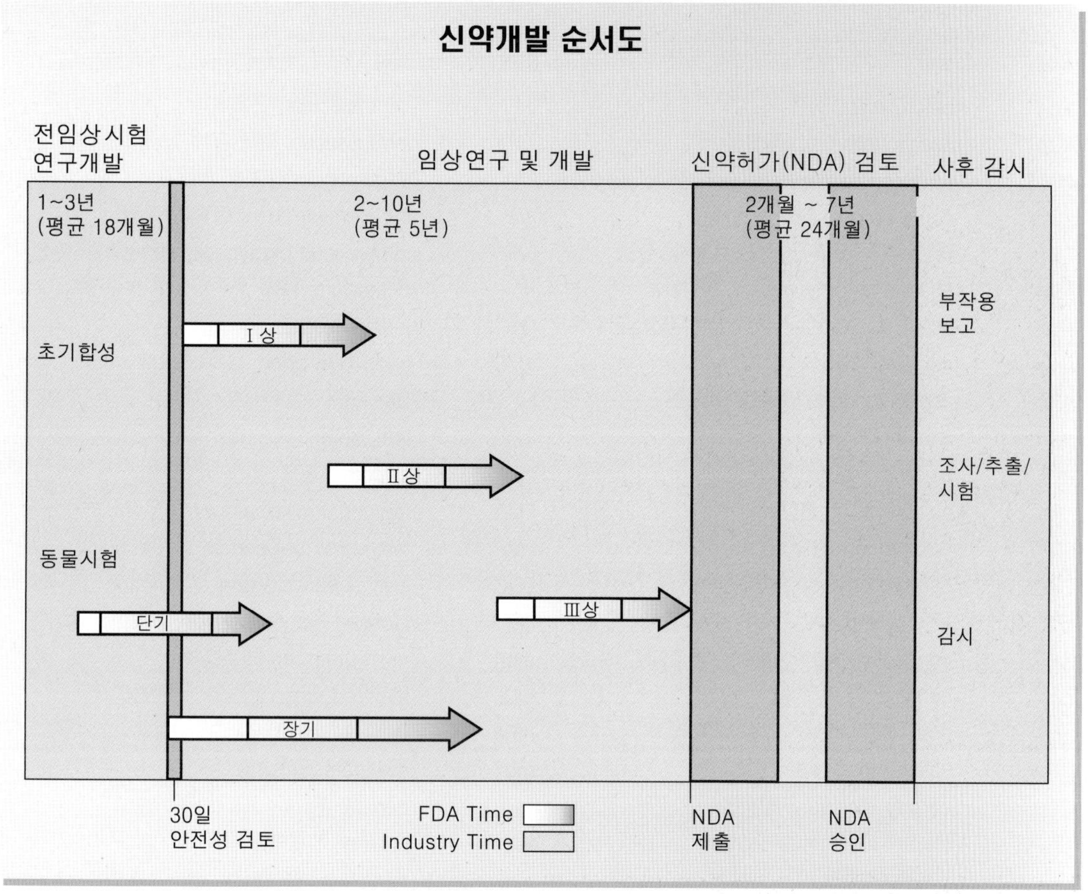

도표 1-1 신약개발 순서도

서 그 약동학(pharmacokinetics)-약물의 흡수, 분포, 대사 및 배설과정-을 평가한다. 이 동물시험으로 약물의 치료계수(therapeutic index; 치료량에 대한 독성량의 비율)를 결정할 수 있다. 동물시험 결과가 만족스러우면 FDA는 그 약물을 시험용 신약(investigational new drug, IND)으로 공지하고, 연구자는 임상시험을 실시할 수 있다. 임상시험은 4단계로 이루어진다.

일반적인 약리학 용어 및 약어 Common Pharmacological Terminology and Abbreviations

약리학에서 약어를 사용하는 것은 일반적이다. 약어는 약물의 기록과 사용을 효율적으로 만든다. 그러나 약리학에서 사용되는 약어는 혼란을 일으킬 수 있으므로 주의하여 사용해야 한다. 대부분의 병원 및 EMS 체계는 허용된 약어의 목록을 마련해야 할 것이다. 다행히도 약리학에서 사용되는 약어는 비교적 표준화되어 있다. 응급약리학 분야에서 사용하는 일반적인 용어와 약어에 익숙해지는 것이 중요하다(표 1-2).

표 1-2 공통 약어

약어	의미	약어	의미
a.c.	before meal, 식전	IM	intramuscular, 근육내
ACh	acetylcholine, 아세틸콜린	IO	intraosseous, 뼈내, 골내
ACLS	advanced cardiac life support, 전문심혈관소생술	IV	intravenous, 정맥내
ACS	acute coronary syndrome, 급성심장동맥증후군(급성관상동맥증후군)	IVP	intravenous push, 정맥급속주입
		IVPB	intravenous piggyback, 정맥완속점적주입
AMA	against medical advice, 복약불응	K^+	potassium, 칼륨
AMI	acute myocardial infarction, 급성심근경색	kg	kilogram, 킬로그램
Amp	ampule, 앰플	KVO	keep vein open, 유지속도
APAP	acetaminophen, 아세트아미노펜	L	liter, 리터
ASA	aspirin, 아스피린	Ⓛ	left, 왼(쪽)
BP	blood pressure, 혈압	lb	pound, 파운드
c/o	complains of, 증상호소	LMA	laryngeal mask airway, 후두마스크
Ca^{++}	calcium ion, 칼슘이온	LMP	last menstrual period, 최종월경기
$CaCl_2$	calcium chloride, 염화칼슘	LOC	loss of consciousness, 의식저하
CC	chief complaint, 주호소, 주요 증상	LR	lactated Ringer-solution, 락테이트 링거액
CHF	congestive herart failure, 울혈심장기능상실	mcg	microgram, 마이크로그램
cm	centimeter, 센티미터	MDI	metered-dose inhaler, 계량흡입기
cm^2	cubic centimeter, 입방센티미터	mEq	milliequivalent, 밀리그램당량
CO	carbon monoxide, 일산화탄소	mg	milligram, 밀리그램
CO_2	carbon dioxide, 이산화탄소	min	minute, 분
COPD	chronic obstructive pulmonary disease, 만성폐쇄폐질환	mL, ml	milliliter, 밀리리터
		mm	millimeter, 밀리미터
CP	chest pain, 가슴통증, 흉통	N_2O	nitrous oxide, 아산화질소
CPAP	continuous positive airway pressure	Na^+	sodium ion, 나트륨 이온
D/C	discontinue, 중지	$NaHCO_3$	sodium bicarbonate, 중탄산나트륨
D_5W	5 percent dextrose in water, 5% 포도당용액	NKA	no known allergies, 알려진 알레르기 없음
Dig	digitalis, 디지탈리스	NKDA	no known drug allergies, 알려진 약물알레르기 없음
DNR	do not resuscitate, 소생술포기		
Dx	diagnosis, 진단	NPA	nasopharyngeal airway, 비인두기도기
ED	emergency department	NPO	nothing by mouth, 금식
ET	endotracheal, 기관내	NS	normal saline, 생리식염수
$EtCO_2$	endotracheal carbon dioxide, 호기말 이산화탄소분압	NSTEMI	non-ST-segment elevation myocardial infarction, 비-ST분절상승 심근경색
ETOH	alcohol(ethyl), 알코올, 에탄올	NTG	nitroglycerin, 니트로글리세린
g	gram, 그램	O_2	oxygen, 산소
GCS	glasgow coma score 글라스고우혼수척도	OD	overdose, 과용
gr	grain, 그레인	OPA	oropharyngeal airway, 구인두기도기
gtt(s)	guttae(drops), 적, 방울	oz	ounce, 온즈
HHN	handheld nebulizer, 휴대용 연무기	p.c.	post cibos(after meal), 식후
HPI	history of present illness 현병력	PALS	pediatric advanced life support, 소아전문소생술
hr	hour 시(간)		

(계속)

표 1-2 공통 약어(계속)

약어	의미	약어	의미
pedi	pediatric, 소아	t.i.d.	*ter in die*(three times a day), 1일 3회
PMHx	past medical history, 과거병력	TKO	to keep open, 유지속도
p.o.	*per os*(by mouth), 경구	tPA	tissue plasminogen activator, 조직플라스미노겐 활성제
p.r.	*per rectus*(by rectum), 직장투여		
p.r.n.	*pro re nata*(when neceddary), 필요시	tsp	teaspoon, 티스푼
PSHx	past surgical history, 과거수술력	Tx	treatment or transport, 치료 또는 이송
q.h.	*quisque hora*(every hour), 매 시간	UA	unstable angina, 불안정협심증
q.i.d.	*quarter in die*(four times a day), 하루 4회	y/o	year old, 연령, 살
Ⓡ	right, 오른(쪽)	α	alpha, 알파
r-tPA	recombinant tissue plasminogen activator, 재합성 조직플라스미노겐 활성제	β	beta, 베타
		Δ	change(delta), 변화(델타)
RL	Ringer lactate solution, 락테이트 링거액	↓	decrease or decreased, 감
Rx	treatment, 치료, 처방	°	degree, 도
Sub-Q	subcutaneous, 피부밑, 피하	℃	degree celsius(centigrade), 섭씨온도
SL	sublingual, 혀밑, 설하	℉	degree fahrenheit, 화씨온도
SpCO	carboxyhemoglobin(CO-oximetry), 일산화탄소헤모글로빈(일산화탄소측정기)	=	equal, 같은, 동등한
		♀	female, 여성
SpO_2	oxygen saturation, 산소포화도	>	greater than, 더 큰
stat	*statim*(now, immediately), 즉시	↑	increase or increased, 증가
STEMI	ST-segment elevation myocardial infarction, ST분절상승 심근경색	<	less than, 더 작은
		♂	male, 남성
SUX	succinylcholine, 석시닐콜린	Ø	none(null), 없음
SVN	small-volume nebulizer, 소형연무기	≠	not equal to, 같지 않은
Tbsp	tablespoon, 큰스푼		

FDA의 신약분류기준 FDA Classification of Newly Approved Medications

FDA는 신약을 분류하는 방법을 개발하였다. 이 분류 방법은 심사용신약(IND)과 FDA의 신약허가(New Drug Application, NDA) 검토 단계에서 각 신약에 대해 숫자와 문자를 사용한다. 제조회사는 이 분류에 반론할 수 있으며, 최종 분류가 확립되기 전에 바꿀 권리가 있다.

숫자에 의한 분류(화학적)

1. 새로운 분자의 약물
2. 기존 약물의 새로운 염
3. 기존에 생산되지 않았던 제형이나 용량
4. 기존에 생산되지 않았던 새로운 약물 조합
5. 기존 약물의 유전적 복제

6. 동일 회사에서 이미 생산된 상품(기존 상품의 새로운 적응증에 적용됨)
7. 약허가 승인 없이 시장에 나온 약물(1983년 이전에 생산된 약물)

문자에 의한 분류(치료 또는 치료능)

A. 중요한 치료 효과를 갖는 약물(P-priority)
B. 기존 약물과 비슷한 약물(S-similar)

기타 분류

A. AIDS 및 HIV 관련 질환에 적용되는 약물
B. 생명을 위협하거나 심각한 위험성 질환의 치료목적으로 개발된 약물
I. 희귀약물(orphan drug)

신약개발 New Medications Development

과거에 약물은 시행착오에 의하여 발견되었다. 오늘날은 체계적인 연구에 의하여 개발된다. 과학자는 그들이 실험실에서 약을 개발할 만한 것에 대해서 모든 유기 또는 무기자원을 탐색한다.

FDA는 신약개발 과정을 면밀하게 모니터하는데 수년의 시간이 걸린다. 신약시험은 약물의 약리적 용도, 용량 및 독성을 평가하기 위하여 동물시험으로 시작된다. 동물시험과 약물의 안전성과 유효성에 관한 광범위한 자료를 검토한 후에 FDA는 심사용 신약(investigational new medication, IND) 적용을 승인한다.

IND 승인 후 4단계의 임상평가가 인체를 대상으로 이루어진다. 임상시험은 순도(purity), 생체이용률(bioavailability), 효력(potency), 효능(efficacy), 안전성(safety), 독성(toxicity) 등에 관한 정보를 제공하기 위하여 이루어지며, 시험결과에 따라 어떤 단계에서든지 임상시험이 중단될 수 있다.

I상 Phase I

I상 시험의 기본 목적은 인체에서의 약동학, 독성 및 안전용량을 결정하는 것이다.

I상은 소수의 건강한 자원자를 대상으로 시험하며 자원자에 대한 모든 약물 효과를 기록한다. 임상결과는 다음 단계 시험의 필요성을 결정한다.

II상 Phase II

II상 시험에서는 약물의 치료농도를 결정하고, 독성 및 부작용을 면밀하게 검토한다.

약물을 진단하거나 치료에 적용될 만한 질병을 갖는 소수의 환자에게 투여한다. 약물의 적당한 용량을 결정하기 위하여 독성과 부작용을 주의 깊게 기록한다. 연구자는 동물시험과 인체시험 결과를 비교 검토하여 동물과 인체에 대한 수정과 생식에 대한 영향을 모니터한다.

III상 Phase III

III상 시험의 주요 목적은 일반적 치료용량을 결정하고 부작용과 관련된 자료를 수집하는 것이다. III상에서는 많은 환자가 약물을 투여받는다. 이것은 발생빈도가 낮은 부작용에 대한 정보를 제공해 준다. III상에서 모아진 정보는 신약과 관련된 위험을 결정할 수 있게 해준다. 또한 연구자들은 신약을 투여받고 있다는 환자의 정서적 문제를 고려한 시험을 행하여야 한다. 일부 환자에게는 위약(placebo)을 투여하여 그런 심리적 영향에 대한 대조군으로 삼는다. 가장 많이 사용되는 방법의 하나는 시험집단을 둘로 나누어 반은 약물을 투여받고 반은 위약을 투여받는다. 모든 편견을 제거하기 위하여 환자는 물론 투여 의사도 누가 위약을 투여받았는지 여부를 알지 못한다. 이런 형태의 연구를 이중맹시험(double-blind test)이라고 한다. 다른 형태는 교차시험(cross-over test)으로 환자는 일정 시간 동안 약물을 투여받고 나머지 기간은 위약을 투여받는다.

III상 시험 후에 FDA는 결과를 평가한다. FDA가 긍정적 평가를 발표하면 개발회사는 비로소 NDA를 완성하게 된다. FDA의 NDA 승인은 신약이 승인되어 시장에서 그 회사만이 독점적으로 생산한다는 것을 의미한다.

IV상 Phase IV

IV상 시험은 제한적 승인 기간 동안 시판 후 조사(post-market analysis)를 하는 것이다. 일단 약물이 일반인에게 사용되면 FDA는 제조회사에게 그 약물의 성능 분석을 요구한다.

IV상 시험은 자발적이다. NDA 승인 후 제조회사는 시판 후 조사를 시작한다. 회사는 의사로부터 약물의 치료 결과에 대하여 보고받는다. 제조회사는 약물의 사용 기간 동안 FDA와 약물사용자들과 정보교환을 해야 한다. Benoxaprofen[Oraflex]과 같은 일부 약물은 시판 후 독성이 발견되어 시장에서 사라졌다. 이때 제조회사는 특정 그룹의 사람에게는 약물의 위험성보다 장점이 우월하다는 것을 주장한다. 항우울제 tranylcypromine이 시장에서 회수되었을 때 제조회사가 그랬다. 결국 FDA도 tranylcypromine을 일부 제한하면서 심한 우울증 환자에게 사용할 것을 허용하였다.

신속한 약물승인 Expedited Medications Approval

거의 모든 IND는 임상평가의 4단계를 거쳐야 하지만, 일부는 신속한 승인을 받을 수 있다. 예를 들면, AIDS로 인한 국민건강의 위협 때문에 FDA와 제조회사는 IND 승인과정을 단축시켜서 의사가 승인되지 않은 '치료용 IND(treatment IND)'를 환자에게 투여할 수 있도록 승인하였다. II상 또는 III상에 도달한 약물이 치료용 IND로 FDA로부터 승인을 받게 되면 제조회사는 약물을 환자를 적절하게 관리하는 의사에게 공급할 수 있다.

희귀약물 Orphan drugs

희귀약물은 희귀질환으로 일컫는 질환의 치료를 위해 사용되는 약물이다. 희귀질환은 질환을 앓고 있는 사람들이 20만 명 이하인 상대적으로 드문 질환이다. 비록 이 약물은 시장이 넓지는 않지만 현대의 건강관리에 중요한 역할을 하고 있다. 몇몇 희귀약물들은 희귀질환에 유용하나 어떤 약물은 심각한 부작용을 일으켜 책임보험 비용이 엄두도 못낼 정도로 비싸다. 이와 같은 이유에서 제조회사들은 신약개발 단계에서 투입된 막대한 돈을 회수할 수 없기 때문에 많은 유용한 약물들이 방치된다.

1983년 미국의회는 희귀약물을 개발하는 회사에게 막대한 세금혜택을 제공하는 '희귀약물에 관한 법률(Orphan Medications Act)'을 통과시켰다. 작은 회사는 연방정부의 연구비를 받아 희귀약물을 개발할 수 있게 되었다. 그 결과 수천 명의 환자들이 최근까지 사용할 수 없었던 약물을 사용할 수 있게 되었다. 그러나 여전히 많은 희귀약물이 개발되지 못하고 있다.

위험경고 표지 Black Box Warning

약물로 인한 사망이나 심각한 손상 등의 문제가 발생할 경우 FDA는 제조회사로 하여금 라벨에 눈에 잘 띄는 'black box'를 표시하도록 요구하고 있다. FDA는 건강관리요원에게 정보를 제공함으로써 위험을 최소화하기 위하여 경고 표지를 제공한다. 위험경고 표지(black-box warning)는 어떤 의약품이 EMS 체계의 일부로서 사용될 것인가를 결정하는데 고려되어야 한다.

약물의 승인외 사용 Unlabeled Uses of Medications

신약을 승인할 때 FDA는 II상 및 III상 임상시험에서 안전성과 효능이 증명된 적응증에 대해서만 허용한다. 이 적응증은 승인되어서 표시되고(labeled), 반면에 다른 적응증은 승인되지 않았으므로 비표시된다(unlabeled).

예를 들면, FDA는 한 신약이 II상 및 III상 단계에서 고혈압 환자에게 안전하고 효능이 있는 것이 증명되면 그 신약을 고혈압 치료약물로 승인한다. 이 약물이 항협심증제로도 작용한다면, FDA는 항협심증제로서의 공식적 연구가 완성되기 전에는 이 효과를 승인하지 않는다. 이 약물은 협심증의 치료에는 승인되지 않았지만, 경험적(empirical) 근거에 의하여 표시되지 않은 적응증에 사용될 수 있다.

고혈압 치료제로 승인된 약물을 처방한 후에 의사가 이 약물이 또한 협심증 치료 효과가 있다는 것을 발견하고 이를 학회지나 학회에서 보고하는 등의 절차를 거치면 표시되지 않은 용도로 처방할 수 있다.

FDA는 약물의 표시사항이 그 약물의 사용에 관한 가장 보편적인 정보를 담고 있는 것은 아니라는 것을 인정하였다. 따라서 일단 FDA가 적응증으로 승인하면 의사는 법적으로 처방할 수 있고 약사는 이를 조제해야 하며 표시되었든 표시되지 않았든 간호사, 응급구조사는 이를 투여하여야 한다.

비록 약물의 비표시 용도에 대한 임상의사의 처방, 조제 및 투여가 금지되어 있지는 않지만, FDA는 제조회사가 비표시 용도에 대한 약의 사용을 촉진하는 것을 금지하고 있다. 이는 약물 포장에 들어 있는 **'약품 제조회사의 제품설명서**(*Physicians' Desk Reference*, PDR)'는 비표시 용도에 대한 어떤 정보도 담고 있지 않으며 제조회사 대표는 그런 용도를 논의할 수 없기 때문이다. 그럼에도 불구하고 많은 약물이 비표시 용도로 처방되고 있다.

병원전 처치는 병원에서 이루어지는 건강관리의 확장 개념으로 생겨났다. 따라서 병원전 처치의 모든 면은 통상적으로 의사의 감독권에 속한다. 이러한 것을 의료감시(medical oversight)라고 불리며 캐나다와 미국 전역에서 입법을 통하여 강화되고 있다. 각 법률의 세부사항은 주마다 다르지만, 공통적으로 모든 병원전 처치자는 의사의 지시와 통제하에 활동한다는 것을 기본으로 하고 있다. 병원전 처치자는 의사의 위임하에 활동하며 의료지도를 수행하는 의사의 면허하에 일하고 있다.

의료책임자 Medical Director

앞에서 언급했던 의료감시 역할을 수행하는 개개의 의사를 의료책임자(medical director)라고 부른다. 의료책임자는 병원전 처치에 이해와 경험이 있는 응급의료 분야의 의사이다. 의료책임자의 특별한 임무는 의료지도지침의 개발과 수행, 교육, 품질보증, 장비와 의약품 검토 및 능력평가 등이다. 최근 의료책임자의 역할은 현장반응, 대형 재난사고 시 현장에서 부상자 구분을 포함하도록 확대되었다. 의료책임자는 자신의 감독하에 있는 현장 처치자의 활동에 책임이 있으며 모든 의료감독과 관련된 권한을 갖는다. 병원전 처치자는 의료책임자의 면허하에 활동하기 때문에 병원전 처치에 관한 소송이 있는 경우에는 의료책임자가 법적 책임이 있다. 일부 체계에서 의료책임자는 의료지도부와 의료자문위원회의 지시를 받도록 되어 있다. 이런 위원회의 역할과 권위는 시스템마다 다르다. 의료책임자의 EMS 체계 내에서의 지위는 다양하지만, 각 개인이 현장에서 수행 중인 활동에 참여하는 것이 이상적이다. 응급의료제공자는 의료책임자를 건설적인 피드백을 제공하고 의문에 답해 줄 수 있는 자원으로 인식해야 한다. 동시에 의료책임자는 환자의 보호자로서 봉사하고 환자 보호가 최우선이 되도록 해야 한다.

의료지도 Medical Control

의료지도는 의료감시의 구성요소로서 직접적 의료지도와 간접적 의료지도로 분류할 수 있다.

직접적 의료지도 On-Line Medical Control

직접적 의료지도(on-line medical control)는 의사에 의해 전화나 라디오로 직접 병원전 처치자에게 주어지는 지시를 말한다. 전형적으로 병원전 처치자는 환자가 이송 중인 응급실의 의사에게 연락한다. '기지 의사(base physician)' 라고 하는 이 의사는 지역의 의료지도지침과 지역 EMS 체계의 전체적 수용능력과 인력을 잘 알고 있어야 한다.

간접적 의료지도 Off-Line Medical Control

간접적 의료지도(off-line medical control)는 직접적 의료지도에 포함되지 않는 의료감시의 모든 면을 포함하고 있다. 이것은 시스템 디자인, 프로토콜 개발, 교육 및 자질 향상 등을 포함한다. 의료지도는 처치의 확립된 표준법에서 벗어난 사람의 행동을 징계하고 제한하는 권한을 갖고 있어야 한다. 병원전 처치는 빠르게 발전하는 분야이기 때문에 끊임없는 학습을 요한다. 그리고 그것은 처치자와 이 과정을 보증하는 의료책임자 모두의 의무이다. 의약품, 장비 등 병원전 처치의 복잡성이 증대됨에 따라 병원전 처치의 교육 부분이 점차 중요해지고 있다. 훈련과 교육의 중요성을 최근 의약품의 현장투여가 증가되는 것으로서도 알 수 있다.

의료지도 프로토콜과 지침 Medical Control Protocols and Guidelines

병원전 현장의 많은 치료와 조정은 의사의 직접적 또는 간접적 지시에 의하여 제공된다. 이 지시의 많은 부분은 현장에서 환자를 치료하는 규칙을 제공하는 의료 프로토콜의 형태로 제공된다. 많은 시스템은 현장 처치자가 의사에게 직접 말하지 않고 환자를 치료할 수 있도록 허락하는 '내부 규정(standing order)' 또는 '내부 프로토콜(standing protocol)'을 제공한다. 이 프로토콜은 특정 진단보다는 특정한 증상과 징후에 대한 치료를 촉진하기 위하여 고안되었다. 특정한 치료와 문제 제기는 수행하기 전에 기지 의사와 접촉해야 한다. 최근 일부 EMS 체계는 그 구성원이 환자를 치료하고 그 치료에 반응하여 일정기준을 만족시키는 환자를 방면하는 '치료-방면(treat and release)' 프로토콜을 가지고 있다. 이것은 병원전 처치자가 직면한 책임성 증가의 예이며 교육과 판단 그리고 비판적 사고 기술의 중요성을 강조하고 있다.

법률적 규제, 표준약물 및 입법 Legal Regulations, Standards, and Legislation

사회가 발전하고 약물 사용이 증가함에 따라 약물의 제조, 배분 및 사용을 규정하는 통제를 확립할 필요성이 생겼다. 대부분의 경우에 공식적 통제보다는 사회적 가치가 약물 사용의 허용 경계를 결정한다. 공식적 약물 통제는 각 기관의 정책에서부터 정부의 입법까지 다양하다.

국제적 통제 Internationnal Controls

UN은 세계보건기구(WHO)를 통해 약물 사용에 관한 연구를 장려하고 기술적 도움을 줌으로써 세계보건에 영향을 미친다. 습관성 약물과 관련된 문제를 다루기 위한 위원회가 설치되었다. 여러 국가의 약물강화위원회(drug enforcement agency)가 협력하고 있으나 어떤 행정적 또는 사법적 통제 구조를 갖고 있지 않다. 그 결과 국제적 약물거래 통제는 주로 국가의 자발적인 협조에 의존한다.

미국의 통제 Controls in United States

약물은 생산되기 전에 엄격한 시험을 거친다. 이 시험은 동물시험과 임상시험의 2단계로 이루어져 있다. 이 엄격한 시험과 정부의 승인을 얻은 후에 약물은 시장에 나온다. 그리고 시판 후에도 약물의 효능은 모니터되어야 한다.

FDA는 약물이 일반 대중에게 나오기 전에 승인을 맡고 있는 정부기관이다. 미국에서 법률적 통제는 1906년 의회가 '순수 식품 및 의약품에 관한 법령(Pure Food and Drug Act)'

을 제정하면서 시작되었다. 이 법률은 FDA를 설립하고 거의 사용되지 않는 의약품의 판매를 금지하고, 남용 가능성이 높은 약물의 판매를 제한했다. 순수 식품 및 의약품에 관한 법령은 '미국약전(*United States Pharmacopeia, USP*)' 과 '국가처방집(*National Formulary, NF*)' 을 공식 약물표준서로 규정했다. *USP*나 *NF*의 공식명을 갖고 있는 약물은 순도, 제법 및 용량에 관한 엄격한 표준을 충족해야 한다.

순수 식품 및 의약품에 관한 법령이 의도했던 모든 것을 아우르지 못하자 더욱 강화된 약물에 관한 법률이 의회에서 논의되었다. 1930년 항균제인 sulfanilamide 섭취로 100명 이상의 사람이 사망한 사건이 발생했다. 연구자들은 sulfanilamide가 이전에 심사되지 않은 독성 성분인 diethylene glycol로부터 제조된다는 것을 발견했다. 1938년 마침내 의회는 '연방 식품, 의약품 및 화장품에 관한 법령(Federal Food, Drug and Cosmetics Act)' 을 제정했다. 이 법령의 가장 중요한 특징은 '표시사항(truth-in-labeling)' 구절이다. 이것은 다음 사항을 요구한다.

1. 포장의 내용물을 정확하게 설명하는 문구
2. 공식 약품(약전에 수록되어 있고 약제학적 표준을 충족하여 정부에 의해 채택된 제제)과 비공식 약품(약전에 수록되어 있지 않은 약물)에 대한 상용명
3. 특정 약물의 함유 여부, 양과 비율의 규정(예: 알코올, 아트로핀, 브롬 등)
4. 습관성 약물과 그 효과에 대한 경고
5. 제조회사, 포장회사 및 판매회사의 이름
6. 사용 지시 및 불안전한 사용에 대한 경고, 용량 및 사용 횟수에 관한 권장사항

Kefauver Harris Amendment는 연방식품, 의약품 및 화장품에 관한 법력의 수정안으로 1962년에 추가된 내용이며 이는 시장에 출시하기 위해 승인을 얻기 전에 약에 대한 안전성과 효과를 입증할 수 있는 약품 제조회사를 필요로 했다. 또한 새로운 "상품명"으로 저렴한 복제약품을 재출시하는 것을 금지하였다.

마약 Narcotics

특정 약물의 남용과 중독은 약물 그 자체의 역사만큼이나 오래된 문제이다. 그 중에서도 마약(narcotics)은 가장 널리 남용된다. 마약판매를 통제하기 위해서 연방정부는 1914년에 'Harrison의 마약법령(Harrison Narcotic Act)' 을 제정하였다. 이 법령은 아편 및 그 유도체의 수입, 제조 및 판매를 통제하는 것이 목적이었다. 또한 코카식물(coca plant) 유도체도 포함하고 있다. 코카잎에서 유도된 주요 약물은 cocaine이다. 이 법령의 결과로 이들 약물은 특별 처방에 의해서만 구입할 수 있게 되었다. 마약허가증이 있는 의사만이 이 계열의 약물을 처방할 수 있었다.

1970년에 마약 및 다른 약물의 사용과 통제에 관한 주요 개정안이 나왔다. 이 법률-1970년의 '약물남용 방지와 통제에 관한 종합법령' (보통 1970년의 '통제물질에 관한 법령-으로 불린다)-은 의학에서 사용되는 약물을 다섯 가지로 분류하였다. 이것은 표 1-3에 나타난 바와 같다.

통제물질에 관한 법령 Controlled Substance Act

'통제물질에 관한 법령' 에서 Schedule II 약물의 처방은 재처방되지 않도록 규정하고 있다. 또한 Schedule II 약물은 72시간 내에 조제해야 한다. 이 처방은 특수 상황 외에는 전화로 요청할 수 없다. Schedule III 및 IV 약물은 6개월 내에 5회까지 재처방될 수 있다. Schedule V 약물은 의사의 판단에 의해 재처방될 수 있다.

'약물강화위원회(Drug Enforcement Administration, DEA)' 는 통제물질에 관한 법령을 강화하기 위한 책임감에서 비롯되었다. DEA에서 승인받은 의사만이 Schedule 약물을 처방할 수 있다. 의사는 처방 전에 DEA 번호를 적어야 한다. 많은 주에서는 통제물질에 관한 규정을 더욱 강화하는 법률을 제정하고 있다.

캐나다의 약물제정법 Canadian Drug Legislation

캐나다의 약물 통제는 국가보건복지부의 직접적인 감독권에 있다. 식품 및 약물에 관한 법령은 1941년 통과되었고, 약물표준을 규정하고 식품 또는 약물의 차이를 제한하는 권한은 주지사(governor-in-council)가 갖는다. 매년 개정되는 1953 캐나다의 식품 및 약물에 관한 법령(The 1953 Canadian Food and Drug Act)은 약물의 제조 및 판매에 대한 규정을 제공한다. 미국과 캐나다의 약물분류의 비교는 표 1-3을 참고한다.

캐나다의 마약 통제에 관한 법령 및 규정 Canadian Narcotic Control Act and Regulations

1965년, 캐나다의 마약 통제에 관한 법령은 마약의 판매, 소유, 복용을 금지하였다. 또한 허가받은 개인에서도 금지되었다. 이 법령은 의사, 치과의사, 연구원, 그리고 그들이 소속된 회사와 같이 마약 제제를 처방할 수 있는 사람을 정의하고, 마약처방전을 받는 사람의 상태를 평가하고, 지난 30일 이내에 처방받은 모든 마약 제제에 대한 공개를 요한다. 게다가, 법령은 약사에 의한 기록보존과 처방에 대한 절차를 서술했다. 병원의 규정 또한 개략적으로 기술하였다.

Methadone을 처방 및 제공하기 위해서는 공인된 의료인의 필요조건과 이 법령에서 요구하는 각각의 조건을 충족해야 한다.

약물보관 Medication Storage

EMS 체계 약물의 적절한 보관 및 기록은 중요하게 고려해야 할 사항이다. 응급의료에서 흔히 사용되는 몇 가지 약물들은 온도에 극도로 매우 제한된 내성을 가진다. 이러한 약물들이 내성의 범위를 넘어서는 온도에 노출되었을 때 효과가 감소하거나 위험할 수 있다. EMS 체계는 약물을 적절한 온도에서 저장하기 위한 보호 장치, 방침, 그리고 절차를 가져야만 한다.

통제물질(controlled substances)은 남용의 대상이기 때문에 약물이 전환(diversion)되거나 다른 물질과 섞이는 것(adulteration)을 방지하기 위해 다양한 예방책과 보호 장치가 반드시 마련되어야 한다. 연방법 및 주법은 통제물질이 안전하게 잠글 수 있는 튼튼한 보호 장치 또는 보관장에 보관할 것을 요한다. 즉각적인 사용을 위한 통제약물 보관함(예: 점프

표 1-3 통제약물의 분류

미국		캐나다	
분류	**예**	**분류**	**예**
Schedule I 의학적 사용 불인정 남용 가능성 높음 연구용으로만 허용	**아편제** Heroin **환각제** LSD Mescaline Ecstasy **우울제** Methaqualone	Schedule H 금지약물 의학적 특성 불인정	**환각제** Peyote LSD Mescaline
Schedule II 서면처방 필요 전화로 재처방 불허 (응급 시 전화로 재처방 가능)	**아편제** Hydromorphone Oxycodone Morphine Fentanyl Hydrocodone **환각제** Amphetamines Methylphenidate **우울제** Secobarbital	Narcotics Schedule 엄격한 금지약물 모든 라벨과 광고에 '*N*' 표기	**코카잎유도체** Cocaine **아편 및 아편유도체** Morphine Codeine Methadone Hydromorphone Meperidine **기타 약물** Phencyclidine Cannabis
Schedule III 6개월 이내 또는 5회까지 재처방 가능 전화처방 가능	**아편제** Codeine(<1.8 g/dL) **환각제** Benzphetamine Mazindol **우울제** Butabarbital Ketamine **동화성 스테로이드** Ethylestrenol Fluoxymesterone Methyltestosterone	Schedule G 통제약물 약물의 남용 가능성으로 처방이 통제됨	**마약성진통제** Nalbuphine Butorphanol **자극제(흥분제)** Amphetamines **바르비투르염** Phenobarbital Amobarbital Secobarbital
Schedule IV 6개월 내 또는 5회까지 재처방 가능	**아편제** Pentazocine Tramadol **환각제** Fenfluramine Phentermine **우울제** Benzodiazepines Chloral hydrate	Schedule F 처방약물 통제약물은 아니나 상대적으로 낮은 남용 가능성을 포함 라벨에 '*Pr*' 표기	**항불안제** Benzodiazepines
Schedule V 모든(비마약성) 처방에서 조제할 수 있고, 부가적인 규제가 없는 한 처방없이 조제할 수 있음	Opium, Dihydrocodeine, Diphenoxylate 등 소량의 아편제제가 진해제, 지사제의 용도로 사용될 때	비처방약 Schedule (group 3) 약국에서만 이용 가능하고 반드시 의사의 추천이 필요 일반인 이용 제한	**진통제** 소량의 Codeine 제제 **기타 약물** Insulin Nitroglycerin 근육이완제

가방)은 쉽게 변경하지 못하는 꼬리표나 표시를 달아 놓는다. 통제물질을 관리하거나 비축하기 위한 사람에 한하여 통제물질에의 접근이 허용되어 있다. 대부분의 체계에서는 통제물질의 사용 및 폐기에 대한 서면화가 끊임없이 계속되고 있다. 일반적으로 기록은 다음을 포함한다.

1. 약물투여일
2. 환자명
3. 약물명
4. 약물농도
5. 제형(투약 형태)
6. 복용량
7. 폐기량
8. 약물을 투여한 사람과 폐기한 사람의 이름
9. 약물의 폐기를 목격한 사람 이름

보통 통제물질은 매일 장부에 기록하거나 근무자가 교대될 때 기록한다. 기록 간의 불일치는 반드시 즉각 보고해야 한다. 통제물질의 재고에 대한 정기검사 또는 무작위검사는 연방법 및 주법을 준수하는 것이 일반적이다(그림 1-3).

표준약물 Drug Standards

연방정부는 약물의 일정한 수준을 보증하기 위한 표준약물을 확립하고 강화한다. 같은 일반약이라도 상품에 따라 환자에게 달리 작용할 수 있기 때문에 약물의 표준화가 필요하다. FDA 표준 규격에도 불구하고 다른 제조회사의 약물은 생물학적 및 치료적 효과가 다르다. 순도분석(assay)은 제제 중의 화학물질에 대한 순도를 결정한다. 한편 두 개의 동등한 제제에 특정 화학물질이 같은 양으로 들어 있다 하더라도 치료 효과는 다를 수 있다. 이 상대적 치료 효과는 이들의 생물학적 동등성(bioequivalence)을 보증하는 생물학적 시험법(bioas-

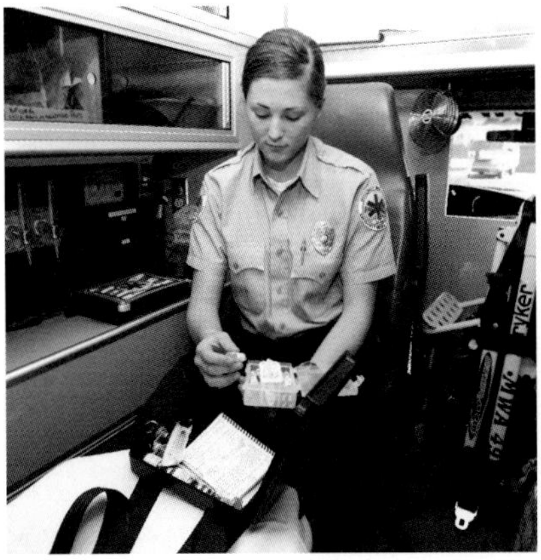

그림 1-3 마약 확인(갯수)과 저장

출처: Bryan E. Bledsoe

say)에 의하여 결정된다. **미국약전**(*United States Pharmacopeia*)은 미국의 공식표준서로서 USP 표준물질은 다음과 같은 약물 특성을 지니고 있다.

순도(purity). 한 성분만을 함유한 약물의 오염되지 않은 상태를 의미한다. 현실적으로는 제조회사에서 약물의 제형을 만들기 위해 또는 흡수율을 높이기 위해 다른 성분을 첨가하기 때문에 한 성분만으로 이루어진 약물은 거의 존재하지 않는다. 그 결과 순도는 100% 순수한 활성 성분을 요구하는 것이 아니라 외부 혼입물질의 타입과 허용량에 대하여 규정한다.

생체이용률(bioavailability). 약물이 흡수되어 전신순환에 도달하는 정도를 의미한다. 생체이용률에 영향을 미치는 요소는 입자 크기, 결정 구조, 용해도 및 약물의 극성을 포함한다. 투여 후 특정 시간에 약물의 혈액 및 조직 내 농도가 보통 생체이용률을 결정한다.

효력(potency). 약물이 원하는 효과를 일으키는 강도 또는 힘을 말한다. 효력 표준은 투여되는 약물의 측정 가능한 효과를 결정하기 위하여 동물시험을 통하여 마련된다.

효능(efficacy). 치료에 사용되는 약물의 효과를 의미한다. 임상시험의 목적은 효능을 결정하는 것이다. 그러나 절대적인 측정법은 어렵다.

안전성 및 독성(safety and toxicity). 약물의 사용에 따른 기록된 부작용의 발생빈도와 심각성에 의하여 결정된다. 일부 해로운 효과는 일정 시간 동안은 나타나지 않을 수 있다. 안전성과 독성 표준은 과거 표준품에서 없었던 것에 대하여 지속적으로 정비되고 있다.

약물의 명칭 Drug Name

약물은 화학명(chemical name), 일반명(generic name), 상품명(trade name), 그리고 공식명(official name), 네 가지의 다른 이름으로 구분된다. 화학명은 그 분자적 구조를 정확하게 설명한다. 약물은 보통 화학적으로 복잡하기 때문에 화학명 또한 복잡하다. 신약이 제품화될 때 '미국의 명명위원회(United States Adopted Names, USAN) Council' 에서 일반명을 정한다. 일반명은 보통 화학명의 축약형이며 일반적으로 사용되는 이름이다. 제약회사는 일반명을 자신들의 약물에 사용하는 경우가 거의 없다. 대신에 그들은 화학명이나 또는 약물의 작용 등에 의거하여 작명한다. 이것을 **상품명**이라고 한다. 상품명은 항상 대문자로 시작하지만 일반명은 그렇지 않다. 상품명은 상표권에 의하여 보호된다. 상품명 뒤에 오는 ®표시는 제조자에 의하여 등록되고 일반인의 사용이 제한된다는 것을 의미한다. 약물 작명의 네 번째 방법은 공식명이다. 공식명은 표준 규격의 약물 목록을 나열한 공식 간행물인 *USP* 또는 *NF* 등의 이름이 따른다. 공식명은 보통 일반명과 동일하다. 특정 약물의 네 가지 명칭의 보기는 다음과 같다.

화학명: Ethyl-1-methyl-4-phenylisonipecotate hydrochloride
일반명: Meperidine hydrochloride
상품명: Demerol Hydrochloride
공식명: Meperidine hydrochloride, *USP*

상품명 Proprietary (Trade) Names

최근에 일반명과 비일반명에 대하여 논쟁이 생겼다. 처방전을 쓸 때 의사는 약물을 상품명 또는 일반명으로 지시할 수 있다. 최근까지는 약사는 쓰인 대로 약을 처방해야 했다. 현재는 많은 주에서 약사가 처방전에 대하여 덜 비싼 일반약으로 대체할 수 있도록 하고 있다. 일반약이 질에서 더 우수한 것은 아니다. 이들은 대체로 덜 유명한 회사에서 최소의 광고와 최소의 비용으로 제조되었기 때문에 값이 저렴하다.

대부분의 제조회사는 약물을 고유의 상품명으로 생산한다. 오늘날 많은 상품명이 있다. 동일한 약물에 대하여 서너 개의 다른 상품명을 사용하는 것은 종종 의료인과 응급구조사에게도 혼란을 줄 수 있다. 현재, 처방전에 공식명 또는 일반명을 사용하는 경향으로 다시 돌아가고 있다. 그러나 의사가 특정 상품명을 처방할 때는 약사는 반드시 지켜야 하며, 처방의사의 동의를 얻어야만 그것을 다른 일반약으로 대체할 수 있다.

비슷한 특성을 나타내는 약물은 약리적 계열(pharmacological class)로 분류된다(예: 베타차단제). 예를 들면, 베타차단제(β-blocker). 2차적 그룹은 항고혈압제(antihypertensive)와 같이 약물의 치료작용에 따른 분류이다. Thiazide와 베타차단제는 모두 항고혈압제이나 약리적 특성은 거의 공유하지 않는다.

약물일람표 Components of a Medication Profile

약물일람표는 여러 가지 특징을 설명하고 있다. 응급구조사는 사용하는 특정 약물에 대한 약물개요를 잘 알고 있어야 한다. 전형적인 약물일람표는 다음 정보를 포함하고 있다.

약물명(name). 보통 일반명과 상품명을 포함한다. 가끔 화학명을 포함하는 경우도 있다.
분류(classification). 특정 약물이 속해 있는 넓은 그룹. 약물그룹을 아는 것은 약물의 특징을 이해하는 데 필수적이다.
작용기전(mechanism of action). 약물이 그 효과를 일으키는 방법.
적응증(indications). 약물투여가 적합한 상황이나 조건.
약동학(pharmacokinetics). 약물의 흡수, 분포, 배설 방법. 보통 작용 발현시간과 작용 지속시간을 포함한다.
부작용(side effect or adverse effect). 약물의 유해하거나 원하지 않는 작용.
투여경로(route of administration). 약물을 투여하는 방법
금기(contraindications). 약물의 투여를 부적절하게 만드는 상황. 약물의 작용이 단순하게 나타나지 않거나 약물을 그 상황에서 투여 시에 예측할 수 없는 해로운 작용이 예측된다.
용량(dosage). 주어진 투여약물의 양.
상품(how supplied). 전형적인 약물의 제형과 농도를 포함한다. 많은 약물이 다른 농도로 나온다.
고려사항(special consideration). 소아, 노약자, 임신부에 대한 영향 등을 고려하여 투약하는 방법.

이 외에도 약물일람표는 다른 성분 예를 들어, 약물 또는 식품과의 적절한 상호작용 등이 포함되어 있다.

약물의 제형 Medication Forms

약물은 많은 제형으로 출하되고 다양한 양식으로 포장된다. 각 제형과 양식은 장점과 단점을 지니고 있다. 예를 들면, 경구투여되는 약물은 흡수속도가 느리고 흡수율을 예측할 수 없고 작용발현이 느리다. 정맥으로 투여되는 약물은 빨리 작용하기는 하지만, 투여하기 어렵다. 약물은 1회용량이 각각의 용기에 포장되는 1회용으로 포장될 수 있다. 또한 많은 양이 한 용기나 병에 포장되는 대용량 포장이 있을 수 있다.

약물은 액제, 고형제, 좌제, 흡입제, 분무제, 크림제, 로션제, 패치제 및 로젠지(함당량제) 등 다양한 제형으로 생산된다. 약물을 안전하게 투여하기 위하여 각 제형의 약물의 다양한 효과에 대한 지식이 있어야 한다. 예를 들면, 설하(혀밑에서 녹을 수 있게 하는)로 투여되는 니트로글리세린(nitroglycerin)은 1분 이내에 협심증 통증을 감소시켜 준다. 가슴에 연고로 투여되는 같은 약물은 급성 통증은 전혀 제거할 수 없지만, 협심증 통증에 대한 예방적 목적으로 사용될 수 있다. 다음은 일반적인 약물 제제이다.

액체약물 Liquid Medications

액체약물은 보통 액체에 용해된 분말로 되어 있다. 약물은 용질(solute)이라고 하고 약물을 녹이는 액체를 용매(solvent)라고 부른다. 액체 제제에서 각 제제의 차이는 일차적으로 용매이다.

용액(solutions). 용액은 용제-보통은 물(예를 들면, 5% 포도당 용액)-에 용해된 약물을 담고 있다.

팅크제(tinctures). 약물이 알코올에 화학적으로 추출된 제제. 일반적으로 희석 알코올을 함유하고 있다(예를 들면, iodine 팅크제).

현탁제(suspensions). 약물이 용해되지 않고 남아 있는 제제. 짧은 시간 동안 방치해도 약물이 분리되는 경향이 있다. 사용할 때마다 사용하기 전에 항상 흔들어야 한다(페니실린 제제).

주정제(spirits). 알코올에 용해된 방향성 약물(암모니아 제제).

유제(emulsion). 오일성 물질이 용매에 녹지 않고 혼합되어 있는 상태. 섞으면 용매에 떠 있는 기름 알갱이를 형성한다. 이것은 기름과 식초를 섞은 샐러드 드레싱의 상태와 유사하다.

에릭실제(elixirs). 알코올에 약물을 함유한 제제. 맛을 개선하기 위하여 향을 첨가한다(Tylenol 제제).

시럽제(syrups). 맛을 개선하기 위하여 당이 들어 있는 물에 현탁시킨 제제.

근육, 피하(피부밑) 또는 정맥 경로를 통하여 신체로 투여되는 액체약물을 주사제(parenteral medications)라고 한다. 응급의학에서 사용되는 대부분 의약품은 주사제이다. 이들은 신체 내로 직접 주입되기 때문에 무균적이어야 한다.

비경구적으로 투여되는 액체약물은 네 가지 용기형인 바이알, 앰플, 사전충전형주사기 및 연무기가 있다. 1회의 용량을 담은 멸균용기를 앰플(ampule)이라고 한다(그림 1-4). 앰플은 유리용기의 얇은 목이 있는 부분에 금이 있어서 이 부분을 잘라 주사기로 약물을 끌어당겨 사용한다.

응급의학에서 사용되는 많은 약물은 사전충전형 주사기(prefilled syringe)로 나와 있다(그림 1-5, 1-6). 이 제제는 앰플 사용에서 나타난 문제를 피함으로써 시간을 절약할 수 있다. 자동충전시스템이나 충전 주사기는 1회용량의 약물이 플라스틱 백이나 충전실린지에 들어있고 바늘이 부착되어 있다. 충전 주사기는 종종 심폐소생술 및 다른 2차 소생술 동안 사용된다.

바이알(vial)은 다른 형태의 주사제로 고무마개로 밀봉되어 있으며 일회용 또는 다중용량을 담을 수 있다(그림 1-7, 1-8). 다중용량 바이알은 1회 이상 사용할 수 있으며 일회용 바이알은 그렇지 않다. 응급의학에서 사용하는 많은 약물이 바이알로 공급된다.

연무기(nebule)는 미리 혼합된 제제에 사용된다. 예를 들면, salbutamol (Ventolin) 및 ipratropiumbromide (Atrovent)는 모두 연무형으로 환자에게 투여된다. 각 연무기는 성인 환자에게 일반적으로 투여되는 용량으로 채워져 있다.

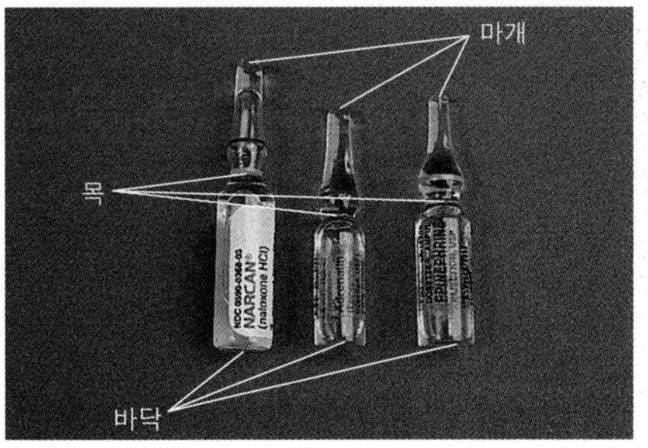

그림 1-4 앰플제(ampules)

출처: Scott Metcalf/Pearson Education

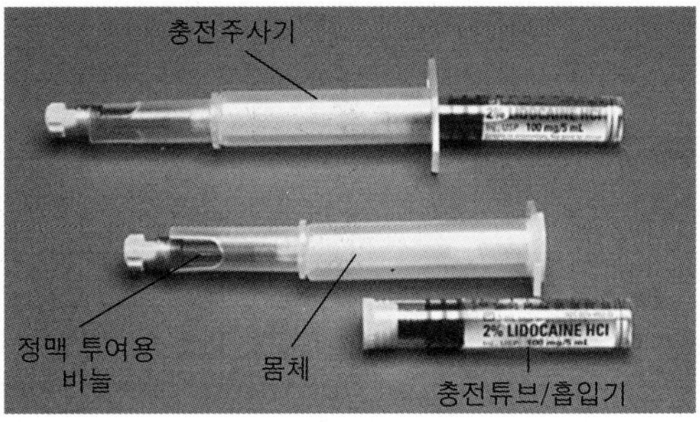

그림 1-5 사전충전형 주사기(충전튜브/흡입기)

출처: Scott Metcalf/Pearson Education

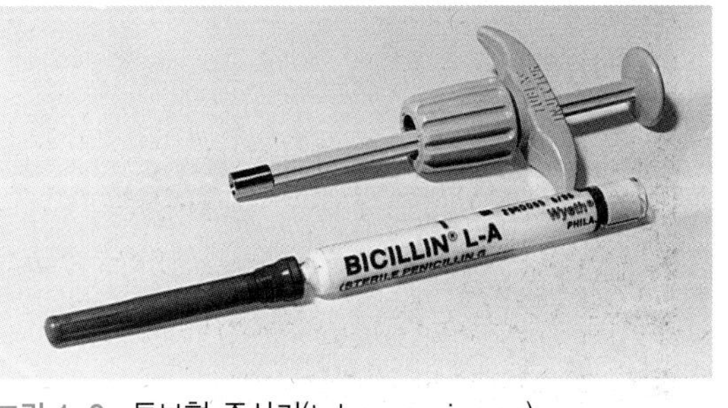

그림 1-6 튜브형 주사기(tubex syringes)

출처: Scott Metcalf/Pearson Education

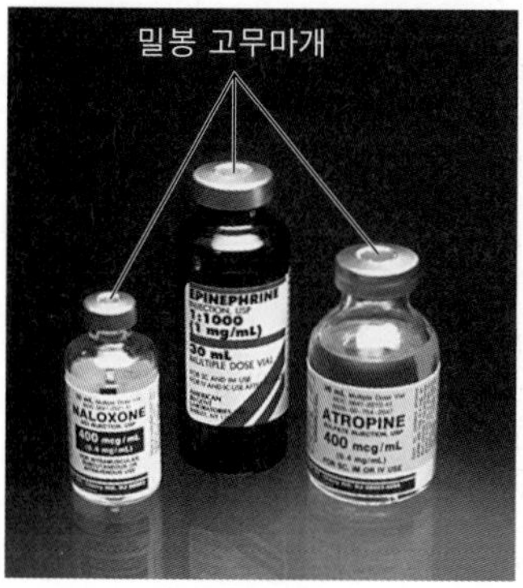

그림 1-7 다용량 바이알(multidose vials)
출처: Scott Metcalf/Pearson Education

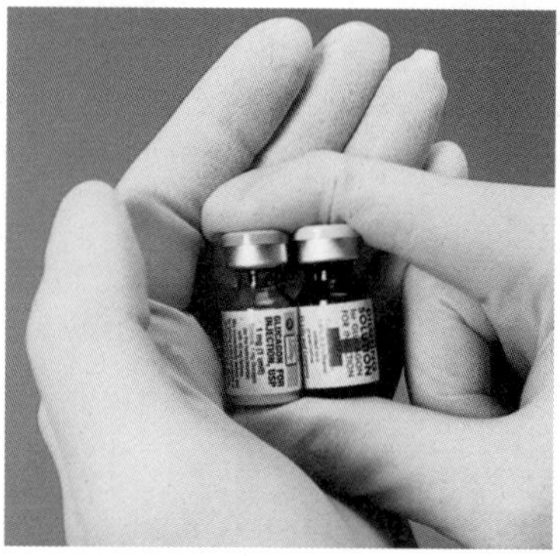

그림 1-8 1회용 바이알(single dose vials)
출처: Scott Metcalf/Pearson Education

고체약물 Solid Medications

고체약물은 보통 경구로 투여된다. 또한 많은 약물이 직장으로 투여될 수도 있다. 고체약물은 다음과 같다.

분말제(powder). 가루형 약물이다. 이것은 환제(pills)처럼 흔하지는 않지만 여전히 사용되고 있다(예: B.C. 파우더).

캡슐제(capsules). 젤라틴 용기에 분말을 넣은 약제. 젤라틴은 위장관에서 녹아서 분말을 방출한다(예: amoxicillin 캡슐).

정제(tablets). 환제와 비슷하다. 분말을 삼키기 좋도록 압축하여 모양을 만들고 종종 당 등으로 코팅한다.

좌제 Suppositories

좌제는 체온에 의해 녹는 기제에 약물을 혼합하여 직장이나 질내에 적용한다. 좌제는 국소적(진통제, 하제, 항염제) 및 전신적(진토제, 해열제, 진통제) 효과를 나타낸다. 보통 총알 모양으로 성형되며, 2.5 cm 내외의 크기이고 삽입하기 쉽도록 윤활제를 함유하고 있다. 이것은 체온에서 녹기 때문에 투여 전에는 냉장보관한다. 직장이나 질로 투여되면 녹아서 주변 조직으로 흡수된다.

흡입제 Inhalants

흡입제는 호흡기계를 이용하여 폐의 풍부한 모세혈관으로 빠르게 흡수되도록 고안된 분말형이나 액체약물이다. 흡입제로 빈번히 사용되는 몇몇 약물은 연무제(nebulizer), 계량흡입제(metered-dose aerosol), 제트흡입제(turbo inhalers), 기화제(vaporizers) 등이다.

중요 약물학 용어 Important Pharmacological Terminology

몇몇 중요한 약물학 용어는 다음과 같다.

Adverse effect(유해작용). 부작용 중 환자에게 해로운 작용.

Antagonism(길항작용). 둘 또는 그 이상의 약물 사이에 나타나는 반대작용(예: morphine과 naloxone).

Bolus(볼루스). 1회에 투여하는 대용량(예: diltiazem bolus는 가끔 diltizem 주입으로 투여한다).

Contraindications(금기사항). 치료용량의 약물투여 시 환자에게 의학적 또는 생리적으로 해롭게 하는 것

Cumulative action(축적작용). 약물이 반복해서 투여되면 효과가 증가되는 것으로 이것은 혈액 중에 약물이 계속 쌓여서 일어난다.

Depressant(억제제). 신체의 기능이나 활동을 감소시키거나 줄이는 약품.

Habituation(습관성). 약물에 대한 신체적 또는 정신적 의존성.

Hypersensitivity(과민성). 정상적인 사람보다 훨씬 예민한 반응이 나타나는 것(예: penicillin에 대한 알레르기 반응).

Idiosyncrasy(특이반응). 약물이 보통 사람에게서 일어나는 반응과 다른 반응을 나타내는 것.

Indication(적응증). 약물이 치료용량에서 치료 효과가 있음이 증명된 의학적 상태.

Potentiation(상승작용). 다른 약물에 의하여 한 약물의 효과가 상승되는 것(예: barbiturate와 알코올).

Refractory(불응성). 환자나 조건이 약물에 의해 반응이 나타나지 않는 것(약물의 치료용량에서 반응이 없는 상태(예: 심실상성 빠른맥에 아데노신이 효과가 없는 것)

Side effects(부작용). 약물의 치료 효과 중 불필요하나 피할 수 없는 작용.

Stimulant(자극제). 생체기능을 항진시키는 약물(예: 커피의 카페인).

Synergism(협동작용). 두 가지 이상의 약물을 병용할 때 효과가 개개의 약물을 단독으로 투여했을 때보다 훨씬 강하게 나타나는 작용.

Therapeutic action(치료작용). 어떤 의학적 상태에서 투여한 약물의 원하는 의도했던 작용.

Tolerance(내성). 약물을 장기간 복용할 시 동일한 치료 효과를 얻기 위하여 용량을 점차 증가시켜야 하는 현상.

사례연구

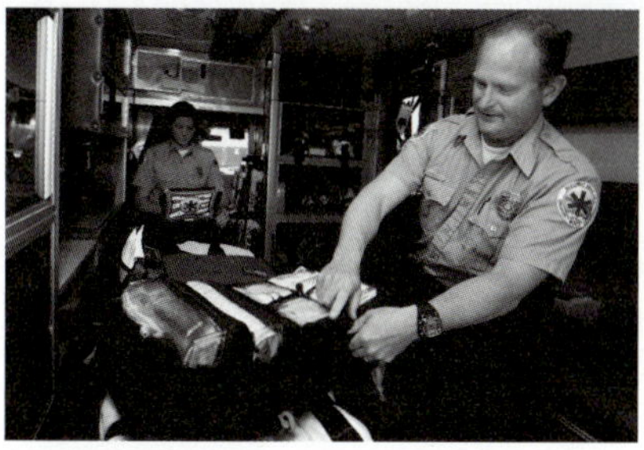

Bryan E. Bledsoe

Rachel Lewis는 그녀의 현장실습감독(Field Training Officer, FTO)과 함께 첫 근무를 시작하였다. Rachel은 수년간 응급구조사로서 자원봉사를 해 왔지만 이번은 그녀가 처음으로 정규 응급구조사가 되어 출근하였다. 첫 근무는 EMS 체계와 구급차에 대한 설명으로 이루어졌다. 그녀는 오리엔테이션의 한 부분으로, 건강보험의 이동과 책임 법령(Health Insurance Portability and Accountability Act, HIPAA)에 대한 두 시간 과정을 완료했다. 다음으로, 그녀는 통제물질의 사용 및 보관에 대한 지침을 교육받았다. 먼저, FTO와 Rachel은 구급차에서 주의 깊게 통제물질의 총 수를 세었다. FTO는 그녀에게 잠겨 있는 보관함에 있는 통제물질을 꺼내는 방법에 대해 보여주었다. 그러고 나서 각각 약물의 바이알을 꺼내 순도, 유효기간, 그리고 개봉된 것인지를 확인하였다. 그들은 적절한 위치에 morphine, fentanyl, diazepam, lorazepam 등이 위치해 있는지 살펴보았다. FTO는 EMS 체계의 규정된 법에 따라 매일 기록장부에 상세하게 서명하였다. 그는 또한 통제물질의 투여, 폐기, 기록에 관하여 필요한 절차를 설명하였다. 우연히도 Rachel의 오리엔테이션이 있는 날은 EMS 체계관리자와 의료책임자가 통제물질을 무작위로 검사하는 날이었다. 이러한 검사를 통해 그녀는 통제물질을 전환 및 혼합되는 것으로부터 보호하기 위한 보호 장비에 대해 더 많이 배울 수 있었다. 다음으로 Rachel과 FTO는 구급차의 의료장비의 목록을 만들기 시작했다. 그녀는 모든 서류업무에 필요한 것을 이해했고, 응급구조사로서 첫 출동명령을 기다렸다.

질문

1. 정기적으로 통제물질을 포함한 약물의 총 수를 확인하는 것이 필요한 이유는 무엇인가?
2. 당신의 EMS 체계에서 사용하는 통제물질은 무엇이고, 어떻게 관리하고 있는가?

CHAPTER REVIEW

요약

약물이란 질병의 진단, 치료 및 예방에 사용되는 화학물질이다. 이들은 성공적인 응급치료에 필수적이다. 응급의학에서 자주 사용되는 의약품에 익숙해져서 다른 의료인과의 의사소통이 효율적이고 전문적으로 이루어져야 한다. 또한 특정 약물에 내재한 위험을 숙지하고 그것을 적절히 이용하는 것이 필수적이다. 의심할 때 피해는 일어나지 않는다는 것을 기억해야 한다.

주요 용어

adulteration(불순물혼합) 관련없거나 부적절하거나 또는 낮은 질의 성분이 섞여 불순물이 되는 것.

ampules(앰풀) 얇은 목이 있는 유리로 멸균된 비경구적인 용기로 보통 1회용량을 담도록 고안되어 있고 앰풀의 목을 부러뜨려 사용한다.

assay(시험법) 실험실에서 어떤 제제의 특정 화학물질의 양과 순도를 측정하는 시험법.

bioassay(생물학적 시험법) 생물 모델에서 약물의 유용성을 시험하는 방법.

bioequivalence(생물학적 동등성) 화학적으로 동등한 약물의 상대적 치료 효과.

black box warning(위험경고 표지) 어떤 특별한 문제를 기록한 약물 라벨의 위험경고 표지는 사망이나 심각한 손상을 일으킬 수 있다.

controlled drug(통제약물) 약물남용과 약물의존성을 일으키는 약물에 대하여 그 사용을 법률적으로 제한하는 약물.

drug(약, 약물) 신체에 투여되어서 신체의 기능을 변화시키는 물질.

diversion(전환) 오락적 또는 비치료적인 목적으로 처방약을 사용하는 것.

Drug Enforcement Administration(DEA, 약물강화위원회) 통제약품법령을 강화하기 위한 연방기구.

empirical(경험적) 전적으로 경험에 기초한 지식이나 기술.

Food and Drug Administration(FDA, 미국식품의약청) 약품이 일반 대중에게 나오기 전에 의약품의 승인을 맡고 있는 연방 기구.

medical director(의료책임자) EMS 또는 교육 프로그램 체계의 주요 의료담당자로서 면허가 있는 의사.

medications(약물) 치료적 의료환경에서 약물 또는 비슷한 제제를 기술하기 위해 쓰이는 용어.

***National Formulary* (*NF*, 국가처방집)** 순수 식품 및 의약품 법령에서 규정한 미국약전(*USP*)과 함께 공식 약물표준서. *NF*나 *USP*에 수재된 약품은 순도, 제제 및 용량에 관한 엄격한 기준을 만족해야 한다.

off-line medical control(=indirect medical control) 훈련, 차트 검토, 프로토콜 개발, 청진 및 자질 향상 등 시스템의 정책과정을 확립하는 일.

on-line medical control(=direct medical control) 현장 응급구조사와 의료지도부의 의사 간 의사소통. 의료지도부의 의사는 현장 치료의 지시를 내린다.

parenteral medications(비경구적 주사) 소화관을 통하지 않고 약물을 투여하는 경로.

pharmacognosy(생약학) 천연 약물에 대한 연구.

pharmacologist(약리학자) 약물의 신체에 대한 효과를 연구하는 학자.

pharmacology(약리학) 약물과 약물이 신체에 작용하는 것에 대한.

prefilled syringes(사전충전형 주사기) 약물들을 비경구적으로 투여하는 독립적인 투여기구 .

recombinant DNA technology(재조합 DNA 기술) 유전공학이라고도 하며, 하나의 유기체에서 다른 유기체로 이동하는 유전물질(DNA)을 포함한다.

solute(용질) 액체(용제)에 용해된 분말(약물).

solvent(용매, 용제) 약물을 녹이는 액체.

standing order(내부규정) 의료지도부와 접촉하지 않고 또는 접촉 전에 내려지는 문서화된 지시.

synthetic(합성제) 두 개 이상의 물질을 결합하여 만들어지는 물질.

treatment protocols(치료법) 병원전 처치를 위한 치료지침서. 전문소생술을 시작하기 전에 내부규정을 수용하거나 의료지도부와 접촉할 필요가 있을 수 있다.

***United States Pharmacopeia* (*USP*, 미국약전)** 순수 식품 및 의약품 법령에서 규정한 *NF*와 함께 미국약물의 공식표준서. *NF*나 *USP*에 수재된 약품은 순도, 제제 및 용량에 관한 엄격한 기준을 만족해야 한다.

vials(바이알) 고무마개로 밀봉되어 있으며, 비경구적인 약물을 일회용 또는 다중용량으로 담을 수 있는 병.

CHAPTER 2

약동학 및 약력학

Pharmacokinetics and Pharmacodynamics

학습목표

이 장을 학습한 후 다음을 할 수 있어야 한다.

- 약동학 및 약력학을 정의한다.
- 약물흡수를 정의할 수 있고, 약물흡수에 영향을 미치는 요인을 설명한다.
- 약물분포에 영향을 미치는 요인을 설명한다.
- 생체내변환을 설명한다.
- 약물이 체외로 제거되는 방법을 설명하고, 제거에 영향을 미치는 요인을 열거한다.
- 약물의 작용기전을 이해한다.
- 약물치료에서 특별히 고려해야 할 사항을 설명한다.

서론 Introduction

약물이 체내에서 생화학적 및 생리적 효과를 나타내기 위해서는 약물이 표적조직에 적합한 형태와 충분한 농도에 도달해야 한다. 약물이 체내에 들어가서, 작용 부위에 도달하고 최종 제거되는 과정을 연구하는 학문을 약동학(pharmacokinetics)이라고 한다. 일단 약물이 표적조직에 도달하면 이들은 일련의 생화학적 반응을 시작하여 결국 원하는 생리적 변화에 이르게 한다. 이러한 생화학적 및 생리적 사건을 약물의 작용기전(mechanism of action)이라고 부른다.

이 장에서는 약력학(pharmacodynamics) 또는 체내 약물의 생화학적 및 생리적 변화를 일으키는 기전에 대하여 설명한다. 이것은 약물의 작용과 효과뿐만 아니라 약물과 수용체의 상호작용을 설명한다. 약물치료학(pharmacotherapeutics)은 다양한 약물치료의 형태를 설명하고, 약물치료의 선택에 영향을 미치는 요인과 약물치료에 대한 환자의 반응을 확인한다.

이 장은 병원전 응급처치에 적용되는 약동학, 약력학, 약물치료학의 기본 지식에 대하여 설명한다.

약리학 Pharmacology

약리학은 약물의 인체에 대한 효과를 연구하는 학문이다. 약물은 세포 또는 조직에 어떤 새로운 작용을 부여하는 것이 아니라 기존의 상태를 수정하거나 이용한다. 이 작용은 국소적일 수도 있고, 전신적일 수도 있다. 비록 특정 효과를 위하여 투여된 약물이라 하더라도 다른 부위에서 다양한 효과를 갖는 경향이 있다. 따라서, 약물은 분리된 단일 효과보다는 전신적인 효과 면에서 고려되어야 한다. 약리학의 두 가지 중요 분야는 약동학과 약력학이다. 약동학은 약물이 체내와 체외로 어떻게 운반되는지에 관하여 연구하는 학문이다. 약력학은 일단 표적조직에 도달한 약물의 효과를 연구하는 학문이다.

약동학 Pharmacokinetics

약동학은 약물 효과의 지속시간과 강도를 결정하는 기본 과정에 대하여 연구한다. 이러한 네 가지 과정은 흡수(absorption), 분포(distribution), 생체내변환(biotransformation) 및 제거(elimination)이다.

원하는 효과를 나타내기 위해서 약물은 다양한 작용 부위에서 적절한 농도로 존재해야 한다. 생명을 위협하는 부정맥에 일반적으로 사용하는 약물인 아데노신이 리듬장애(dysrhythmia)를 억제하기 위해서는 표적조직인 심장조직(cardiac tissue)에 충분한 농도로 신속하게 도달하여야 한다. 약물의 작용 부위에서의 약물농도에 영향을 미치는 요인은 여러 가지이다. 이러한 요인은 순환계로의 약물 흡수(absorption), 체내 분포(distribution), 활성 형태로의 생체내변환(biotransformation) 및 체외 제거(elimination)이다. 이러한 모든 요인들이 병원전 응급처치에서 사용되는 모든 약물에서 중요한 기능을 하는 것은 아니지만 각 요인에 대한 기본적인 이해가 필요하다.

약물운반의 생리학 Review of Physiology of Transport

약동학은 신체 구획(compartment) 사이에 물질을 이동시키는 다양한 생리적 기전에 의존한다. 이러한 기전은 에너지의 필요 여부에 따라 다시 두 가지로 분류할 수 있다. 물질의 이동에 에너지를 필요로 하는 기전은 능동운반(active transport)이라고 한다. 이러한 에너지는 ATP(아데노신 3인산, adenosine triphosphate)와 같은 화합물의 고에너지 화학결합의 분해로 얻어진다. ATP는 ADP(아데노신 2인산, adenosine diphosphate)로 분해되면서 상당량의 생화학적 에너지를 방출한다. 능동운반 기전의 한 예는 나트륨칼륨펌프(Na^+-K^+ pump)이다. 이것은 나트륨 이온이 세포로부터 제거되어 세포 내에 칼륨이온이 축적되는 단백질 펌프이다. 이러한 운동은 이온의 농도경사(concentration gradients)에 대항해서 움직이기 때문에 에너지를 필요로 한다.

포도당이나 아미노산과 같은 고분자는 세포막을 통하여 쉽게 이동하지 못한다. 고분자들은 표적세포 표면에 있는 특정 운반단백질(carrier protein)의 도움으로 세포막을 통과한다.

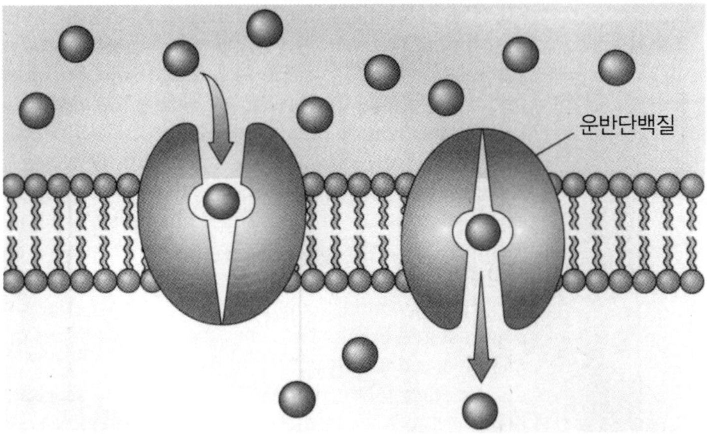

그림 2-1 많은 고분자들은 세포로 이동하기 위해 운반단백질을 필요로 한다.

이러한 과정을 운반체매개확산(carrier-mediated diffusion)이라고 불린다. 운반체매개확산은 능동과정(능동운반, active transport) 또는 수동과정(중개확산, facilitated diffusion)이 있다(그림 2-1). 일단 운반되는 분자가 운반단백질과 결합하면 세포막의 구조가 변하여 고분자가 표적세포로 들어갈 수 있다. 인슐린은 이자(췌장, pancreas)에서 분비되는 중요한 호르몬으로서 운반체매개포도당의 운반속도를 10~20배 증가시킬 수 있다. 이것은 인슐린이 신체의 포도당 사용을 조절하는 주요 기전이다.

대부분의 약물은 에너지를 사용하지 않는 수동운반(passive transport)에 의하여 체내에서 이동한다. 이를 위해서는 용액에 농도경사가 있어야 한다. 확산(diffusion)과 삼투(osmosis)는 수동운반(passive transport)의 한 형태이다. 확산은 용액에서 용질의 이동을 포함하는 반면, 삼투는 용매(일반적으로 물)의 이동을 포함한다. 확산에서 용질의 분자 또는 이온은 높은 농도에서 낮은 농도로 이동한다. 반대로 삼투에서는 용매 분자가 낮은 농도에서 높은 농도로 이동한다. 이것을 보는 또 다른 방법은 삼투를 단순히 용매의 농도가 높은 쪽에서 낮은 쪽으로 확산시키는 것이다. 수동운반의 또 다른 유형은 여과(filtration)이다. 이것은 단순히 세포막을 통과하여 분자가 고압에서 저압으로 압력경사에 의해 이동하는 것이다. 이 압력은 전형적으로 혈압의 정수압으로부터 비롯된다.

약물흡수 Medication Absorption

약물흡수는 투여량이 조직을 통과할 수 있어 생물학적으로 이용 가능한 약물의 이동을 포함한다. 투여량이 생물학적으로 이용 가능한 물질로의 전환은 활성화된 약물성분이 온몸순환(체순환, systemic circulation)에 도달하기 전에 이루어져야 한다. 위나 작은창자(소장)에서 알약(tablet)이나 캡슐약(capsule)이 소화된 후에는 활성화된 약물성분이 용해될 수 있도록 충분한 용액이 있어야 전신 흡수가 가능하다. 조직(tissues)은 건조된 분말(dry powders)이나 결정체(dry crystals)를 흡수할 수 없기 때문에 전신 흡수가 일어나기 전에 신체는 활성화된 약물성분을 용해할 수 있는 용액을 필요로 한다. 시럽(syrups)이나 현탁액(suspensions)은 용액 상태로 투여되기 때문에 약물투여에서 흡수까지의 과정이 빠르고 약물작용의 발현이 더욱 빠르다. 그러나 일부 시럽은 약물작용의 발현이 지연되도록 특별히 고안되었다.

흡수는 약물이 신체의 적용 부위로부터 세포바깥(extracellular) 구획으로 이동하는 과정이다. 약물작용의 지속시간과 강도는 종종 약물의 흡수 속도와 관련이 있다. 다음을 포함하는 많은 요인들이 약물흡수에 영향을 미친다.

1. 약물의 용해도(solubility)
2. 약물의 농도
3. 약물의 pH
4. 흡수 부위
5. 흡수 표면적
6. 흡수 부위의 혈액공급
7. 생체이용률(bioavailability)

용해도(solubility)는 약물이 용해되는 경향이다. 약물흡수를 촉진시키기 위해 투여된 약물의 용해도는 흡수 부위의 세포 성분과 일치해야 한다. 지용성(lipid-soluble) 약물은 지방세포에 침투할 수 있으나 수용성(water-soluble) 약물은 그렇지 않다. 예를 들어, 페니실린과 같은 수용성 약물은 혈액과 뇌 사이의 장벽 역할을 하는 고지질세포(highly lipoid cells)에 침투할 수 없다. 그러나 티오펜탈과 같은 지질 수용성이 높은 약물은 지질세포에 침투하고 뇌에 교차시켜 마취 등의 효과를 유도할 수 있다. 인체는 약 60%의 물로 이루어져 있다. 따라서 수용성으로 투여된 약물은 오일(oil-based solutions), 현탁액 또는 고체 형태로 투여된 것보다 더 빠르게 흡수된다.

약물농도(concentration of medication)도 흡수 속도에 영향을 미친다. 고농도로 투여된 약물은 저농도로 투여된 약물에 비하여 더 빠르게 흡수된다.

약물흡수에 영향을 미치는 또 다른 요인은 약물의 pH이다. pH는 약물이 산성인지 또는 알칼리성인지를 말한다. 대부분의 약물은 약산성 또는 약알칼리성이다. 산성 약물은 산성 환경(위)에 놓였을 때 더 빨리 흡수된다. 알칼리성 약물은 알칼리 환경(돌창자, 회장, ileum)에 놓였을 때 더 빨리 흡수된다.

흡수 부위(site of absorption)는 약물의 흡수 속도에 직접적으로 영향을 미친다. 일단 투여된 약물은 순환(circulation)에 도달할 때까지 다양한 생체막(biological membranes)을 통과해야 한다. 피부에 적용된 약물(경피투여)은 순환계에 도달하기 전에 많은 세포층을 통과한다. 반면에 점막에 적용된 약물(코안투여)은 통과해야 할 세포층이 훨씬 적다. 따라서 점막을 통한 약물흡수가 피부를 통한 약물흡수보다 더 빠르다. 가끔은 약물흡수 속도가 느린 것이 유용한 경우가 있다. 지연된 흡수가 필요한 응급약물로 니트로글리세린(nitroglycerin)이 있다. 이 경우에 니트로글리세린은 피부에 적용하여 장기간에 걸쳐 서서히 흡수되게 할 수 있다.

흡수표면적(surface area)은 흡수 속도의 중요한 결정인자이다. 표면적이 클수록 약물은 더 빠르게 흡수된다. 흡입약물(inhaled medications)은 넓은 폐 상피(vast pulmonary ep-

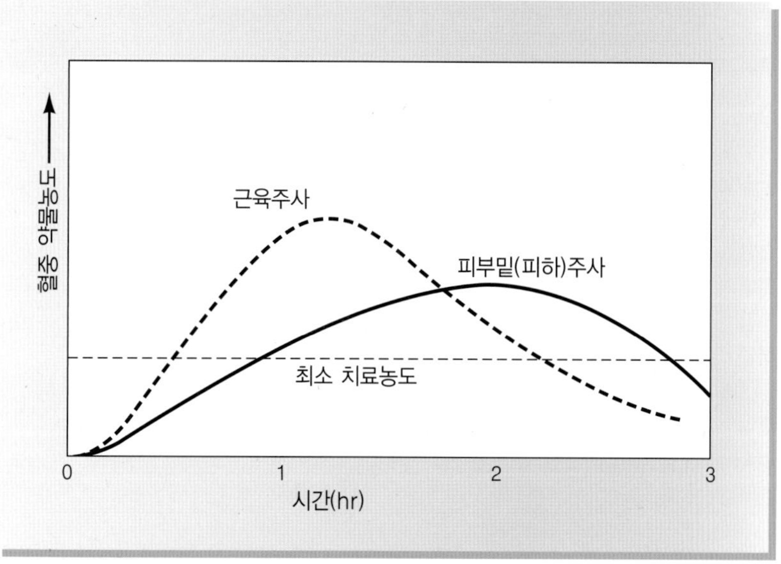

그림 2-2 근육 및 피부밑(피하)주사 후 혈중 약물농도의 비교

ithelium)에 빠르게 분포된다. 이러한 경로로 투여된 약물은 빠르게 순환에 흡수된다. 실제로 일부 연구에서는 흡입경로를 통한 약물흡수의 속도가 정맥내투여와 거의 비슷하다는 것을 알려주었다.

마지막으로, 약물흡수는 흡수 부위의 혈액공급(blood supply)과 관련이 있다. 신체의 어떤 부위는 혈액공급이 매우 풍부한 반면, 다른 부위는 그렇지 않다. 혈액공급이 풍부한 부위인 혀밑(sublingual)에 투여된 약물은 빠르게 흡수된다. 지방(피부밑, subcutaneous)조직과 같이 혈액공급이 부족한 부위에 적용된 약물은 천천히 흡수된다. 근육은 피부밑(피하)조직보다는 혈액공급이 풍부하다. 따라서 피부밑조직보다 근육에서 약물이 더욱 빨리 흡수되기를 기대할 수 있다(그림 2-2).

투여경로에 따른 약물의 흡수 속도 차이에 대해서 지식을 갖추는 것은 필수적이다(약물의 투여경로는 3장에서 자세히 설명하고 있다). 급성 알레르기반응의 치료에 사용되는 에피네프린(epinephrine) 1 mg/1 mL은 일반적으로 피부밑(피하)이나 근육에 투여한다. 이 부위를 선택하는 이유는 여러 가지가 있다. 첫째, 에피네프린 1 mg/1 mL은 강력하고 농축된 약물이다. 이 약물이 다량의 혈액순환으로 빠르게 흡수되면 빠른맥(빈맥, tachycardia), 떨림(진전) 및 혈압상승과 같은 약물의 부작용이 심각해질 수 있다. 둘째, 에피네프린의 치료효과는 상당히 짧다. 피부밑주사를 통하여 흡수가 늦어지면 약물이 순환에 장기간 방출(release)될 수 있기 때문에 원하는 효과를 더 오랫동안 유지할 수 있다(표 2-1).

전신의 혈류도 약물흡수에 영향을 미칠 수 있다. 비경구 투여에서 흡수를 지연시킬 수 있는 요인은 쇼크, 산증(acidosis) 및 저체온증에서 이차적으로 발생하는 말초혈관수축 등이다. 고체온증이나 발열(fever)에서 나타날 수 있는 말초혈관확장과 같은 요인은 약물흡수 속도를 증가시킬 수 있다.

정맥 내로 투여한 약물은 순환계에 직접 주사함으로써 약물흡수 시간을 최소화할 수 있다.

표 2-1 투여경로에 따른 약물흡수 속도의 비교

투여경로	흡수속도
경구	느림
피부밑(피하)	느림
국소(topical)	중간
근육내	중간
코안	중간
혀내	빠름
직장	빠름
혀밑	빠름
기관내	빠름
흡입	빠름
뼈속(골내)	즉시
정맥내	즉시

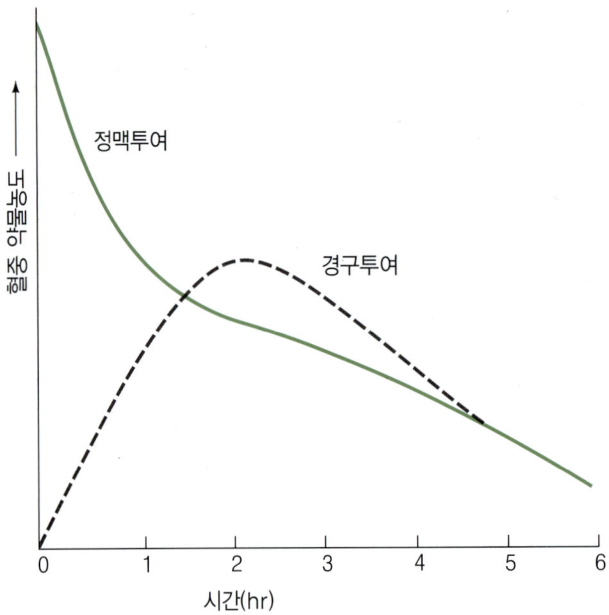

그림 2-3 정맥 및 경구투여 후 혈중 약물농도의 비교

원하는 효과가 훨씬 더 빨리 나타나고 약물의 혈중농도도 훨씬 더 예측이 가능하다. 따라서, 대부분의 중환자치료 약물은 정맥 내로 투여한다(그림 2-3).

생체이용률(bioavailability)은 약물이 표적조직에 도달한 후에도 여전히 활성화되어 있는 약물의 양을 나타내는 수치이다. 약물투여의 목적은 원하는 효과를 얻기 위하여 모든 흡수 요인을 고려하여 표적조직에서 약물의 생체이용률을 보장하는 것이다.

분포 Distribution

일단 약물이 혈류로 들어가면 전신에 분포해야 한다. 대부분의 약물은 혈류로부터 사이

질공간(간질공간, interstitial spaces)을 통하여 표적세포로 쉽게 이동한다. 분포는 약물이 흡수 부위로부터 작용 부위까지 운반되는 과정이다. 다음의 몇 가지 요인이 분포에 영향을 미칠 수 있다.

1. 심장혈관 기능(cardiovascular function)
2. 국소적 혈류(regional blood flow)
3. 약물-축적 저장소(medication-storage reservoirs)
4. 생리적 장벽(physiological barrier)

약물흡수에서와 마찬가지로 약물분포는 심장혈관 기능에 따라 달라진다. 처음에는 뇌, 심장, 콩팥(신장), 간 등 관류가 풍부한 신체 부위에 약물이 분포한다. 위창자계, 피부, 근육, 지방 등으로의 약물전달은 일반적으로 훨씬 더 느리다. 쇼크나 울혈심장기능상실(울혈성심부전, congestive heart failure)과 같은 특정 조건에서는 심장박출량이 감소할 것이다. 그렇게 되면, 약물분포는 훨씬 느려지고 예측할 수 없게 된다. 심장박출량이 현저하게 감소되면 일부 신체 부위는 최소한으로 관류되며, 이러한 부위로의 약물전달은 무시할 수 있다.

국소적 혈류(*regional blood flow*)의 분산(variance)도 약물분포에 영향을 미칠 수 있다. 예를 들어, 심장성 쇼크(cardiogenic shock) 시 콩팥(신장)으로의 혈류가 감소하는 경우가 많다. 이뇨제(diuretics)와 같이 콩팥에 특별히 작용하는 약물은 콩팥에 충분한 농도로 도달하지 못할 수 있다.

체내에서 약물저장소(medication reservoirs)라고 알려진 다양한 부위에 약물이 저장될 수 있다. 이러한 저장소는 해당 조직 내에 존재하는 단백질에 약물을 결합하여 저장한다. 이러한 작용은 약물의 작용시작(발현, onset)을 지연시키는 경향이 있으며 약물 효과의 기간(duration)을 지속시킨다. 약물저장소는 **혈장저장소**(*plasma reservoirs*)와 **조직저장소**(*tissue reservoirs*) 두 가지 종류가 있다.

혈관계통이나 림프계통을 통한 약물분포 동안에 약물은 단백질과 접촉하여 자유롭게 유지되거나 혈장 운반단백질(plasma carrier protein) 또는 저장 조직단백질(storage tissue protein) 및 수용체단백질(receptor protein)과 결합한다. 혈장단백질과 결합한 약물의 일부를 결합약물(bound drug)이라고 하며, 결합되지 않은 것을 흔히 자유(유리)약물(free drug)이라고 한다. 약물이 혈장 운반단백질이나 저장 조직단백질에 결합되자마자 비활성 상태가 되고, 치료 활동을 할 수 없게 된다. 그러나 자유(유리)형과 결합형의 균형을 맞추기 위하여 결합약물은 스스로 빠르게 자유약물로 변할 수 있다. 결합되지 않은 자유약물만이 활성 상태를 유지한다.

활성 상태를 위해서 이용할 수 있는 자유약물의 비율은 결합에 사용되는 혈장단백질의 양에 따라 달라진다. 약물결합에 관계하는 가장 일반적인 혈장단백질은 알부민(albumin)이다. 그러나 혈색소(헤모글로빈, hemoglobin), 글로불린(globulins) 등 다른 혈장단백질도 활용된다. 약물과 단백질의 결합은 보통 가역적이다. 결합의 정도는 약물 자체의 물리적 특성에 따라 달라진다. 어떤 약물들은 매우 결합력이 강한 반면 다른 약물들은 결합이 제한적이다. 약물이 혈장단백질과 결합하는 정도를 결합능(binding capacity)이라고 한다. 혈장단백질에 약물을 결합하면 조직 내 농도가 제한되는 경향이 있다.

약물은 또한 체내의 다양한 조직에 축적될 수 있다. 일반적인 조직저장소는 지방, 뼈 및 근육조직을 포함한다. 일단 이 부위에 도달하면 약물은 단백질이나 유사한 다른 물질과 결합한다. 혈장단백 결합과 마찬가지로 조직결합 역시 보통 가역적이다. 근육조직과 같은 일부 신체 부위는 거대한 약물저장소이다. 많은 약물들은 지용성이다. 이러한 약물들은 신체의 지방조직에 축적되어 장기간 즉, 지연된 약물 효과를 일으킨다.

약물분포는 또한 **생리적 장벽**(*physiological barriers*)에 의하여 영향을 받는다. 생리적 장벽은 특정 약물의 이동을 억제하는 동시에 다른 약물의 통과를 허용한다. 가장 중요한 생리적 장벽은 혈액뇌장벽(blood-brain barrier, BBB)이다. 혈액뇌장벽은 뇌에 있는 모세혈관 내피세포(capillary endothelial cells) 그물(망, network)을 말한다. 이 세포는 구멍(pores)이 없으며 수용성 약물에 사용할 수 없게 만드는 아교세포(교세포, glial)의 결합조직 껍질(sheath)로 둘러싸여 있다. 그물은 도파민과 같은 대부분의 이온화된 약물 분자가 뇌에 통과하는 것을 거부한다. 그러나 바르비투르산염과 같은 비이온화, 비결합성 약물은 약물분자가 쉽게 통과하여 뇌로 들어갈 수 있게 해준다. 혈액뇌장벽은 중추신경계와 말초신경계 사이의 효과적인 경계선이다. 뇌로 약물이나 다른 물질의 운반은 혈액뇌장벽에 의해 제한된다. 이것은 특정 약물만 유입을 가능하게 하므로 뇌의 보호기전으로 간주된다.

태반장벽(*placenta barrier*)이라고 불리는 이 장벽은 비록 약물이 태아에 도달하지 않도록 막을 수 있지만 고형 장벽(solid barriers)은 아니다. 태아는 임신부가 복용하는 모든 약물에 노출되어 있다. 그러나 어떤 약물이든 모체의 혈류를 통과하여 태반(태아)순환으로 모세혈관막을 통과해야 하기 때문에 태아에게 약물이 전달되려면 지용성, 비이온화, 비단백질 결합이 필요하다. 이로 인해 일부 약물의 태반 전달 속도를 느리게 하거나 감소시키는 역할을 한다.

생체내변환 Biotransformation

체내에 들어오는 다른 화학물질과 마찬가지로 약물도 대사되거나 다른 화학물질(대사물)로 분해된다. 약물의 대사(metabolism)를 특별히 생체내변환(biotransformation)이라고 한다. 생체내변환은 약물을 활성 또는 비활성 상태로 대사시킬 수 있다. 일반적으로 생체내변환은 대부분의 약물에 두 가지 효과 중 하나이다. (1) 약물은 활성이 더 강한 또는 약한 대사물로 변환시킬 수 있다. (2) 약물은 더 많은 수용성(또는 덜 지용성)으로 만들어 제거되기 용이하게 할 수 있다. 리도카인과 같은 일부 약물들은 제거되기 전에 완전히 대사되고, 반면에 다른 약물들은 부분적으로만 대사되고, 일부 약물들은 전혀 대사되지 않는다. 신체는 대부분 약물의 분자를 변환시키지만 일부는 변환 없이 다른 분자를 제거할 것이다. 단백결합 약물은 생체내변환이 가능하지 않다. 이른바 전구약물(prodrug)은 투여할 때 활성화되지 않는 경우도 있지만 생체내변환은 이를 활성 대사물로 전환시킨다.

많은 생체내변환 과정은 간에서 일어난다. 간세포의 세포질그물(endoplasmic reticula)은 대사에 많은 부분을 수행하는 미세소체효소(microsomal enzymes)가 들어 있다(콩팥, 폐, 위창자계에서도 적은 양의 효소가 발견된다). 간을 통과하는 일차통과는 부분적으로 또

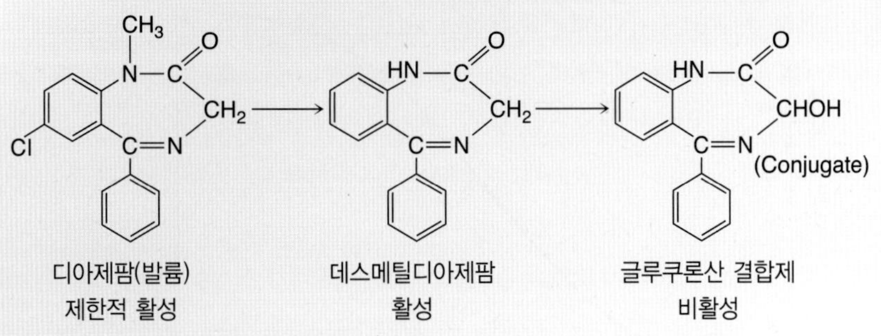

그림 2-4 디아제팜의 대사물

는 완전히 비활성 상태로 많은 약물을 만들 수 있다. 이러한 일차통과 효과(first-pass effect)는 일부 약물을 구강으로 투여할 수 없고, 대신 위창자관을 우회하고 일차 간대사를 예방하기 위해서 정맥주사로 투여해야 하는 이유가 된다. 이것은 또한 경구투여량이 정맥투여량보다 많은 용량을 필요로 하는 이유이기도 하다. 일차통과 대사(first-pass metabolism)의 정도를 관찰할 수 있기 때문에 효과적인 용량의 약물을 전신순환에 전달하기 위해서 경구투여량을 얼마나 증가시킬지 예측할 수 있다.

생체내변환을 통하여 신체는 이물질(foreign substances)을 해독시키고 처리한다. 대부분의 경우에 효소체계(enzyme system)는 신체가 그것을 배설할 수 있도록 약물의 용해도(solubility)를 증가시킨다. 일부 약물의 지질용해도는 효소같이 변경되어서 최종 산물은 쓸개계통(담도계, biliary system)으로 들어가 제거될 수 있다. 콩팥과 쓸개 경로를 사용하여 처리하면 신체는 보통 약물을 쉽게 제거하고 약리적으로 비활성 물질로 변환한다.

생체내변환은 약물이 체내로 들어가면 즉시 시작된다. 어떤 약물들은 빠르게 생체내변환이 이루어지며, 다른 약물들은 그렇지 않다. 예를 들어, 응급약물인 에피네프린은 투여되자마자 활성화된다. 그러나 제거되기 전에 비활성 상태로 매우 빠르게 대사된다. 이러한 빠른 생체내변환 때문에 에피네프린은 필요한 경우 3~5분 간격으로 반복 투여해야 한다.

어떤 약물들은 투여될 때 비활성 상태이다. 일단 그것들이 흡수되면 혈액 내나 표적조직(target tissue)에 의해 활성 상태로 전환되어야 한다. 비활성 전구물질을 전구약물(prodrug)이라고 한다. 병원전 처치에 사용되는 몇 가지 약물은 원하는 효과를 발휘하기 전에 활성 상태로 전환되어야 한다. 디아제팜(발륨)은 투여할 때 비교적 비활성 상태이다. 체내에서 활성 대사물인 데스메틸디아제팜으로 변환되어 원하는 효과를 유도한다(그림 2-4).

제거 Elimination

약물은 결국 원래 형태나 대사물로 체내에서 제거된다. 약물배설(medication excretion)이란 약물이나 대사물이 조직(tissues)에서 다시 순환(circulation)으로, 그리고 순환에서 배설기관으로 이동하는 것을 말한다. 약물은 콩팥에 의해 소변으로 배설되거나, 간에서 담즙으로 배설되거나, 창자에서 대변으로 배설되거나, 날숨에 의해 폐(허파)로 배설될 수 있다.

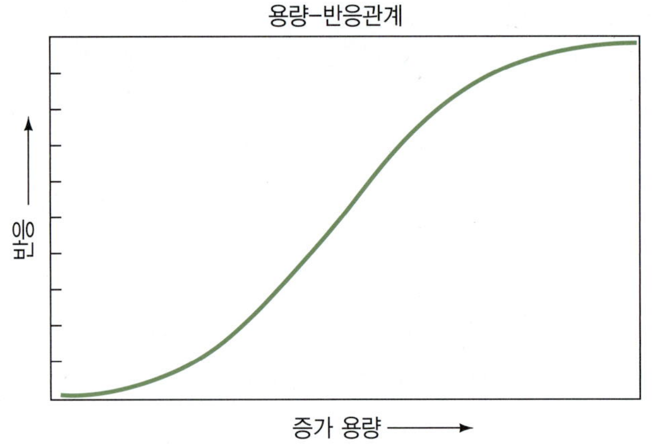

그림 2-5 약물의 용량-반응곡선

또한 약물은 땀(발한), 침(타액) 및 모유를 통해 배설될 수 있다. 땀샘을 통한 배설은 제거에 중요한 기전이 되지 않는다. 젖샘(유선, mammary glands)을 통한 배설은 수유부가 약물을 복용할 때 걱정거리가 된다. 또한 복막투석(peritoneal dialysis)이나 혈액투석(hemodialysis)과 같은 직접적인 개입에 의해 인위적으로 약물을 제거할 수도 있다. 제거율은 약물과 신체의 상태에 따라 다르다. 쇼크 상태에서는 콩팥의 관류가 불량하다. 이런 경우 콩팥에 의해 주로 제거되는 약물은 체내에서 더 오랜 기간 동안 존재하게 된다. 제거속도가 느릴수록 약물은 체내에 더 오래 머문다.

약물용량 Medication Dosing

주어진 환경에서 투여되는 약물의 양을 **용량(투여량, dose)**이라고 한다. 약물의 **용량(dosage)**에는 투여량(amount), 투여빈도(frequency), 투여횟수(number) 등이 포함된다. 예를 들어, 항생제인 아지트로마이신(지스로맥스)은 일반적인 감염치료에 다음과 같은 용량을 따른다. 1일차에 부하용량(loading dose) 500 mg을 투여한다. 이후에 4일 동안 매일 250 mg씩 투여한다. 체내에 투여된 약물용량은 추후 약물의 양을 결정하는 데 중요하다. 일반적으로 약물의 투여량이 증가함에 따라 효과(유익과 독성)가 증가하는 경향이 있으며 약물의 용량-반응곡선(dose-response curve)에 반영될 수 있다(그림 2-5). 가장 바람직한 약물용량은 독성 효과를 일으키지 않고, 문제의 상태를 치료할 수 있는 충분한 약물 효과를 일으키는 용량이다.

약물의 반감기 Medication Half-Life

약물의 투여 일정을 예측하기 위해 의사는 약물이 체내에 얼마나 오래 남아 있을지 결정해야 한다. 일반적으로 체내 약물손실률은 약물의 **반감기(half-life)**를 측정함으로써 추정할 수 있다. 약물의 반감기는 체내 총 약물량이 1/2로 감소하는데 필요한 시간이다. 만일 환자가 5시간의 반감기를 가진 약물을 한번 복용한다면, 5시간 후에 환자의 체내에서 약물의 총량은 1/2만큼 감소할 것이다. 약물량은 그 후 반감기에 따라 계속 감소할 것이다. 대부분의 약물은 남은 양이 너무 적어서 유익 효과(beneficial effect) 또는 유해 효과(adverse effect)를 발휘하지 못하기 때문에 5번의 반감기 후에 근본적으로 제거된다. 이러한 개념은 많은 상황에서 유용하다. 예를 들어, 과량투여(overdose)가 발생하여 약물의 배설률(excretion rate)이 저하되지 않으면 원래 약 97%가 반감기 5회 이후에 제거된다.

축적 Accumulation

약물축적을 평가할 때도 약물의 반감기는 유용하다. 약물은 재투여하지 않으면 5번의 반감기를 거쳐서 완전히 없어지지만, 규칙적으로 투여된 약물은 약 5번의 반감기를 거쳐 일정한 총 체내량(total body amount), 즉 항정상태(정상상태, steady state)에 도달한다.

비록 한때 약물이 항정상태였지만 약물의 혈중농도는 평균 농도의 위와 아래로 변동한다. 다른 방법으로 설명하자면 비록 약물이 한 때 항정상태였지만 그 농도는 일정하게 유지되지 않는다. 오히려 일정한 범위 내에서 증가, 최고점, 감소한다. 이러한 변화는 일정한 상수율(constant rate)로 약물을 지속적으로 주입함으로써 최소화할 수 있다.

일부 약물은 혈중 치료농도에 도달하는데 필요한 시간이 지나치게 길 수도 있다. 예를 들어, 디곡신은 반감기가 1.6일로 의사는 심방세동(atrial fibrillation)과 같은 생명을 위협하는 부정맥을 조절하기 위해 항정상태(정상상태)의 혈중농도를 달성하기 위해서 8일(1.6일의 5 반감기)을 기다릴 수 없을 것이다. 따라서 원하는 혈중 치료농도 수준에 도달하기 위해서 부하용량(loading dose)이라고 불리는 최초 대량 용량(initial large dose)이 투여될 것이다. 따라서 마지막 투여 후 제거된 약물의 양을 대체하기 위해 매일 유지용량(maintenance dose)이 투여될 것이다. 이러한 투여량은 항상 체내의 혈중 치료농도를 유지한다.

제거(청소) Clearance

약물제거는 체내에서 약물을 제거하는 것을 말한다. 제거율이 낮은 약물은 체내에서 천천히 제거되고, 제거율이 높은 약물은 빠르게 제거된다. 제거율이 높은 약물은 제거율이 낮은 약물에 비해서 더 자주 투여하고 보다 많은 용량을 요구할 수 있다. 제거율이 낮은 약물은 덜 자주 투여되거나 더 낮은 용량으로 투여되지 않으면 체내 독성농도로 축적될 수 있다.

시작(발현), 최고점, 지속시간 Onset, Peak, and Duration

흡수, 분포, 대사 및 배설 외에도 약동학에 중요한 역할을 하는 다음의 세 가지 요인이 있다.

1. 작용시작(발현)
2. 최대효과
3. 작용지속시간

작용시작(발현)은 원하는 약물 효과가 나타나는데 걸리는 시간을 말한다. 많은 상황에서 작용시작은 약물이 효과적인 혈중농도에 도달할 정도까지 충분히 흡수되고, 치료반응을 이끌어내기 위해 그 작용 부위에 충분히 분포되는 시간과 관련이 있다.

신체가 약물을 더 많이 흡수함에 따라 혈중 약물농도가 높아지고, 더 많은 약물이 작용 부위에 도달하며, 치료반응도 종종 증가한다. 이러한 발생은 투여된 약물용량에 대한 최대 효과 수준을 특징으로 한다. 약물이 혈액 내에서 순환하기 시작하자마자 역시 제거되기 시작한다. 결국 약물의 제거율이 흡수율을 초과하게 된다. 왜냐하면 약물용량의 감소는 여전히 흡수되어야 하기 때문이다. 이때 혈중 약물의 농도와 약물의 효과가 감소하기 시작한다. 혈중 약물농도가 최소 치료농도 이하로 떨어지면 혈액 내에 일부 약물이 남아 있다 하더라도 약물의 치료는 중단된다. 따라서 작용지속시간은 약물농도가 치료반응을 일으킬 수 있도록 혈액 내에 약물농도가 충분한 시간을 말한다.

약물의 작용시작, 최대효과 및 작용지속시간은 몇 가지 요인에 의해 결정된다. 생체이용률(약물의 활성 성분을 흡수하여 작용 부위에 운반하는 정도)과 혈중 약물농도에 의해 결정된다. 제거율은 혈중 약물농도에서 중요한 요인이다. 그러나 어떤 약물은 반감기를 넘어서도 효과가 지속될 수 있다.

약력학 Pharmacodynamics

약력학은 특정 약물용량(투여량, dosage)이 체내에서 생화학적 또는 생리적 변화를 일으키기 위해 작용하는 기전에 대한 연구이다.

약물의 작용기전 Mechanisms of Action of Medications

약물은 네 가지 다른 방법으로 작용할 수 있다. 이들은 수용체 부위에 결합하거나, 세포의 물리적 성질을 변화시키거나, 화학적으로 다른 화합물질과 결합하거나 또는 정상적인 대사경로를 변경시킬 수 있다. 이러한 각각의 작용은 약물과 체내의 기능성으로 중요한 분자 사이의 생리화학적(physiochemica) 상호작용을 포함한다.

수용체 부위에 결합하여 작용하는 약물 Medications That Act by Binding to a Receptor Site

대부분의 약물은 수용체와 결합하여 작용한다. 거의 모든 약물 수용체는 세포 표면에 있는 단백질 분자이다. 그것들은 신체의 정상적인 조절 자극/억제 기능의 일부로서 화학물질에 의해 자극되거나 억제될 수 있다. 각각의 다른 수용체 이름은 일반적으로 자극하는 약물과 일치한다. 예를 들어, 만약 아편제제(opiate)가 수용체를 자극한다면 수용체는 아편수용체(opioid receptor)이다. 여러 가지 약물이 동일한 수용체를 자극할 때는 일반적인 관행으로 일반명(generic name)을 사용한다.

약물과 수용체 사이의 끌어당기는 힘은 친화력(affinity)이라고 불린다. 서로 다른 약물은 동일한 유형의 수용체 부위와 결합할 수 있지만 결합의 강도는 다를 수 있다. 결합 부위의 형태는 약물이든 내부물질(endogenous substances)이든 다른 화학물질에 대한 감수성(수용성, receptivity)을 결정한다. 이러한 결합 부위는 비교적 특이성을 갖는다. 때때로 유사한 수용체 결합 부위의 약물이 예기치 않게 교차반응(cross-react)이 나타나지만, 일반적으로 비아편제제 약물은 아편제제 결합 부위에 영향을 미치지 않는다. 수용체는 또한 하위 유형을 가질 수 있다. 예를 들어, 병원전 처치에서 적어도 다섯 가지 아드레날린수용체들이 중요하다.

약물의 약력학은 또한 약물의 효능(efficacy)이라고 불리는 기대반응을 일으키는 능력을 포함한다. 서로 다른 약물이 어떤 부위에 대해 서로 다른 친화력을 가질 수 있듯이, 그것들은 또한 다른 효능을 가질 수 있다. 즉, 약물A는 약물B보다 더 강한 반응을 일으킬 수 있다. 친화력과 효능은 직접적으로 관련이 없다. 약물B가 약물A보다 더 강하게 수용체 부위에 결합되더라도 약물A는 약물B보다 강한 반응을 일으킬 수 있다.

약물이 특정 유형의 수용체와 결합하면 화학적 변화가 일어나 궁극적으로 약물이 신체에 원하는 영향을 미치게 된다. 대부분의 경우, 약물은 세포의 정상적인 생화학 작용을 자극하거나 억제할 것이다. 사실, 약물은 세포에 새로운 기능을 부여할 수 없다. 어떤 약물은 수용체와 상호작용하여 원하는 효과를 직접 얻을 수 있다. 그러나 다른 약물은 수용체와 상호작용하여 이차화합물의 방출 또는 생성을 유발할 수 있다. 이러한 이차화합물 또는 이차전령물(이차메신저)은 칼슘 또는 고리형AMP(cyclic adenosine monophosphate, cAMP)와 같은 화합물을 포함한다. 고리형AMP는 가장 흔한 이차전령물로 세포 내에서 다양한 효과를 가지고 있다. 이러한 이차전령물은 주로 내분비샘에서 발생하기 때문에 내분비계통에서 특히 중요하다. 일단 세포 내에 고리형AMP가 형성되면, 그것은 여전히 다른 효소를 활성화하는데, 보통은 연속단계 작용(cascading action)으로, 즉 첫 번째 효소는 다른 효소를 활성화시켜, 세 번째 효소를 활성화시키는 등의 작용을 한다. 이것은 세포 표면에 작용하는 소량의 약물(혹은 호르몬)도 세포 전체에 대해 강력하고 연쇄반응(cascading), 활성화된 힘을 개시할 수 있도록 그 작용을 증폭시킨다는 점에서 중요하다.

표적세포에서 수용체의 수는 보통 매일 또는 심지어 매분 단위로 일정하게 유지되지 않는다. 수용체 단백질이 기능하는 과정에서 파괴되는 경우가 많기 때문이다. 다른 때에는 세포의 단백질 생산기전에 의해 재활성화되거나 재생산된다. 표적세포 수용체에 약물(혹은 호르몬)을 결합하면 수용체의 수가 감소한다. 이러한 과정을 수용체의 하향조절(down regulation)이라고 불린다. 그것은 이용 가능한 활성 수용체의 수가 감소함에 따라 약물이나 호르몬에 대한 표적세포의 감수성(민감도, sensitivity)이 감소하는 결과를 초래한다. 다른 경우, 드물게 약물(혹은 호르몬)이 정상보다 더 많은 수용체 형성을 유발할 수 있다. 이 과정은 상향조절(up regulation)로 특정 약물이나 호르몬에 대한 표적조직의 감수성을 증가시킨다.

수용체 부위를 자극하는 화학물질은 일반적으로 작용제(agonists) 및 대항제(길항제, antagonists)라는 두 가지 범주로 나뉜다. 작용제는 수용체와 결합하여 기대되는 반응을 일으키게 한다. 대항제는 수용체 부위와 결합하지만 수용체가 기대되는 반응을 시작하게 하지는 않는다. 어떤 약물, 작용제-대항제(부분작용제라고도 함)는 두 가지 모두를 할 수 있다. 예를 들어, 날부핀(누바인)은 아편제제 작용제의 진통작용을 자극하지만, 호흡억제(respiratory depression)는 부분적으로 막는다.

수용체 매개 약물작용(Receptor-mediated medication actions)은 자물쇠(수용체)와 열쇠(작용제)처럼 작용한다. 열쇠를 자물쇠에 넣고 돌리면 자물쇠가 열린다. 대항제는 자물쇠에 맞지만 돌아가지 않고 자물쇠를 열 수 없는 열쇠와 같다. 표적조직은 일반적으로 많은 수용체를 가지고 있기 때문에 다른 단계를 취하기 위해 한 개의 열쇠(작용제)가 움직이고 많은 문을 열어야 한다고 상상한다(많은 생화학적 반응을 유발한다). 작용제-대항제는 문을 열고 닫지만 자물쇠에 갇히는 열쇠가 될 수 있다. 즉, 약물은 기대하는 효과를 유발하지만, 다른 약물이 동일한 수용체를 유발(triggering)하는 것을 차단할 것이다. 충분히 많은 양의 작용제가 대항작용(길항작용, antagonism)을 극복할 수 있기 때문에 이러한 경쟁을 하는 대항작용을 극복할 수 있다고 여겨진다.

경쟁적이지 않은 대항작용도 일어날 수 있다. 계속해서 자물쇠, 열쇠, 그리고 문을 유추(analogy)하면서 문이 닫혔다고 상상할 수 있다. 이러한 대항작용은 극복할 수 없을 것이고 작용제가 없다면 극복할 수 없을 것이다. 비가역적 대항작용(irreversible antagonism)은 경쟁대항제(competitive antagonist)가 수용체 부위와 영구적으로 결합될 때도 발생할 수 있다. 이렇게 되면 아무리 많은 작용제라도 수용체를 자극하지 않는다. 그러한 대항제의 효과가 사라지기 위해서는 신체가 새로운 수용체를 만들어 내야 한다.

두 가지 약물은 실제로 독립적으로 작용하는 동안 대항제인 것으로 보일 수 있다. 이러한 생리적 대항작용은 한 약물의 효과가 다른 약물에 대항할 때 발생할 수 있다. 비록 두 물질 모두 다른 물질에는 화학적으로 영향을 주지 않지만, 그들의 순효과(net effect)는 대항적이다. 수용체, 작용제, 대항제 및 작용제-대항제의 예는 아편수용체를 사용하여 설명할 수 있다. 이 수용체들은 뇌에서 자연적으로 발생하며 자연적인 엔드로핀에 반응한다. 황산모르핀은 작용제 역할을 한다. 그것은 아편수용체에 결합되어 통증 완화의 예상 반응을 일으킨다. 날록손(나르칸)은 대항제로 작용한다. 그것은 아편수용체와 결합할 것이지만 통증 완화를 시작하지는 않을 것이다. 황산모르핀이 부위에 결합되는 것을 막아 모르핀과 그 반응을 효과적으로 차단한다. 환자에게 작용제-대항제인 날부핀(누바인)을 투여하면 아편수용체에 결박되어 통증을 완화시키지만 모르핀보다는 효과가 떨어진다. 날부핀은 수용체에서 모르핀을 대항제처럼 차단하고, 수용체를 작용제처럼 스스로 자극하지만 그 정도는 덜하다.

물리적 성질을 변화시켜 작용하는 약물 Medications That Act by Changing Physical Properties

일부 약물들은 신체 일부분의 물리적 성질을 변화시킨다. 막(membranes)의 삼투균형(osmotic balance)을 변화시키는 약물은 이런 유형에 대한 약물작용의 좋은 예다. 예를 들어, 삼투이뇨제인 만니톨(오스모토롤)은 혈액의 삼투압농도(osmolarity)를 증가시키거나 끌어당겨 소변배출량을 증가시킨다. 이렇게 증가된 삼투압농도는 콩팥요세관(renal tubule)에서 물의 재흡수를 감소시키기 위해 정상 조절체계를 유발시켜 체내 전체 수분량을 감소시킨다.

화학적으로 다른 물질과 결합하여 작용하는 약물 Medications That Act by Chemically Combining with Other Substances

기질(약물이 작용하는 화학적 또는 물질)의 화학적 특성을 변화시키는 화학적 반응에 참여하는 약물은 병원전 처치에서 큰 역할을 한다. 예를 들어, 이소프로필알코올은 정맥절개술(phlebotomy)이나 정맥로확보 시 바늘을 삽입하기 전에 피부를 소독하는데 자주 사용되며 세균 세포 표면의 단백질을 변성시킨다. 이것은 세포를 파열(rupture)하고 세균을 죽인다. 제산제가 또 다른 예다. 위속의 염산을 화학적으로 중화시키는 작용을 한다. 정맥 내에 화학적으로 중성인 중탄산염나트륨(sodium bicarbonate)은 혈류 중의 일부 산을 중화시켜 사실상 혈액을 더욱 알칼리화한다.

정상적인 대사경로를 변경시켜 작용하는 약물
Medications That Act by Altering a Normal Metabolic Pathway

일부 항암제와 항바이러스제들은 정상 대사기질(substrate)과 화학적으로 유사한 물질이다. 거짓통합기전(counterfeit incorporation mechanism)이라고 불린 과정에서 이러한 약물들은 암세포의 대사산물에 결합될 수 있다. 이러한 약물들은 실제로 예상된 기질이 아니기 때문에 기대산물이 형성되지 않거나 형성되면 실질적으로 또는 완전히 비활성 상태가 될 것이다.

약물의 역가(효능, 잠재력)와 효능 Medication Potency and Efficacy

약물의 역가(potency)는 원하는 반응을 만드는데 필요한 약물의 상대적인 양을 말한다. 한 약물과 다른 약물의 역가를 비교하면 어느 것이 더 강력한지 알 수 있다. 치료 효과를 내는 약물의 힘을 약물의 효능(efficacy)이라고 한다. 대항제(길항제)인 약물은 생리적 반응을 일으키지 않기 때문에 친화력(affinity)은 있지만 효능(efficacy)은 없다. 이 원리의 전형적인 예로는 에피네프린과 프로프라놀롤(인데랄)이 있다. 일단 투여된 에피네프린은 여러 가지 표적조직(즉, 심장, 폐, 말초혈관)으로 운반된다. 일단 이 표적조직에서 그것을 베타수용체(beta-receptors)라고 불리는 수용체를 찾아서 결합한다. 만약 약물이 이러한 베타수용체에 결합할 수 있다면, 원하는 생리적 반응이 나타날 것이다. 몇몇 약물 자체는 비활성이지만 에피네프린과 같은 방식으로 베타수용체에 결합할 수 있다. 이 약물들을 베타차단제(beta-blockers)라고 하며 이러한 그룹의 약물은 프로프라놀롤이다. 만일 베타차단제가 이미 수용체에 결합된 경우 에피네프린은 결합할 수 없으며 원하는 효과가 효과적으로 차단된다(그림 2-6, 2-7). 베타수용체와 베타차단제에 대한 더 자세한 설명은 6장에서 다룬다.

치료지수 Therapeutic Index

다시 한 번 약물의 효과가 나타나려면 표적조직에서 일정한 농도에 도달해야 한다. 원하는 반응을 유발하는데 필요한 약물의 최소농도를 치료문턱값(치료역치, therapeutic threshold) 또는 최소유효농도(minimum effective concentration)라고 한다. 치료문턱값보다 낮은 농도는 임상적 반응을 유도하지 않는다. 또한 약물농도가 독성이 있거나 심지어 치명적일 수 있을 정도로 높아질 수 있는 지점이 있다. 약물치료의 일반적인 목표는 원하는 반응을 얻기 위해 필요한 약물의 최소농도를 제공하는 것이다(그림 2-8).

최소유효농도와 독성수준(toxic level)의 차이는 약물에 따라 크게 다르다. 이 두 농도 사이의 차이를 치료지수(therapeutic index)라고 하며 보통 실험실에서 결정된다. 디곡신과 같은 특정 약물은 유효용량(effective dose)과 독성용량(toxic dose)의 차이가 거의 없다. 이런 약물은 치료지수가 낮다고 한다. 마약성 대항제(길항제)인 날록손(나르칸)과 같은 약물

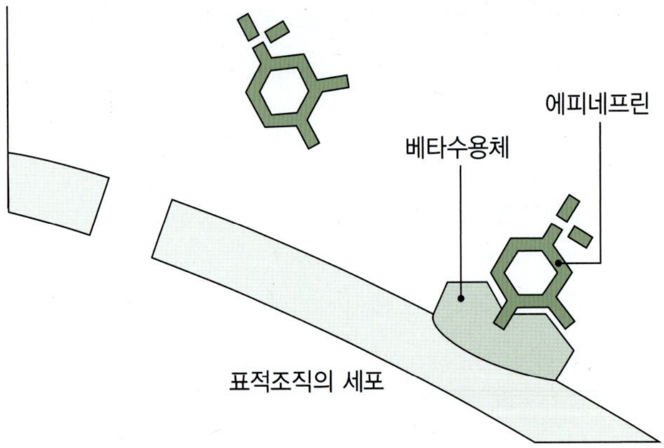

그림 2-6 베타수용체에 상호작용하는 에피네프린

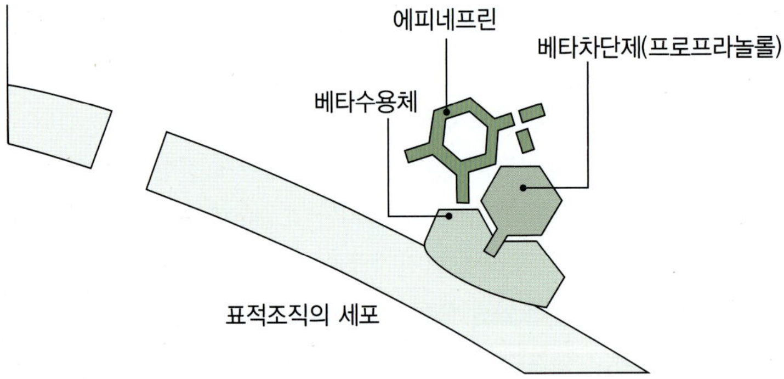

그림 2-7 프로프라놀롤로 차단된 베타수용체

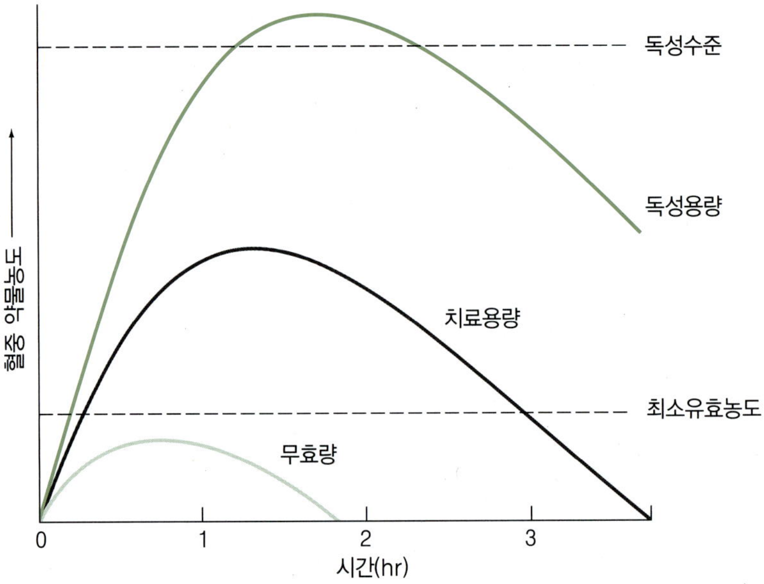

그림 2-8 동일한 약물에서의 무효량, 치료용량 및 독성용량의 혈중농도 비교

은 유효용량과 독성용량 사이에 차이가 크기 때문에 치료지수가 높다고 한다. 병원전 응급의료제공자들은 사용하는 약물의 치료지수를 숙지해야 한다.

약물반응을 변화시키는 요인 Factors Altering Medication Response

개인마다 같은 약물에 대한 반응이 다를 수 있다. 표준 약물-반응관계를 변화시키는 요인은 다음과 같다.

- 연령(age). 영아의 간과 콩팥기능이 아직 완전히 발달되지 않아 약물에 대한 반응이 변화될 수 있다. 마찬가지로 나이가 들면서 이러한 장기의 기능이 저하되기 시작한다. 이에 따라 영아나 노인들은 약물에 대한 변경된 반응에 가장 취약하다.
- 체질량(body mass). 체중이 많을수록 약물을 희석시키기 위해 잠재적으로 이용할 수 있는 체액이 많아진다. 같은 양의 약물이라도 체중이 적은 사람에게서는 많은 사람보다 약물이 고농도로 존재할 수 있다. 따라서 대부분의 약물투여량은 체중에 의해 결정된다. 예를 들어, 심정지 시 리도카인의 표준용량은 1.0~1.5 mg/kg이다. 100 kg 환자는 리도카인 150 mg을, 50 kg 환자는 75 mg만 투여한다.
- 성별(gender). 성별에 따른 약물반응의 차이는 대부분 남성과 여성의 상대적 체중의 차이에서 비롯된다. 체지방의 양과 분포의 차이 또한 주어진 시간에 이용할 수 있는 약물의 양에 영향을 미친다.
- 외부 환경(environmental milieu). 환자의 외부 환경의 다양한 자극은 특정 약물에 대한 반응에 영향을 미친다. 이것은 주로 기분과 행동에 영향을 주는 약물에서 분명하게 나타날 수 있다. 디아제팜(발륨)과 같은 항불안제는 같은 용량이라도 환자의 기분과 환경에 따라 환자마다 다른 영향을 미칠 것이다. 예를 들어, 환자가 고소공포증이 있다면 평상시에 복용하는 용량의 디아제팜으로는 높은 건물 꼭대기에서 침착함을 유지하는데 도움이 되지 않을 것이다. 주변 환경은 약물의 분포(distribution) 또는 제거(elimination)에 영향을 미칠 수 있다. 예를 들어, 열은 혈관확장을 유발하고, 땀남(발한)을 증가시키며 이 두 가지 모두 약물의 체내 분포와 제거 속도를 변화시킨다.
- 투여시간(time of administration). 만약 환자가 식후 바로 약물을 복용한다면 식전에 같은 약물을 복용하였을 때와 흡수 정도는 다를 것이다(모든 약물에 대해서는 사실이 아님에도 불구하고). 일부 약물은 공복에 복용하면 구역질이 날 수 있으므로 식후에만 섭취해야 한다.
- 병적상태(pathologic state). 몇몇 질병상태는 약물-반응관계를 변화시킨다. 가장 주목할 만한 것은 콩팥과 간기능 장애로 두 가지 모두 신체에 약물이 과도하게 축적될 수 있다. 콩팥기능상실(신부전)은 약물제거를 감소시킬 가능성이 높고, 간기능상실(간부전)은 신진대사를 감소시키거나 억제하여 약물작용시간을 연장시킬 수 있다. 산성 기반 장애(Acid-base disturbances)는 약물의 용해도(solubility) 또는 이온화 정도를 변화시켜 흡수율을 변화시킬 수 있다.
- 유전인자(genetic factor). 특정 효소의 부족이나 낮은 기초대사율과 같은 유전적 특성은 약물흡수나 생체내변환(biotransformation)을 변경시켜 환자의 반응을 다르게 한다.

- 심리적 요인(psychological factors). 환자의 정신상태는 약물의 반응에도 영향을 미칠 수 있다. 이것의 가장 잘 알려진 예는 속임약 효과(placebo effect)이다. 특히 환자가 약물이 원하는 효과가 있다고 믿으면, 효과가 있다고 인지할 가능성이 훨씬 더 높다.

약물치료에서 특별히 고려해야 할 사항 Special Considerations in Medication Therapy

연령, 임신 및 수유는 약물치료에서 중요한 고려사항이다. 소아와 노인 모두 약물의 유해효과(adverse effect)에 특히 민감하다. 따라서 이러한 연령대의 사람들에게는 약물용량을 수정해야 하는 경우가 많다. 마찬가지로 임신부에게 약물을 투여할 때 많은 약물들이 태아에게 영향을 주기 때문에 특별한 예방조치를 취해야 한다. 어떤 약물은 모유로 분비되므로 영유아에게 모유수유를 하는 엄마들에게는 특별한 관심이 된다.

소아 환자 Pediatric Patients

소아는 일반적으로 성인보다 작으므로 약물용량을 줄여야 한다. 약물용량은 일반적으로 소아의 몸무게 또는 체표면적(body surface area, BSA)에 기초한다. 따라서, 병원전 응급의료제공자는 약물을 투여하기 전에 소아의 몸무게를 측정하거나 대략적으로 추정하는 것이 필수적이다. 부모들은 최근 의사를 방문해서 알게 된 대략적인 몸무게를 제공할 수 있다. 응급상황에서 소아의 몸무게는 소아의 나이를 결정하고, 기준표에서 그 연령대의 평균 몸무게를 발견함으로써 추정할 수 있다.

신생아(출생부터 4주까지)는 특별히 고려해야 한다. 간, 콩팥과 같은 약물대사와 제거의 주요 기관은 신생아에서 완전히 발달되지 않았다. 따라서 약물대사와 배설로 손상될 수 있다. 신생아 약물용량은 이러한 요인을 반영할 수 있도록 수정해야 한다.

미국심장협회(American Heart Association, AHA)와 미국소아학회(American Academy of Pediatrics, AAP)는 대부분의 응급약물에 대한 허용량(권장량)을 발표한다. 흔히, 일반적인 응급약물의 용량은 사용하기에 간편한 참고카드에 열거되어 있다. 이것을 사용하기 위해서 병원전 응급의료제공자는 단지 소아의 나이와 몸무게를 찾아보면 된다. 나이 또는 몸무게 아래는 일반적인 응급약물 허용량(권장량)이다.

소아의 약물용량을 결정하는데 자주 사용하는 장치는 브로스로우 띠(Broselow Tape)이다(그림 2-9). 브로스로우 띠를 사용하려면 이것을 펼쳐서 누워 있는 소아의 옆에 놓아 머리부터 발끝까지 측정하면 된다. 이 띠는 소아의 키(소아의 몸무게와 체표면적과 직접 관련이 있음)에 따라 다양한 색상으로 구분된다. 병원전 응급의료제공자는 단순히 소아의 키에 해당하는 용량 도표(dosage chart)를 사용하면 된다. 브로스로우 띠는 약물용량 이외에도 권장되는 기관내관 크기, 제세동기 설정 및 기타 중요한 응급정보를 포함하고 있다.

노인 환자 Geriatric Patients

미국 응급의학회와 노인병학회가 발표한 연구에 따르면 미국 인구 중 노년층이 가장 빠르게 증가하고 있으며, 노년층은 EMS 체계를 자주 이용하는 것으로 나타났다. 노화과정은 세포 수준에서 시작하여 사실상 모든 신체계통에 영향을 미친다. 일반적인 노화의 생리적

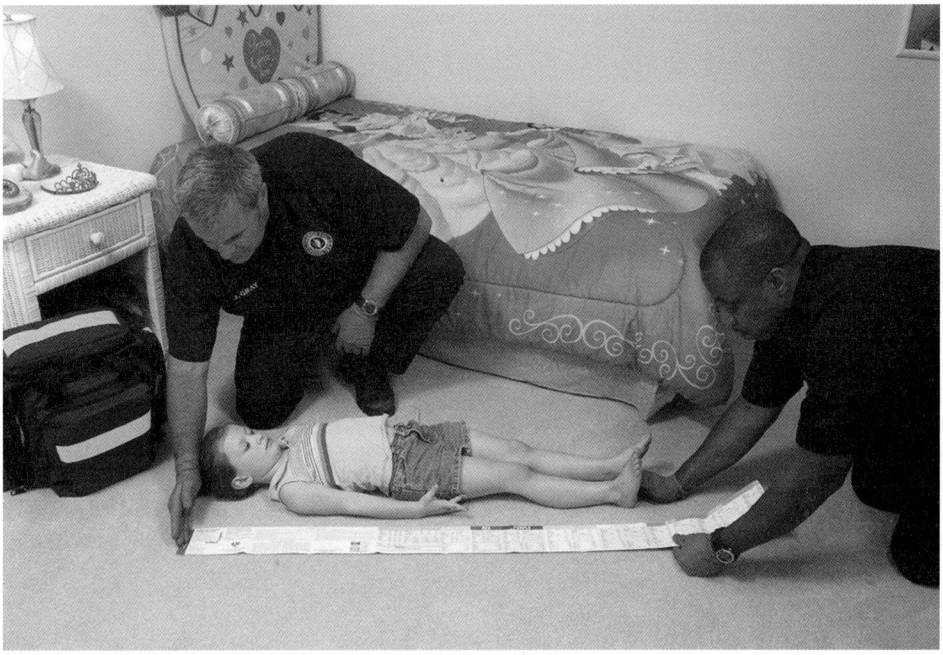

그림 2-9 소아 환자의 약물투여량 계산에 유용한 브로스로우 띠(Broselow Tape)
출처: Michal Heron/Pearson Education

효과는 다음과 같다.

1. 심장박출량 감소
2. 콩팥기능 감소
3. 뇌 용적 감소
4. 총체액량 감소
5. 체지방 감소
6. 혈청 알부민 감소
7. 폐활량 감소

이러한 변화는 많은 약물에 대한 약동학과 약력학을 변화시킬 수 있다. 노화에 따라 대사율과 약물의 배설량을 크게 줄일 수 있다. 또한 혈청 알부민 수치가 낮아지기 때문에 단백질 결합이 감소하는 경우가 많다. 이러한 요인들이 결합되어 약물의 상대적 역가(potency)를 증가시킨다. 따라서 노인 환자에게 약물을 투여할 때 약물용량을 줄여야 한다.

노인은 한 개 이상의 만성질환을 앓고 있는 경우가 많다. 또한 그들은 약물을 장기복용하고 있을 수 있으며 이는 병원전 상황에서 관리해야 하는 응급구조사에게 영향을 미칠 수 있다. 여러 가지 의학적 문제로 인해 약물용량을 결정하기가 훨씬 더 어려워진다. 예를 들어, 울혈심장기능상실 환자를 치료하는 것은 환자가 콩팥기능상실이 있다면 치료가 더욱 어려울 수 있다. 이 경우에 푸로세미드(라식스)의 용량을 늘려야 하고, 모르핀의 용량은 줄여야 할 수도 있다. 노인에게 약물을 투여하기 전에 모든 요인들을 고려해야 한다.

임신과 수유 Pregnancy and Lactation

임신은 두 가지 약리학적 문제를 제시한다. 첫째, 임신은 임신부에게 여러 가지 해부학적, 생리적 변화를 일으킨다.

1. 심장박출량 증가
2. 심장박동수 증가
3. 혈액량 증가(최대 45%)
4. 단백결합 감소
5. 간대사 감소
6. 혈압 감소

이러한 해부학적, 생리적 변화는 임신한 환자에게 약물이나 수액을 투여하기 전에 고려해야 한다.

임신과 관련된 두 번째 고려사항은 임신부에게 투여되는 어떤 약물이든 태반을 통과하여 태아에게 영향을 미칠 가능성이 있다는 것이다. 어떤 약물들은 태반을 빠르게 통과하지만, 다른 약물들은 그렇지 않다. 따라서 임신 중에는 잠재적 이익이 위험보다 클 때만 약물을 투여해야 한다. 미국 식품의약국(Food and Drug Administration, FDA)은 대부분의 약물들을 임신 시 안전성 기준으로 분류하고 있다(표 2-2).

임신과 마찬가지로 약물치료도 모유를 먹는 영유아에게 영향을 미칠 수 있다. 많은 약물들이 모유로 쉽게 배출된다. 산모가 약물을 복용하면서 모유수유를 하면 약물은 모유로 배출되어 영유아가 먹을 수 있다. 만약 수유부가 약물치료를 받으려면, 모유수유를 중단한다. 약물이 체내에서 제거되었다는 확신이 들 때까지 모유를 버려야 한다. 모유를 짜서 버리는 동안은 조제분유로 바꾸어야 한다.

표 2-2 미국 식품의약국(FDA)의 임신 시 약물의 안전성 분류

분류	설명
A	**통제연구 결과 위험성이 없음:** 임신부에서 잘 통제된 연구에서 태아에 대한 위험성을 발견하지 못했다.
B	**인간에서 위험성이 발견되지 않음:** 동물시험은 태아에 대한 위험성을 발견하지 못했지만, 임신부에게 적용할 만한 충분한 연구는 아니다. 또는 임신부에서 충분한 연구는 임신 제1기와 나머지 기간에서도 태아에 대한 위험성을 발견하지 못했으나, 동물연구에서는 부작용이 발견되었다.
C	**위험성을 제외할 수 없음:** 동물연구는 부작용이 발생했지만, 임신부에서는 충분한 연구결과가 없다. 그러나 잠재적인 위험성에도 불구하고 이익이 용인될 수 있다. 또는 동물시험이나 임신부에 대한 충분한 연구가 이루어지지 않았다.
D	**위험성이 보고됨:** 태아에 대한 위험성이 발견되었다. 특정 상황에서 이익이 위험성보다 과다추정될 수 있다.
X	**임신부에서 사용이 금지됨:** 태아에 대한 위험성이 발견되었다. 이 위험성은 임신부에게 어떤 가능한 이점보다 중요하다. 가임 여성이나 임신부는 사용을 금한다.

사례연구

일요일 아침, 구조대 1팀은 시내에서 멀리 떨어진 '사격 연습장'에 무의식 환자가 있다는 연락을 받았다. 사격 연습장은 정맥주사용 약물을 남용하는 사람들이 모여 약물을 주입하는 곳으로 알려져 있다. 응급구조사는 과거에도 이곳에 수없이 출동했었는데, 이곳은 헤로인 중독자가 많은 곳으로 유명한 곳이다. 응급구조사는 도착하여 집 안으로 들어갔고, 무의식 상태인 남성이 낡은 침대에 누워 있는 것을 발견했다. 현장의 다른 사람들은 환자가 최근에 정맥으로 알 수 없는 헤로인을 주사했다고 말했다. 응급구조사는 표준예방조치를 실시했고, 환자를 평가했다. 환자는 동공축소가 있고, 호흡은 분당 약 10회였다. 응급구조사는 빨리 정맥로를 확보하고 마약대항제(길항제)인 날록손을 투여하였다. 뒤이어 환자는 천천히 깨어났고, 지남력을 갖게 되었다. 이곳에서 흔히 발생하는 것처럼, 환자는 후속조치와 이송을 끝내 거부하였다.

구조대 1팀에 타고 있었던 EMT 학생, 로버트 사무엘은 이번 출동에 대해 응급구조사에게 질문하였다. 응급구조사는 뇌 안의 수용체와 결합하는 헤로인과 같은 마약이 호흡계통과 중추신경계를 어떻게 억제시키는지에 대하여 설명하였다. 헤로인은 '자물쇠'에 비유되는 수용체에 '열쇠'로 작용한다. 마약대항제인 날록손의 투여는 실제로 수용체에서 헤로인 분자 중 일부분을 대체한다. 이러한 현상이 발생하면, 날록손 분자는 헤로인이 있는 부위의 수용체와 결합하여 호흡억제와 유사한 유해반응의 반대작용이 나타난다. 이와 같은 이유로 환자는 깨어났으며 후속 조치를 거부하였다.

질문

1. 날록손이 하이드로모르폰과 모르핀과 같은 약물에 사용되는 이유는 무엇인가?
2. 병원전 상황에서 흔히 사용되는 해독제의 또 다른 예는 무엇이 있는가?

CHAPTER REVIEW

요약

병원전 응급의료제공자가 가능한 한 원하는 치료 효과를 예측하기 위해 약동학과 약력학의 기본적인 이해가 필수적이다. 흡수율, 제거율, 최소 치료농도 및 독성수준과 같은 요인을 모든 약물에서 고려해야 한다.

주요 용어

absorption(흡수) 약물이 신체의 적용 부위로부터 세포바깥 구획으로 이동하는 과정.

active transport(능동운반) 물질 이동에 에너지의 사용을 필요로 하는 운반기전.

affinity(친화력) 특정 약물 수용체와 결합하는 약물의 경향.

agonist(작용제) 특정 약물 수용체와 결합하여 생리적 반응을 일으키는 약물 또는 다른 물질. albumin (알부민) 단백질은 거의 모든 동물조직에서 발견된다. 그것은 인간의 혈액에서 중요한 단백질 중 하나를 구성한다.

antagonist(대항제[길항제]) 생리적 반응을 차단하거나 다른 약물이나 물질의 작용을 차단하는 약물 또는 다른 물질.

bioavailability(생체이용률) 약물이 체내에 흡수되거나 약리학 활동에서 이용가능한 정도와 비율.

binding capacity(결합능) 약물이 조직단백질 또는 혈장단백질에 결합되는 정도.

biotransformation(생체내변환) 대사라고도 불리는 생체내변환은 체내에서 약물이 활성 또는 비활성 상태이거나 다른 형태로 변화하는 과정.

blood-brain barrier(혈액뇌장벽) 특정 화학물질의 뇌 진입을 선택적으로 허용하는 보호기전으로 중추신경계와 말초신경계 사이의 효과적인 경계선이다.

bound drug(결합약물) 혈장단백질과 결합한 약물.

distribution(분포) 약물이 흡수 부위로부터 작용 부위까지 운반되는 과정.

dosage(용량, 투여량) 특정 사례 또는 조건에 대해 투여된 약물 또는 다른 약물의 양.

dose(용량, 투여량) 한 번에 복용한 약물의 용량.

efficacy(효능) 약물이 치료 효과를 나타내는 약물의 힘.

elimination(제거) 약물이 소변, 대변, 담즙, 침(타액), 땀, 모유 또는 날숨을 통하여 체내에서 제거되는 과정.

excretion(배설) 체내의 노폐물 제거. 흔히 elimination(제거)이라는 용어와 상호교환하여 사용된다.

free drug(자유[유리]약물) 혈장단백질에 결합되지 않는 약물.

globulin(글로불린) 체내에 널리 분포하는 단순단백질 중 하나.

half-life(반감기) 혈중의 약물이 최초농도의 50%까지 감소하는데 필요한 시간.

hemoglobin(혈색소, 헤모글로빈) 혈구 내에서 발견되는 철분 함유 화합물로 체세포로 산소를 운반하고 전달하는 역할을 한다.

loading dose(부하용량) 치료적 혈장농도를 달성하기에 충분한 양으로 투여된 약물의 최초투여량.

maintenance dose(유지용량) 일정한 혈장농도를 유지하는데 필요한 약물용량.

mechanism of action(작용기전) 약물이 표적조직에 도달했을 때 나타나는 생화학적 및 생리학적 사건.

medication reservoirs(약물저장소) 혈장단백질에 결합된 약물은 체내에서 약물저장소 역할을 할 수 있으며, 이러한 결합은 약물의 조직 내 최종 농도를 감소시킨다.

metabolism(대사) 체내에서 일어나는 모든 물리적, 화학적 변화의 종합. 약리학에서는 흔히 생체내변환(biotransformation)이라는 용어와 상호교환하여 사용된다.

minimum effective concentration(최소유효농도) 원하는 치료 효과를 나타내기 위하여 혈류에 필요한 최소 약물의 양.

onset of action(작용시작, 발현) 약물의 투여와 최초 작용 사이의 시간 간격; 작용시작(발현)은 투여경로뿐만 아니라 물리적, 화학적 특성에 영향을 받는다.

passive transport(수동운반) 물질을 이동시키기 위해 에너지의 사용을 필요로 하지 않는 운반기전.

pH(수소이온농도지수) 산성 또는 알칼리성을 표현하는 과학적인 방법으로 수소이온농도의 로그는 1로 나눈 것이다. pH가 높을수록 알칼리성; pH가 낮을수록 산성이다.

pharmacodynamics(약력학) 신체에 대한 약물의 작용에 대한 연구.

pharmacokinetics(약동학) 약물이 체내에 들어가서, 작용 부위에 도달하고 최종 제거되는 과정에 대한 연구.

solubility(용해도) 약물이 용해되는 경향.

therapeutic index(치료지수) 약물의 치료문턱값(치료 역치)과 독성수준 사이의 차이를 계산하여 나타내며 약물의 안전성에 대한 계수이다. 전형적으로 실험실에서 결정된다.

therapeutic threshold(치료문턱값, 치료역치) 원하는 치료효과를 내기 위해 혈류에 필요한 최소 약물의 양.

toxic level(독성수준) 심각한 유해반응이 나타나는 혈장농도.

약물의 투여

Administration of Medications

CHAPTER 3

학습목표

이 장을 학습한 후 다음을 할 수 있어야 한다.

- 약물처방 시 구두지시 또는 내부규정에 필요한 요소를 기술한다.
- 약물투여의 6원칙을 설명한다.
- 장관 및 비장관 투여의 장점과 단점을 설명한다.
- 세 가지의 장관 투여경로를 설명한다.
- 12개의 비장관 투여경로를 설명한다.
- 다음 투여경로에 대하여 간단히 설명할 수 있다: 피내, 혀밑(설하), 피부밑(피하), 근육, 정맥볼루스(정맥내대량주입), 정맥점적법, 기관내관, 뼈속점적주입(골내주입), 코안(비강)
- 흡입요법을 통한 약물투여의 다양한 방법을 서술한다.
- 소아 환자에게 약물 투여 시 특별 고려사항을 서술한다.
- 다음의 소아에서의 약물투여경로에 대하여 간단히 설명한다: 근육내, 피부밑(피하), 정맥내, 곧창자(직장), 뼈속(골내), 코안(비강내)

서론 Introduction

응급의학에서 약물은 신속하게, 정확한 양으로, 적절한 경로로 투여되어야 한다. 많은 약물이 적절한 경로와 용량으로 투여되면 유익하지만 부적절한 경로나 용량으로 투여되면 치명적일 수 있다. 예를 들면, 노르에피네프린(norepinephrine)은 심한 저혈압 치료에 사용되는 강력한 약물이다. 이 약물은 정맥 내로 서서히 주입하도록 되어 있다. 그러나 이것을 정맥내 대량주입(정맥볼루스, IV bolus)으로 투여하면 치명적일 수 있다. 이 경고는 응급의학에서 사용되는 모든 약물들에 적용된다.

응급현장은 상황에 따라 정신없이 바쁘다. 응급구조사는 종종 최악의 환경에서 약물을 제조하고 투여해야 한다. 이 때문에 모든 병원전 단계 응급의료인은 약물의 제조와 투여에 관한 안전한 습관을 만들 필요가 있다. 이것은 응급구조사뿐만 아니라 환자를 보호하는데 기여한다.

이 장에서는 응급의료 현장에서 사용되는 약물의 제조 및 투여에 관한 절차를 다룬다.

약물을 이용한 환자관리 Patient Care Using Medications

응급구조사는 자신이 맡고 있는 환자관리에 대한 책임이 있다. 병원전 약물을 투여하는 능력은 많은 환자들에게 이익을 가져다 줄 수 있지만 이런 책임을 가볍게 여겨서는 안 된다. 당신은 안전하고 효과적인 약물투여에 대하여 개인적으로도 법적, 도덕적, 윤리적 책임이 있다. 아래의 지침은 이러한 책임을 달성하는 데 도움을 줄 것이다.

- 당신이 투여하는 모든 의약품에 대하여 주의사항과 금기사항을 안다.
- 적절한 약물투여 기술을 익힌다.
- 약물의 효과를 관찰하고 기록한다.
- 약물학의 최신 지식을 배운다.
- 다른 의료인과의 전문적 관계를 확립하고 유지한다.
- 약역학과 약동학을 이해한다.
- 약물 관련 최신 참고서를 이용한다.
- 다음을 포함한 주의 깊은 약물 문진을 실시한다.
  - 이름, 강도, 일일 상용 처방량
  - 일반 판매약(OTC 약물)
  - 비타민제
  - 한약제제
  - 민간요법
  - 알레르기
- 복약순응(compliance), 용량, 부작용을 평가한다.
- 필요시 의료지도부와 상담한다.

투약지시 Medication Order

병원전 단계 응급의료인은 많은 응급약물과 수액을 제조하고 투여하는 책임을 진다. 특정 의약품의 선택과 투여는 정확하고 완전한 환자평가에 의한다. 이 평가 결과는 의료통제부에 전달되거나 병원전 치료 프로토콜이나 내부규정에 적용되어야 한다. 부정확하고 불완전한 평가는 잘못된 약물투여로 이어질 수 있다.

의료지도는 1장에서 논의되었다. 의료지도, 의료통제, 그리고 의료통제 프로토콜에 관하여 다시 복습하길 바란다.

약물투여의 첫 단계는 투약지시(medication order)이다. 지시는 직접적인 구두지시나 서면 내부규정의 형태로 이루어질 수 있다. 지시는 일반적으로 다음 사항들을 구체적으로 담고 있다.

1. 필요한 약물
2. 필요한 용량

3. 투여경로
4. 투여속도

가능하면 구두지시는 받는 즉시 적어 놓아야 한다. 지시를 받은 후 응급구조사는 모든 지시를 의료통제부의 의사에게 반복 확인해야 한다. 이것은 투약지시와 관련된 오해를 방지하기 위함이다. 투약지시를 서로 주고받는 전형적인 모습은 다음과 같다.

의료통제부: 생리식염수 125 mL/hr로 정맥투여하고 1분간 디아제팜 5 mg을 정맥투여할 것.
구조대 1팀: 생리식염수를 125 mL/hr로 정맥투여하고 1분간 디아제팜(diazepam) 5 mg을 정맥투여할 것을 확인함.
의료통제부: 구조대 1팀 투약지시 승인함.

프로토콜(protocol)을 이용하는 체계에서 응급구조사는 먼저 해당하는 프로토콜을 검토한 다음, 지시된 의약품, 용량, 투여경로 및 속도를 확인해야 한다. 가능하면 동료 중의 다른 사람이 이를 검토하여 이중으로 확인해야 한다. 그 후 프로토콜에서 상술된 대로 의약품을 제조하고 투여해야 한다.

약물투여에 관한 바른 판단을 하는 것이 필수적이다. 응급구조사는 항상 자신이 받은 지시를 주의 깊게 평가해야 한다. 가끔, 의료지시가 그 지역의 승인된 병원전 프로토콜과 다른 경우가 있을 수 있다. 이 경우에는 의료통제부 지도의사와 연락하여 차이에 대하여 알린다. 그 후에도 의료통제부가 지시를 변경시키지 않으면 응급구조사는 지시를 따라야 한다. 물론 그 지시가 환자에게 해롭다고 판단할 때는 예외이다. 응급구조사가 특정 약물이나 용량이 환자에게 해롭다고 믿으면 약물투여를 보류하고 이것을 의료통제부의 의사에게 알려야 하며 그 이유도 설명해야 한다. 응급구조사는 그 상황을 잘 기록하여 병원의 의료책임자에게 제출하여야 한다. 병원전 처치자는 의료통제부의 지도의사 책임하에 있지만 그보다는 환자의 건강을 보호할 더 큰 책임이 있다.

약물투여의 6원칙 Six Rights of Medication Administration

약물 또는 수액 투여지시를 받은 후 약물을 투여해야 한다. 병원전 처치자가 약물투여를 수행할 때에는 약물투여의 6원칙(six rights)을 지켜야 한다.

1. 정확한 환자
2. 정확한 약물
3. 정확한 용량
4. 정확한 투여경로
5. 정확한 시간
6. 정확한 기록

정확한 환자 Right Patient

정확한 환자가 정확한 약물을 투여받는 것은 병원전 단계에서는 대개 한 환자가 치료받기 때문에 일반적인 경우 문제가 되지 않는다. 그러나 많은 환자가 동시에 치료를 받게 되는 상황이 있을 수 있다. 이것은 대형사고나 재난이 일어났을 때이다. 많은 환자가 있을 경우에는 환자를 식별하는 표시를 사용하는 것이 현명하다. 어떤 응급의료시스템에서는 환자의 성을 사용하기를 선호하지만 한 가족이 사고에 관련되었을 경우에는 부적당하고 어떤 경우는 동일한 이름을 가진 경우도 있다. 이런 경우에는 숫자(예: 환자 1, 환자 2)나 알파벳(예: 환자 A, 환자 B)을 사용하여 환자를 구별하는 것이 좋다.

여러 환자에 관한 혼동은 개인 응급구조사보다는 의료통제부에서 더 문제가 된다. 대형사고는 여러 대의 구급차가 동시에 도착하여서 각 구급차가 각각 자신의 환자에 관하여 의료통제부와 접촉하게 된다. 이 경우 환자를 구별하고 투여약물의 혼동을 피하기 위하여 특별한 주의가 필요하다. 이 경우 재해지휘체계(incident command system)와 같은 효과적인 현장관리기법을 사용하여 실수를 최소화할 수 있다. 각 환자는 환자평가(triage) 시 숫자와 문자로 표시한다. 무선통신에서도 현장과 의료통제부의 혼동을 피하기 위하여 계속 이 표시에 의하여 환자를 불러야 한다.

정확한 약물 Right Medication

병원전 약물투여의 흔한 실수는 잘못된 약물의 선택이다. 대부분의 응급약물은 앰플, 바이알 또는 충전주사기로 공급되며, 이들의 겉모양은 비슷하게 보이는 것이 많다. 정확하게 선택했는지 확인하기 위하여 라벨을 주의 깊게 읽어야 한다. 약물이 상자에 담겨 있다면 상자의 라벨과 바이알이나 앰플의 라벨을 비교 확인해야 한다. 항상 라벨을 세 번씩 읽고 확인해야만 한다.

약물 제제와 농도는 다양할 수 있다. 약물명을 검사하는 것 외에도 항상 약물농도가 원하는 농도인지 확인하여야 한다. 특히 한 가지 약물이 다양한 농도로 제공될 때는 특히 중요하다(예: 1 mg/mL과 1 mg/10 mL 또는 리도카인 정맥볼루스용 100 mg과 점적주입용 1 g).

의사의 구두지시를 받을 때는 지시를 반복하여 확인한다. 약물을 환자에게 투여하기 전에 최소한 세 번은 약물의 라벨을 확인한다(약물을 상자에서 꺼낼 때, 약물을 주사기에 취할 때, 약물을 투여하기 직전). 또한 투여하기 전에 약물의 유효기간을 확인해야 한다. 약물을 밝은 곳으로 가져가서 변색이나 침전물의 여부를 검사해야 한다. 기간 경과나 변색된 약품은 폐기해야 한다. 정기적으로 약물 보관 상자를 검사하여 유효기간을 확인한다. 또한 항상 투여 전에는 약물을 이중으로 검사해야 한다.

가장 일반적인 약물투여 실수 중의 하나는 약물명을 확인하지 않는 것이다. 약물에 관한 어떤 의심이라도 있으면 확인하기 전에는 투여하지 말아야 한다. 약품 상자를 동료에게 보여주고 확인을 요청하는 것이 정확한 약물을 투여하고 있다는 것을 확인하는 손쉬운 방법의 하나이다.

정확한 용량 Right Dose

정확한 용량을 투여하는 것은 매우 중요하다. 용량에서의 실수는 용량을 계산할 때 또는 그 용량을 제조할 때 일어날 수 있다. 대부분의 투약지시는 매우 간단하며 대부분의 약물은 단일 용량으로 공급된다. 이러한 경우에는 용량 계산과 약물 제조가 쉽다. 그러나 많은 점적 주입용 약물은 용량을 계산하기 어렵다. 이 경우에 응급구조사는 원하는 용량을 제조, 투여하기 위하여 표준용량도표를 참조해야 한다.

정확한 투여경로 Right Route

병원전 처치에서 사용되는 대부분의 약물은 정맥으로 투여되도록 되어 있다. 그러나 어떤 약물은 환자의 상태에 따라 다른 경로로 투여할 수 있다. 특정 약물의 다양한 투여경로를 알아 두는 것은 응급구조사의 책임이다. 예를 들면, 히드록시진(hydroxyzine [Vistaril])과 프로메타진(promethazine [Phenergan])은 오심 치료에 자주 사용된다. 프로메타진은 정맥과 근육으로 모두 투여할 수 있다. 반면에 히드록시진은 근육주사로만 투여할 수 있다.

정확한 투여시간 Right Time

병원전 처치에 사용되는 대부분의 약물은 즉시(stat) 투여할 것을 요구한다. 이 지시는 일반적으로 1회분의 지시이다. 그러나 특정 약물은 반복 투여될 수 있다. 심정지 상황에서는 약물이 일정 시간 간격으로 반복 투여된다.

중요한 고려사항은 약물이 투여되는 속도이다. 이것은 '문제의 약물이 일정 시간에 걸쳐 투여되어야 한다' 라고 표현된다. 많은 약물은 정맥볼루스(정맥내 대량주입)로 빠르게 투여될 수 있다. 다른 약물은 특정 속도로 투여해야 한다. 예를 들면, 디아제팜은 1 mL/min (5 mg/min) 이상의 속도로 투여해서는 안 된다. 약물의 투여속도는 점적주입용 약물의 경우에 특히 중요하다(예: 리도카인, 도파민, 니트로글리세린, 노르에피네프린).

정확한 기록 Right Documentation

현장에서 투여하는 약물은 병원으로 이송된 후에도 계속해서 영향을 미치고 있다. 따라서 모든 처치와 투여한 약물에 대해 완벽히 기록해야 한다. 그럼으로써 당신이 떠난 후에도 그 환자가 어떤 약물을 투여 받았는지 다른 의료제공자가 알 수 있다.

일반적인 투여경로 General Administration Routes

약물투여의 두 가지 기본 방식은 장관(enteral, 소화관[alimentary canal]을 통함) 경로와 비장관(parenteral) 경로이다. 위장관은 안전하나 상대적으로 작용발현이 느린 부위이다. 경구, 혀밑 및 곧창자 제제는 위장관으로 투여된다. 비장관경로를 통한 투여는 위장관 이외의 모든 투여경로를 포함한다. 이 장에서는 주로 주사로 주는 약물을 다룬다. 응급구조사는 약물의 신속한 작용발현을 제공하기 위해 거의 비장관 경로를 사용한다. 또한, 비장관 경로는 위장관 투여가 약물을 불활성화시키거나 의식이 없는 환자, 정확한 투여와 모니터링

표 3-1 장관 및 비장관경로의 비교	
장점	단점
장관 경로	
• 간단함 • 안전함 • 일반적으로 덜 비쌈 • 감염가능성이 낮음	• 작용의 발현속도가 늦음 • 무의식 환자나 구토 환자에게 투여곤란 • 소화효소작용과 장관의 상태 때문에 흡수용량이 불규칙
비장관 경로	
• 작용발현이 빠름 • 의식이 없거나 구토가 있어도 투여 가능 • 흡수량과 작용이 예측 가능함	• 종종 투여가 어렵고 통증동반 • 보통 더 비쌈 • 부작용이 보통 더 심함 • 감염 위험

이 필요한 중증 환자에서 사용된다. 응급의학에서는 거의 언제나 비장관경로를 사용하는데 이는 작용발현이 빠르고 더 예측가능하기 때문이다.

표 3-1에서는 장관투여와 비장관투여의 장단점을 비교하고 있다.

장관 경로 Enteral Tract Route

일반적인 장관 투여경로는 다음과 같다.

- **경구**(*oral, PO*). 약물투여의 가장 좋고 간편한 방법은 경구이다. 대부분의 약물은 경구용 제제가 가능하다. 경구투여의 효과는 보통 투여 후 30~45분 후에 나타나므로 병원전 처치에서는 약물투여에 일반적으로 사용하지 않는다.
- **입위관/코위관**(*orogastric/nasogastric tube, OG/NG*). 관을 통한 투여는 경구투여를 위해 선택할 수 있는 또 다른 방법이다. 이 경로는 환자가 이미 다른 이유로 인해 관을 갖고 있을 때 경구투여를 위해 사용된다.
- **혀밑**(*sublingual, SL*). 어떤 약물은 **혀밑**(설하)으로 투여할 수 있다(즉, 혀의 아래). 약물을 혀 밑에 두면 빨리 용해되어 점막에 있는 방대한 모세혈관망으로 빠르게 흡수된다. 협심증의 치료에 자주 사용되는 니트로글리세린은 이 경로로 투여된다.
- **볼점막**(*buccal*). 볼은 양쪽 뺨 안에 점막이 있다. 뺨과 잇몸 사이의 경로를 통한 흡수는 혀밑 투여와 비슷하다. 글루코스 젤과 같은 약물은 정맥투여가 불가능할 때 볼점막을 통해 투여할 수 있다. 이 경로는 온전한 구역반사를 가진 의식이 있는 환자에서만 사용되어야 한다.
- **곧창자**(*rectal, PR*). **곧창자**투여는 **국소적(local)** 효과와 **전신적(systemic)** 효과를 모두 가지고 있다. 어떤 약물은 환자가 구토가 심할 경우에는 곧창자투여를 할 필요가 있다. 곧창자투여는 경구제를 삼킬 수 없는 유아나 소아에게 자주 사용된다. 곧창자투여 약물의 흡수속도는 상당히 다양하지만 일반적으로 경구투여보다 다소 느리다.

비장관 경로 Parenteral Route

소화관을 통과하지 않는 투여 방법을 비장관이라고 하며 다음과 같다.

- **국소적**(*topical*). 약물을 피부 위에 적용하여, 피부 밑의 모세혈관을 통해 서서히 흡수되는 경로를 말한다. 작용발현 속도는 다양하나 작용은 지속적이다. 이 경로는 응급상황에서 니트로글리세린의 투여방법으로 종종 이용된다.
- **피내**(*intradermal*). 약물을 진피층 내로 주사할 수 있다. 피내 경로로 투여할 수 있는 약물은 제한되어 있으며 전신적 흡수는 매우 느리다. 일반적으로 알레르기검사와 같은 진단 목적의 피부검사에 한정된다.
- **코안**(*intranasal*). 약물의 코안투여(비강투여)는 병원전 약물의 투여경로로 널리 사용된다. 약물은 연무화(aerosolized)되어 코 안으로 주입되고, 코 안 조직의 거대한 혈관망을 통해 약물이 빠르게 흡수된다. 이 경로는 환자에게 다른 경로로 투여하는 것보다 상당히 더 편안하게 느껴지기도 한다.
- **피부밑**(*subcutaneous*). 피부밑주사(피하주사)는 약물을 피부 아래 근육을 덮고 있는 지방성 피하조직으로 주사하는 것이다. 흡수 속도는 근육이나 정맥주사보다 느리다. 급성 천식과 기타 호흡기응급의 치료에 쓰이는 에피네프린 1:1000은 항상 피부밑으로 투여해야 한다. 피부밑으로는 최대 2 mL까지 투여할 수 있다.
- **근육내**(*intramuscular*). 주사용 약물의 가장 일반적인 투여경로는 근육내주사(근육주사)이다. 약물을 근육조직에 주사하여 혈액 속으로 흡수되게 한다. 이 방법은 흡수 속도를 예측할 수 있으나 정맥주사보다 흡수가 상당히 느리다.
- **정맥**(*intravenous*). 응급의학에서 사용되는 대부분의 약물은 정맥투여하도록 되어 있다. 이것은 정맥볼루스(정맥내대량주입)나 느린 점적주입(piggyback이라고도 함)의 형태로 할 수 있다. 흡수 속도는 빠르고 예측가능하다. 그러나 정맥투여는 모든 가능한 투여경로 중에서 부작용을 일으킬 가능성이 가장 크다.
- **기관내**(*endotracheal*). 정맥로나 뼈속경로 확보가 불가능할 때는 기관내 튜브를 통하여 폐의 모세혈관으로 흡수되는 응급약물을 투여할 수 있다. 기관내 경로는 흡수 속도가 IV 경로만큼 빠르다. 기관내 투여를 할 수 있는 약물은 에피네프린, 리도카인, 날록손 및 아트로핀이다.
- **혀밑주사**(*sublingual injection*). 드문 경우에 IV 주사나 기관내삽관을 할 수 없을 때는 혀 밑에 방대하게 분포하고 있는 모세혈관으로 약물을 주사할 수 있다.
- **뼈속**(*intraosseous*). 정맥라인을 잡을 수 없을 때는 응급약물과 수액을 뼈속으로 투여할 수 있다. 주사바늘을 몸쪽정강뼈의 앞면(성인과 소아)이나 몸쪽위팔뼈(성인)에 꽂아서 약물과 수액을 투여할 수 있다.
- **흡입**(*inhalational*). 천식이나 만성폐쇄폐질환과 같은 가역적 기도질환에 의한 호흡곤란의 경우에 의약품을 기관지 내로 직접 투여할 수 있다. 이들 약물은 보통 수증기에 분무되어서 정상적인 호흡과 함께 투여될 수 있다.
- **배꼽**(*umbilical*). 배꼽정맥과 배꼽동맥은 신생아에서 정맥투여 대체법이다.
- **질**(*vaginal*). 의약품을 질에 적용하여 주변 조직으로 흡수시킬 수 있다. 대부분의 질 약물은 크림이나 질좌약으로 공급된다. 작용발현은 느리고 효과는 여성의 하부 생식기에 한정된다.

제조 Preparation

약물은 여러 체강으로 주사될 수 있다. 주사 종류는 사용되는 체강에 달려 있다. 각 주사의 기술과 도구는 다양하다. 모든 주사는 액체형의 제조된 약물과 주사기와 바늘을 필요로 한다. 응급구조사는 주사의 종류에 따른 정확한 바늘의 유형과 주사기를 알고 사용해야 한다. 예를 들면, 근육주사는 긴 바늘을 사용해야 하고, 짧은 피부밑주사는 근육에 닿지도 않고 통증이나 조직 손상이 유발된다.

무효용적 Dead space

제조회사는 주사기를 만들 때 무효용적(약물이 주사기에서 빠져나갈 때 뒤에 남게 되는 약물의 양)의 보완을 필요로 하지 않게끔 눈금을 책정한다.

바이알로부터 재용해와 분주 Reconstitution and Withdrawal from a Vial

비장관투여용 액체와 분말은 멸균(sterile) 바이알에 포장되어 있다. 응급구조사는 액체형 약물을 주사기로 뽑으면 된다. 그러나 분말형 약물은 먼저 재용해 해야 한다. 감염의 위험을 줄이기 위하여 재용해 과정과 주사 시 멸균기술을 사용해야 한다. 이상적으로는 필터주사기를 사용한다.

바이알에서 주사기로 약물을 뽑을 때 작은 공기 방울이 주사기 내벽에 붙어 있을 수 있다. 이 공기방울이 환자에게 투여되어도 해롭지는 않으나 약물의 용량은 변화시킬 수 있다. 따라서 약물을 뽑은 후 주사기를 위로 향하게 한 후 주사기 옆면을 가볍게 쳐서 공기방울을 제거하도록 한다. 이 과정 후에 약물의 양이 정확하지 않다면 다른 병에서 약물을 더 취하여 정확한 양을 맞추도록 한다.

앰플로부터 분주 Withdrawal from an Ampule

주사용 액체형 약물은 앰플에 보관되어 있을 수 있다. 분말형 약물은 앰플에 포장되어 있는 경우는 거의 없다. 앰플로부터 약물을 뽑을 때 조심해서 취하여야 한다.

피부 준비 Skin Preparation

주사기를 약물로 채운 다음에는 환자의 피부를 주사하기 좋게 준비해야 한다. 피부가 더러우면 피부를 가능한 한 철저히 씻고 말린다. 알코올이나 요오드 소독면을 사용하여 피부를 깨끗하게 한다. 2% 클로르헥시딘 글루콘산염 70% 이소프로필 알코올(ChloraPrep) 소독면 또한 사용될 수 있다.

환자의 피부에는 멸균 소독면 외에는 닿지 않도록 주의한다. 소독약을 사용할 때는 항상 주사바늘이 들어가는 부위에서 주변부로 닦아 나간다. 천자 부위로부터 닦아나가면 세균을 그 부위로부터 멀리 제거할 수 있다. 가능하다면 약물을 투여하기 전에 약 1분 동안 피부를 말린다. 습기가 있는 중에 주사를 하면 알코올이나 요오드가 조직에 들어가 자극을 일으킬 수 있다. 피부가 빨리 마르도록 입으로 바람을 불거나 환기시키는 것은 이러한 활동이 오염의 위험성을 증가시키기 때문에 권장하지 않는다. 주사 전에 피부를 말리는 것은 주사통증을 줄여준다.

의료지시 Medical Direction

응급구조사는 독단적으로 처치를 행할 수 없고 그의 행위에 대해서 책임이 있는 지도의사(medical director)의 면허하에 활동한다. 이 책임은 약물투여에도 적용된다.

지도의사는 투여할 약물과 투여경로를 결정한다. 일부 지역에서는 응급의료체계에서 사용할 약물의 목록을 법률 또는 규제기관에서 지정하고 있다. 일부 약물은 간접적 지시(서면 프로토콜)로 투여될 수 있지만, 다른 약물은 직접적 지시를 받은 후에 사용할 권한이 있다. 지도의사의 가이드라인을 엄격하게 준수해야 한다.

모든 약물투여의 프로토콜을 아는 것이 필요하다. 특히 내부규정에 의해 투여하는 약물과 직접적인 의료지시를 받은 후에 투여해야 하는 약물을 구분해서 알아야 한다. 즉각적인 약물치료를 요하는 위급한 환자에서는 지시와 과정을 검토하는 데 소요되는 시간이 충분히 주어지지 않는다. 더욱이, 부적절한 약물투여는 심각한 결과를 초래할 수 있기 때문에 환자가 해를 입지 않는다 하더라도 법률적 문제에 직면할 수 있다.

표준예방조치 Standard Precautions

약물전달 경로를 확보하다 보면 잠재적으로 혈액과 다른 체액에 노출될 가능성이 있다. 노출의 위험을 줄이기 위하여 항상 적절한 표준예방조치(standard precautions)를 취한다. 사용할 표준예방조치는 투여경로와 환자의 상태에 따라 다르다. 최소한 장갑과 안경을 끼고 마스크도 착용하는 것이 이상적이다. 놀랍게도, 가장 간단한 방법이 종종 가장 무시되고 있다(예: 손 씻기). 환자와 접촉 전후에 손을 씻는 것은 감염물질에 노출을 줄이는 가장 효과적인 방법이다.

의학적 무균법 Medical Asepsis

의학적 무균(asepsis)이란 병원균이 없는 의료적 환경을 설명한다. 많은 응급처치 과정, 특히 약물투여와 관련된 과정은 환자를 감염의 위험에 노출시킨다. 외부환경은 미생물, 병원균으로 가득 차 있다. 정맥주사, 기관내삽관 등의 기술 중에 병원균이 환자 몸 속으로 들어가서 국소적 또는 전신적 부작용을 일으킬 수 있다.

멸균 Sterilization

가장 무균적인 환경은 멸균된 환경이다. 멸균환경은 모든 형태의 생명체가 없는 상태이다. 일반적으로 강한 열이나 화합물을 사용하여 환경을 멸균한다. 병원전 상황에서 멸균환경을 확보하기는 어렵다. 결국, 환자의 감염을 최소한으로 줄이기 위하여 내과적 청결법

(medically clean techniques)을 수행해야 한다. 내과적 청결법이란 멸균기구의 조심스런 사용을 의미한다. 예를 들면, 약물투여에 사용되는 많은 기구는 무균적으로 포장되어 있다. 모든 기구는 일단 포장을 개봉한 후에는 사용하기 전에 깨끗하고 오염되지 않게 다루어야 한다. 기구의 일부를 더러운 표면에 떨어뜨리면 버리고 새 것을 사용해야 한다. 다른 내과적 청결법으로는 손 씻기, 장갑 교환, 밀봉되지 않은 포장의 기구는 사용하지 않고 버리기 등이 있다. 많은 환자들은 면역 수준이 낮고 감염성 질환을 옮길 수 있다. 따라서 구급차와 기구를 깨끗하게 유지하는 것도 중요한 내과적 청결법의 하나다.

소독제와 방부제 Disinfectants and Antiseptics

약물을 투여할 때 국소적 청결을 유지하기 위하여 소독약과 방부제를 사용해야 한다. 소독제와 방부제를 혼돈하면 안 된다. 그 구별은 중요하다. 소독제(disinfectant)는 살아 있는 생물에 독성이 있다. 따라서, 구급차 내부나 후두경 날 등 무생물체 표면에 사용한다. 살아 있는 조직에 사용해서는 안 된다.

방부제(antiseptic)는 살아 있는 조직에 독성이 없다. 이것은 표면에 있는 병원성 미생물을 파괴하거나 억제하므로 주로 피부의 바늘천자 전에 국소 부위 청결에 사용한다. 일반적인 방부제는 알코올, 요오드 제제이다. 종종 소독제를 희석해 방부제로 사용한다.

오염된 기구와 날카로운 기구의 처리 Disposal of Contaminated Equipment and Sharps

혈액이나 체액은 응급처치제공자, 가족, 주변 사람 또는 환자 자신에게 해로운 감염성 물질을 함유하고 있을 수 있다. 종종 증상과 징후가 나타나기 오래 전에 환자는 병원성 균에 감염되어 있을 수 있다. 따라서 모든 혈액과 체액은 감염성이 있는 것으로 간주하여 취급해야 한다.

약물투여는 환자의 혈액 및 체액과 직접 접촉하는 바늘을 포함한다. 한 번 사용한 바늘은 상당히 위험하다. 부주의하게 바늘에 찔리면 환자와 응급구조사 간에 질병을 감염시킬 수 있다. 환자에게 사용하기 전후 바늘이나 다른 예리한 기구를 적절히 처리하는 것이 우발적인 바늘 사고를 막아준다. 사고로 바늘에 찔리는 일을 줄이거나 막기 위하여 다음과 같은 주의를 해야 한다.

- **이동하는 구급차에서의 활동을 최소화한다.** 가능하면 이동하는 구급차 뒤쪽에서 바늘을 이용하는 것을 삼간다. 만약 이송 중이라면, 도로 갓길로 구급차를 이동시키고 만약 바늘을 사용해야만 한다면 잠시 멈추어야 한다.
- **사용한 바늘은 별도의 폐기용기에 바로 버린다.** 바늘과 충전주사기를 포함한 모든 날카로운 기구들은 다시 뚜껑으로 닫거나 구부리지 말고 즉시 폐기용기에 버린다. 또한 사용한 앰풀과 같은 것들도 폐기용기에 넣는다. 나중에 치울 생각으로 바닥에다 날카로운 기구를 떨어뜨리지 않는다. 급박한 순간에는 거기 두었다는 것을 잊어버리거나 잘못된 곳에 둘 수도 있다.

- **사용한 바늘은 절대 뚜껑에 다시 끼우지 않는다.** 바늘로 인한 손상위험성이 매우 높다. 절대 다시 끼우지 않는다.

응급의학에서 사용되는 약물의 투여경로 Medication Routes Used in Emergency Medicine

응급의약품은 종종 피부밑, 근육, 정맥, 기관내, 뼈속 또는 흡입 경로(inhalational route)와 같은 비장관 경로로 투여된다. 응급구조사는 환자관리, 특히 약물투여에서 항상 표준예방조치를 지켜야 한다. 이 장은 각 경로로 약물을 투여하는 과정을 개괄하고 있다. 각 의약품을 투여하기 전에 다음 사항을 먼저 수행해야 한다.

약물의 투여법 Administration of Medication

1. 기지 병원에 연락하기 전에 환자의 알레르기 유무를 확인한다.
2. 활력징후를 측정하고 기록한다.
3. 지시가 훈련과 일치하고 업무범위 안에 드는지 결정한다.
4. 지시를 반복하여 확인한다.
   a. 약물
   b. 용량, 용적, 농도
   c. 투여경로
5. 지시와 지시받은 시간을 기록한다.
6. 적절한 약물을 선택하여 약물명을 확인한다.
   a. 약물을 처음 선택할 때
   b. 약물을 주사기에 채울 때
   c. 환자에게 투여하기 전에
   d. 보관함에 약물을 다시 가져다 넣거나 앰플을 버릴 때
7. 약물의 혼탁, 입자, 변색, 유효 기간을 확인한다.
8. 동료와 함께 지시와 약물을 확인한다.
9. 투여하기 전에 6원칙을 다시 확인한다.
   a. 정확한 환자
   b. 정확한 약물
   c. 정확한 용량
   d. 정확한 투여경로
   e. 정확한 투여시간
   f. 정확한 기록
10. 약물, 용량과 용적, 투여경로와 시간을 기록하고 환자의 활력징후도 확인하고 기록한다.
11. 승인된 폐기바늘용기에 바늘을 적절히 처리한다.

모든 약물투여기술 점검표는 부록 E에 수록되어 있다.

경피투여 Transdermal Administration

경피투여되는 약물은 느리고 일정한 흡수를 일으킨다. 니트로글리세린, 호르몬 및 진통제는 경피투여되는 경우가 많다. 피내투여는 소염제, 정균제 및 연화제처럼 국소적 효과를 일으킬 수도 있다. 약물을 국소에 적용하는 것은 불필요한 전신흡수를 막을 수 있다. 경피투여 약물은 로션, 연고, 크림, 기포제, 드레싱제, 접착제 및 좌약이다.

혀밑투여 Sublingual Administration

혀밑투여는 혀 밑의 점막을 통하여 흡수된다. 혀 밑 부위는 혈관이 풍부하게 분포하고 있어서 빨리 흡수되어 전신 순환한다. 이 의약품은 용해성 정제나 분무제이다. 가장 일반적으로 사용되는 의약품은 니트로글리세린과 로라제팜(lorazepam)이다.

코안투여 Intranasal Administration

코안투여(비강내투여, IN)는 정맥으로의 접근 없이 빠르게 약물 전달을 일으키는 효과적인 방법이다. 이것은 소아에서 특히 중요하다. 코의 점막조직은 매우 혈관이 많고 많은 혈액공급이 일어난다(공기를 가온시키고 가습시키는 역할을 한다). 코의 점막을 통한 수성 약물의 점적은 상당히 빠르고 예측 가능한 약물의 흡수를 보인다. 보통, 액체약물을 코점막으로 분무하여 순환기계로 흡수되게 하는 점막용 미립자기구(mucosal atomization device, MAD)와 같은 기구를 사용한다. 진통제인 펜타닐(fentanyl)과 진정수면제인 미다졸람(midazolam)은 흔히 이 경로를 통해 투여된다. 마약길항제인 날록손(naloxone)도 비강 내로 투여될 수 있다.

피부밑주사 Subcutaneous Injection

피부밑주사(피하주사, SC)는 느리고 지연된 약물의 방출을 일으켜서 작용지속시간을 늘려준다. 사용하는 총 용량은 1 mL를 넘지 않는다. 인슐린, 헤파린, 에피네프린 등 많은 의약품이 SC로 투여된다.

피부밑주사 부위는 뼈나 혈관으로부터 멀리 떨어진 부위로서 어깨뼈(견갑골) 상부, 위팔(상완), 넙다리 측면, 복부 등이다. 피부밑주사를 위해서는 최소 1인치(2.5 cm) 정도의 피부나 조직을 집어올린다. 화상을 입었거나 붓거나 상처가 있는 피부는 피부밑주사에 적당하지 못하다. 배꼽이나 허리선 주변 직경 2인치 내외의 부위도 적당하지 못하다.

피부밑조직은 소량의 혈관만 분포되어 있기 때문에 흡인과정은 필요하지 않다. 따라서 의도치 않게 정맥주사할 위험이 최소화된다.

근육주사 Intramuscular Injection

근육주사(IM)는 피부밑주사보다는 작용발현이 빠르지만, 신속한 효과를 필요로 하지 않을 때 유용하다. 작용발현은 보통 투여 후 10~15분에 일어난다. 그러나 주사 부위의 혈류가 흡수 속도에 영향을 미친다. 가장 흔히 사용되는 근육은 어깨세모근(삼각근)과 큰볼기근(대둔근)이다. 일반적으로 5 mL의 액체가 가능하지만 어깨세모근으로는 최대 1 mL의 약물을 투여할 수 있으며, 큰볼기근으로는 10 mL의 약물을 투여할 수 있다. 근육주사 부위로 주요 혈관과 신경이 통과하기 때문에 정확한 주사 부위를 확인하는 것이 중요하다. 부적당한 주사 부위를 사용하면 환자에게 영구적인 손상을 일으킬 수 있다. 투여기술은 성인과 소아에게 모두 같다.

정맥투여 Intravenous Administration

정맥투여(IV)는 즉각적인 작용발현과 가능한 가장 높은 약물농도를 얻을 수 있으며, 일정한 약물 역가측정이 필요한 상태를 치료하는데 사용된다. 많은 경우에 쇼크와 같이 생명을 위협하는 상황은 일정한 약물역가측정이 필요하다.

정맥투여에 사용되는 부위는 손과 팔목의 정맥, 팔오금을 가로지르는 위팔정맥, 바깥목정맥들이다. 다른 부위가 불가능할 때는 두피와 배꼽의 정맥(신생아), 다리와 발의 표재정맥이 이용될 수 있다.

정맥투여에는 두 가지 방법, 즉 1) 정맥볼루스법(정맥내 대량주입), 2) 완속 정맥점적법(때때로 'piggyback'이라고도 불린다)이 있다. 정맥볼루스로 투여되는 응급약물은 보통 충전 주사기로 공급된다. 그러나 많은 약물이 앰플이나 바이알로만 생산된다.

몇몇 경우를 제외하고는 모든 경우에 약물을 정맥 내로 주사하기 전에 정맥로를 확보하는 것이 필수적이다. 이것은 상처가 작으면서 정맥 내로 반복 투여하는 것을 가능하게 해준다.

기관투여 Endotracheal Administration

기관투여(기관내투여, ET)는 응급상황에서 더 이상 일차 약물투여 경로로 여겨지지 않는다. 만약 정맥을 확보할 수 없다면, 다음으로 고려되는 경로는 뼈속투여다. 기관내 튜브로 약품을 투여할 때, 그 용량은 정맥주사량의 2~2.5배로 증가시켜야 한다.

뼈속주사 Intraosseous Injection

예를 들면, IV를 확보할 수 없고 환자는 응급약물이나 수액을 필요로 할 때, 약물을 뼈속으로 투여할 수 있다. 응급구조사가 치명적인 환자에서 정맥로 확보를 두 번 시도했으나 실패하였을 때, 뼈속주사(IO)를 시도할 수 있다. 뼈속주사는 소아 환자에서 주로 사용되었으나 현재는 소아와 성인 모두에서 널리 사용된다.

바늘을 전방의 몸쪽 정강뼈 내로 정강뼈거친면(경골조면) 1~3 cm 밑이나 몸쪽 위팔뼈에 위치시킨다. 바늘을 뼈의 겉질을 통과하여 골수강 내로 진행시킨다. 골수강으로의 진입은 뼈의 속질을 통과한 후 저항감의 저하, 지지 없이 곧게 서 있는 바늘, 바늘로 연결된 주사기로 골수액의 흡인, 또는 현저한 피부밑 침윤이 없는 자유로운 약물 주입으로 확인할 수 있다. 골수강 내로 투여된 약물이나 수액은 빨리 순환계로 들어간다. 이 경로로 투여된 약물의 작용발현은 정맥투여와 유사하다. 사실상 모든 응급약물은 이 경로를 통해 투여될 수 있다.

흡입투여 Inhalational Administration

호흡기계 응급에 사용되는 많은 약물이 흡입에 의해 투여된다. 가장 일반적인 예는 산소이다. 또한 많은 약물이 기관 내로 투여될 수 있도록 고안되었다. 가장 일반적인 것은 기관지확장제이다. 메타프로테레놀(metaproterenol[Alupent]), 라세미산 에피네프린(racemic epinephrine), 이소에타린(isoetharine[Bronkosol]), 이프라트로피움(ipratropium[Atrovent]), 살부타몰(salbutamol[Ventolin]) 등이 속한다. 이들 약물을 호흡기 내로 직접 투여함으로써 흡수의 지연 없이 빨리 작용 부위에 도달할 수 있다. 다음은 이들 제제의 세 가지 일반적인 투여 방법이다.

- **계량흡입기**(metered-dose inhaler). 계량흡입기는 작은 통에 연무(에어로졸) 형태의 약물을 함유하고 있다. 대부분의 기관지확장제는 이 형태로 공급된다. 많은 환자들이 가정에 이 약을 상비하여 사용한다. 통은 마우스피스가 부착되어 있다. 환자는 입술을 마우스피스 주변에 대고 통을 눌러 흡입한다. 통을 누르면 계측된 양만큼의 약물이 연무 형태로 투여된다. 분무되는 약물의 양은 정확하고 제한되어 있다. 계량흡입기는 일인용이다. 일부 계량흡입기는 공간형 통(spacer)이 부착되어 있다. 이 통은 흡입기와 마우스피스 사이에 있는 실린더형 통으로 투여하기 전에 환자가 흡입기를 눌러 계측된 양만큼을 통으로 보낸다. 환자는 마우스피스를 통하여 통의 안팎으로 호흡하면서 약물을 폐 안으로 흡입한다. 이것은 계량흡입기를 조작하고 흡입하는 데 어려운 노인과 소아 환자들에게 유용하다. 통은 계량흡입기와 결합하면 매우 효과적이다.
- **분말흡입기**(dry powder inhalers). 몇몇 제조사들은 압축가스 없이 분말 형태로 약물을 전달하는 특별한 기구로 호흡기 약물을 제공한다. 이러한 분말흡입기에는 Advair Diskus와 Spiriva HandiHaler가 있다. 일반적으로 말하면, 이러한 약물은 응급처치에 쓰이지 않고 유지요법에 쓰인다.
- **소량연무기**(small-volume nebulizer). 포켓용 연무기(handheld nebulizer)라고도 불리며, 응급상황에서 가장 일반적으로 사용되는 투여 방법이다. 연무기는 약물의 용액이 들어 있는 챔버(chamber)를 가지고 있다. 약물은 보통 2~3 mL의 식염수에 희석되어 있다. 산소나 압축된 공기가 그 챔버로 뿜어지면서 약물을 분무시킨다. 환자는 매 호흡과 함께 분무된 약물을 흡입한다. 이 방법에 의한 기관지확장제 투여는 산소공급을 보충하고, 5~10분에 걸쳐 약물을 전달하고, 1회용 앰풀로 공급되므로 많은 장점이 있다.

소아 약물투여법 Pediatric Administration Techniques

어린이에게 약물투여 시 조그마한 실수라도 성인보다 큰 영향을 미치므로 투여의 6원칙에 특별한 주의를 요한다. 각 투여경로에 대하여 응급구조사는 성인 약물투여법을 변형해야 한다. 어떤 투여법을 사용하더라도 응급구조사는 아이가 가능한 한 쉽게 약물투여에 협조하도록 이끌어내야 한다. 어린이가 협조하지 않는다면 부모에게 요청하여 약물을 투여하는 동안 아이를 잡고 있도록 해야 한다.

위장관으로의 약물흡수는 다른 경로보다 덜 예측 가능함에도 불구하고, 경구투여가 사용될 수 있다. 병원전 처치에서 타이레놀의 투여는 열이 있는 아이에게 필요할 수 있다.

유아나 어린이가 약물투여에 저항한다면 의료제공자는 소량의 약물을 바늘이 없는 주사기를 사용해서 투여해야 한다. 물거나 흡인의 위험을 피하기 위하여 아이의 머리를 세우거나 옆으로 유지시킨다.

그 다음에 주사기를 아이의 입속으로 잇몸과 뺨 사이에 반쯤 밀어넣어 소량 집어넣는다. 이 투여법은 몇 가지 장점이 있다. 한 번에 소량으로 투여하기 때문에 투여하는 데 시간이 오래 걸리기는 하지만, 구토반사를 유발하지 않기 때문에 입을 깨물거나 기침, 구토의 위험성을 줄여준다.

근육주사 Intramuscular Injection

근육주사 시 약물에 적당한 가장 작은 크기의 바늘(보통 25~22게이지)을 사용해야 한다. 바늘 길이는 1인치(2.5 cm)가 넘으면 안 된다. 성인 크기만한 청소년은 1.5인치(3.8 cm) 정도의 바늘이 필요할 수도 있다. 정확한 양의 약물을 주사기에 채운다.

권장하는 투여 부위는 나이에 따라 다르다. **가쪽넓은근(외측광근)**과 **넙다리곧은근(대퇴직근)**은 영유아에게 좋은 부위다. 걷기 시작한 지 약 1년 정도 된 소아에게는 볼기복면(ventrogluteal)과 볼기배면(dorsogluteal)에 주사할 수 있다. 걸음은 근육을 발달시키므로 근육주사 중에 궁둥신경(좌골신경)의 손상위험성을 줄여준다. 보다 나이든 소아에서는 삼각근, 큰볼기근, 배쪽볼기근(ventrogluteus), 가쪽넓은근, 넙다리곧은근 등의 부위가 사용된다. 성인과 같은 주사기술이 아이에게도 사용된다. 필요하면 부모나 동료에게 투여 동안 아이를 잡고 있도록 요청할 수 있다.

피부밑주사 Subcutaneous Administration

피부밑 투여법은 성인과 같다. 주사 부위는 복부 및 위팔의 가운데 1/3지점과 넙다리이다. 바늘은 27~23게이지에 길이는 1~1.5 cm를 사용한다.

정맥투여 Intravenous Administration

소아의 정맥투여는 몇 가지 위험을 갖고 있다. 정맥투여법은 성인과 같다. 어떤 투약오류도 아이에게는 어른보다 더 큰 위험을 끼친다.

곧창자투여 Rectal Adminstration

곧창자(직장)로의 약물투여는 예측 불가능하다. 그럼에도 불구하고 경구투여나 다른 투여법이 불가능할 때는 곧창자로 투여할 수 있다. 예를 들면, 열이 있고 발작이 있는 아이에게는 다른 방법으로의 약물투여가 불가능하다. 이 경우에는 디아제팜(diazepam[Valium]) 또는 로라제팜(lorazepam[Ativan])을 곧창자투여할 수 있다.

CHAPTER REVIEW

요약

응급구조사는 응급의학에서 사용되는 모든 투여경로에 대하여 능숙해져야 한다. 이 기술은 교실과 현장에서 반복된 연습에 의해서만 발전할 수 있다. 응급구조사는 병원전 처치에서 일상적으로 사용되는 약물과 투여경로에 대하여 익숙해져야 한다. 지시나 투여경로에 대하여 의심이 있을 때는 의료통제부의 의사에게 문의해야 한다. 약물을 투여할 때마다 6원칙(정확한 환자, 정확한 약물, 정확한 용량, 정확한 투여경로, 정확한 투여시간, 정확한 기록)을 확인해야 한다.

이 책은 약물투여에 대한 철저한 교실지도과정을 대체하지는 않는다. 순전히 학생들을 위한 교재와 기타 참고용이다.

주요 용어

alimentary canal(소화관) 소화관

antiseptic(방부제) 생체조직에 독성이 없는 세척제

asepsis(무균) 병원균이 없는 상태

bolus(볼루스) 약물을 일정 시간에 걸쳐 주입하지 않고 일정량을 빨리 투여하는 정맥내 투여 방법

disinfectant(소독제) 생체조직에 유독한 세척제

dry powder inhaler(분말흡입기) 환자가 압축가스의 도움을 받아 분말 형태의 약물을 흡입하도록 도와주는 호흡기약물 전달기구

endotracheal(기관내) 약물을 기관내 튜브를 통하여 투여하는 방법

inhalational route(흡입경로) 약물이 기도를 통하여 체내로 들어가는 것

intradermal(피부밑) 피부의 피층 내로 약물을 주사하는 방법

intramuscular injection(근육주사) 의약품을 골격근 내로 주사하는 방법

intramuscular(근육내) 약물을 근육으로 주사하는 흔한 비경구적 투여경로

intraosseous(뼈속) 수액이나 약물을 골수 내로 투여하는 방법. 6세 이하의 소아에게 정맥투여가 불가능할 때 대체법으로 고려된다.

intravenous(정맥) 약물을 직접 정맥순환계로 투여하는 방법

intravenous infusion(정맥점적법) 약물이나 수액을 일정 시간에 걸쳐 정맥 내로 투여하는 방법

local(국소적) 신체의 한정된 한 부위

medically clean technique(내과적 청결법) 오염을 막기 위한 주의 깊은 취급법

metered-dose inhaler(계량흡입기) 약물의 흡입을 위한 용기. 통에 액체형 약물을 함유하고 있으며 미세한 입자의 형태로 분무된다.

piggyback infusion(피기백 점적주입) 약물을 천천히 정맥 내로 점적주입하는 방법

rectal(곧창자) 약물을 곧창자로 넣어 투여하는 방법

stat(즉시) '즉시'를 뜻하는 라틴어 약자

sterile(무균) 균이 없는 상태

subcutaneous(피부밑) 약물을 진피와 근육 사이의 성긴 결합조직 내로 주사하는 방법

sublingual(혀밑) 혀밑 풍부한 혈류공급을 통해 약물을 흡수시키는 방법

systemic(전신적) 몸 전체

CHAPTER 4

약물용량 계산

Medication Dosage Calculations

학습목표

이 장을 학습한 후 다음을 할 수 있어야 한다.

- 미터법을 정의한다.
- 미터법에 사용되는 전치사, 배수, 약수를 정의하고 이용한다.
- 미터법의 단위들 간을 전환한다.
- 미터법과 관습도량형의 단위를 전환한다.
- 미터법의 규칙을 이용한다.
- 비율, 비례, 교차곱셈 또는 공식을 이용하여 기본적인 처방지시 문제를 푼다.
- 환자의 체중에 근거한 처방지시를 인식한다.
- 간단한 3단계법으로 환자의 체중에 근거한 처방지시 문제를 푼다.
- 농도 문제의 두 가지 기본형을 인식한다.
- 무게/부피 백분율 용액을 정의하고 인식한다.
- 공식법 또는 비율과 비례식법을 이용하여 무게/부피 백분율 용액에서의 용질의 양을 찾는다.
- 공식법이나 비율과 비례식법을 이용하여 용액의 농도를 찾는다.
- 정맥점적주입 문제를 인식한다.
- 정맥점적주입 문제에서 정보를 조직화한다.
- 정맥점적주입 문제를 푸는 차원분석법을 알고 익숙해진다.
- 정맥점적주입 문제를 푸는 4의 규칙법을 알고 익숙해진다.
- 차원분석법 또는 4의 규칙법을 이용하여 정맥점적주입 문제를 푼다.
- 환자의 체중에 근거한 정맥점적주입 문제를 인식한다.
- 환자의 체중에 근거한 정맥점적주입 문제에서 정보를 조직화한다.
- 차원분석법 또는 4의 규칙법을 이용하여 환자의 체중에 근거한 정맥점적주입 문제를 푼다.
- mL/hr를 drop/min으로 전환이 필요한 정맥 내 처방지시를 인식한다.
- mL/hr를 drop/min으로 전환하기 위하여 공식법을 이용한다.

서론 Introduction

정확한 약물용량 투여는 적절한 응급처치의 필수이다. 이 기술은 필기시험, 실습장소에서 시험으로 나오고 응급현장의 일상적인 기초이다. 응급의학에서 사용되는 의약품은 많은 다른 제조회사에서 생산되며, 이들은 농도, 용적 및 포장이 다양하다. 일반적인 응급약물의 제조에 익숙해지고 정확한 약물용량을 계산하는 것은 매우 중요하다. 또한, 모든 병원전 의료종사자들은 앰풀, 바이알, 환제, 정제 및 다른 용기로부터 정확한 약물용량을 빠르게 제조할 수 있어야 한다. 이 일은 지식 및 기술과 실습을 요구한다.

의학에서 자주 사용되는 측정법, 특히 미터법에 친숙해지는 것이 필수적이다. 또한 다른 단위로의 전환도 필요하다.

이 장에서는 미터법을 개괄하고 일반적 조작과 용량 계산을 제공한다. 이 장의 마지막에 있는 연습 문제로 배운 방법들을 적용할 수 있다.

약물용량을 계산할 수 있는 몇몇 스마트폰 어플리케이션이 있다. 이러한 프로그램들은 계산에 대한 정교한 수준이 다양하지만, 꽤 유용하다. 그러나 휴대폰에서 계산이 되지 않거나 잃어버릴 수 있다. 이러한 이유 때문에 응급의료종사자들은 반드시 연필과 종이를 이용한 오래된 방식으로 빠르고 정확하게 약물용량을 계산할 수 있어야 한다.

1단계: 미터법 The Metric System

국제 도량형 단위(System of Units, SI) 또는 미터법은 프랑스 혁명기에 프랑스에서 기원한 국제적 측정 단위이다. 이것이 국제적으로 발전을 해오면서 미국에서도 일부 수정을 거쳐 승인되어 사용되고 있다. 미터법은 의학, 약리학 및 기타 과학 분야에서 세계적으로 사용되는 표준 측정법이다. 그러나 미국에서는 전통적인 관습도량형과 가정용 관습도량형이 유지되고 있다.

미터법은 10의 배수 또는 약수에 기초하고 있는 십진법(decimal system)이다. 모든 단위는 다음 단위보다 10배 크거나 10배 작다. 미터법은 10을 기본으로 하고 있으므로 한 단위에서 다음 단위로의 전환은 간단하다. 배수 또는 약수에서 다음 단계로의 전환은 단지 소수점만을 이동하면 된다. 배수와 약수를 표시하기 위해서 그리스어 전치사가 사용된다. 측정에 적당한 단위에 대하여 다양한 전치사가 사용된다.

미터법의 단위 Units of the Metric System

미터법에는 많은 단위가 있다. 다음 미터법의 단위는 병원전 상황에서 가장 일반적으로 사용되는 단위이다.

- 길이의 미터(m)
- 온도의 섭씨(℃)
- 무게의 그램(g)
- 부피의 리터(L)

리터(L)는 SI 단위가 아니다. 이 약자가 대문자로 표시되는 것은 이 이유이다. 부피에 대한 SI 단위는 세제곱미터(m^3)이다. 그러나 유럽, 캐나다 및 미국에서는 리터(L)가 승인되어 선호되는 단위이다. 미터법 단위가 아닌 흔히 사용되는 단위로는 분(min), 시간(hr) 및 마일(mile)이다.

미터법의 배수, 약수 및 전치사 Multiples, Submultiples, and Prefixes of the Metric System

단위는 홈베이스처럼 사용된다. 너무 크거나 작은 숫자는 다루기 어렵다. 미터법은 이 문제에 쉬운 해결책을 갖고 있다. 배수 또는 약수가 십진법에 사용되고 각각은 그 기본 단위에 전치사가 붙는다. 표 4-1은 일반적으로 사용되는 배수와 약수의 전치사의 일부를 표시하고 있다. 백만 이상의 기호는 대문자로 쓰고 나머지는 소문자로 쓴다.

다수의 0을 붙이는 대신에 간단히 전치사를 바꾸면 된다. 1,000 g의 양은 1 kg으로 바꾸면 수학적으로 계산하기 훨씬 쉬워진다.

미터법 전환 Metric Conversions

미터법 내에서 전환은 간단하다. 병원전 상황에서 가장 일반적인 배수 또는 전치사는 *kilo*–, *milli*–, *micro*–이다. 1000을 곱하거나 1000을 나누어서 이 배수 간에 전환할 수 있다. 미터전환의 일반적인 보기는 다음과 같다.

$$1\ \text{kg} = 1000\ \text{g}$$
$$1\ \text{g} = 1000\ \text{mg}$$
$$1\ \text{mg} = 1000\ \text{mcg}$$
$$1\ \text{L} = 1000\ \text{mL}$$

만일 1 mg의 약물을 가지고 있고 효과적으로 작업하기 위하여 이것을 나눌 필요가 있다고 하자. 이때 분수를 사용하는 대신에 간단히 1,000 mcg으로 바꾸면 된다. 이로써 약물을 나누고 제조하는 일이 더 쉬워질 것이다.

미터법과 관습도량형 사이의 전환이 필요할 수도 있다. 의학에서는 미터법을 사용하므로 관습도량형을 미터법으로 바꿀 필요가 있다. 두 방법 간의 전환 요소는 표 4-2에 있다.

다음의 온도전환 공식도 도움이 될 수 있다.

$$℃ = (℉ - 32) \times \frac{5}{9}$$

$$℉ = (℃ \times \frac{5}{9}) + 32$$

표 4-1 미터법의 배수, 약수, 전치사

배수와 약수	전치사명	전치사 기호
1 000 000 000 = 10^9	*giga*–	G
1 000 000 = 10^6	*mega*–	M
1 000 = 10^3	*kilo*–	k
100 = 10^2	*hecto*–	h
10 = 10^1	*deka*–	da
	기본 단위	
0.1 = 10^{-1}	*deci*–	d
0.01 = 10^{-2}	*centi*–	c
0.001 = 10^{-3}	*milli*–	m
0.000 001 = 10^{-6}	*micro*–	μ 또는 mc (preferred)
0.000 000 001 = 10^{-9}	*nano*–	n

표 4-2 미터법과 관습도량형 간의 전환

미터법		관습도량형
5 mL	=	1 tsp
15 mL	=	1 T(큰 숟가락)
30 mL	=	1 fl oz
950 mL	=	1 qt
3.8 L	=	1 gal
2.54 cm	=	1 inch
65 mg	=	1 gr
0.45 kg	=	1 lb
1 kg	=	2.2 lb

미터법의 규칙 Rules of the Metric System

단위 Units

모든 미터 단위는 문장의 처음이 아니면 소문자로 시작한다. 그러나 한 가지 예외는 섭씨 온도(Celsius)이다. 정상 체온은 37 degree Celsius로 표현한다.

기호 Symbols (Abbreviations)

일반적으로, 미터법의 기호나 약자는 소문자로 쓰인다.

kilometer → km

miligram → mg

*liter*는 SI 단위가 아니므로 대문자로 쓴다. 또한 사람의 이름에서 유래된 단위도 대문자로 쓴다.

liter → L

pascal → Pa

milliliter → mL

복수 Plurals

단위를 완전한 문자(예, meter, gram, liter)로 쓸 때는 1 이상의 숫자에 대해서는 복수로 쓴다. 이 규칙의 한 가지 예외는 0 degree Celsius이다.

0 degree Celsius

2 liters

0.25 liter(0.25 liters ×)

단위의 기호는 복수로 하지 않는다.

50 mL=50 milliliters

50 mL(500 mLs ×)

띄어쓰기 Spacing

숫자와 기호 또는 약자 간에는 띄어 쓴다.

5 km

10 mg

40 ℃

하이픈 Hyphens

간단한 수식어와 사용될 때, 숫자와 미터법 단위 사이에 하이픈은 필요하지 않다. 하이픈이 사용되면 단위의 이름을 모두 써야 한다. 약자는 하이픈과 같이 쓰지 않는다.

1-liter bag(1-L bag ×)

5-kilometer run(5-km run ×)

콤마 Commas

다섯 자리 이상의 숫자를 포함하고 있는 미터값을 쓸 때는 콤마 대신에 띄어쓰기를 한다. 네 자리 값일 때에는 띄어쓰기를 하거나 안 하거나 모두 용인된다. 소수점은 어느 쪽에도 띄어쓰기를 할 수 있다.

1 234 567 km(1,234,567 km ×)

2000 mL 또는 2 000 mL

0.123 456 kg

구두점 Period

문장 끝을 제외하고는 단위와 약자에는 마침표를 쓰지 않는다.

50 cm(50 cm. ×)

소수점 Decimal Point

소수를 표시할 때는 소수점을 사용한다. 1 이하의 숫자를 쓸 때는 소수점 앞에 0이 온다. 이것은 약물을 계산할 때 소수점에 주의하게 되어 계산 오류를 막아주므로 중요하다. 일반적인 소수는 미터법에서 사용되지 않는다.

0.5 mg(.5 mg ×)

2단계: 지시된 용량을 찾는다 Section 2: Find the Ordered Dose

지시된 용량은 병원전 의료제공자에게 가장 간단한 용량 계산이다. 이런 문제에 있어서 응급구조사는 환자에게 어떤 약물을 투여하라고 지시받는다. 이런 유형의 문제에 있어서 세 가지 요소(의사의 지시, 가지고 있는 약물의 농도, 투여할 단위).

의사의 처방지시 The Doctor's Order

의사의 지시는 약물의 양과 투여경로를 포함한다. 투여경로는 SC, IM, IV, ET, SL, IO, PO 등이다. 지시는 구두일 수도 있고 내부규정 또는 프로토콜일 수 있다. 연습에서의 지시는 기본 지시에 따른다.

농도 Concentration

두 번째로 확인해야 할 사항은 현재 약물의 농도이다. 바이알, 앰플, 충전주사기 또는 정제의 농도가 주어진다. 농도는 일반적인 분수, 비율 퍼센트, 퍼센트 용액 또는 중량(g, mg 등)으로 주어질 수 있다.

투여 단위 Unit to Administer

의사의 지시를 보고 환자에게 투여될 약물의 측정 단위를 확인해야 한다. 일부 내용은 "당신이 찾고자 하는" 투약의 단위를 제공할 것이다.

다음 연습 문제에서 이 세 요소를 확인할 수 있다.

연습문제

복장밑 가슴통증이 있는 환자에게 의사가 모르핀 2.5 mg을 IV로 투여하라고 지시한다. 당신은 10 mg의 모르핀을 함유한 1 mL 바이알(10 mg/mL)을 가지고 있다. 바이알에서 몇 mL를 뽑아서 환자에게 투여해야 하는가?

주의: 어떤 문제는 '몇 mL'라는 말 대신에 단순히 '얼마'라고 물을 수 있다. 문제의 문맥에서 mL라는 단위를 추론해야 한다.

당신은 용량 계산 문제를 정확하게 풀기 위해서는 체계화되어야 한다. 체계화된 습관은 약물 용량 문제를 쉽게 해결할 수 있게 해준다. 따라서 계산을 시작하기 전에 문제의 구성 요소를 모두 적는다.

의사의 지시	모르핀 2.5 mg, IV
농도	10 mg/mL or 10 mg per 1 mL
투여 단위	mL

이제 문제의 세 가지 구성 요소를 확인하였으므로 문제를 풀 것이다. 세 가지 방법이 있다. 처음 두 가지는 기본적인 대수방정식이고 세 번째는 공식이다.

비율과 비례식법(Ratio and Proportion Method)

1. 비례식 왼쪽에 알고 있는 비율을 적는다.

$$10 \text{ mg} : 1 \text{ mL} ::$$

2. 비례식 오른쪽에 미지의 비율(보통 지시를 구성하고 있는 비율)을 적는다. 방정식 양쪽의 **단위**(*units*)를 같게 놓는 것이 중요하다.

$$10 \text{ mg} : 1 \text{ mL} :: 2.5 \text{ mg} : x \text{ mL}$$

3. 비례식을 기본 대수방정식 형태로 만든다. 양쪽 끝은 식의 왼쪽에 중간값은 오른쪽에 놓인다.

$$10x = 2.5 \times 1$$

4. 오른쪽을 곱한다.

$$10x = 2.5$$

5. 양쪽을 x 앞의 수로 나누어서 답을 구한 다음 문제에서 요구하는 단위와 일치하는지 확인한다.

$$x = 0.25 \text{ mL}$$

연습문제(계속)

교차곱셈법(Cross Multiplication Method)

교차곱셈법은 비율과 비례식법과 매우 유사하다. 일반 분수를 이용하여 문제를 배열하는 것이다. 첫째 분수는 농도이고 둘째 분수는 투여되어야 할 양에 대한 의사의 지시이다.

$$\frac{10\ \text{mg}}{1\ \text{mL}} = \frac{2.5\ \text{mg}}{x\ \text{mL}}$$

반대편의 분모와 분자를 곱하여 교차곱셈을 한다. 결과의 대수식은 앞의 방정식에서 나온 것과 같다.

$$10x = 2.5 \times 1$$
$$10x = 2.5$$
$$x = 0.25\ \text{mL}$$

두 방법 모두에서 답에 투여 단위를 쓰는 것을 기억한다.

공식법(Formula Method)

이런 유형의 문제를 풀 때 공식을 암기하여 풀기를 선호하는 사람들이 있다. 다음 식은 이런 경우에 도움이 될 것이다.

$$\text{투여할 용적}(x) = \frac{\text{약물의 양} \times \text{지시량}}{\text{약물의 농도}}$$

앞의 식을 이용하여 공식의 적당한 위치에 각 구성 요소를 놓는다. 공식법을 이용하여 이전의 연습 문제를 푼다. 다음과 같이 공식의 적절한 위치에 대입한다.

1. 공식에 채워넣는다.

$$x = \frac{(1\ \text{mL})(2.5\ \text{mg})}{10\ \text{mg}}$$

2. 같은 단위(mg)는 서로 지운다.

$$x = \frac{(1\ \text{mL})(2.5\ \cancel{\text{mg}})}{10\ \cancel{\text{mg}}}$$

3. 계산을 한다.

$$x = \frac{2.5}{10}\ \text{mL}$$
$$x = 0.25\ \text{mL}$$

3단계: 킬로그램당 단위를 찾는다 Section 3: Find The Units Per Kilogram

킬로그램당(kg당) 단위를 찾는 것은 이전 단계에서의 문제에 새로운 차원을 부가하는 것이다. 기본 지시 대신에 의사는 환자의 체중에 기초하여 kg당 약물 몇 단위를 투여하라고 지시할 수 있다. 이것은 환자 체중에 기초한 지시라고 한다. 다음 보기에 나타난다.

연습문제

의사는 환자에게 Q 약물을 5 mg/kg, IV로 투여하라고 지시한다. 당신은 500 mg/10 mL의 충전주사기를 가지고 있다. 환자 체중은 220 lb이다. 몇 mL를 투여해야 하는가?

약물 Q 5 mg/kg의 지시는 기본 지시와 약간 다름을 볼 수 있다. 먼저, 주요 정보를 모두 적는다. 이런 형의 문제에서는 주요 정보란에 환자의 체중을 첨가한다. 항상 정보를 체계화하는 것으로 시작해야 한다.

의사의 지시	5 mg/kg Q 약물, IV
농도	500 mg/10 mL
투여 단위	mL
환자의 체중	220 lb

순서를 보자. 이것은 환자 체중에 직접 관련이 있다. 또 다른 방법으로는 이 처방지시를 "환자의 체중 1 kg당 Q 약물 5 mg을 투여한다."라고도 할 수 있다.

다음 3단계법에서 다른 단계는 앞 장과 동일하고 2단계만이 새롭게 첨가된 것이다.

3단계법(Three-Step Method)

1. 환자 체중을 lb에서 kg으로 변환한다.
2. 환자 체중에 기초한 지시를 기본 지시로 바꾼다.
3. 지시된 용량을 찾는다.

1단계. 환자 체중 lb를 kg으로 변환한다.

220 lb ÷ 2.2 = 100 kg 또는 220 lb × 0.45 = 99 kg

주의: 계산을 쉽게 하기 위하여 99 kg을 근사값 100 kg으로 할 수 있다.

2단계. 체중에 의한 지시를 기본 지시로 변환한다.
이 단계는 공식 또는 비율과 비례식을 사용하여 계산할 수 있다.

공식법(Formula Method)

$$x = \frac{\text{지시된 용량} \times \text{체중 kg}}{1\text{ kg}}$$

$$x = \frac{5\text{ mg} \times 100\,\cancel{\text{kg}}}{1\,\cancel{\text{kg}}}$$

분모의 kg 단위는 분자의 kg 단위와 같이 제거하고 mg만 남겨둔다. 그리고 계산을 한다.

$$x = 500\text{ mg}$$

이것은 기본 지시량이다. 다음은 3단계로 진행하면 된다.

비율과 비례식법(Ratio and Proportion Method)

5 mg : 1 kg :: x mg : 100 kg

$$x = 5 \times 100$$

$$x = 500\text{ mg}$$

연습문제(계속)

어떤식으로 하든 이제는 쉽게 계산할 수 있는 기본식이 되었다. 환자 체중에 기초한 지시에 줄을 긋고 여기에 500 mg의 새로운 기본 지시를 적어놓으면 된다. 이 습관은 정보를 체계화하는는데 도움을 줄 것이다. 이제 지시량을 계산해야 한다.

3단계. 지시량을 찾는다.

이제는 기본 지시가 되었으므로 2단계(지시된 용량 찾기)에서 배운 방법으로 지시량을 찾으면 된다.

답: 10 mL

4단계: 농도 문제 Section 4: Concentration Problems

병원전 의료제공자는 두 가지 유형의 농도 문제에 맞닥뜨리게 된다. 첫 번째 유형은 용질의 양에 관한 것으로 응급구조사가 취급하는 용액에 관한 지식을 묻는 것이다. 두 번째 유형은 정맥주사용 백의 용액 농도를 찾는 것뿐만 아니라 정맥점적주입 문제를 풀 때 사용되는 주요 과정에 관한 것이다(5단계, 6단계).

용질의 양 Amount of Solute

용질의 양을 다루는 농도 문제는 실제 적용보다는 시험에서 많이 볼 수 있다. 이것은 무게/부피 백분율 용액에서 용질의 양을 찾는 것이다. 무게/부피 백분율은 병원전 처치에서 일반적으로 사용되는 백분율 농도이다. 이것은 항상 총 100 mL의 용액에 용질 몇 g을 함유하고 있느냐를 나타낸다.

예를 들면, 50% 포도당 수용액($D_{50}W$)은 일반적인 병원전 약물이다. 이 표현은 매 100 mL의 물에 50 g의 포도당이 들어 있다는 뜻이다. 이 무게/부피 백분율 용액의 분수 표현은 다음과 같다.

$$\frac{50\text{ g}}{100\text{ mL}}\ \text{포도당 용액}$$

이것을 알면, 50 mL의 용액에는 25 g의 포도당이 들어 있다는 것은 명백하다. 다음은 이런 유형의 문제를 어떻게 해결하는지에 관한 예이다.

연습문제

당신은 D_5W 250 mL 백을 갖고 있다. 이 백에는 포도당 몇 g이 들어 있는가?

공식법(Formula Method)

$$x\ (\text{g}) = \text{용액의 퍼센트} \times \text{용액의 용적}$$

이 공식을 채우고 문제를 풀면 된다.

(계속)

연습문제(계속)

$$x = \frac{5\text{ g}}{100\text{ mL}} \times 250\text{ mL}$$

$$x = \frac{1250}{100}\text{ g}$$

$$x = 12.5\text{ g}$$

주의: 만일 문제가 mg으로 묻는다면, g을 mg으로 전환하면 된다.

비례식법 또는 교차곱셈법(Ratio and Proportion or Cross Multiplication Method)

이 문제는 비례식 또는 교차곱셈법을 이용하여 해결할 수 있다.

$$5\text{ g} : 100\text{ mL} :: x\text{ g} : 250\text{ mL or } \frac{5\text{ g}}{100\text{ mL}} = \frac{x\text{ g}}{250\text{ mL}}$$

$$100\,x = 5 \times 250$$

$$100\,x = 1250$$

$$x = 12.5\text{ g}$$

같은 유형의 문제를 어렵게 꼬아서 나올 수도 있다. 투여될 g 수와 용액의 퍼센트가 주어지고 주입량을 물어볼 수도 있다. 다음 연습문제를 본다.

연습문제

의사는 5% 포도당 용액 12.5 g을 점적주입하라고 지시한다. 몇 mL를 주입해야 하는가? 공식법, 비례식법 또는 교차곱셈법이 모두 사용될 수 있다.

공식법(Formula Method)

$$\text{용량}(x) = \frac{\text{지시된 양(g)}}{\text{퍼센트}}$$

$$x = \frac{12.5\text{ g}}{5\,\%}$$

$$x = 12.5\text{ g} \div \frac{5\text{ g}}{100\text{ mL}}$$

$$x = 12.5\text{ g} \times \frac{100\text{ mL}}{5\text{ g}}$$

$$x = \frac{1250}{5}\text{ mL}$$

$$x = 250\text{ mL}$$

연습문제(계속)

비율과 비례식법(Ratio and Proportion Method)

앞의 연습 문제를 비율과 비례식법으로 풀 수 있다.

$$5\ g : 100\ mL :: 12.5\ g : x\ mL$$
$$5x = 1250$$
$$x = 250\ mL$$

용액의 농도를 찾는 문제 Find the Concentration of a Solution

대부분의 병원과 EMS 체계에서는 약사나 다른 약물제조자가 정맥주사용 용액을 제조한다. 작은 병원이나 응급현장에서는 응급구조사가 이 용액을 측정하고 제조, 투여할 필요가 있을 수 있다.

두 번째 유형의 농도 문제는 미리 혼합제조된 정맥주사용 용액(또는 주사기, 바이알 등)의 농도를 찾는 데 사용된다. 농도란 주어진 용액 mL당 약물 몇 mg 또는 몇 mcg이 함유되어 있는지를 의미한다. 정맥점적주입 문제를 해결하는 데 주요한 단계가 이용된다. "농도는 무엇을 의미하는가?"에 대한 답을 아는 것이 중요하다. 다른 방법으로 농도를 표현하는 방법이 있다. 그러나 병원전 처치자가 IV 용액의 농도를 말할 때는 주로 mL당 농도를 의미한다.

연습문제

1 g의 리도카인을 250 mL의 D_5W에 가하였다. 농도는 얼마인가?

공식법(Formula Method)

표준공식은 농도를 표현하는 데 사용된다. 일단 배열되면, 이것은 분수의 분모를 1로 줄이는 간단한 문제가 된다.

$$x = \frac{\text{용질(g 또는 mg)}}{\text{용매(L 또는 mL)}}$$

$$x = \frac{1\ \text{g의 리도카인}}{250\ \text{mL}\ D_5W}$$

g을 mg으로 전환한다(리도카인이 mg으로 처방됨).

$$x = \frac{1000\ \text{mg 리도카인}}{250\ \text{mL}\ D_5W}$$

약분하여 분모를 1로 줄인다.

$$x = \frac{1000\ \text{mg 리도카인}}{250\ \text{mL}\ D_5W} \div \frac{250}{250}$$

연습문제(계속)

$$x = \frac{4\ \text{mg 리도카인}}{1\ \text{mL } D_5W}$$

이 결과의 농도는 4 mg/mL 또는 4대 1이라고 구두로 표현할 수 있고, 이를 밀리리터당 농도라고 한다.

비례식법(Proportion Method)

$$1000\ \text{mg} : 250\ \text{mg} :: x\ \text{mg} : 1\ \text{mL}$$
$$250\,x = 1000$$
$$x = 4\ \text{mg/mL}$$

두 방법 모두 용액의 밀리리터당 농도를 찾는 데 사용된다.

백분율로 나타낸 약물 농도 Drug Concentration as Percentage

때로는, 특정 약물의 농도를 백분율로 나타내기도 한다. 백분율의 정의란 100을 표준화된 분모로 하는 분수 또는 비율을 말한다. 이 방식은 흔히 볼 수 있는 것은 아니지만 가끔 볼 수 있다. 농도 백분율은 특정 약 성분이 전체 용액에 얼마나 들어 있는지 알려준다. 예를 들어, 바이카본산나트륨의 미리 채워진 앰프는 84 mg/mL의 바이카본산나트륨($NaHCO_3$)을 함유하고 있다. 이것은 8.4%의 집중 비율을 산출한다. 따라서 50 mL 주사기에는 4,200 mg의 $NaHCO_3$가 함유되어 있다. 이 방식의 좋은 예는 약물 에피네프린이다. 에피네프린은 다양한 농도로 이용 가능하며 아래의 예시와 같이 사용된다.

농도	용량/단위	퍼센트
1:1000	1 mg/mL	0.1%
1:10 000	0.1 mg/mL	0.01%
1:100 000	0.01 mg/mL	0.001%
1:200 000	0.005 mg/mL	0.005%

덱스트로스 용액은 종종 농도 백분율로 표시되는데, 이유는 다른 의학적 조건에 따라 덱스트로스(*d*-포도당)의 농도가 다를 수 있기 때문이다.

용액	용량(g/mL)	덱스트로스(g/100mL)	표기법
5%	0.05	5	D_5W
10%	0.1	10	$D_{10}W$
25%	0.25	25	$D_{25}W$
50%	0.5	50	$D_{50}W$

농도 백분율은 약물 복용량 계산에 사용될 수 있다. 공식은 다음과 같다.

$$\frac{\text{농도 \%}}{100} \times \text{용량 (mL)} = \text{X (복용량)}$$

연습문제

1 L(1000 mL)의 D_5W에 덱스트로스는 얼마나 들어 있는가?

$$\frac{5\%}{100} \times 1000 \text{ mL} = 50 \text{ g}$$

연습문제

생리식염수(0.9%) 1 L(1000 mL)에 염화나트륨은 얼마나 들어 있는가?

$$\frac{0.9\%}{100} \times 1000 \text{ mL} = 9 \text{ g}$$

5단계: 점적주입을 계산한다 Section 5: Calculate an IV Drip

점적주입액을 계산하는 것은 오랫동안 병원전 의료제공자에게 곤란한 문제였다. 계산기, 참고서적, 전자주입기, 또는 컴퓨터 없이 응급구조사, 간호사, 의사가 점적주입을 준비하는 것은 매우 어려운 일이다. 그러나 응급구조사가 시험에서나 현장에서 행해야 하는 일이다. 점적 문제를 푸는 쉬운 방법이 있다. 이 장은 차원분석법과 4의 규칙법에 대해서 검토해 본다. 응급구조사는 자신에게 가장 맞는 방법을 선택할 수 있다.

정맥점적주입법 IV Drip

어떤 경우에는 환자가 지속적으로 약물을 투여받아야 할 필요가 있다. 응급구조사는 분당 약물의 일정 단위(보통 mg 또는 mcg)를 IV로 주입하라고 지시받는다. 정맥주입법은 점적주입법이라고도 하며, 매 분당 의사가 지시하는 약물량만큼 방울을 정맥으로 전달하는 방법이다.

비록 대부분의 IV 주입액이 미리 혼합제조되어 공급되지만, 응급구조사가 약품을 혼합하여 정확하게 주입하는 것을 검사받을 수 있다. 만일 혼합제조된 백을 갖고 있지 못할 경우에는 어떻게 해야 하는지 알아야 한다. 이 과정은 바이알이나 앰풀로부터 약품을 주사기로 취하여 IV 백에서 혼합하는 것을 포함한다. 다음에 의사의 지시에 의한 점적 속도와 투여 세트를 설정해야 한다. 이 해결 방법은 분마다 떨어지는 방울의 수(gtt/min)이다.

공식법(차원분석법) Formula Method (Dimensional Analysis)

만일 응급구조사가 화학적 또는 수학적 기초 지식이 있다면 공식을 이해하고 사용하기를 선호할 것이다. 이것은 매우 체계적으로 점적 속도를 계산한다. 만일 수학이나 화학을 좋아하지 않는다면 이 방법을 좋아하지 않을 것이다. 그러나 이해할 필요는 있다. 이 방법은 점적 속도를 어떻게 계산하고 다음의 많은 문제에 답하는가를 보여준다. 문제의 체계화가 역시 중요한 열쇠이다.

연습문제

의사가 부정맥 환자에게 리도카인을 2 mg/min으로 투여하라고 지시한다. 당신은 5 mL에 1 g의 리도카인을 함유한 바이알을 가지고 있다. 또한 구급차에는 5% 포도당액 250 mL 백이 있다. 투여 세트는 마이크로드립 세트(microdrip set)로 60 gtt/mL이다. 점적 속도를 맞추려면 분당 몇 방울로 맞추어야 하는가?

계산을 시작하기 전에 필요한 정보를 체계화한다. 두 가지의 새로운 정보가 있다.

지시	2 mg의 리도카인, IV
약물	리도카인 1 g/5 mL
백	250 mL D_5W
투여 세트	60 gtt/mL
투여 단위	gtt/min

공식법(차원분석법)

$$x = \frac{\text{백의 부피(mL)}}{\text{백 속의 약물량(g)}} \times \frac{\text{지시된 단위}}{1\ \text{min}} \times \frac{\text{투여 세트(gtt)}}{1\ \text{mL}}$$

1. 공식에 대입한다.

$$x = \frac{250\ \text{mL}}{1\ \text{g}} \times \frac{2\ \text{mg}}{1\ \text{min}} \times \frac{60\ \text{gtt}}{1\ \text{mL}}$$

주의: 가지고 있는 바이알의 5 mL는 식에 포함되지 않는다.

2. 백의 약물량 g을 의사의 지시인 mg으로 변환한다.

$$x = \frac{250\ \text{mL}}{1000\ \text{mg}} \times \frac{2\ \text{mg}}{1\ \text{min}} \times \frac{60\ \text{gtt}}{1\ \text{mL}}$$

3. 같은 단위와 0을 지운다. 남아 있는 단위가 구하고자 하는 단위인지 확인한다.

$$x = \frac{25}{10} \times \frac{2}{1\ \text{min}} \times \frac{6\ \text{gtt}}{1}$$

4. 곱하여서 분수를 없앤다.

$$x = \frac{300\ \text{gtt}}{10\ \text{min}}$$

$$x = \frac{30\ \text{gtt}}{1\ \text{min}} \quad \text{또는} \quad 30\ \text{gtt/min}$$

이제 당신은 IV 투여 세트에서 점적 속도를 결정할 수 있다. 대부분의 구급차와 검사기관에서는 자동 점적주입기를 사용할 수 없으므로 직접 점적주입기의 속도를 조절해야 함을 기억한다.

연습문제(계속)

4의 규칙법(Rule of Fours Method)

이 방법은 숫자 4의 배수에 기초하고 있기 때문에 4의 규칙법이라고 한다. 많은 사람들이 공식법 또는 차원분석법보다 이것이 더 간단하다고 생각한다. 이 방법은 공식이 아니라 과정을 기억하고 간단한 논리를 적용하면 된다.

연습문제

의사는 부정맥 환자에게 리도카인 2 mg/min을 투여하라고 지시한다. 당신은 5 mL에 1 g의 리도카인을 함유하고 있는 바이알을 가지고 있다. 구급차에는 250 mL의 D_5W가 있다. 투여 세트는 마이크로드립 세트(60 gtt/mL)이다. 투여 세트의 속도를 맞추기 위하여 몇 drop/min으로 맞추어야 하는가?

우선 앞에서와 마찬가지로 문제로부터 정보를 조직화한다. 그러나 이번에는 주사용 용액의 농도(1 g/250 mL)를 첨가한다.

주의: 백에 있는 농도를 찾는 것이 점적 속도 문제를 푸는 열쇠이다. 이 과정은 4단계(농도 문제)를 참고하면 된다.

지시	2 mg/min의 리도카인, IV
약물	리도카인 1 g/5 mL
백	250 mL D_5W
농도	4 mg/mL
투여 세트	60 gtt/mL
투여 단위	gtt/min

1. 비교. 정보를 조직화한 다음 농도와 투여 세트 간에 논리적 비교를 한다. 농도는 매 1 mL에 4 mg의 리도카인이 있다. 또한 투여 세트의 1 mL는 60 방울(drop)로 되어 있다. 따라서 60 방울의 용액에 4 mg의 약물(60 gtt/4 mg)이 들어 있다.
2. 적용. 1단계에 기초하여 4의 시계 규칙을 조정한다. 방울은 시계의 안쪽으로 위치하고, mg은 바깥쪽으로 위치한다. 4 mg과 60적의 관계는 12시 방향이 된다. 시계를 따라 반 정도가 이 관계의 이론적 반값이다. 따라서 30적은 2 mg에 해당하고 그렇게 시계 주변을 돈다.

   4 mg/mL "clock"

   1 g into 250 mL yields 4 mg/mL
3. 검토. 시계의 바깥쪽에서 의사의 지시를 찾아 그것을 안쪽의 분당 방울수와 비교한다. 이것이 투여 세트의 점적 속도가 된다.

$$x = 30 \text{ gtt/min}$$

이 방법은 이렇게 매우 간단하다. 다른 시계는 IV백 또는 투여 세트의 농도에 따라 적용된다. 시계을 적용하는 과정은 같고 매번 작동할 것이다. 단지 규칙적으로 사용할 몇 개의 시계만 있으면 된다.

6단계: 환자 체중에 기초한 IV 점적 속도를 계산한다 Section 6: Calculate an IV Drip Based on Patient's Weight

이 장은 앞 장의 계산에서 한 단계만 더 나아가면 된다. 전 단계에 환자의 체중을 추가한다. 정맥점적 지시는 기본 지시인 경우도 있지만 환자 체중에 기초한 지시인 경우도 있다.

연습문제

환자에게 도파민을 10 mcg/kg/min으로 투여하라는 지시를 받았다. 당신은 10 mL에 200 mg의 도파민을 함유하고 있는 바이알을 가지고 있다. 또한 마이크로드립 세트(60 gtt/mL)와 250 mL의 D_5W 백을 가지고 있다. 환자의 체중은 176 lb이다. 투여 세트의 속도를 몇 drop/min으로 조절해야 하는가?

앞에서와 같이 구성 요소를 체계화한다. 이번에는 환자 체중이 첨가된다. 백의 농도를 찾는 것이 점적 속도 문제의 핵심이다.

지시	10 mcg/kg/min
약물	도파민 200 mg/10 mL
백	250 mL D_5W
투여 세트	60 gtt/mL
농도	800 mcg/mL
환자 체중	176 lb
투여 단위	gtt/min

1. 환자의 체중을 kg으로 변환한다. 176 lb ÷ 2.2 = 80 kg
2. 의사의 지시를 μg/kg/min에서 μg/min으로 바꾼다. 10 mcg × 80 kg = 800 mcg/min
3. 백의 농도를 찾아서 시계를 이용하거나 차원분석법으로 푼다.

250 mL에 200 mg의 약물이면 800 mcg/mL가 된다.

답: 60 gtt/min

차원분석법은 이러한 유형의 문제를 푸는 데 이용할 수 있다. 환자의 체중을 의사의 지시에 따라 변환한 후 5단계(점적주입을 계산한다)의 공식에 대입한다.

7단계: mL/hr에서 drop/min으로 Section 7: Milliliters per Hour to Drops per Minute

의사는 때때로 약물을 일정시간 동안 시간당 밀리리터로 주입하라고 지시할 수 있다. 이 경우 IV 투여 세트를 조정하기 위하여 지시를 분당 방울수로 변환해야 한다. 이 단계에서는 이런 지시를 변환하는 법을 보여준다. 간단한 변환공식이 필요하다.

연습문제

의사가 생리식염수를 100 mL/hr로 정맥주입하라고 지시한다. 당신은 15 gtt/mL의 마이크로드립 세트를 가지고 있다. 점적 속도를 맞추기 위하여 몇 gtt/min으로 맞추어야 하는가?

연습문제(계속)

주의: 마이크로드립 세트는 크기가 다양할 수 있다.

공식법(Formula Method)

$$x = \frac{\text{지시량 (mL)}}{\text{지시 시간(min)}} \times \frac{\text{투여 세트 gtt}}{1\ \text{mL}}$$

1. 공식을 채워넣는다. 의사의 시간당 지시를 분으로 바꾼다.

$$x = \frac{100\ \text{mL}}{60\ \text{min}} \times \frac{15\ \text{gtt}}{1\ \text{mL}}$$

2. 같은 단위와 0 을 지우고 곱한다.

$$x = \frac{150\ \text{gtt}}{6\ \text{min}}$$

3. 분수를 단순화한다.

$$x = \frac{25\ \text{gtt}}{1\ \text{min}} \quad \text{또는} \quad 25\ \text{gtt/min}$$

8단계: 전자 계산 Section 8: Electronic Calculations

스마트폰들은 흔히 EMS에서 사용된다. 또한 이 기계들은 간단한 전자 통신의 능력을 가지고 있는 작은 컴퓨터들이다. 다양한 스마트폰에서 사용가능한 수많은 약물 프로그램이나 어플들이 있고 그것들은 모두 꽤 유익하다. 용량을 두 번 체크할 수 있는 좋은 방법이고, 구체적인 약물 용량과 공식표기와 비교하였을 때 종종 그것들은 통용된다. 다른 어플들은 인터넷 연결 없이 오로지 휴대폰에서 기능하는 반면 이 어플의 대부분은 클라우드 기반이다. 전자 약물 계산 프로그램을 이용하는 데에는 분명히 잘못된 것이 없지만, 당신은 이것들을 전적으로 의지할 수 없다. 인터넷 연결이 제한될 때가 있고 스마트폰의 배터리가 없을 때가 있다. 이것 때문에 당신은 먼저 표준화된 산수법과 수학적 약물 용량계산법에 익숙해져야 하고 편해져야 한다. 일반적 EMS 연습에서, 전자 약물용량 계산기의 사용은 분명히 가치가 있지만 당신이 계산하는 답들은 항상 확인되어야만 한다. IV 투입 장치와 비슷한 제품들을 포함한 응급상황에서의 대부분의 장치는 약물용량 관리를 도와주고 종종 오류 상황이 발생할 시 안전장치가 될 수 있는 소프트웨어를 가진다. 당신은 시스템에서 이용 가능하도록 그 장치들에 익숙해질 필요가 있다. 만일 당신이 프로그램이나 어플에 기반한 스마트폰을 사용하고 있다면, 반드시 거듭 업데이트되도록 하는 것은 매우 중요하다. 시장에는 다양한 약물계산 종류를 감안한 몇몇 프로그램이 있다. 만일 당신이 이 어플들 중 하나를 가지고 있다면, 특정 약물용량 질문에 어플의 적절한 부분을 사용하고 있다는 것을 확신하라. 당신이 전자적으로 또는 수학적으로 그 용량에 도달할지 아닐지는 궁극적으로 정확한 용량을 알아내는 당신의 책임이다.

연습 문제

1부

1. 1 g	=	______	mg	9. 37 ℃	=	______	℉
2. 1 mg	=	______	mcg	10. 104 ℉	=	______	℃
3. 1 mg	=	______	g	11. 1/4 gr	=	______	mg
4. 0.8 mg	=	______	mcg	12. 2 Tbsp	=	______	mL
5. 1.5 L	=	______	mL	13. 180 lb	=	______	kg
6. 400 000 mg	=	______	g	14. 7 lb	=	______	kg
7. 800 mg	=	______	g	15. 25 kg	=	______	lb
8. 500 mL	=	______	L				

2부

1. 당신은 진료실에 도착하여 가슴통증을 호소하는 병원을 찾은 45세의 남성에게 CPR을 하고 있는 것을 보았다. 심정지 프로토콜에서 우선적으로 투여해야 하는 약물인 에피네프린 1 mg을 정확히 측정하여 정맥으로 급속주입(IVP)하는 것이다. 에피네프린 1mg/10mL은 사전충전형 주사기 0.1 mg/mL로 미리 준비되어 있었다. 환자의 체중은 180 lb이다. 약물을 몇 mL 투여해야 하는가?
2. 환자가 활발하게 경련을 보인다. 벤조디아제핀계 약물 중 미다졸람(midazolam) 20 mL의 다용량 바이알을 선택하였다. 바이알의 농도는 5 mg/mL이다. 첫 용량으로는 환자의 경련을 멈추는 데 실패했고, 추가로 미다졸람(midazolam) 10 mg의 투여가 필요하다. 약물을 몇 mL 투여해야 하는가?
3. 환자는 증상이 있는 느린맥(서맥)의 치료가 필요하다. 현재 AHA 권장사항은 아트로핀(atropine) 0.5 mg을 IV로 투여하는 것이다. 아트로핀은 1 mg/10 mL 주사기로 구급차에서 투여해야 한다. 약물을 몇 mL 투여해야 하는가?
4. 14세의 남성 환자는 스케이트보드를 타다가 넘어져서 노뼈/자뼈의 폐쇄성 단독골절이 발생했다. 관할 구역에서 선택 가능한 진통제로는 펜타닐(fentanyl)이 있다. 펜타닐은 농도 25 mcg/mL인 2 mL 앰풀이 준비되어 있다. 당신은 50 mcg를 투여하려고 한다. 약물을 몇 mL 투여해야 하는가?
5. 가슴통증 활성화 기준에 해당하는 환자에게 심장도관술을 실시한 후에 당신은 환자의 가슴불편감을 적절히 치료한다. 황산모르핀(morphine sulfate) 2.5 mg을 매 3~5분마다 환자에게 투여해 환자의 가슴불편감이 현저하게 감소하였다. 모르핀은 1 mg/mL 주사기로 준비되어 있다. 약물을 몇 mL 투여해야 하는가?
6. 환자는 분명한 종말기관의 손상과 함께 조절되지 않는 고혈압을 앓고 있다. 의료통제부와 상의한 후에 라베타롤(labetalol) 20 mg을 1~2분에 걸쳐 투여하라고 한다. 라베타롤 바이알은 5 mg/mL이다. 약물을 몇 mL 투여해야 하는가?
7. 환자는 벌에 쏘인 후로 경미한 호흡곤란을 겪고 있다. 환자는 여러 개의 붉은 반점과 심각한 피부염을 호소한다. 선택 약물은 피부밑(피하)용 에피테프린(1 mg/1 mL)을 0.3~0.5 mg 피부밑으로 투여한다. 초기에는 0.3 mg으로 투여를 시작한다. 에피네프린은 1 mg/mL이라고 적힌 앰풀로 준비되어 있다. 약물을 몇 mL 투여해야 하는가?

8. 환자는 발작성심실위빠른맥(paroxysmal supraventricular tachycardia, PSVT)이 있다. 미주신경 조작이 효과가 없고 의료통제부는 아데노신(adenosine) 12 mg을 빠르게 IV 투여할 것을 지시하였다. 바이알은 3 mg/mL이다. 약물을 몇 mL 투여해야 하는가?

9. 환자는 혈역학적으로 안정형 심실빠른맥을 지속적으로 경험하고 있다. 프로토콜에 의하면 처음에 아미오다론(amiodarone) 150 mg을 볼루스로 3~5분에 걸쳐 투여할 것을 지시한다. 환자는 45세로 체중이 75 kg이다. 아미오다론 주사기는 15 mg/mL이다. 약물을 몇 mL 투여해야 하는가?

10. 원인불명의 무반응 환자를 철저하게 평가한 후 환자의 혈당측정 결과 40 mg/dL으로 나타났다. 환자에게 포도당 25 g을 IV 볼루스로 투여할 것을 결정하였다. 사전충전형 주사기는 0.5 g/mL이다. 약물을 몇 mL 투여해야 하는가?

3부

1. 비행기 응급구조팀을 돕는 동안 환자의 빠른 연속기관삽관을 위해 석시닐콜린(succinylcholine)의 투여 작성을 요청받았다. 간호사는 석시닐콜린 2 mg/kg을 투여할 것을 요청했다. 환자의 체중은 약 150 lb로 측정되었다. 석시닐콜린 농도는 20 mg/mL이다. 약물을 몇 mL 투여해야 하는가?

2. 환자에서 성공적으로 삽관하고 기관내튜브(ETT)의 위치를 확인한 후, 비행기 응급구조팀은 기계적 환기를 가능하게 하여 지속적인 마비를 치료하기 위해 베쿠로니움(vecuronium) 점적주입을 준비한다. 베쿠로니움의 용량은 문제 1번에서의 환자 체중에 따라 0.1 mg/kg이다. 환원하였을 때 노큐론주(norcuron)는 10 mg/2 mL이다. 약물을 몇 mL 투여해야 하는가?

3. ABC(기도, 호흡, 순환)를 평가하고 CPR을 수행한 후에 8개월 된 아기의 심장박동수는 약 30 bpm이다. 당신의 동료는 IO와 1 mg/10 mL 에피네프린의 0.01 mg/kg을 투여하기 위하여 추후 중재를 계획한다. 표준처방지시는 에피네프린 0.01 mg/kg을 IV로 투여하는 것이다. 에피네프린 주사기에 1: 10 000 에피네프린의 0.1 mg/mL이라고 적혀 있다. 환자의 체중은 약 16 lb이다. 약물을 몇 mL 투여해야 하는가?

4. 중독관리센터와 협진하고 환자가 삼환계 항우울제인 아미트립틸린(amitriptyline)의 과다복용 여부를 확인한 후에 체중이 160 lb인 환자에서 1 mEq/kg 중탄산염나트륨(sodium bicarbonat) 1 mEq/kg을 투여하도록 지시받았다. 50 mEq/50 mL의 주사기로 준비되어 있다. 약물을 몇 mL 투여해야 하는가?

5. 심각한 느린맥이 있는 소아 환자로 체중은 44 lb이고 일차 치료에 반응하지 않는다. 표준처방지시는 에피네프린 0.01 mg/kg을 IV로 투여하는 것이다. 앰풀은 10 mg/10 mL이다. 약물을 몇 mL 투여해야 하는가?

4부

1. 병원 간 이송을 위해 도파민(dopamine)의 표준농도로 제조하고 있다. 도파민은 일반적으로 혈류를 감소시키고 같은 양으로도 효과를 나타낼 수 있지만, 의사는 기존 도파민의 양에 두 배를 지시했다. 이는 환자가 이미 급성콩팥기능상실이 있기 때문이다. 응급실 의사는 D_5W 250 mL에 도파민 800 mg을 혼합할 것을 요청하였다. mL당 농도를 구하시오.

2. 0.9% 생리식염수 1000 mL에는 염화나트륨이 몇 그램(g) 들어 있는가?

3. 투석을 받은 후에 응급실로 투석 환자를 이송한다. 환자는 마그네슘을 점적주입 받는다. 진료실에서 120분 간 점적주입을 위해 D_5W 100 mL에 마그네슘 1 g을 혼합하였다. 밀리리터당 농도는 얼마인가?
4. 구급차에 5 mL의 1% 리도카인 사전충전형 주사기가 있다. 주사기에 몇 mg이 들어 있는가?
5. 매년 응급구조사의 약리학적 역량을 측정하는데, 올해는 다음과 같은 질문을 받았다. "D_5W 250 mL에 노르에피네프린 4 mg을 혼합하여 노르에피네프린(norepinephrine) 수액용 백을 만들었다. 최종 농도는 몇 mcg/mL인가?" 다음 질문의 답은 무엇인가?
6. 심방된떨림(심방조동)이 있는 응급실 환자가 동성리듬으로 전환된 후에 환자는 프로카인아마이드(procainamide)을 점적주입하고 있다. 점적주입은 0.9% 식염수 250 mL에 프로카인아마이드 2 g을 혼합하여 준비하였다. 밀리리터당 농도는 얼마인가?
7. 당신은 환자를 응급실에서 심장도관술 검사실로 이송하였다. 환자는 현재 혈압을 유지하기 위해 도파민을 점적주입하고 있다. 도파민 백에는 0.9% 생리식염수 250 mL, 도파민 400 mg이라고 적혀 있다. 백에는 지금 150 mL가 남아 있다. 현재 이 백의 밀리리터당 농도는 얼마인가?
8. 응급실을 떠나기 전에 약사는 당신에게 에피네프린(epinephrine) 백을 주었으며 패혈성 저혈압 환자에게 점적주입을 시작한다. 주입용액은 0.9% 식염수 250 mL에 에피네프린 15 mg을 추가하였다고 한다. 당신은 2 mcg/min로 점적주입을 시작한다. 농도는 몇 mcg/mL인가?
9. 중환자실에서 전과된 환자는 콩팥을 치료하기 위해 푸로세마이드(furosemide) 점적주입을 하고 있다. 0.9% 식염수 50 mL에 푸로세마이드 500 mg을 혼합하여 점적주입하였다. 농도는 몇 mcg/mL인가?
10. 병원 전 고혈압응급으로 환자는 라베타롤(labetalol)로 치료하고 나서 응급실 의사는 평균동맥압(MAP)이 100 mmHg 이하로 유지하기 위해 1.5 mg/min으로 점적주입을 유지할 것을 결정했다. 0.9% 식염수 80 mL에 라베타롤 400 mg으로 혼합하여 만들었다. 농도는 몇 mg/mL인가?

5부

1. 저혈압 환자에서 도파민 점적주입을 준비하고 있다. 당신은 도파민 10 mL에 400 mg이 포함된 바이알(400 mg/10 mL)을 갖고 있다. 전체 수액의 양을 줄이기 위해 당신은 D_5W 250 mL를 마이크로드립(60 gtt/mL) 투여할 것을 결정했다. 계산에 따르면 충분히 혈압을 유지하기 위해 환자는 400 mcg/min을 투여 받아야 한다. 마이크로드립 세트의 점적 속도를 어떻게 맞추어야 하는가?
2. 심각한 아나필락시스 환자에게 IV용 에피네프린(epinephrine)을 투여한 후에 에피네프린 점적주입으로 혈압을 유지하기로 했다. 프로토콜에 따르면 수축기혈압이 80 mmHg가 될 때까지 1 mcg/kg/min으로 점적주입을 시작한다. D_5W 250 mL에 에피네프린 1 mg을 혼합하였다. 마이크로드립 세트(60 gtt/mL)의 점적 속도는 얼마로 조절해야 하는가?
3. 심방된떨림이 있는 응급실 환자를 동성리듬으로 성공적으로 전환한 후 환자에게 IV용 항부정맥제를 점적주입한다. 심장전문의는 프로카인아마이드(procainamide)를 2 mg/min으로 점적주입을 유지할 것을 지시하였다. D_5W 250 mL에 프로카인아마이드 1g을 혼합하였다. 마이크로드립 세트(60 gtt/mL)의 점적 속도는 얼마로 조절해야 하는가?
4. 느린맥(서맥) 환자의 심장박동수와 혈압을 높이기 위해서 에피네프린 점적주입을 시작하기로 했다. 당신의 동료는 생리식염수 250 mL에 1: 1000 에피네프린 앰풀 두 개를 주사하였다. 용액은 마

이크로드립 세트(45 gtt/mL)를 이용하여 점적주입할 것이다. 4 mcg/min을 투여하기 위해 점적 속도는 얼마로 조절해야 하는가?

5. 리도카인을 2 mg/min의 속도로 점적주입할 것을 지시받았다. 500 mL 백에 2 g의 리도카인이 포함되어 있다. 마이크로드립 세트(60 gtt/mL)의 점적 속도는 얼마로 조절해야 하는가?
6. 5번 문제에서 마이크로드립 세트(10 gtt/mL)를 이용하였을 때는 점적 속도를 얼마로 조절해야 하는가?
7. 환자가 심실위빠른맥(supraventricular tachycardia)에서 전환된 후에 딜티아젬을 점적주입할 것을 지시받았다. D_5W 125 mL에 딜티아젬(diltiazem) 125 mg을 혼합하였다. 표준 마이크로드립 세트(60 gtt/mL)를 이용하여 시간당 10 mg(10 mg/hour)을 투여하기 위해서 점적 속도는 몇으로 해야 하는가?
8. 급성하벽심근경색이 있는 환자에게 관상동맥재개통술을 시행하려고 3차 진료 병원으로 후송하려고 한다. 의료팀장과 상의 끝에 도부타민 500 mcg/kg/min을 투여해서 환자의 저혈압을 막기로 한다. 따라서 생리식염수(0.9%) 500 mL 백에 도부타민 800 mg을 넣는다. 이때 마이크로드립 세트(60 gtt/mL)를 이용한 점적 속도를 얼마로 조절해야 하는가?
9. 5번 문제에서 마이크로드립 세트(15 gtt/mL)를 이용하였을 때는 점적 속도를 얼마로 조절해야 하는가?
10. 리도카인을 4 mg/min으로 점적주입하도록 지시받았다. 생리식염수 1 L에 4 g의 리도카인을 가하였다. 마이크로드립 세트(60 gtt/mL)의 점적 속도는 얼마인가?

6부

1. 176 lb의 환자에게 도파민을 5 mcg/kg/min으로 투여하라고 지시받았다. 현재 도파민 800 mg을 D_5W 250 mL에 혼합하였다. 마이크로드립 세트(60 gtt/mL)의 점적 속도는 얼마로 조절해야 하는가?
2. 체중이 22 lb인 소아 환자는 0.1 mcg/kg/min의 에피네프린 점적주입이 필요하다. 당신은 D_5W 250 mL에 에피네프린 1 mg을 혼합하였다. 마이크로드립 세트(60 gtt/mL)의 점적 속도는 얼마로 조절해야 하는가?
3. 문제 2번에서의 환자는 현저한 증상 호전을 보이지 않았고 ,의사는 0.2 mcg/kg/min으로 기본 지시의 두 배를 처방하였다. 점적 속도는 얼마인가?
4. 방금 응급실로 입원한 환자는 박리성 대동맥류(dissecting thoracic aortic aneurysm)로 진단받았다. 환자의 혈압을 낮추고 박리의 진전을 막기 위해서 니트로프루시드나트륨(sodium nitroprusside)을 점적주입하기로 한다. 환자의 체중은 95 kg이다. 니트로프루시드나트륨 점적주입은 D_5W 250 mL에 니트로프루시드나트륨 100 mg을 혼합하여 제조한다. 의사는 2 mcg/kg/min으로 점적주입을 시작하도록 지시한다. 표준 마이크로드립을 이용하여 60 gtt/mL로 투여한다면 점적 속도는 얼마로 설정해야 하는가?
5. 심각한 척추쇼크로 횡단면으로 절개된 척추 손상이 의심되고 체중이 176 lb인 외상 환자를 이송하는 중이다. 지역 응급실에서 떠나기 전에 저혈압으로 인하여 환자의 총 혈관저항과 혈압을 유지하기 위해 네오시네프린(neosynephrine) 점적주입을 시작했었다. 점적주입은 0.9% 생리식염수 250 mL에 페닐에프린(phenylephrine) 60 mg을 추가하여 혼합하였다. 환자의 혈압은 지속적으로 떨어졌고, 0.5 mcg/kg/min으로 용량을 증가할 것을 지시받았다. 표준 마이크로드립을 이용하여 60 gtt/mL로 투여한다면 점적 속도는 얼마로 설정해야 하는가?

6. BSA 60% 이상으로 전층에 화상을 입은 환자를 화상센터로 이송 중이다. 환자는 화학적으로 안정 및 마비시켜 현재 기관내삽관을 실시하였다. 게다가 환자는 급성통증을 관리하기 위해 펜타닐(fentanyl) 점적주입 중이다. 점적주입은 D_5W 40 mL에 펜타닐 2000 mcg를 혼합하여 제조하였다. 환자의 체중은 176 lb이다. 당신은 마이크로 세트를 이용하여 점적주입을 0.1 mcg/kg/min으로 증가시키기를 원한다. 새로운 점적 속도는 몇으로 설정해야 하는가?
7. 심장장애 환자는 심장성 쇼크의 징후 및 증상이 나타났다. 다른 절차를 통해 프로토콜은 10 mcg/kg/min으로 도파민 점적주입을 지시하였다. 환자의 부인은 환자의 체중이 150 lb라고 하였다. D_5W 250 mL에 도파민 800 mg을 미리 혼합하여 만든 백에 마이크로드립 세트를 사용한다. 점적 주입 속도는 얼마인가?
8. 응급실 환자는 양쪽으로 아트로핀과 에피네프린 점적주입에 반응이 없고, 경피적 심박조율기는 포착을 유지할 수 없었다. 환자는 심장박동수를 증가시키기 위한 마지막 시도로 이소프로테레놀(isoproterenol) 점적주입을 실시하였다. 점적주입은 D_5W 250 mL에 이소프로테레놀 4 mg을 혼합하여 제조하였다. 심장과 전문의는 0.1 mcg/kg/min으로 점적주입하기를 원하고, 환자의 체중은 220 lb이다. 마이크로드립(60 gtt 투여 세트)을 이용하면 점적 속도는 얼마인가?
9. 환자를 응급센터로 이송 후 환자기록을 작성하고 있는 중이다. 의료통제부에서의 도파민 용량이 빠져 있는 것을 발견했다. 기존의 정보를 이용하여 도파민 용량을 결정하려고 한다. 환자 체중은 176 lb이고 점적주입은 마이크로드립 세트로 30 gtt/min이었다. 생리식염수 500 mL에 도파민 800 mg이 첨가되었다고 적혀 있다. 의사의 원래 지시는 kg/min당 얼마였는가?
10. 문제 9와 같은 상황에서 환자의 체중은 220 lb이고 마이크로드립 세트의 주입 속도는 30 gtt/min이다. 250 mL의 D_5W 백에는 200 mg의 도파민이 첨가되었다고 적혀 있다. 의사의 원래 지시는 kg/min당 얼마였는가?

7부

1. 우심실경색으로 인한 가슴통증이 의심되어 환자에게 500 mL 수액을 300 mL/hr로 투여하기로 한다. 마이크로드립 세트(15 gtt/mL)를 이용하여 투여할 때, 점적 속도는 얼마로 설정해야 하는가?
2. 응급실과 병원 간에 환자를 이동하고 있다. 의사는 60분의 이동 동안에 총 200 mL를 점적주입할 것을 원한다. 0.9% NaCl의 점적주입은 이미 15 gtt/mL 투여 세트로 시작하였다. 점적 속도를 얼마로 설정해야 하는가?
3. 급성 복부통증이 있는 환자를 평가한 후 프로토콜에 따라 큰 정맥로를 확보한다. 목표는 정맥용 수액을 120 mL/hr로 투여하는 것이다. 마이크로드립 세트(10 gtt/mL)를 이용한다. 약물 점적 속도는 몇인가?
4. 6주된 소아 환자는 심각한 탈수로 응급센터에 내원하였다. 2.5% D_5W에 0.45% 염화나트륨 100 mL를 주입하여 1시간 동안 투여할 것을 지시하였다. 8시간 동안 같은 수액의 25 mL/hr로 투여한다. 마이크로드립 세트를 이용한 두 가지의 약물 점적 속도는 몇인가?
5. 파크랜드 공식을 이용하여 첫 1시간(60분)에 걸쳐 600 mL를 투여 받아야 하는 화상 환자가 있다. 당신의 동료는 10 gtt/mL의 마이크로드립을 이용하여 정맥용 수액을 준비한다. 약물 점적 속도는 얼마인가?

CHAPTER 5

수액, 전해질 및 정맥요법

Fluids, Electrolytes, and Intravenous Therapy

학습목표

이 장을 학습한 후 다음을 할 수 있어야 한다.

- 신체의 주요 체액구획과 여기에 함유된 각 수분의 비율을 확인한다.
- 주요 전해질을 열거하고 이들이 신체 내에서 체액균형을 유지하기 위한 역할에 대해 논의한다.
- 다음 용어를 정의하고 각 과정이 체액역학에서 하는 역할을 설명한다: 확산, 삼투, 능동수송, 촉진확산
- 혈액의 주요 요소를 확인하고 그 목적을 설명한다.
- 저장액, 고장액 및 등장액을 정의한다.
- 다양한 체액대용제를 열거하고 현장에서 사용 시의 장점과 단점을 설명한다.
- 특정 목적을 위하여 사용되는 정맥용 카테터의 유형과 크기를 설명한다.
- 정맥용 수액의 여러 가지 유형에 대하여 설명한다.
- 특정 환경에서 어떤 유형의 정맥투여 세트를 사용해야 하는지 설명한다.
- 정맥용 튜브를 삽입할 수 있는 위치와 각각의 근거를 열거한다.
- 정맥용 튜브를 삽입하는 과정을 보인다.
- 정맥용 튜브로부터 혈액샘플을 채취하는 과정을 설명한다.

서론 Introduction

병원전 처치의 가장 중요한 분야의 하나는 정맥 내로 수액과 전해질을 공급하는 것이다. 응급처치의 병원전 단계에서 정맥내 수액을 투여하는 데에는 두 가지 중요한 이유가 있다. 첫째, 혈관내 혈액의 적정 용적을 유지하는 것이다. 둘째, 응급약물의 투여를 위한 경로를 제공하는 것이다.

수액 Fluids

수분은 인체에서 가장 풍부한 물질이다. 체중의 약 60%가 물이며 이것은 두 개의 체액구획(fluid compartments) 내에 위치하고 있다. 가장 큰 체액구획은 **세포내액(intracellular fluid, ICF)** 구획이다. 이것은 세포에서 발견되는 모든 수분을 포함한다. 모든 체내 수분의 약 3/4은 세포내 구획에 있다. 나머지 수분은 세포막 밖의 **세포외액(extracellular fluid, ECF)** 구획에 존재한다. 세포외액은 **혈관내액(intravascular fluid)**과 **세포간질액(interstitial fluid)**

으로 나뉜다. 혈관내액은 세포막 바깥쪽인 혈관 안쪽에서 발견된다. 세포간질액은 어떤 특정 혈관 내부가 아닌 세포막 외부에서 발견되는 체액이다. 여러 체액구획의 관계는 다음과 같이 도식할 수 있다.

세포외액	체중의 15%
(세포간질액	체중의 10.5%)
(혈관내액	체중의 4.5%)
세포내액	체중의 45%
총체수분	체중의 60%

내부 환경 Internal Environment

세포외액은 각 체세포를 감싸고 있는 내부 환경이며, 이 환경에는 어떤 중요한 균형이 유지되어야 한다. 내부 환경의 한 측면이 정상에서 벗어날 때마다, 즉 상처나 질병 시 자주 일어나듯이 신체는 즉시 반응하여 정상으로 돌아오려고 한다. 생리적 활성을 정상 상태로 유지하려는 신체의 경향성을 항상성(homeostasis)이라고 한다.

전해질 Electrolytes

체액 외에도 생명에 필요한 중요한 화학물질이 있다. 이러한 화학물질은 전해질(electrolyte)과 비전해질(nonelectrolyte), 두 가지 계열로 나눌 수 있다. 수용액에서 전하를 띠고 있는 물질을 전해질이라고 한다. 전하를 띠지 않는 물질을 비전해질이라고 한다. 모든 전해질은 밀리 당량(miliequivalents, mEq)이라는 단위로 측정된다. 중탄산나트륨(sodium bicarbonate)은 전해질이다. 중탄산나트륨의 모든 용량은 밀리당량으로 계산된다. 어떤 전해질은 수용액에서 양전하를 띠는데, 이를 양이온(cation)이라고 한다. 주요 양이온－나트륨(Na^+), 칼륨(K^+), 마그네슘(Mg^{2+}), 칼슘(Ca^{2+})－은 특히 중요한 의미를 갖는다. 나트륨과 칼슘은 세포외액에서 가장 큰 농도를 차지하고 칼륨과 마그네슘은 세포내액에서 높은 농도를 띠고 있다. 이들 양이온 중의 어느 것이라도 불균형이 생기면 심각한 문제가 초래될 수 있다.

나트륨 Sodium (Na^+)

나트륨은 세포외액에서 가장 풍부한 양이온으로 체수분의 조절에 특히 중요하다. 나트륨은 또한 신경자극의 전달과 칼슘의 세포내 이동에 중요하다. 나트륨의 가장 중요한 공급원은 염화나트륨(sodium chloride) 또는 식염(table salt)이다. 나트륨은 염소(chloride, Cl^-) 또는 중탄산(bicarbonate, HCO_3^-)과 결합하여 존재한다.

나트륨의 조절은 콩팥에서 주로 세뇨관의 재흡수를 통하여 일어난다. 알도스테론(aldosterone)은 이 과정을 조절하는 호르몬이다. 알도스테론은 부신겉질(adrenal cortex)에서 배출되어 나트륨의 재흡수를 촉진한다. 나트륨은 물에 높은 친화력을 갖기 때문에 나트륨과 수분 간의 균형은 밀접하게 관련되어 있다. 고나트륨혈증(hypernatremia)은 나트륨의 급성 증가 또는 나트륨의 소실 없이 일어나는 수분의 손실에 의하여 일어난다.

칼슘 Calcium (Ca^{2+})

칼슘은 뼈와 이의 구조를 만드는 데 필요하다. 또한 혈액응고의 조효소로 작용하고 호르몬 분비, 세포막 안정화 및 투과, 근육 수축에도 필요하다. 칼슘의 주요 공급원은 유제품이다.

체내 대부분의 칼슘은 뼈에 존재하고 나머지는 혈장과 체세포 내에 존재한다. 세포 내에서 칼슘은 근육섬유의 수축에 이용되는 에너지를 위해 필요하다. 수축력은 칼슘농도와 직접 관련되어 있다. 칼슘은 종종 인산(phosphate, HCO_4^-)과 결합하여 존재한다.

칼슘의 혈중농도는 부갑상샘호르몬(parathyroid hormone, PTH), 비타민 D 및 갑상샘에서 분비되는 칼시토닌(calcitonin)에 의하여 조절된다. 칼슘의 콩팥 조절은 PTH를 필요로 하며, PTH는 칼슘의 혈장농도가 낮아지면 분비된다.

칼륨 Potassium (K^+)

칼륨은 신경자극의 전도와 정상 심장리듬의 유지 및 골격근 수축에 필요하다. 또한 간과 근육에서의 글리코겐 저장에 필요하다. 이 부분에서 칼륨은 나트륨과 밀접하게 작용한다. 세포의 전기적 중성을 유지하기 위하여 세포막을 통해 나트륨과의 교환이 일어난다. 이러한 작용을 통해 한 세포에서 다른 세포로 전기 자극이 전달된다. 칼슘이 세포 안쪽으로 이동하는 것은 심장리듬의 전도와 근육의 수축 과정에 매우 중요하다.

마그네슘 Magnesium (Mg^{2+})

마그네슘의 약 40~60%는 근육과 뼈에 저장되어 있다. 나머지는 대부분 세포 내에 저장되어 있으며 칼륨 및 칼슘과 관련되어 있다. 마그네슘은 정상 세포막 기능에 필요하고 나트륨-칼륨 펌프의 에너지원인 효소(ATPase)를 활성화시킨다. 생리적 효과로는 민무늬근육의 이완, 그리고 심장세포를 안정화를 통한 부정맥의 감소 등이 있다.

음전하를 띠고 있는 전해질을 음이온(anion)이라고 부른다. 세포 내에서 볼 수 있는 음이온으로는 염소(chloride, Cl^-), 중탄산(bicarbonate, HCO_3^-), 인산(HPO_4^-) 및 대부분의 유기분자 등이 있다. 위에서 언급한 체액균형 외에도 양이온과 음이온 간의 전기적 중성이 세밀하게 유지되어야 한다.

세포생리학 Cell Physiology

생리적 항상성을 유지하기 위해서는 세포막을 통한 전해질과 수분의 물질교환이 있어야 한다. 세포막은 매우 복잡하다. 특정 화합물은 쉽게 통과시키는 반면, 다른 화합물의 통과는 제한하기 때문에 반투과성(semipermeable)이라고 한다. 산소, 이산화탄소, 영양소, 체액 및 전해질 등 많은 물질이 세포막을 통과해야 한다. 세포막을 통한 물질 통과에는 확산(diffusion), 능동수송(active transport) 촉진확산(facilitated diffusions)의 주요 방법이 있다. 확산은 수동적 과정이다. 반면에 촉진확산과 능동수송은 세포의 에너지소비를 요구한다(그림 5-1).

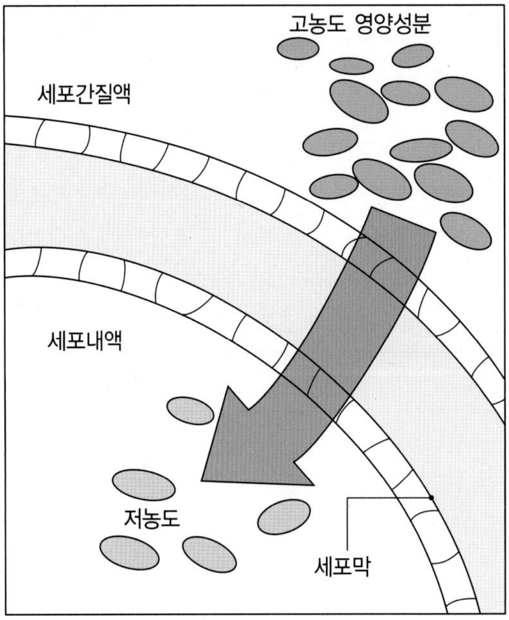

그림 5-1 확산

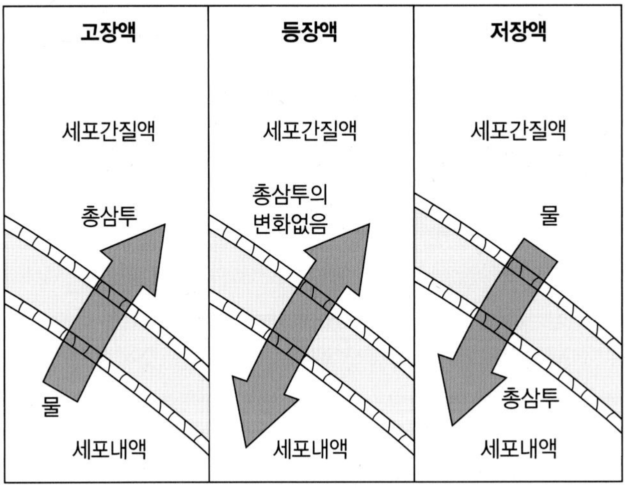

그림 5-2 고장액, 등장액, 저장액의 관계와 효과

확산 Diffusion

확산은 물질이 반투과성 세포막의 한쪽 면에서 농도가 더 높을 때 일어난다. 이 차이가 일어나면 삼투구배(osmotic gradient)가 발생한다. 높은 농도의 세포막 면을 다른 면에 비하여 고장(hypertonic)이라고 한다. 반대로 낮은 농도의 세포막 면을 저장(hypotonic)이라고 한다(그림 5-2). 세포막 양쪽 면의 농도가 같을 때는 등장(isotonic)이라고 한다. 이 개념은 IV 요법의 기초적 근거를 이룬다. 혈액보다 낮은 농도의 용질을 함유한 정맥용 수액은 저장액이라고 한다. 저장액의 예는 0.45% 염화나트륨액(반식염액[half normal saline])이다.

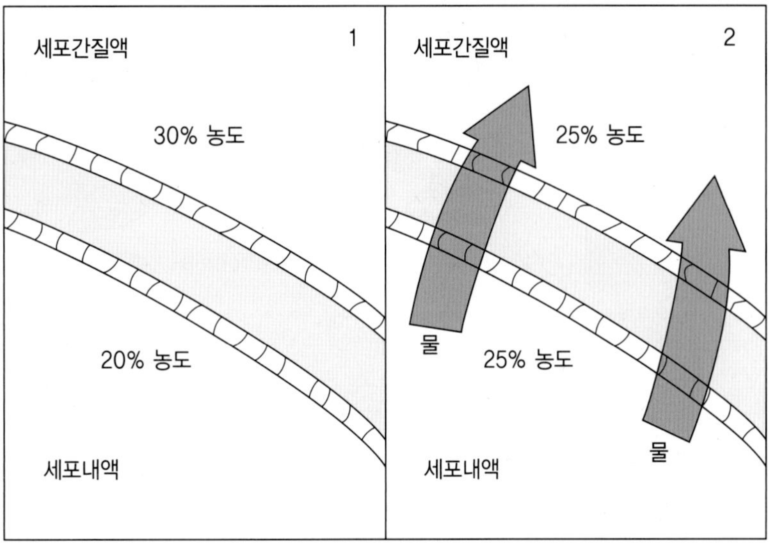

그림 5-3 삼투

혈액과 동일한 농도의 용질을 함유한 물질을 등장액이라고 한다. 락테이트 링거액(Lactated Ringer's solution)과 0.9% 염화나트륨액(식염액, normal saline)이 등장액의 예이다. 고장액의 예로는 50% 포도당액(50% dextrose)이 있다. 이것은 전형적인 IV 수액은 아니지만 병원전 처치에서 중요한 기능을 한다. 세포막을 통과하는 가장 중요한 물질의 하나는 수분이다. 수분은 세포막을 통하여 높은 수분농도 구역에서 낮은 수분농도 구역으로 쉽게 확산한다. 이러한 방식의 수분의 확산을 삼투(osmosis)라고 한다(그림 5-3).

촉진확산 Facilitated Diffusion

어떤 분자는 촉진확산(facilitated diffusion)이라고 하는 과정에 의해 세포막을 통과할 수 있다. 포도당은 그런 분자의 좋은 예이다. 촉진확산은 '보조단백질(helper protein)' 이라고 하는 세포막 표면에 존재하는 단백질의 도움을 필요로 한다. 이 단백질은 일단 활성화되면 포도당과 결합한다. 결합 후 단백질은 그 구조가 변화되어 포도당 분자를 세포의 안쪽으로 이동시키고 세포 안쪽으로 유리한다. 운반하는 물질에 따라 촉진확산은 에너지를 필요로 할 수도 있고, 그렇지 않을 수도 있다.

능동수송 Active Transport

세포막을 중심으로 안팎의 농도 차이를 유지할 필요가 있는 경우가 있다. 특히 나트륨과 칼륨 이온의 경우에 그러하다. 생명을 유지하기 위하여 세포막 밖의 나트륨농도는 세포 안쪽에 비하여 현저히 높다. 또한 칼륨농도는 세포 안쪽에서 훨씬 높게 유지된다. 이러한 농도 차이를 유지하기 위하여 나트륨은 세포 밖으로, 칼륨은 세포 안쪽으로 밀어 넣어야 한다. 이 두 과정에는 에너지소비를 필요로 한다. 이러한 물질의 이동과정을 능동수송이라고 한다.

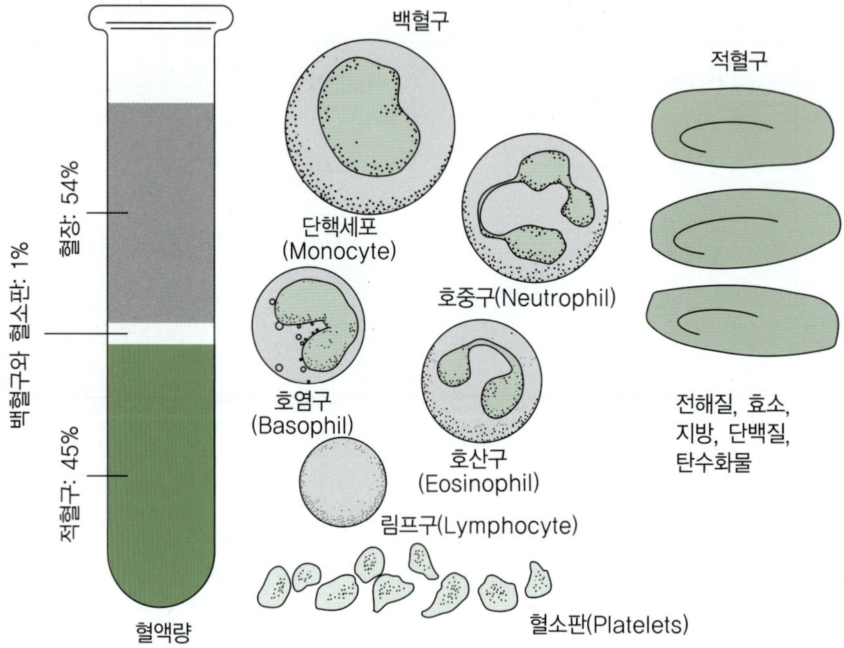

그림 5-4 혈액성분

혈액 Blood

세포외액 즉, 내부 환경의 가장 중요한 특징의 하나는 혈액이다. 혈액은 체세포의 산소화, 영양소 운반, 조절 요소(호르몬)의 운반, 배설물 제거와 온도조절의 기능에 관련된 주요 요소이다. 혈액은 혈장(plasma)과 유형성분(formed elements)의 두 가지 기본 요소로 분류된다.

혈장 Plasma

혈장(plasma)은 혈액의 액체 부분이다. 혈장은 세포를 순환하는 체액(세포간질액)과 모세혈관의 구멍을 통하여 지속적으로 상호교류한다. 혈장은 약 92%의 수분으로 되어 있고 많은 유형성분을 함유하고 있다(그림 5-4).

유형성분 Formed Elements

유형성분은 혈장단백질, 혈장지질, 전해질, 영양소와 적혈구, 백혈구, 혈소판과 같은 세포 성분으로 이루어져 있다. 유형성분은 전체 혈액용적의 약 45~50%를 구성하고 있다. 혈액의 지속적인 이동은 유형성분이 혈장에 분산되어서 다음 기능을 수행 가능하게 해준다.

1. **호흡**: 세포로 산소운반과 이산화탄소의 배출
2. **영양**: 세포대사에 필요한 많은 성분의 운반(포도당, 탄수화물, 아미노산, 지방산, 비타민, 무기질 및 미량원소).
3. **조절**: 전해질과 호르몬 등 조절 물질 운반

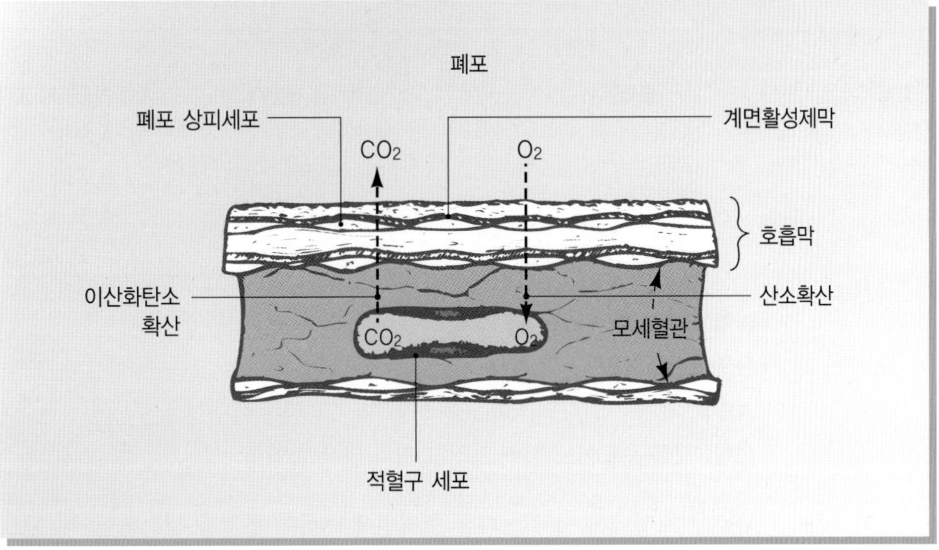

그림 5-5 적혈구

4. **배설**: 세포 잔해물과 세포대사의 쓰레기를 제거(이산화탄소, 물, 산 등)
5. **보호**: 손상과 침입한 미생물로부터 방어

혈구에는 세 가지 유형의 세포가 있다. 첫째는 적혈구(red blood cell 또는 erythrocyte)이다(그림 5-5). 적혈구는 혈색소(헤모글로빈 hemoglobin)라고 하는 철 함유 단백질을 함유하고 있다. 혈색소는 산소와 이산화탄소의 수송을 맡고 있다. 혈액의 약 45%는 적혈구이다. 적혈구의 존재 비율을 적혈구용적(헤마토크릿[hematocrit])이라고 한다. 백혈구(white blood cell 또는 leukocyte)는 혈액 중의 두 번째 구성 성분이다. 백혈구는 감염에 대항하는 것과 관련이 있다. 나머지 구성 성분인 혈소판(platelet 또는 thrombocyte)은 혈액응고에 관련되어 있다.

혈액형 Blood Type

항원(antigen)은 대부분의 세포에서 단백질 인식체이다. 특정 항원의 존재 유무는 세포가 '자기(self)' 또는 '외부물질(foreign)'을 구별하는 것이다. 일단 세포가 외부로 인식하면 그 세포에 대한 특정 항체(antibody)가 형성된다. 그 다음에 모든 항원은 공격받아 파괴된다. 이것을 항원-항체 반응(antigen-antibody reaction)이라고 한다. 두 가지 유형의 혈액이 혼합될 때 이 반응이 일어나기 때문에 수혈반응(transfusion reaction)이라고 부른다. 인체 혈구세포에는 ABO 시스템과 Rh 시스템, 최소 두 가지 유형의 항원이 존재한다.

ABO형 ABO Types

ABO 그룹은 적혈구 세포 표면에 존재하는 두 가지 주요 항원(A와 B)으로 이루어져 있다. 이 항원은 각자 단독으로 또는 함께 또는 둘 다 없는 형태로 나타날 수 있다. 이들의 존재 유무가 네 가지 유형의 혈액형으로 나타난다.

표 5-1 ABO 혈액형

혈액형	항체형	수혈가능 혈액형	기증가능 혈액형
A	B	A 또는 O	A, AB
B	A	B 또는 O	B, AB
AB	-	AB, A, B, O	A, B, AB
O	AB	O	A, B, AB, O

- **A형**: 적혈구에 항원 A를 가지고 있는 혈액형
- **B형**: 적혈구에 항원 B를 가지고 있는 혈액형
- **AB형**: 적혈구에 항원 A와 B를 모두 가지고 있는 혈액형
- **O형**: 적혈구에 어느 항원도 갖고 있지 않은 혈액형

ABO 시스템에서 신체는 다른 혈액형에 대하여 항체를 생산한다. 이 시스템이 혈액형을 결정하고 개인이 수혈반응을 일으키지 않고 수혈받을 수 있는지를 결정한다(표 5-1).

Rh 인자 Rh Factor

혈액수혈에서 두 번째로 중요한 시스템은 Rh형이다. Rh 항원(D형)은 흔한 편이다. 이 항원을 갖고 있는 사람은 Rh 양성이라고 하고, 가지고 있지 않은 사람은 Rh 음성이라고 한다. 미국인의 약 85~95%가 Rh 양성이다.

Rh 인자에 대한 항체는 자연적으로는 생기지 않고 Rh 양성 혈액에 노출됨으로써 획득된다. 이 과정은 Rh 음성인 엄마가 Rh 양성인 아기를 임신하는 경우에 잘 나타난다. 따라서, Rh 음성인 엄마는 매 출산 후에 다음 Rh 양성인 태아에게 항체의 형성을 막기 위하여 백신을 투여받아야 한다. 성인 Rh 음성 환자가 Rh 양성인 혈액을 수혈받으면 위와 비슷한 반응이 나타나지만 그 반응은 천천히 일어난다. 하지만, 또 다시 Rh 양성인 수혈을 받게 되면 심각한 반응이 환자에게 나타날 수 있다.

IV 요법

IV 요법의 적응증은 크게 두 가지가 있다. 첫째는 외상으로 인한 출혈이나 심한 설사, 구토, 열 및 화상으로 인한 체액 손실을 보충하는 것이다. 정맥내 체액과 비슷한 등장액으로 체액 손실을 보충하는 것이 가장 좋다. 두 번째로는 약물의 투여경로를 제공해 주는 것이다.

정맥용 수액은 두 가지 계열로 교질(colloids)과 결정질(crystalloids)이 있다. 교질(콜로이드[colloids])은 세포막을 쉽게 통과하지 못하는 고분자량의 화합물(주로 단백질)을 함유하고 있다. 또한 이들은 교질성 삼투압을 나타내므로 수분을 혈관내(intravascular) 공간으로 끌어들이는 경향이 있다. 따라서 환자에게 소량의 교질을 투여하면 혈관내 용적은 예측한 것보다 크게 증가한다. 이것은 혈관내 용적을 증가시키기 위하여 교질이 세포간극과 세포내 구획으로부터 수분을 끌어들이기 때문이다. 교질액의 일반적 예는 다음과 같다.

- **혈장단백분획**(plasma protein fraction[Plasmanate]): 혈장단백분획은 단백질을 함유한 교질액이다. 주요 단백질은 알부민으로 이것은 다른 단백질과 함께 식염액에 현탁되어 있다.
- **알부민**(albumin): 알부민 제제의 성분은 사람으로부터 획득된 알부민만으로 구성되어 있다. 알부민 1 g은 약 18 mL의 수분을 혈류 속으로 끌어들인다.
- **덱스트란**(dextran): 덱스트란은 단백질은 아니지만 알부민과 유사한 삼투압을 갖는 고분자량의 당분자이다. 덱스트란 제제는 서로 다른 분자량의 두 종류가 있다(40킬로달톤과 70킬로달톤). 덱스트란 40은 알부민의 2~2.5배의 삼투압을 갖고 있다.
- **헤타스타치**(hetastach[Hespan]): 헤타스타치는 단백질과 비슷한 삼투성 당분자이다. 이것은 덱스트란과 같이 많은 부작용을 나타내지는 않는다.
- Polygeline(Haemaccel): 헤마셀은 알부민과 유사한 삼투압 성질을 가진 젤리 같은 교질이다. 이것은 상대적으로 부작용이 없고, 온도에 안정적이어서 보관 기간이 길다.

현재에 콜로이드 보충요법은 드문 경우를 제외하고는 병원전 처치에서 사용하지 않는다. 콜로이드 제품은 값이 비싸고 보관 기간이 짧다.

결정질액(crystalloids)은 수분과 전해질만을 함유하고 있다. 이 물질들은 세포막을 쉽게 통과하여 확산한다. 결정질액은 병원전 정맥 수액요법에서 일차적으로 사용되는 용액이다. 많은 수액 제제가 있기 때문에 혈장에 대한 삼투성 정도에 따라 분류되곤 한다.

- **등장 용액**(isotonic solutions): 등장액은 혈장과 비슷한 전해질 구성을 갖고 있다. 이것은 정상적인 수분 분포를 가진 환자에게 투여되었을 때 현저한 체액이나 전해질의 이동이 일어나지 않는다.
- **고장 용액**(hypertonic solutions): 고장액은 혈장보다 높은 용질농도를 갖는다. 정상인에게 투여되었을 때 세포내액 구획으로부터 세포외액 구획으로 체액의 이동을 일으킨다. 그 다음에는 반대 방향으로 용질의 확산이 일어난다.
- **저장 용액**(hypotonic solutions): 저장액은 혈장보다 낮은 용질농도를 갖고 있다. 정상인에게 투여되었을 때 세포외액 구획으로부터 세포내액 구획으로 체액의 이동을 일으킨다. 후에는 반대 방향으로 용질의 이동이 일어난다.

응급구조사는 환자의 필요와 상태에 따라 적절한 보충수액를 선택해야 한다. 일반적으로 출혈이 빨리 일어날 때는 세포 외와 세포내 공간 간의 체액을 이동시킬 시간이 없다. 이 때문에 보충 체액으로 등장액이 가장 많이 사용된다. 락테이트 링거액이나 식염액을 사용하는 것은 이러한 이유 때문이다. 만일 환자가 설사나 고열로 인하여 탈수되어 있을 때에는 염분보다 수분의 결핍이 더 심각한 문제이다. 이 경우에는 반식염액(half saline, 0.45% 생리식염수) 같은 저장액을 사용해야 한다.

일부 보충수액은 염화나트륨이나 포도당 같은 단일 성분을 함유하고 있기도 하고, 다른 복합성분을 함유하기도 한다. 락테이트 링거액과 같은 용액은 전해질의 농도가 혈장과 비슷하도록 고안되었기 때문에 평형염액(balanced salt solution)이라고도 한다.

표 5-2 수액제의 이온농도(mEq/L) 및 리터당 칼로리

이온농도(mEq/L)								
	Na^+	K^+	Ca^{2+}	Cl^-	젖산	kcal/L	삼투압[a] (mOsm/L)	pH[b]
5% 포도당 주사액						170	252	3.5~6.5
10% 포도당 주사액						340	505	3.5~6.5
0.9% 염화나트륨 주사액	154			154			308	4.5~7.0
젖산나트륨 주사액(M/6 Sodium Lactate)	167				167	54	334	6.0~7.3
2.5% 포도당/0.45% 염화나트륨 주사액	77			77		85	280	3.5~6.0
5% 포도당/0.2% 염화나트륨 주사액	34			34		170	321	3.5~6.0
5% 포도당/0.33% 염화나트륨 주사액	56			56		170	365	3.5~6.0
5% 포도당/0.45% 염화나트륨 주사액	77			77		170	406	3.5~6.0
5% 포도당/0.9% 염화나트륨 주사액	154			154		170	560	3.5~6.0
10% 포도당/0.9% 염화나트륨 주사액	154			154		340	813	3.5~6.0
링거 주사액	147.5	4	4.5	156			309	5.0~7.5
락테이트 링거 주사액	130	4	3	109	28	9	273	6.0~7.5
5% 포도당/링거 주사액	147.5	4	4.5	156		170	561	3.5~6.5
5% 포도당/락테이트 링거액	130	4	3	109	28	180	525	4.0~6.5

a. 평균 생리적인 등장 범위는 280~310 mOsm/L, 저장액의 투여는 용혈(hemolysis)을 일으킬 수 있고, 고장액의 투여는 정맥손상을 유발할 수 있다.
b. pH 범위는 USP 또는 동등 대입하여 이루어짐

병원전 처치에서 가장 흔히 사용하는 용액 세 가지는 락테이트 링거액, 0.9% 염화나트륨액(식염액), 그리고 5% 포도당액(D_5W)이다.

- **락테이트 링거액**(lactated Ringer's solution): 락테이트 링거액은 등장성 전해질 용액이다. 이것은 염화나트륨(NaCl), 염화칼슘($CaCl_2$), 염화칼륨(KCl) 및 젖산나트륨(sodium lactate)을 함유하고 있다.
- **식염액(생리식염수**[normal saline]): 식염액은 세포외액과 등장인 염화나트륨을 함유하고 있다.
- **5% 포도당액**(5% dextrose in water, D_5W): D_5W는 저장액이며, 정맥로를 유지하고, 세포대사에 필요한 칼로리를 공급하기 위하여 사용되는 포도당액이다. 이것이 순환용적의 증가에 대한 효과를 나타내는 동안 포도당 분자는 빠르게 혈관세포막을 통과하는 즉시 수분이 세포간질 공간으로 따라 들어가기 때문에 순환하는 혈액용적에는 거의 영향을 미치지 않는다.

락테이트 링거액과 식염액은 모두 순환용적을 즉시 팽창시키므로 체액용적을 보충하기 위하여 사용된다. 그러나 앞에서 언급했듯이, 전해질과 수분의 이동으로 인해 1시간 내에 이 용액의 약 2/3는 세포간질 공간으로 이동된다. 현장에서 IV 주입을 시작하는 두 번째 이유는 약물의 투여경로를 제공하기 위해서이다. 다음 IV 수액은 병원전 응급 단계에서 가장 많이 사용되는 제제이다(표 5-2).

혈장단백분획물 Plasma Protein Fraction (Plasmanate)

분류 Class 천연 교질제

설명 Description

혈장단백분획은 식염액에 현탁되어 있는 단백질을 함유한 교질이다. 혈장단백분획의 주요 단백질은 혈청알부민이다. 다른 단백질은 글로불린(globulin)과 감마글로불린이다. 혈장단백분획은 대량의 인체 혈장으로부터 제조된다. 이것은 매우 값비싸고 보관기간이 매우 짧다. 병원전 단계의 응급처치에서는 거의 사용되고 있지 않지만 일부 응급치료 전문가들은 저혈량성 상태, 특히 화상 쇼크 치료에 혈장단백분획을 선호한다. 환자가 심한 화상을 겪으면 체액이 혈액으로부터 주위 조직으로 소실된다. 혈장단백분획은 순환 혈류 내에 머무르기 때문에 적절한 혈액용적과 혈압을 유지시키는 데 효과적이다. 이것은 보통 락테이트 링거액이나 식염액과 함께 사용된다.

작용기전 Mechanism of Action

Plasmanate는 혈관내 구획에 체류하는 단백질을 함유한 교질이다. 이것은 교질삼투압의 작용에 의해서 다른 체액구획으로부터 수분을 끌어들여서 혈액용적을 증가시킨다.

적응증 Indications

저혈량 쇼크(hypovolemic shock); 특히 화상 쇼크(burn shock)
저단백증(hypoprotenemia)

금기사항 Contraindications

위험한 저혈량성 상태 치료에 사용할 때 주요 금기사항은 없다.

주의사항 Precautions

환자의 반응을 일정하게 모니터하면서 주입 속도를 맞추는 것이 중요하다. 혈압 상승과 폐부종에 대하여 환자를 모니터해야 한다.

부작용 Side Effects

오한, 열, 담마진(urticaria, hives), 오심 및 구토가 보고되고 있다.

약물 상호작용 Interactions

용액을 다른 수액과 같은 투여 세트로 투여하거나 혼합해서는 안 된다.

용법 · 용량 Dosage

혈장단백분획의 주입 속도는 환자의 혈역학적 반응에 따라 적정해야 한다. 화상에 의한 쇼크의 치료 시 투여 속도에 대한 의사의 지시를 엄격히 준수해야 한다. IV 수액투여를 위한 개발된 표준식이 개발되어 있고, 지도의사 정확한 정맥투여 속도를 결정할 때 이를 사용한다.

경로 Route

정맥주입(법)

상품 How Supplied

5% 용액: 250, 500 mL, 투여 세트는 보통 부착되어 있다.

덱스트란 Dextran

분류 Class 인공 교질액

설명 Description

덱스트란은 혈장단백분획과는 아주 다른 교질이다. 덱스트란은 혈청알부민과 비슷한 분자량의 당 사슬(chains of sugars)을 갖고 있다. 분자 크기가 크므로 순환 혈류 속에 오랜 시간 동안 체류한다. 혈장단백분획만큼 효과적이지는 않지만 덱스트란은 저혈량 쇼크 치료의 보조제로서 효과적임이 증명되었다. 덱스트란은 두 가지 분자량으로 공급된다. 덱스트란 40은 평균 분자량 약 40킬로달톤(kDa)이다. 덱스트란 40은 고분자량인 덱스트란 70(70킬로달톤[kDa])보다 콩팥에서 빨리 소실된다. 고분자량의 덱스트란은 덱스트란 형태로 배설되기보다는 당으로 분해되는 경향이 있다. 병원전 처치에서 어떤 유형의 덱스트란을 사용할 것인지는 의사에게 달려 있다. 덱스트란은 소변으로 배설되며 소변 배출은 보통 덱스트란 투여로 유지된다.

작용기전 Mechanism of Action

덱스트란은 정맥용 용적팽창제로 사용되는 당을 함유한 교질이다. 이것은 약 12시간 동안 혈관내 구획에 체류한다. 이것은 교질삼투압으로 인해 다른 체액구획으로부터 수분을 끌어들여서 혈관용적을 증가시킨다.

적응증 Indications

저혈량 쇼크(hypovolemic shock)

금기사항 Contraindications

이 약물에 과민성이 있는 환자에게 투여해서는 안 된다. 울혈심장기능상실, 콩팥기능상실 또는 출혈성 질환이 있는 환자에게 투여해서는 안 된다.

주의사항 Precautions

덱스트란 사용의 주요 단점은 적혈구를 코팅하는 것이다. 그래서 정확한 혈액형 검사를 방해하여 필요시 전혈의 투여를 방해할 수 있다. 덱스트란을 투여하기 전에 혈액샘플을 채취하여 병원에서 혈액형 검사를 실시할 수 있게 한다.

경미한 알레르기부터 심한 아나필락시스에 이르기까지 부작용이 일어날 수 있다. 이 경우에 즉시 치료를 중단해야 한다. 경미한 경우에는 환자를 주의 깊게 관찰하면서 응급약물을 준비해야 한다. 심한 알레르기반응은 에피네프린, 디펜히드라민(diphenhydramine[Benadryl]) 및 부신호르몬제를 필요로 할 수 있다. 심한 저혈량 쇼크의 치료에는 보통 덱스트란보다 락테이트 링거액과 같은 결정질액을 사용하는 것이 더 좋다.

부작용 Side Effects

발적, 가려움, 호흡곤란, 가슴압박 및 가벼운 저혈압이 보고되고 있다. 그러나 이들 부작용의 발생률은 매우 낮고 반응도 일반적으로 경미하다.

덱스트란은 혈소판 기능을 억제하므로 출혈시간의 연장을 일으키는 것으로 보고되고 있다.

약물 상호작용 Interactions

덱스트란은 혈액응고를 지연시키므로 항응고제를 복용하고 있는 환자에게 투여해서는 안 된다.

용법 · 용량 Dosage

환자의 생리적 반응에 따라 용량을 적정해야 한다. 화상 쇼크의 치료에는 순환과부하를 막기 위하여 표준 수액구조법을 준수하는 것이 중요하다.

경로 Route

정맥주입(법)

상품 How Supplied

덱스트란 40과 70은 보통 250, 500 mL 용액으로 공급된다.

헤타스타치 Hetastarch (Hespan)

분류 Class 인공 교질액

설명 Description

헤타스타치는 혈장단백분획이나 덱스트란과는 다른 인공 교질액이다. 헤타스타치는 아밀로펙틴(amylopectin)에서 유래되었으며, 화학적으로 글리코겐과 비슷하다. 평균 분자량은 약 450킬로달톤으로 인체 알부민과 비슷한 교질삼투압을 제공한다. 정맥내 주입하면 주입량보다 혈장용적이 다소 크게 팽창한다.

헤타스타치의 교질성 성질은 인체 알부민과 매우 유사하므로 저혈량 쇼크, 특히 화상 쇼크의 치료에 효과적임이 증명되었다. 이것은 덱스트란과 같이 혈액형 검사에 문제를 일으키지 않는다.

작용기전 Mechanism of Action

헤타스타치는 혈관내 용적팽창제로 사용되는 탄수화물을 함유한 교질이다. 투여 후 혈장용적은 투여된 헤타스타치 용적보다 다소 큰 정도로 팽창된다. 이 효과는 24~36시간 지속된다. 헤타스타치는 교질성 삼투과정에 의하여 혈관내 용적을 증가시킨다.

적응증 Indications

저혈량 쇼크(hypovolemic shock), 특히 화상 쇼크(burn shock)

패혈 쇼크(septic shock)

금기사항 Contraindications

생명을 위협하는 저혈량 쇼크의 치료에 사용될 때 주요 금기사항은 없다.

주의사항 Precautions

환자를 주의 깊게 모니터하고 주입 속도를 조절하는 것이 중요하다. 폐부종과 혈압 상승의 징후에 대하여 환자를 모니터해야 한다.

다량의 헤타스타치는 신체의 혈액응고기전을 변화시킬 수 있다. 항응고제를 복용하고 있는 환자에게는 주의하여 사용해야 한다.

부작용 Side Effects

오심, 구토, 가벼운 열반응, 오한, 가려움 및 담마진이 발생할 수 있다. 심각한 아나필락시스 반응이 드물게 나타나기도 한다.

약물 상호작용 Interactions

항응고제를 복용하고 있는 환자에게 투여하면 안 된다.

용법 · 용량 Dosage

환자의 혈역학적 반응에 따라서 주입속도를 조절해야 한다. 화장 쇼크 치료 시 투여속도는 의사의 지시를 따라야 하며, 이때 교질투여 표준계산식을 참고로 한다. 화상 쇼크의 혈압하강은 출혈성 쇼크보다 훨씬 뒤에 일어난다는 것을 기억해야 한다.

경로 Route

정맥주입(법)

상품 How Supplied

0.9% 염화나트륨 수액에 혼합되어 500 mL 용량으로 공급된다.

폴리젤린 Polygeline (Haemaccel)*

분류 Class 인공 교질액

설명 Description

헤마셀은 비록 북아메리카에서는 사용되지 않지만 그 외의 나라의 EMS 체계에서 이용된다. 미국의 소에서 얻은 젤라틴에서 단백질을 얻어 제조된다. 이것은 소독한 물질로 발 열원이 없고 보존료가 첨가되지 않는다. 그뿐만 아니라 냉동하여 해동한 후에 더 효과적이라는 연구들이 있다. 분자량은 약 35킬로달톤이다. 나트륨이온(145 mEq), 칼륨이온(5.1 mEq), 칼슘이온(6.25 mEq), 그리고 염화이온(145 mEq)을 포함하고 있다. pH는 약 7.3이다. 1 L 투여 시 교질성 삼투압은 추가로 500 mL나 체액을 정맥내 공간으로 끌어들인다.

작용기전 Mechanism of Action

젤라틴성 교질(콜로이드)로 정맥내 혈액대용제로 사용된다. 반감기는 약 8시간이다. 교질성 삼투압으로 인하여 다른 체액구획으로부터 수분을 끌어들임으로써 정맥내 체액량을 증가시킨다.

적응증 Indications

저혈량 쇼크(hypovolemic shock)

금기사항 Contraindications

이 성분에 과민증이 있는 환자에서 금한다. 아나필락시스 과거력이 있는 환자에서 주의하여 사용해야 한다.

주의사항 Precautions

알레르기반응과 아나필락시스 가능성이 알려져 있으나 드물다.

부작용 Side Effects

일시적인 피부반응(두드러기, 팽진), 빠른맥(빈맥), 느린맥(서맥), 오심, 구토, 호흡곤란, 저혈압, 체온저하, 떨림(오한)이 나타날 수 있다. 이러한 부작용 발생 시 주입을 중지한다.

약물 상호작용 Interactions

없음

---

*현재 북미에서는 사용되지 않음

용법 · 용량 Dosage

용량은 환자의 생리적 반응에 따라 조절되어야 한다. 화상 쇼크의 관리 시에는 특히 가능한 순환과 부하를 막기 위해 표준 수액소생법을 따르는 것이 중요하다.

경로 Route

정맥주입(법)

상품 How Supplied

3.5% Haemaccel: 500 mL, 플라스틱 점적병

락테이트 링거액 Lactated Ringer's Solution (Hartmann's Solution)

분류 Class 등장성 결정질액

설명 Description

락테이트 링거액은 저혈량 쇼크의 처치에 가장 많이 사용되는 IV 수액제 중의 하나이다. 이것은 다음의 전해질농도를 함유하고 있는 등장성 결정질액이다.

나트륨(Na^+)	130 mEq/L
칼륨(K^+)	4 mEq/L
칼슘(Ca^{2+})	3 mEq/L
염소(Cl^-)	109 mEq/L

위의 전해질 외에도 28 mEq의 젖산을 완충제로서 함유하고 있다.

작용기전 Mechanism of Action

물과 전해질을 보충한다. 전해질 농도면에서 정상 체액과 가장 유사하다.

적응증 Indications

저혈량 쇼크(hypovolemic shock)
화상(Consensus[Parkland] 공식[formula]에 기초하여 제공)
정맥로 유지

금기사항 Contraindications

락테이트 링거액은 울혈심장기능상실이나 콩팥기능상실이 있는 환자에게 사용해서는 안 된다.

주의사항 Precautions

락테이트 링거액을 주입받고 있는 환자는 순환과부하를 막기 위하여 모니터하여야 한다.

부작용 Side Effects

치료용량에서는 거의 없다.

약물 상호작용 Interactions

응급상황에서는 거의 없다.

용법 · 용량 Dosage

락테이트 링거액과 같은 결정질액은 1시간 내에 혈관에서 확산되어 주변 조직으로 침투한다. 따라서 3~4 L의 락테이트 링거액으로 1 L의 소실된 혈액을 보충하는 것이 필요하다. 심각한 저혈량 쇼크의 경우에 락테이트 링거액은 구경이 큰(14 또는 16G[게이지]) IV 삽입관을 통하여 주입되어야 한다. 이 주입은 수축기혈압이 약 90 mmHg에 이를 때까지 투여하여야 한다. 이 혈압에 이르면 100 mL/hr의 속도로 감소시킨다. 혈압이 다시 떨어지면 주입속도를 높여 다시 혈압을 조정한다.

경로 Route

정맥주입(법)

상품 How Supplied

백이나 병: 250, 500, 1000 mL

5% 포도당액 5 Percent Dextrose in Water (D_5W)

분류 Class 저장성 포도당 용액

설명 Description

강력한 체액보충이 필요한 경우가 아니면 5% 포도당액이 사용될 수 있다. D_5W는 약물의 정맥투여에 필요한 정맥로를 제공해 준다. D_5W는 저장액이므로 울혈심실기능상실의 순환과부하를 막아준다.

작용기전 Mechanism of Action

D_5W는 포도당과 유리수(free water)의 형태로 영양분을 공급한다.

적응증 Indications

약물투여를 위한 정맥로 확보

정맥주입을 위한 농축약물의 희석

금기사항 Contraindications

저혈량성 상태의 체액보충액으로는 사용되지 않는다. 포도당 함유 용액은 머리손상이나 뇌졸중을 가진 환자에게는 피해야 한다.

주의사항 Precautions

포도당 함유 용액은 산성이며 국소정맥 자극을 유발할 수 있다. 피부밑주사는 조직괴사를 유발할 수 있다.

D_5W를 투여할 때는 순환과부하의 징후를 살피는(감시하는) 것이 중요하다.

저혈당증을 치료할 때는 D_5W 또는 $D_{50}W$를 투여하기 전에 혈액을 채취하는 것이 필수적이다(또는 채취해야만 한다).

부작용 Side Effects

치료용량에서는 거의 없다.

약물 상호작용 Interactions

페니토인(phenytoin[Dilantin])이나 암리논(amrinone[Inocor])과 함께 사용해서는 안 된다.

용법 · 용량 Dosage

보통 미니드립(60 gtt/mL) 세트를 통하여 유지속도로 투여한다.

경로 Route

정맥주입(법)

상품 How Supplied

백이나 병: 50, 100, 150, 250, 500, 1000 mL

10% 포도당액 10 Percent Dextrose in Water ($D_{10}W$)

분류 Class 고장성 포도당 용액

설명 Description

$D_{10}W$는 고장액으로 D_5W와 같이 많은 체액보충이 필요한 경우가 아닐 때 사용된다. 탄수

화물이 D_5W의 두 배이므로 저혈당증의 치료에 유용하다. $D_{10}W$는 고유한 위험 없이 $D_{50}W$ 만큼 유효하다.

작용기전 Mechanism of Action

포도당과 유리수의 형태로 영양분을 공급한다.

적응증 Indications

신생아소생술(neonatal resuscitation)

저혈당증(hypoglycemia)

금기사항 Contraindications

저혈량성 상태의 체액보충액으로는 사용되지 않는다. 포도당을 함유한 용액은 머리손상 또는 뇌졸중 환자에게는 피해야 한다.

주의사항 Precautions

포도당 함유 용액은 산성이며 국소정맥 자극을 유발할 수 있다. 피부밑주사는 조직괴사를 유발할 수 있다. $D_{10}W$를 투여할 때는 순환과부하의 증상을 확인하는 것이 중요하다. 저혈당증을 치료할 때는 $D_{10}W$ 또는 $D_{50}W$를 투여하기 전에 혈액을 채취하는 것이 필수적이다(또는 채취해야만 한다).

부작용 Side Effects

치료용량에서는 거의 없다.

약물 상호작용 Interactions

페니토인이나 암리논과 함께 사용해서는 안 된다.

용법 · 용량 Dosage

환자의 상태에 따라 투여 속도를 조절한다.

경로 Route

정맥주입(법)

상품 How Supplied

백이나 병: 50, 100, 150, 250, 500, 1000 mL

0.9% 염화나트륨액, 생리식염수 0.9 Percent Sodium Chloride (Normal Saline)

분류 Class 등장성 결정질액

설명 Description

생리식염수(정상식염액)는 응급의학에서 많은 용도를 지닌다. 생리식염수는 154 mEq/L의 나트륨(Na^+)이온과 154 mEq/L의 염소(Cl^-)이온을 함유하고 있다. 나트륨의 농도가 혈액의 농도와 비슷하므로 등장액으로 취급된다. 생리식염수는 특히 열사병(heat stroke), 열피로(heat exhaustion) 및 당뇨병 케톤산증(diabetic ketoacidosis)에 유용하다.

작용기전 Mechanism of Action

물과 전해질을 보충한다.

적응증 Indications

더위와 관련된 질병(열 피로, 열사병)
담수익수(freshwater drowning)
저혈량증
당뇨병성 케톤산증
정맥로 유지(Keep open IV)

금기사항 Contraindications

순환과부하를 일으킬 수 있기 때문에 울혈심실기능상실 환자에게 사용해서는 안 된다.

주의사항 Precautions

다량의 식염액을 투여하면 다른 전해질 결핍이 생길 수 있다. 다량의 체액 공급이 필요할 경우에는 락테이트 링거액을 사용하는 것이 좋다.

부작용 Side Effects

치료용량에서는 거의 없다.

약물 상호작용 Interactions

응급상황에서는 거의 없다.

용법 · 용량 Dosage

투여 상황에 따라 속도를 조절해야 한다. 열사병, 당뇨병케톤산증 및 담수익수의 경우에는 가능한 한 빠르게 수액을 투여하는 것이 필요하다. 다른 경우에는 적당한 속도(100 mL/hr)로 수액을 투여하는 것이 좋다.

경로 Route

정맥주입(법)

상품 How Supplied

백이나 병: 250, 500, 1000 mL

정맥주사용과 세정용 멸균식염액을 혼동하지 말아야 한다.

0.45% 염화나트륨액, 반식염액 0.45 Percent Sodium Chloride (One-Half Normal Saline)

분류 Class 저장성 결정질액

설명 Description

반식염액은 혈장농도의 약 1/2 농도의 나트륨과 염소를 함유한 저장성 결정질액이다.

작용기전 Mechanism of Action

유리수와 전해질을 보충한다.

적응증 Indications

콩팥 또는 심혈관계 기능저하 환자에게 빠른 수분보충이 필요하지 않을 때

고나트륨혈증(hypernatremia)

금기사항 Contraindications

빠른 수분공급이 필요한 경우는 사용해서는 안 된다.

주의사항 Precautions

반식염액은 나트륨과 염소만을 함유하고 있기 때문에 다량의 식염액을 투여하면 다른 전해질의 결핍이 생길 수 있다. 다량의 체액 공급이 필요할 경우에는 락테이트 링거액을 사용하는 것이 좋다.

부작용 Side Effects

치료용량에서는 거의 없다.

약물 상호작용 Interactions

응급상황에서는 거의 없다.

용법 · 용량 Dosage

투여 상황과 환자 상태에 따라 속도를 조절해야 한다.

경로 Route

정맥주입(법)

상품 How Supplied

백이나 병: 250, 500, 1000 mL

5% 포도당의 반식염액 5 Percent Dextrose in 0.45 Percent Sodium Chloride ($D_5$1/2NS)

분류 Class 고장성 포도당을 함유한 결정질액

설명 Description

$D_5$1/2NS는 용도가 많은 수액이다. 이것은 반식염액과 같은 나트륨과 염소를 함유하고 있다. 영양분으로 가해진 포도당은 80 cal/L를 제공한다.

작용기전 Mechanism of Action

유리수와 전해질을 공급하고 포도당의 형태로 영양분을 제공한다.

적응증 Indications

열사병(heat exhaustion)
당뇨성 장애(diabetic disorders)
콩팥 또는 심혈관계 기능손상 환자에게 정맥로 유지

금기사항 Contraindications

빠른 수분공급이 필요한 경우는 사용해서는 안 된다. 포도당을 함유한 용액은 머리손상 또는 뇌졸중 환자에게는 피해야 한다.

주의사항 Precautions

포도당 함유 용액은 산성이며 국소정맥의 자극을 일으킬 수 있다. 피부밑주사는 조직괴사를 일으킬 수 있다.

$D_5$1/2NS 투여 후 순환과부하를 확인하는 것이 필요하다.

부작용 Side Effects

치료용량에서는 거의 없다.

약물 상호작용 Interactions

페니토인 또는 암리논과 함께 사용해서는 안 된다.

용법 · 용량 Dosage

특정 상황과 환자 상태에 따라 속도를 조절해야 한다.

경로 Route

정맥주입(법)

상품 How Supplied

백이나 병: 250, 500, 1000 mL

5% 포도당의 식염액 5 Percent Dextrose in 0.9 Percent Sodium Chloride (D_5NS)

분류 Class 고장성 포도당을 함유한 결정질액

설명 Description

생리식염수에 5% 포도당을 함유한 고장성 결정질액으로서 영양분으로 가해진 포도당은 80 cal/L를 제공한다.

작용기전 Mechanism of Action

유리수와 전해질을 보충하고 포도당의 형태로 영양분을 제공한다.

적응증 Indications

열성 질환

저혈량증

금기사항 Contraindications

심장 또는 콩팥 기능손상 환자에게 투여해서는 안 된다. 포도당을 함유한 용액은 머리손상 또는 뇌졸중 환자에게는 피해야 한다.

주의사항 Precautions

포도당 함유 용액은 산성이며 국소정맥의 자극을 일으킬 수 있다. 피부밑주사는 조직괴사를 일으킬 수 있다.

D_5NS 투여 후 순환과부하를 확인하는 것이 필요하다. D_5NS는 나트륨과 염소 전해질만 함유한다. 다량의 체액 공급이 필요할 경우에는 다른 존해질의 결핍을 방지할 수 있는 락테이트 링거액을 사용하는 것이 좋다.

부작용 Side Effects

치료용량에서는 거의 없다.

약물 상호작용 Interactions

페니토인이나 암리논과 함께 사용해서는 안 된다.

용법 · 용량 Dosage

투여 상황과 환자 상태에 따라 속도를 조절해야 한다.

경로 Route

정맥주입(법)

상품 How Supplied

백이나 병: 250, 500, 1000 mL

5% 포도당의 락테이트 링거액 5 Percent Dextrose in Lactated Ringer's Solution (D_5LR)

분류 Class 고장성 포도당을 함유한 결정질액

설명 Description

D_5LR은 락테이트 링거액과 동일 농도의 전해질을 함유하고 있다. 또한 영양분으로 100 mL당 5 g의 포도당을 함유하고 있다. 이 포도당이 용액을 고장액으로 만들고 80 cal/L를 제공하게 한다.

작용기전 Mechanism of Action

물과 전해질을 보충하고 포도당의 형태로 영양분을 제공한다.

적응증 Indications

저혈량 쇼크(hypovolemic shock)
출혈 쇼크(hemorrhagic shock)
산증(acidosis)의 특정 유형

금기사항 Contraindications

심장 또는 콩팥 기능손상 환자에게 투여해서는 안 된다. 포도당 함유 용액은 머리손상이나 뇌졸중 환자에게 사용해서는 안 된다.

주의사항 Precautions

D_5LR을 투여받고 있는 환자는 순환과부하의 증상을 지속적으로 확인해야 한다. 포도당 함유 용액은 산성이며 국소정맥의 자극을 일으킬 수 있다. 피부밑주사는 조직괴사를 일으킬 수 있다.

부작용 Side Effects

치료용량에서는 거의 없다.

약물 상호작용 Interactions

페니토인이나 암리논과 함께 사용해서는 안 된다.

용법 · 용량 Dosage

심한 저혈량 쇼크에는 구경이 큰 카테터(14 또는 16게이지)로 주입한다. 주입로를 충분히 열고(wide open) 목표 혈압에 도달할 때까지 활력징후(vital sign)를 수시로 평가한다. 목표 혈압에 도달하면 속도를 100 mL/hr로 줄인다. 다른 경우에는 환자의 상태에 따라 속도를 조절한다.

경로 Route

정맥주입(법)

상품 How Supplied

백이나 병: 250, 500, 1000 mL

정맥카테터 삽입법 Insertion of Indwelling IV Catheter

급성 질환 또는 손상 환자의 가장 초기 처치단계의 하나는 정맥카테터 삽입이다. 외상의 경우에 정맥카테터는 체액보충을 할 수 있는 방법을 제공하며 질환 상태에서는 정맥용 투여 약물의 경로를 제공하여 준다.

정맥카테터를 삽입하기 전에 몇 가지 고려사항이 있다.

어떤 크기의 카테터를 삽입할 것인가? What Size of Catheter Should Be Inserted?

빠른 수액공급을 필요로 하는 외상 환자를 치료할 때는 16게이지의 큰 카테터를 삽입하는 것이 좋다. 병원에 도착 시 전혈을 공급받아야 할 것 같은 환자에게는 구경이 큰 카테터(18게이지 이상)가 필요하다. 약물주입용은 18~20게이지가 적당하다.

어떤 유형의 정맥카테터를 삽입해야 하는가? What Type of IV Catheter Should Be Inserted?

일반적으로 응급현장에서는 직선형 카테터(over-the-needle catheter)를 사용한다. 나비형 카테터는 보통 너무 작아서 수액을 빠르게 투여할 수 없다. 그러나 소아환자에게는 나비형 카테터(butterfly catheter)를 삽입해야 한다. 가끔 극히 작은 정맥을 가진 성인에게도 나비형 카테터를 사용해야 한다.

어떤 종류의 수액을 사용해야 하는가? What Type of IV Fluid Should Be Used?

이 결정은 의사의 결정 또는 프로토콜에 의한다. 그러나 이 장에서 논의된 수액에 대해서 익숙해지는 것이 중요하다.

어떤 투여 세트를 사용할 것인가? What Type of Administration Set Should Be Used?

두 가지 일반적인 정맥투여 세트가 있다. 표준 또는 마이크로드립 세트는 제조회사에 따라서 10 또는 20 gtt/mL이다. 미니드립 또는 마크로드립 세트는 50~60 gtt/mL을 운반한다. 만일 대용량의 수액을 공급해야 한다면 표준 세트를 사용해야 한다. 약물을 투여할 때는, 특히 점적 주입 시에는 마크로드립 세트를 사용한다. 특별한 경우, 아미노필린(aminophylline) 및 유사약물을 투여할 때는 Buretrol 또는 Volutrol 세트를 사용할 수 있다. 따라서 이러한 세트가 사용될 때에는 아미노필린을 사용하기 위함을 기억하고 준비해야 한다.

어떤 부위에 삽입할 것인가? Where Should the IV Be Inserted?

일반적으로 정맥주입은 아래팔의 대정맥에서 시작해야 한다. 이것이 보통 가장 가능하며 환자에게 고통을 덜 줄 수 있는 방법이다. 쇼크나 외상의 경우처럼 이 정맥을 이용할 수 없을 때에는 다른 말초 부위를 시도한다.

다리정맥과 목의 외부 목정맥이 가능한 말초정맥이다. 질환 또는 외상응급을 치료할 때 정맥주입의 제1원칙은 혈류가 있는 부위에는 어디라도 시작할 수 있다는 것이다. 심장성/외상성 정지에서는 자쪽 피부정맥이 선호되는 부위이다.

정맥내 관삽입술의 과정 Procedure for Intravenous Cannulation

이 다섯 가지 결정이 이루어지면 정맥내 삽입의 실제 과정은 다음과 같다.

1. 표준예방지침을 준수한다.
2. 지시를 받는다.
3. 지시를 확인하고 적는다.
4. 필요한 장비를 준비하고 장갑과 보호경을 쓴다.
   a. 적절한 정맥주사용 수액
   b. 적절한 투여 세트
   c. 적절한 카테터
   d. 확장용 튜브
   e. 압박대(tourniquet)
   f. 항생제 소독면
   g. 2×2 거즈
   h. 1인치 테이프
   i. 팔 받침대
5. 수액의 포장을 연다.

6. 수액을 검사하고 변색이나 침전이 생성되지 않았는지 확인한다. 용량을 확인한다. 변색이나 침전물 생성 또는 규정용량이 들어 있지 않을 경우에는 사용하지 않는다.
7. 정맥용 튜브를 열고 검사한다.
8. 확장용 튜브를 연결한다.
9. 튜브의 클램프를 닫는다.
10. 수액과 투여 세트로부터 멸균커버를 제거한다.
11. 투여 세트를 수액에 끼운다.
12. 드립 챔버(chamber)에 수액이 차도록 누른다.
13. 튜브 밖으로 공기를 흘려 보낸다.
14. 백을 적당한 높이의 지지대에 건다.
15. 정맥흐름을 차단하기 위하여 환자에게 압박대를 한다.
16. 적당한 정맥을 선택하여 촉진한다(그림 5-6, 5-7).
17. 항생제 소독면으로 주사 부위를 미리 닦는다.
18. 적당한 멸균술로 구멍을 내고 정맥 내로 카테터를 집어넣는다. 혈액이 역류하는 것을 확인하고 카테터를 진입시킨다(그림 5-8, 5-9, 5-10).
19. 튜브를 연결하고 압박대를 제거한다.
20. 밸브를 조심스럽게 연다.
21. 액체가 침윤되지 않고 잘 흐르는지 확인한다.
22. 2 × 2 멸균거즈 또는 접착붕대로 덮는다.
23. 정맥카테터를 테이프로 붙이고 튜브를 아래로 한다.
24. 유속을 맞춘다.
25. 팔 받침대를 댄다.
26. 수액 백에 환자 성명, 날짜, 정맥주입 개시시간, 카테터 크기 및 처치자의 이름을 기록한다.
27. 의료통제부에 정맥주입의 수행을 보고한다.
28. 환자에게 원하는 결과가 나타나는지 또는 돌발사항이 나타나는지 지켜본다.

간헐적 정맥접근 Saline locks

환자가 정맥내로 수액을 투여 받는 경우를 제외하고는 일반적으로 정맥접근을 위해 간단히 Saline Lock을 이용한다. Saline Lock은 끝부분에 고무로 된 허브가 있는 플라스틱의 어댑터로, 어댑터의 끝에 바로 IV 카테터가 달려 있다. Saline Lock은 정맥접근을 예방하기 위해 일차적으로 사용되지만, 고무 허브를 통해 바늘을 삽입함으로써 제한된 용량의 IV 용액을 점적주입할 수 있고 피를 뽑을 수도 있다. IV 급속주입용 약물은 IV 점적주입 기구를 통해서만 투여될 수 있다. Saline Lock에 처음 접촉하고 채혈한 후에 생리식염수 2 cc를 밀어 넣어주어야만 한다. 만약 적절히 사용된다면, 개방성을 유지하기 위해 병원전 치료 시 동안 Saline Lock으로 추가적인 생리식염수 통과를 필요로 하지 않을 것이다. 현재 생리식염수를 통과하는 것이 일반적인 처치이다. 혈전으로 인한 폐색을 막기 위해 매 8시간마다 시행해야 한다.

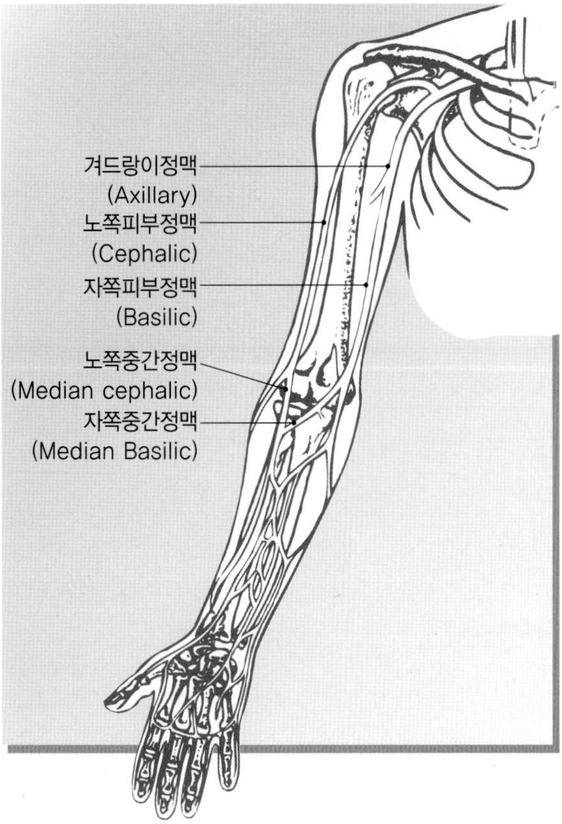

그림 5-6 팔의 정맥

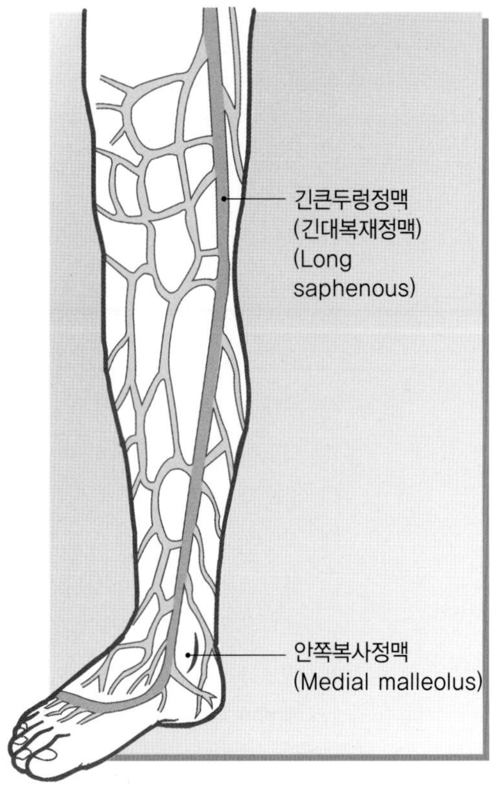

그림 5-7 다리의 정맥

실험실 분석을 위한 혈액샘플 채취 Collection of Blood Samples for Laboratory Analysis

응급구조사는 후에 실험실 분석을 위하여 혈액샘플을 채취하는 것이 일반화되고 있다. 현장에서 혈액샘플을 채취하는 것은 몇 가지 장점이 있다. 첫째, 특정 의료조치를 취하기 전에 의사에게 환자 상태에 관한 정보를 제공해 준다. 이 정보는 특히 저혈당으로 의심되는 환자에게 50% 포도당을 투여하는 경우에 중요하다. 환자가 갇혀 있거나 병원으로 이송이 지연될 때에는 혈액샘플을 먼저 병원으로 보내서 환자의 혈액형 등을 검사하여 환자가 응급실에 도착 즉시 치료를 받을 수 있게 할 수 있다. 병원전 처치는 환자관리에 영향을 미칠 수 있으므로(예: 덱스트란 투여는 혈액형 판정을 어렵게 한다) 항상 혈액을 채취하는 것이 좋다.

일반적으로 혈액샘플은 정맥주입을 시작할 때 채취한다. 환자를 돌보고 혈액샘플을 취급할 때는 항상 일반적인 주의사항을 지켜야 한다. 장갑과 보호경을 착용해야 한다. 정맥카테터를 삽입한 후 튜브를 연결하기 전에 10 mL의 주사기를 카테터에 연결하여 혈액을 뽑아낸다. 주사기를 제거한 후 튜브를 연결한다. 빨리 채취하면 혈구세포를 파괴하고 내용물을 흘릴 수 있다.

일단 혈액을 채취하면 혈액을 진공튜브(vacutainer)에 담는다. 이 튜브는 미리 측정된 양

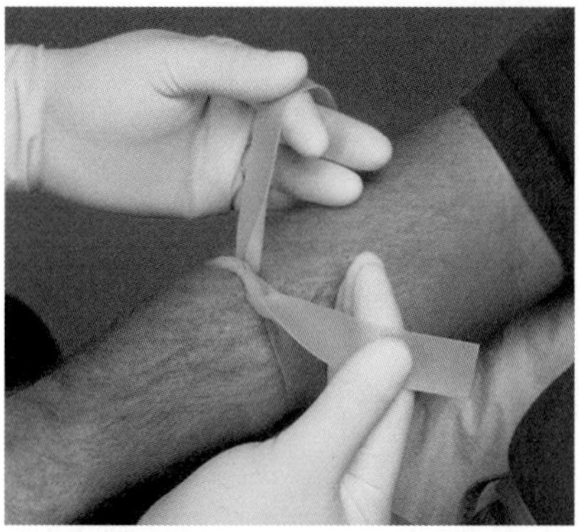

그림 5-8 압박대 적용
출처: Scott Metcalf/Pearson Education

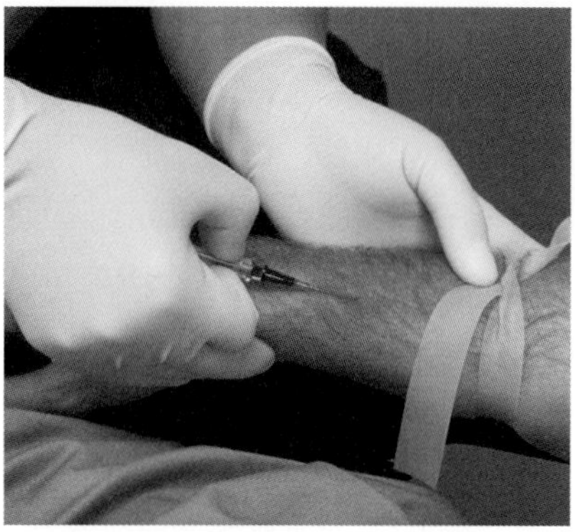

그림 5-9 피부 천공법
출처: Scott Metcalf/Pearson Education

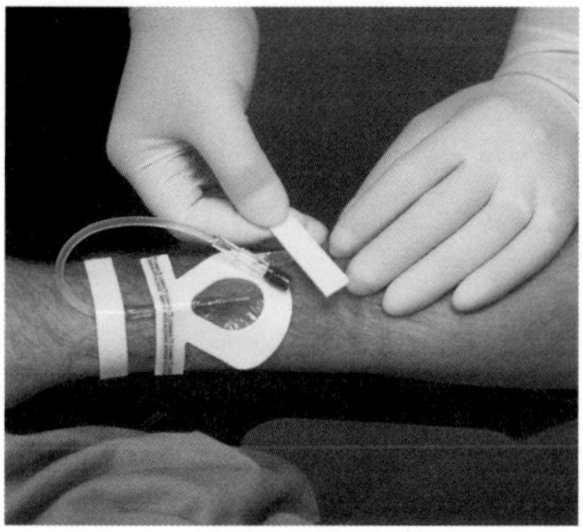

그림 5-10 정맥카테터 고정
출처: Scott Metcalf/Pearson Education

의 혈액을 채울 수 있도록 진공으로 되어 있다. 대부분의 튜브는 혈액응고를 방지하기 위하여 화학물질을 함유하고 있다. 각 튜브는 용도와 내용물에 따라서 고무뚜껑의 색깔이 다르게 되어 있다. 혈액을 채취한 후 주사기에 18게이지 바늘을 끼우고 바늘을 고무뚜껑으로 삽입하여 혈액이 튜브 내로 들어가도록 한다. 튜브에 넘치게 하거나 주사기 플런저(plunger)를 누르지 않도록 한다. 진공이 바이알을 채우게 한다.

튜브를 채운 후에 몇 번 흔들어서 혈액과 항응고제를 섞이게 한다. 환자 이름과 날짜, 채취시간, 채취자 이름을 튜브에 기록한다. 튜브의 유형과 색과 처방지시에 따라 혈액을 담는 것은 체계 간에 다양할 수 있다. 튜브는 도착 시 응급실 의료종사자에게 적절히 주어진다. 응급구조사는 채혈 시간과 인계한 의료인이 누구인지에 대한 환자 정보를 기록한다. 중요한 현장에서는 튜브에 정보를 적는 것이 어려울 수 있다. 튜브에 정보를 적기 전까지의 대안으로 튜브를 IV 백에 테이프로 붙일 수 있다.

맞지 않는 혈액이 수혈되면 제공자의 항체가 수용자 적혈구의 항원과 결합할 수 있다. 이 수혈반응(transfusion reaction)은 혈액 중에 적혈구의 응집(agglutination)을 일으키고 용혈(hemolysis)을 일으킨다. 제공자와 수용자 간의 혈액형을 잘 맞추어서 수혈반응을 방지해야 한다.

응급구조사는 가끔 수혈을 받고 있는 환자를 이송할 수 있다. 이 환자의 수혈반응에 대하여 증상과 징후를 모니터해야 한다. 반응의 심각성은 부적합도, 수혈받은 양, 투여속도에 의존한다. 반응의 발현은 일반적으로 수혈 중 또는 수혈 직후에 빠르게 일어난다. 수혈 후에 발생하는 것은 아주 드물다. 증상과 징후는 불안, 안면홍조, 목, 가슴, 허리의 통증, 빠른맥, 오한, 축축한 피부, 저혈압, 오심과 구토, 현기증, 두드러기, 두통 및 고열 등을 포함한다.

수혈반응의 증상과 징후가 나타날 때는 수혈을 즉시 중지해야 한다. 의사는 가능한 한 빨리 약물투여를 위하여 결정질액 주입을 시작한다. 만니톨이나 푸로세마이드와 같은 이뇨제 또는 디펜히드라민(diphenhydramine[Benadryl])과 같은 항히스타민제가 적용될 수 있다. 수혈반응의 가장 치명적인 결과의 하나는 콩팥기능상실이며, 이는 수 분에서 수 시간 내에 시작되어 사망으로 진행될 수도 있다.

사례연구

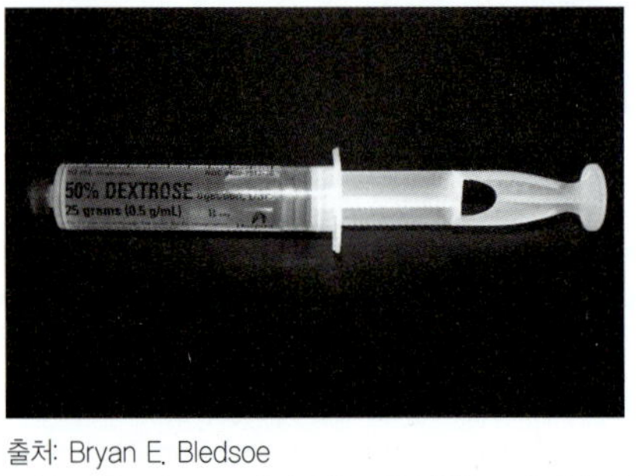

출처: Bryan E. Bledsoe

응급구조사 Johnny Gage와 Roy Desoto는 종종 Rampart General로 출동요청과 "D_5W와 이송"이라는 처방지시를 받는다. 많은 해 동안 D_5W는 종종 EMS에서 유리수(free-water) 보충용액으로 사용되어 왔다. 그러나 가장 최근의 연구는 뇌졸중이나 뇌손상이 있는 환자에서 포도당(glucose)이 함유된 용액을 투여하는 것이 실제로는 나쁜 결과를 가져온다고 발표하였다. 뇌와 기타 중추신경계 조직은 에너지원으로 거의 포도당에 의존한다. 게다가 뇌는 포도당이 세포로 들어가는 것을 가능하게 하는 인슐린을 필요로 하지 않는 유일한 조직 유형이다. 허혈(ischemia) 기간(예: 뇌졸중, 뇌손상) 동안 영향받은 뇌세포와 뇌조직의 산소 수준은 감소된다. 그리고 포도당을 추가적으로 투여하면 뇌세포와 뇌조직으로의 포도당 유입은 증가된다. 그러나 포도당을 완전히 파괴시키기 위해서 충분한 산소가 공급되지 않으면, 과도한 포도당이 젖산(강력한 산)으로 전환된다. 젖산(lactic acid) 수준은 증가하고, 세포와 조직의 pH는 나중에 감소하며, 궁극적으로 세포와 조직의 손상 또는 사망까지 이를 수 있다. 이러한 이유로 환자들에게(실제 저혈당증 환자를 제외하고는) 포도당이 함유된 용액을 투여하는 것이 더 이상 안전하지 않다.

CHAPTER REVIEW

요약

의약품 투여기술과 마찬가지로 정맥삽입술은 자격을 갖춘 지도자의 감독하에 강도 높은 모형, 수업공간 및 임상실습을 요구한다.

주요용어

cations(양이온) 물에 용해되었을 때 양전하를 갖는 전해질

colloid(교질액) 혈장 단백질과 같은 고분자량 물질. 교질액은 주변 조직으로 확산되는 결정질액과 달리 혈관 내에 머무는 경향이 있다.

crystalloid(결정질액) 식염액과 같이 결정성 물질을 함유하는 용액

diffusion(확산) 높은 농도에서 낮은 농도로 용질의 이동

electrolyte(전해질) 물에서 전하를 띈 입자로 분해하는 화학물질

erythrocyte(적혈구) 산소 운반을 하는 혈구세포

extracellular(세포외) 세포막 밖의 공간

hematocrite(적혈구용적) 총혈액용적에 대한 적혈구의 백분율, 헤마토크릿

homeostasis(항상성) 자연 환경을 일정하게 유지하려는 신체의 경향

hemoglobin(혈색소, 헤모글로빈) 적혈구내 철을 함유한 주요 단백질

hypertonic(고장성) 반투막의 한 면이 다른 면보다 높은 용질농도를 갖는 용액의 상태

hypotonic(저장성) 반투막의 한 면이 다른 면보다 낮은 용질농도를 갖는 용액의 상태

intracellular(세포내) 세포막 내의 공간과 물질

intravascular(혈관내) 혈관 내의 용적

interstitial fluid(세포간질액) 어떤 특정 혈관내부가 아닌 세포막 외부에서 발견되는 체액

isotonic(등장성) 반투막 양면이 같은 농도인 용액의 상태

leukocyte(백혈구) 방어체계를 담당하는 혈구세포

osmosis(삼투) 반투막을 통하여 용매(주로 물)가 낮은 농도 구역에서 높은 농도 구역으로 이동하는 상태, 확산의 한 형태

plasma(혈장) 혈액의 복합적인 액체 부분

semipermeable membrane(반투막) 세포막과 같은 생체막으로 특정 물질의 이동을 가능하게 하고 다른 물질은 제한하는 성질이 있다.

thrombocytes(혈소판) Blood platelet이라고도 하며 혈액응고를 담당하는 혈소판

transfusion reaction(수혈반응) 두 가지 혈액형이 섞였을 때 나타나는 반응

자율신경계

The Autonomic Nervous System

CHAPTER 6

학습목표

이 장을 학습한 후 다음을 할 수 있어야 한다.

- 자율신경계의 해부학과 생리학을 설명한다.
- 교감신경과 부교감신경의 작용을 비교한다.
- 교감신경계의 기능을 설명한다.
- 다섯 가지 아드레날린 수용체를 열거하고 신체기관에 대한 각각의 효과를 설명한다.
- 부교감신경계의 기능을 설명한다.

서론 Introduction

자율신경계는 말초신경계의 일부로 불수의적 또는 내장기관의 기능을 조절한다. 이것은 심혈관, 호흡, 소화, 배뇨 및 생식기능을 조절한다. 또한 스트레스에 대한 신체의 반응에 중요한 기능을 한다.

응급의학에서 사용되는 많은 약물은 직접 또는 간접적으로 자율신경계에 작용한다. 따라서 병원전 응급의료종사자는 자율신경계의 구조와 기능을 잘 이해하고 있어야 한다. 이 장은 응급약물 치료에 적용되는 자율신경계의 해부학과 생리학에 대해 논의하겠다.

자율신경계 Autonomic Nervous System

신경계(nervous system)는 신체의 주요 조절기관이다. 이것은 신경을 통해 전달되는 전기자극에 의해 거의 모든 신체기능을 조절한다. 내분비계(endocrine system)는 신경계와 밀접한 관련이 있다. 내분비계도 신경계처럼 중요한 조절체계이다. 그러나 신경계와 달리 호르몬(hormones)이라고 불리는 특수 화학물질의 분비에 의해 신체에 작용을 나타낸다.

신경계는 중추신경계(central nervous system, CNS)와 말초신경계(peripheral nervous system, PNS)로 분류된다. 중추신경계는 뇌(brain)와 척수(spinal cord)로 구성되어 있다. 반면 말초신경계는 뇌신경(cranial verves)과 척수신경(spinal verves)으로 구성

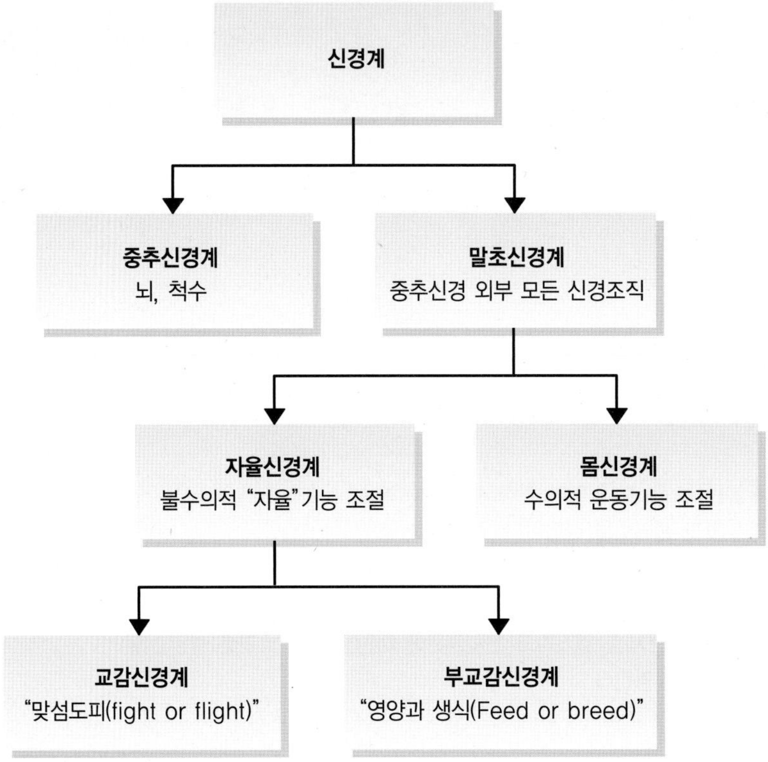

그림 6-1 신경계의 기능적 조직도

되어 있다. 말초신경계는 몸신경계(체성신경계, somatic nervous system, SNS)와 자율신경계(autonomic nervous system, ANS)로 더 분류할 수 있다. 몸신경계는 수의적 운동기능을 조절한다. 자율신경계는 불수의적 자율기능을 조절한다(그림 6-1).

자율신경계의 두가지 기능적 분류는 교감신경계와 부교감신경계이다. 교감신경계(sympathetic nervous system)는 신체가 스트레스 상황에서 기능하도록 한다. 이것은 종종 신경계의 **맞섬도피**(*fight-or-flight*) 양상이라고 부른다. 반면 부교감신경계(parasympathetic nervous system)는 주로 음식의 소화와 같은 영양기능(vegetative function)을 조절한다. 이것은 종종 자율신경계의 **영양과 생식**(*feed-or-breed*) 또는 **안정과 휴식**(*rest-and-repose*) 양상이라고 부른다. 부교감신경계는 교감신경계에 반대작용을 한다(표 6-1).

자율신경계의 해부학과 생리학 Autonomic Nervous System Anatomy and Physiology

자율신경계는 주로 중추신경계의 외부에 위치하고 있지만 중추신경계에서 발생했다. 자율신경계의 신경은 중추신경계를 빠져나와 자율신경절(autonomic ganglia)이라는 특수한 구조로 들어간다. 자율신경절에서는 중추신경계에서 나온 신경섬유와 신경절에서 다양한 표적기관으로 뻗은 신경섬유와 상호작용한다. 중추신경계를 빠져나와 자율신경절에서 끝나는 자율신경섬유를 **신경절이전 신경**(*preganglionic nerves*)이라고 한다. 신경절에서 나와 다양한 표적조직에서 끝나는 자율신경섬유를 **신경절이후 신경**(*postganglionic nerves*)이

표 6-1 교감신경과 부교감신경 작용의 비교

기관	교감신경자극	부교감신경자극
심장	심장박동수 증가 수축력 증가	심장박동수 감소 수축력 감소
폐	기관지 확장	기관지 수축
콩팥(신장)	박출 감소	변화 없음
전신혈관		
복부	수축	없음
근육	수축(α)	없음
	이완(β)	없음
피부	수축	없음
간	포도당 유리	소량의 글리코겐 합성
혈당	증가	없음
동공	확장	수축
땀샘	다량의 발한	없음
기초대사	100%까지 증가	없음
뼈대근육(골격근)	근력 증가	없음

라고 한다. 교감신경계의 신경절은 척수에 가까이 위치하고 있고, 반면 부교감신경계의 신경절은 표적기관에 가깝게 위치하고 있다(그림 6-2).

두 신경세포 사이 또는 신경세포와 신경이 분포된 기관 사이에는 사실상 물리적 연결은 존재하지 않는다. 대신에, 신경세포 사이에는 시냅스(synapse)라고 불리는 공간이 있다. 신경세포와 표적기관 사이의 공간을 "신경효과기 접합부(neuroeffector junction)"라고 한다. **신경전달물질(neurotransmitter)**이라고 불리는 특수 화학물질은 신경세포 사이 또는 신경세포와 표적기관 사이에 신경신호를 전달하는데 사용된다. 신경전달물질은 시냅스이전 신경세포에서 방출되고 이후 시냅스이후 신경세포 또는 지정된 표적기관에 작용한다. 신경종말에 의해 유리되면 신경전달물질은 시냅스를 통과하여 이동하며 인접신경이나 표적조직에 있는 막수용체를 활성화시킨다. 그 다음 신경전달물질은 불활성화되거나 시냅스이전 신경세포로 재흡수된다. 자율신경계의 주된 신경전달물질은 **아세틸콜린(acetylcholine, Ach)**과 **노르에피네프린(norepinephrine)**이다. 아세틸콜린은 교감신경계의 신경절이전 신경과 부교감신경의 신경절이전 및 신경절이후 신경에 이용된다. 노르에피네프린은 교감신경계의 주된 신경절이후 신경전달물질이다. 아세틸콜린을 신경전달물질로 사용하는 시냅스를 **콜린성(cholinergic)** 시냅스, 노르에피네프린을 신경전달물질로 사용하는 시냅스를 **아드레날린성(adrenergic)** 시냅스라고 한다.

교감신경계 Sympathetic Nervous System

교감신경계는 척수의 가슴과 허리 부위에서 시작한다. 신경절이전 신경은 척수신경을 통해 척수를 나와 교감신경절(sympathetic ganglia)에서 끝난다. 교감신경절에는 **교감신경줄기신경절(*sympathetic chain ganglia*)**과 곁신경절(측부신경절, collateral ganglia)

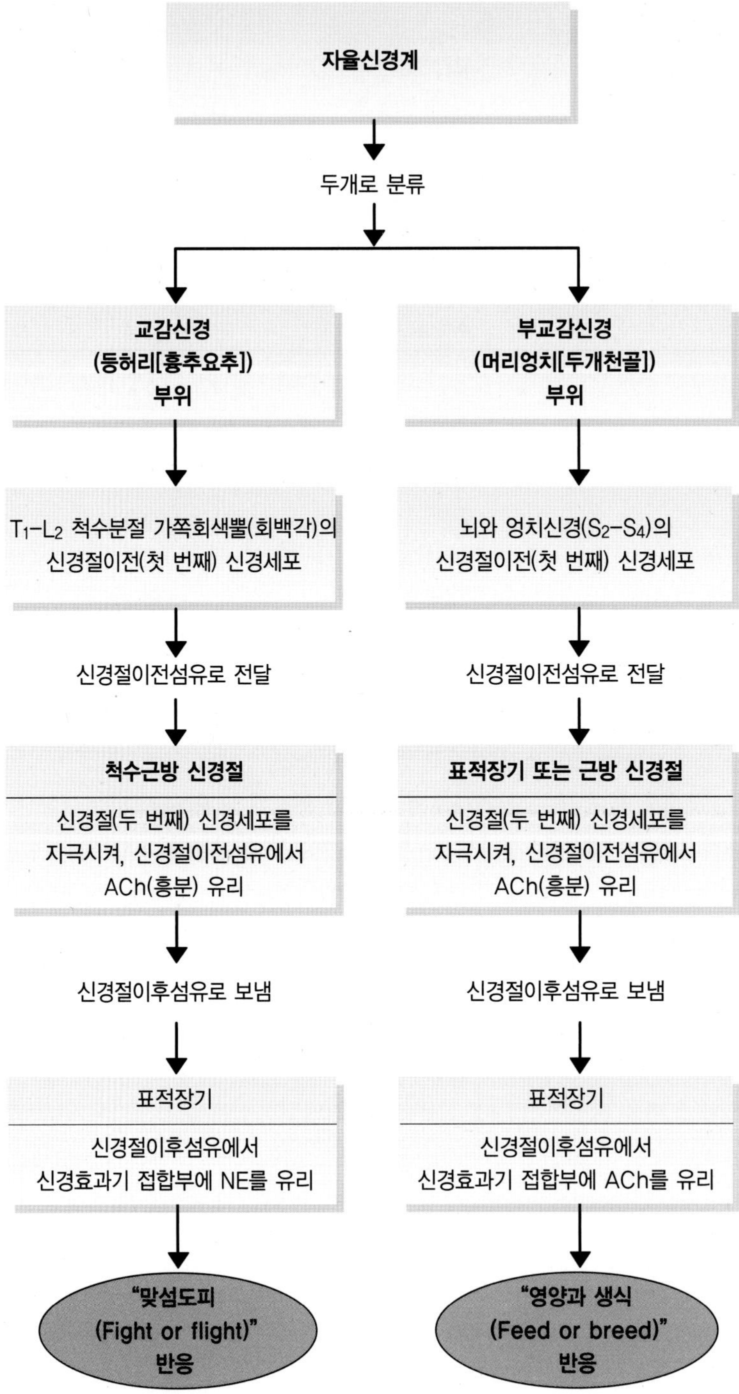

그림 6-2 자율신경계의 구성

두 가지 종류가 있다(그림 6-3). 또한 특별한 신경절이전 교감신경 섬유는 부식속질을 자극한다. 교감신경줄기신경절에서 나온 신경절이후 신경은 교감신경계의 여러 말초 표적조직으로 나간다. 자극을 받은 섬유들은 다음과 같은 효과를 나타낸다.

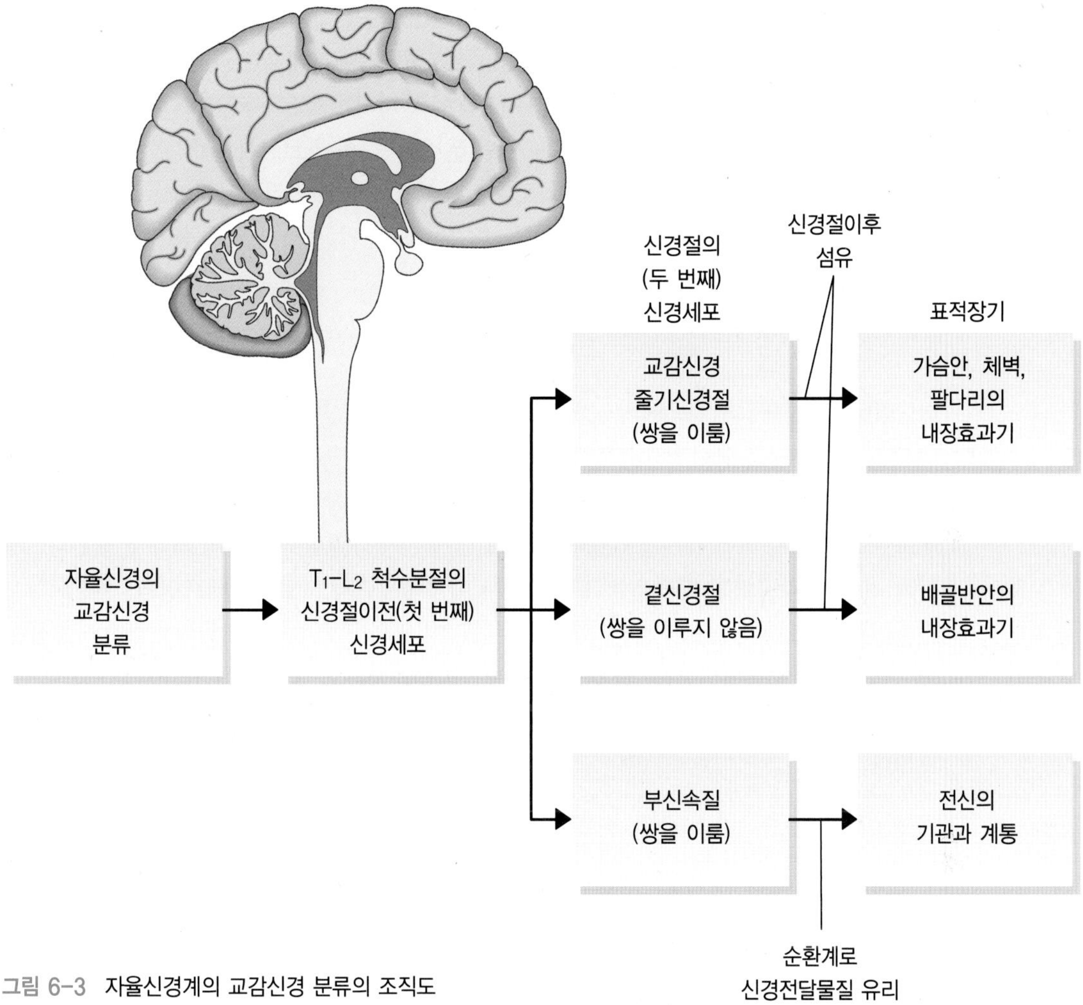

그림 6-3 자율신경계의 교감신경 분류의 조직도

- 땀샘분비 자극
- 피부혈관 수축
- 뼈대근육으로의 혈류 증가
- 심장박동수 및 심근수축력 증가
- 기관지 확장
- 에너지 생산 자극

곁신경절은 배안(복강 abdominal cavity)에 위치한다. 곁신경절을 나온 신경은 배의 많은 기관에 분포한다. 이 섬유의 자극은 다음과 같은 효과를 발생시킨다.

- 복부장기의 혈류 감소
- 소화활동의 감소
- 방광벽의 민무늬근육(평활근) 이완
- 간에서 저장 포도당의 유리

교감신경계 자극은 또한 **부신속질**(adrenal medulla)을 직접 자극한다. 부신속질은 차례로 노르에피네프린(norepinephrine[noradrenalin])과 **에피네프린**(epinephrine[adrenalin]) 호르몬을 순환계로 분비한다. 부신속질에서 분비되는 호르몬의 80%는 에피네프린이며, 나머지 20%는 노르에피네프린이다. 일단 분비되면, 이 호르몬들은 몸 전체로 운반되어 호르몬 수용체에 작용함으로써 의도한 효과를 일으킨다. 부신속질에서의 노르에피네프린과 에피네프린의 분비는 교감신경에 의해 신경이 분포되지 않은 조직을 자극한다. 또한, 이 호르몬은 직접 교감신경 자극의 효과를 연장시킨다. 이 모든 효과는 스트레스를 받고 잠재적인 위험 상황을 대처할 수 있도록 신체를 준비시키는 역할을 한다.

아드레날린 수용체 Adrenergic Receptors

교감신경 자극은 궁극적으로 신경절이후 신경으로부터 노르에피네프린의 유리를 일으킨다. 신경자극은 시냅스를 가로질러 아드레날린 수용체에 작용한다. 그 후 시냅스이전 신경세포에 의해 흡수되어 재사용되거나 시냅스 내에 존재하는 분해효소에 의해 분해된다(그림 6-4). 또한 교감신경의 자극은 부신속질에서 에피네프린과 노르에피네프린의 분비를 일으킨다. 에피네프린과 노르에피네프린은 모두 표적기관의 막에 있는 특수 수용체에 작용한다. 이 수용체를 **아드레날린 수용체**(*adrenergic receptors*)라고 하고 신체 전체에 분포한다. 일단 수용체가 적절한 호르몬에 자극이 되면, 기관 또는 그들이 조절하는 기관에서 반응을 일으킨다.

교감신경 수용체의 두가지 유형은 아드레날린 수용체와 도파민 수용체(dopaminergic receptors)이다. 아드레날린 수용체는 일반적으로 다섯 가지 유형으로 나눌 수 있다. 이 다섯 가지 수용체는 α_1, α_2, β_1, β_2, 그리고 β_3로 표시되다. α_1 수용체는 말초혈관 수축, 경미한 기관지 수축 및 대사증진을 일으킨다. α_2 수용체는 교감신경의 신경효과기 접합부의 **시냅스이전**(*presynaptic*) 표면에서 발견된다. α_2 수용체의 자극은 억제적이다. 이것은 시냅스에서 노르에피네프린의 과잉 분비를 억제하는 역할을 한다. 시냅스에서 노르에피네프린 농도가 충분히 높아지면 α_2 수용체가 자극되어 노르에피네프린의 분비가 억제된다. β_1 수용체의 자

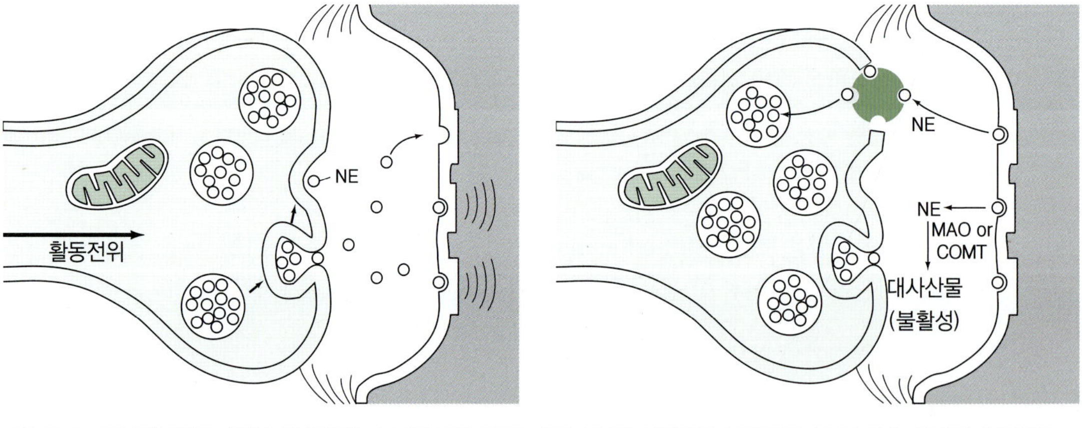

그림 6-4 아드레날린성 시냅스의 생리학. 노르에피네프린은 시냅스이전 신경에서 분비되어 시냅스이후 신경의 수용체를 자극한다. 그 후 노르에피네프린은 시냅스이전 신경으로 재흡수되거나 시냅스에 존재하는 효소에 의해 불활성화된다.

표 6-2 아드레날린 수용체의 작용

수용체	작용
α_1	말초혈관 수축 수축력 증가(양성 변력성 효과) 심장박동수 감수(음성 변시성 효과)
α_2	순환계에서 카테콜아민의 감소(혈관 확장 및 혈압감소)
β_1	심장박동수 증가(양성 변시성 효과) 수축력 증가(양성 변력성 효과) 자동성 증가(양성 변전도성 효과)
β_2	말초혈관 확장 기관지 확장 자궁 민무늬근육 이완 위창자 민무늬근육 이완
β_3	지방분해 열생산
도파민	콩팥 혈관 확장 창자간막 혈관 확장

극은 심장박동수, 심근수축력, 심장자동능, 그리고 전도의 증가를 유발한다. β_2 수용체의 자극은 혈관 확장과 기관지의 확장을 일으킨다. 주로 지방조직에 위치해 있는 β_3 아드레날린 수용체 자극은 지방분해(lipolysis)와 뼈대근육의 열 발생(thermogenesis)을 일으킨다(표 6-2). 중추신경계 외부에 위치한 **도파민 수용체**(*dopaminergic receptors*)는 그 기능이 완전히 알려지지 않았지만 콩팥, 심장(관상)동맥 및 뇌동맥의 확장을 일으킨다고 여겨진다. 이것들은 임상실험에 적용하기에 제한이 있다.

교감신경계를 자극하는 약물을 **교감신경흥분제**(sympathomimetics)라고 한다. 교감신경계를 억제하는 약물을 **교감신경차단제**(sympatholytics)라고 한다. 어떤 약물은 순수한 α 작용제인 반면, 다른 약물은 순수한 α 길항제이다. 어떤 약물은 순수한 β 작용제인 반면, 다른 약물은 순수한 β 길항제이다. 에피네프린과 같은 약물은 α와 β 수용체 모두 자극한다. **기관지확장제**(bronchodilators)와 같은 약물은 β_1 수용체보다 β_2 수용체에 더 많이 작용하기 때문에 "β_2 선택적"이라고 한다.

부교감신경계 Parasympathetic Nervous System

부교감신경계(Parasympathetic Nervous System)는 뇌줄기(뇌간)와 척수의 엉치분절에서 시작된다. 신경절이전 신경은 신경절이 표적조직에 가까이 위치해 있기 때문에 일반적으로 교감신경계보다 더 길다. 뇌줄기를 나온 부교감신경섬유는 눈돌림신경(동안신경, Ⅲ), 얼굴신경(안면신경, Ⅶ), 혀인두신경(설인신경, Ⅸ), 그리고 미주신경(Ⅹ)의 네 가지 뇌신경으로 이동한다. 이 섬유들은 부교감신경절에서 짧은 신경절이후 섬유와 시냅스를 이루고 그 후 그들의 표적조직으로 이어진다. 시냅스이후 섬유는 내인성 눈 근육(intrinsic eye muscles), 침샘, 심장, 폐 및 배안 대부분의 장기를 포함하여 신체의 많은 부분에 분포된다.

부교감신경계의 엉치분절은 콩팥, 방광, 생식기관 및 큰창자(대장)의 말단부분의 신경을 분포하는 별개의 골반신경을 형성한다(그림 6-5). 부교감신경계의 자극은 다음과 같은 효과를 나타낸다.

- 동공수축
- 소화샘 분비
- 소화관의 민무늬근육 활동 증가
- 기관지 수축
- 심장박동수와 심근수축력 감소

이러한 기능을 통해 음식물의 소화, 에너지 흡수, 이완 및 생식기능이 촉진된다.

신경절이전 신경섬유와 신경절이후 신경섬유 모두 신경전달물질로 아세틸콜린을 사용한

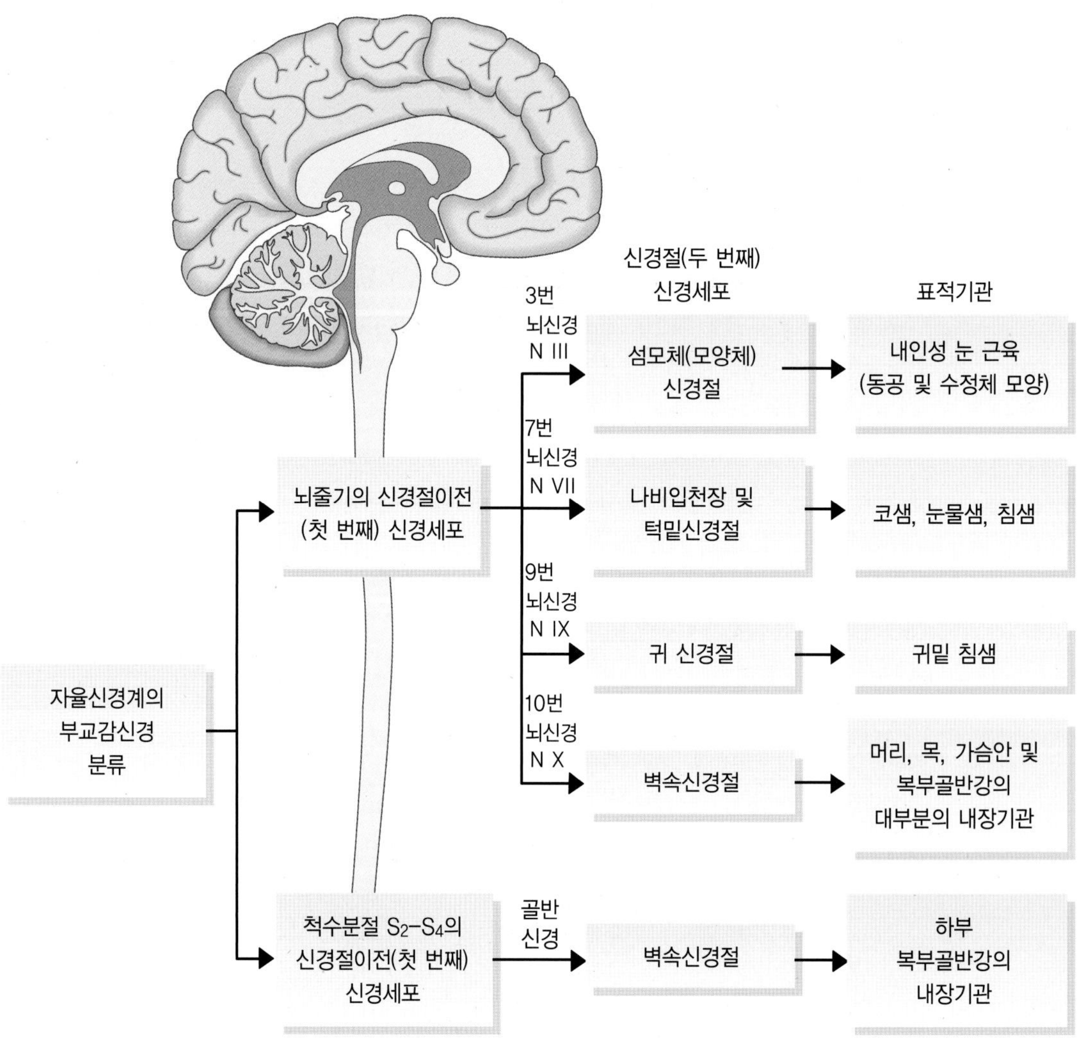

그림 6-5 자율신경계의 부교감신경 분류의 조직도

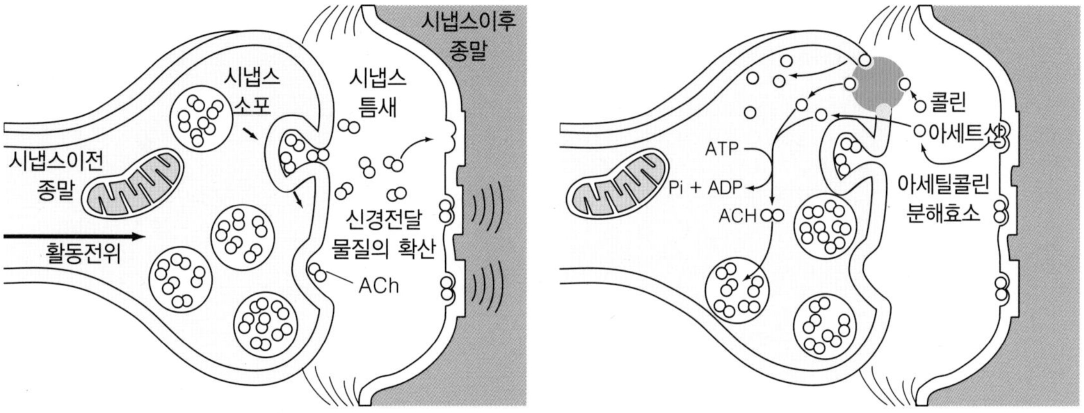

그림 6-6 콜린성 시냅스의 생리학. 아세틸콜린은 시냅스이전 신경에서 분비되어 시냅스이후 신경의 수용체를 자극한다. 그 후 아세틸콜린은 아세틸콜린 분해효소에 의해 분해되고 생성물은 시냅스이전 신경섬유에 의해 재흡수된다.

다. 아세틸콜린은 시냅스이전 신경세포에서 분비되어 시냅스틈새를 통과하여 시냅스이후 신경세포 또는 신경효과기 접합부(neuroeffector junction)의 수용체를 활성화시킨다. 또한 아세틸콜린은 몸신경계의 신경전달물질이며, 신경근접합부(neuromuscular junction)에 존재한다. 아세틸콜린은 매우 짧게 존재한다. 방출 후 1초 안에 아세틸콜린 분해효소(acetylcholinesterase)라고 하는 화학물질에 의해 불활성화된다. 아세틸콜린이 불활성화되어 생성되는 아세트산(acetic acid)과 **콜린(*choline*)**은 시냅스이전 신경세포로 돌아간다(그림 6-6).

부교감신경계에는 아세틸콜린 수용체의 두 가지 주요 유형의 니코틴(nicotinic)과 무스카린(muscarinic)이 있다(그림 6-7, 6-8). 이러한 수용체의 위치와 기능을 아는 것은 약물의 기능을 학습하는데 매우 간단하게 할 수 있다. 니코틴$_N$(뉴런) 수용체는 아세틸콜린이 부교감신경계와 교감신경계의 시냅스이전 신경전달물질로 작용하는 모든 자율신경절에서 발견된다. 니코틴$_M$(근육) 수용체는 신경근접합부에서 발견되고 몸신경계의 한부분으로 근육수축을 시작한다(그림 6-9). 무스카린 수용체는 신체의 많은 기관에서 발견되고 주로 부교감신경 반응을 촉진시킨다. 표 6-3은 무스카린 수용체의 위치와 작용에 대하여 정리하였다.

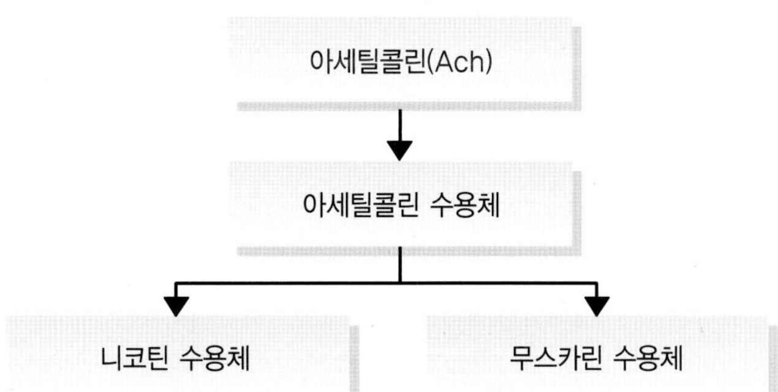

그림 6-7 아세틸콜린 수용체

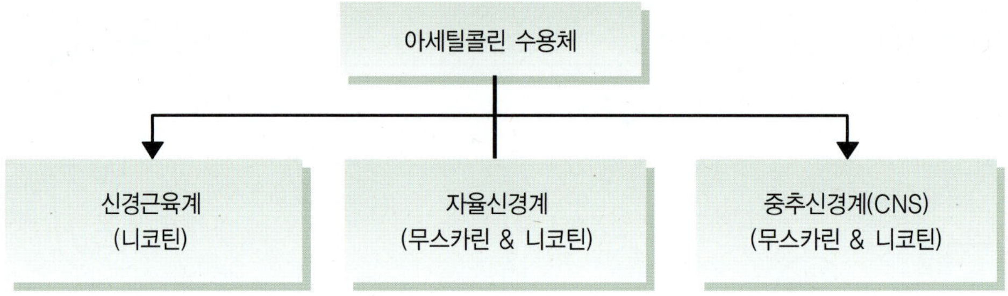

그림 6-8 아세틸콜린 수용체의 위치 및 분류

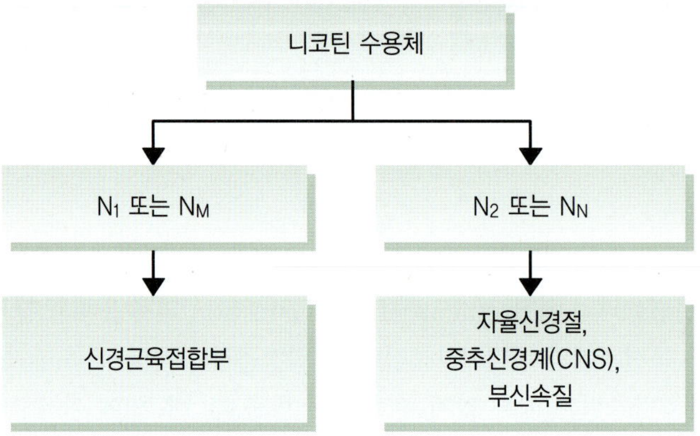

그림 6-9 니코틴 수용체의 위치 및 분류

표 6-3 무스카린 수용체의 기능 및 위치

기관	기능	위치
심장	심장박동수 감소	굴심방결절
	전도속도 감소	방실결절
소동맥	확장	심장동맥
	확장	피부 및 점막
	확장	대뇌
위장관	이완	조임근
	증가	운동
	침분비 증가	침샘
	배설 증가	외분비샘
폐	기관지 수축	세기관지의 민무늬근육
	점액분비 증가	기관지샘
쓸개(담낭)	수축	
방광	이완	요도조임근
	수축	방광배뇨근
간	글리코겐 합성	
눈물샘	분비(눈물 증가)	눈
눈	근거리시력을 위해 수축	섬모체근
	수축	동공
음경	발기	

사례연구

채플크리크(Chapel Creek)의 자원봉사 구급대는 의식에 변화가 있는 환자로 인하여 지역의 해바라기 농장으로 호출되었다. 환자는 23세의 이주노동자로 현장에서 일하고 있었고 정신이 점점 더 혼란스러워졌다. 응급구조사는 환자를 평가했으나 환자는 영어가 모국어가 아니기 때문에 어려움을 겪었다. 환자는 혼돈, 실금, 기침, 쌕쌕거림, 두통, 콧물, 그리고 눈물분비 증가를 보였다. 관리자는 해바라기의 꽃을 보호하기 위해 살충제를 뿌렸다고 한다. 그는 화학물질의 이름을 기억하지는 못했다.

구급대의 몇 명 또한 농부였으며, 그들은 유기인제(organophosphates)로 알려진 화학물질 계열인 살충제를 사용했을 것이라고 추측하였다. 이 계열의 화학물질은 콜린성 수용체(무스카린, 니코틴, 중추신경계 수용체)를 자극하고 콜린성 중독의 징후와 증상을 유발한다. 증상에 따라 응급구조사들은 강력한 항콜린성 약물인 아트로핀을 1 mg의 시험용량으로 소량 투여했다. 환자는 시험용량으로는 변화가 없었으며, 중등도에서 중증의 콜린성 중독을 나타냈다. 이러한 근거로 반복된 용량으로 아트로핀을 반복투여하였고 환자의 증상이 호전되기 시작했다. 환자는 병원으로 이송되어 특별한 일 없이 회복되었다.

응급약물 아트로핀(atropine)은 부교감신경계의 길항제이고 심장박동수를 증가시키는데 사용된다. 아트로핀은 아세틸콜린 수용체와 결합하여 아세틸콜린의 효과가 나타나지 못하도록 한다. 부교감신경계의 작용을 차단하는 아트로핀과 같은 약물을 부교감신경차단제(parasympatholytics) 또는 항콜린제(anticholinergics)라고 한다. 부교감신경계를 자극하는 약물을 부교감신경흥분제(parasympathomimetics)라고 한다.

CHAPTER REVIEW

요약

자율신경계는 말초신경계의 일부분이며 불수의적 신체기관을 조절하는 기능이 있다. 이것은 중요한 심혈관, 호흡기, 비뇨기 및 생식기능을 조절하여 신체의 내부환경을 유지한다. 또한 신체의 스트레스에 대한 반응에서 주요한 역할을 한다.

병원전 처치에 사용되는 많은 약물은 직접 또는 간접적으로 자율신경계에 작용하기 때문에 응급의료종사자는 자율신경계의 구조와 기능에 대하여 이해하고 있어야 한다.

주요용어

acetylcholine(Ach, 아세틸콜린) 모든 자율신경 신경절이전 시냅스와 부교감신경 신경절이후 시냅스에서 발견되는 신경전달물질.

adrenal medulla(부신속질) 에피네프린과 노르에피네프린을 생산하고 분비하는 콩팥에 위치한 내분비샘.

adrenergic(아드레날린성) 교감신경계의 또는 교감신경성.

autonomic nervous system(ANS, 자율신경계) 불수의적 신체기능을 조절하는 말초신경계의 일부.

brochodilator(기관지확장제) 기관지평활근을 이완시켜서 호흡을 편하게 도와주는 약물.

central nervous system(CNS, 중추신경계) 뇌와 척수로 이루어진 신경계의 중심부분.

cholinergic(콜린성) 부교감신경의, 부교감신경에 속하는.

epinephrine(에피네프린) 부신샘을 자극하는 호르몬으로 심박출을 증가시키고 기관지 확장을 일으킨다.

hormones(호르몬) 내분비계에서 분비되는 특수한 화학적 물질.

neurotransmitter(신경전달물질) 시냅스이전신경의 축삭종말에서 분비되는 화학물질, 흥분 시 분비되어 시냅스 틈새를 가로질러 표적세포를 흥분시키거나 억제시킨다. 아세틸콜린, 노르에피네프린, 도파민 등이 이에 해당한다.

norepinephrine(노르에피네프린) 교감신경계의 신경전달물질로 작용하는 호르몬, 대부분의 신경절이후 섬유에서 발견된다.

parasympathetic nervous system(부교감신경계) 휴식과 생식기능을 조절하는 자율신경계의 부분.

peripheral nervous system(PNS, 말초신경계) 뇌와 척수 외부의 신경계, 뇌신경과 말초신경으로 이루어져 있다.

somatic nervous system(SNS, 몸신경계) 수의적 운동신경을 조절하는 신경계의 부분.

sympathetic nervous system(교감신경계) 신체가 스트레스에 대항하도록 준비해주는 신경계.

sympatholytic(교감신경차단제) 아드레날린 수용체를 차단하는 약물.

sympathomimetic(교감신경흥분제) 교감신경계를 흥분시키는 약물.

심혈관 응급치료에 사용되는 약물

Medications used in the Treatment of Cardiovascular Emergencies

CHAPTER 7

학습목표

이 장을 학습한 후 다음을 할 수 있어야 한다.

- 교감신경작용제(sympathomimetics)인 epinephrine, norepinephrine, phenylephrine, isoproterenol, dopamine, dobutamine, inamrinone, milrinone과 vasopressin의 약동학, 적응증, 금기사항 및 용량을 기술하고 열거한다.
- 심정지 처치에서 쓰이는 vasopressin의 약리학과 그 기능을 논의한다.
- 아드레날린 길항제로 알려진 약물의 종류를 설명한다.
- 아드레날린 길항제(propranolol, sotalol, metoprolol, labetalol, atenolol, and esmolol)의 약동학, 적응증, 금기사항 및 용량을 기술하고 열거한다.
- 병원전 단계에서 항부정맥제의 최신 사용에 대해 논의한다.
- 항부정맥제인 lidocaine, procainamide, adenosine, verapamil, diltiazem, amiodarone, phenytoin, edrophonium chloride과 magnesium sulfate의 약동학, 적응증, 금기사항 및 용량을 기술하고 열거한다.
- 부교감신경억제제(parasympatholytics)인 atropine의 역할을 설명하고 약동학, 적응증, 금기사항 및 용량을 설명한다.
- 디지탈리스의 약동학, 적응증, 금기사항 및 용량을 설명한다.
- 응급상황에서의 항응고제 치료의 적응증에 대해 기술한다.
- 급성관상동맥증후군의 치료에 섬유소용해제와 혈소판응집억제제 사용을 논의한다.
- aspirin과 섬유소용해제인 streptokinase, anistreplase, alteplase, tenecteplase와 reteplase recombinant의 약동학, 적응증, 금기사항 및 용량을 기술하고 열거한다.
- sodium bicarbonate의 약동학, 적응증, 금기사항 및 용량을 열거한다.
- 심장성 가슴통증의 치료에 있어서 morphine과 nitrous oxide의 약동학, 적응증, 금기사항 및 용량을 설명한다.
- 울혈심장기능상실의 치료에 있어 이뇨제 사용에 대해 논의한다.
- 이뇨제인 furosemide와 bumetanide의 약동학, 적응증, 금기사항 및 용량을 열거한다.
- 울혈심장기능상실(울혈심부전증)의 치료에 있어 나트륨이뇨펩티드인 nesiritide 사용에 대해 논의한다.
- 심장성 가슴통증과 울혈심장기능상실에 사용되는 nitroglycerin의 작용에 대해 기술한다.
- 항협심증제인 nitroglycerin, nitroglycerin spray와 nitroglycerin paste의 약동학, 적응증, 금기사항 및 용량을 열거한다.
- 고혈압성 응급을 정의 및 설명하고 이를 고혈압성 긴급과 대조하여 서술한다.
- 항고혈압제인 nicardipine, clevidipine, nifedipine, enalaprilat, captopril, sodium nitroprusside와 hydralazine의 약동학, 적응증, 금기사항 및 용량을 열거한다.
- 레닌-앤지오텐신-알도스테론계(renin-angiotensin-aldosterone system)와 이러한 계통에 작용하는 항고혈압 약제의 효과를 상세히 설명한다.
- calcium chloride의 약동학, 적응증, 금기사항 및 용량을 열거한다.

서론 Introduction

대부분의 병원전 응급약물은 심장응급처치를 위하여 사용된다. 이 약물군은 작용기전의 특성상 많은 부작용을 수반할 수 있다. 일반적으로 응급 심혈관계 약물은 다음과 같이 분류할 수 있다.

기체 Gases

산소(oxygen)

교감신경작용제 Sympathomimetics (Sympathetic Agonists)

에피네프린(Epinephrine)
노르에피네프린(Norepinephrine[Levophed])
페닐에프린(Phenylephrine[Neo-Synephrine])
이소프로테네롤(Isoproterenol[Isuprel])
도파민(Dopamine HCl[Intropin])
도부타민(Dobutamine[Dobutrex])
인암리논(Inamrinone[Inocor])
밀리논(Milrinone[Primacor])
바소프레신(Vasopressin[Pitressin])

아드레날린길항제 Adrenergic Antagonists (Sympathetic Antagonists)

프로프라놀롤(Propranolol[Inderal])
소타롤(Sotalol HCl[Sotacor, Betapace])
메토프로롤(Metoprolol[Lopressor])
라베타롤(Labetalol[Trandate, Normodyne])
아테놀롤(Atenolol[Tenormin])
에스모롤(Esmolol[Brevibloc])

항부정맥제 Antiarrhythmics

리도카인(Lidocaine[Xylocaine])
프로카인아미드(Procainamide[Pronestyl])
아데노신(Adenosine[Adenocard])
베라파밀(Verapamil[Isoptin, Calan])
딜티아젬(Diltiazem[Cardizem])
아미오다론(Amiodarone HCl[Cordarone])
페니토인(Phenytoin[Dilantin])
염화에드로포늄(Edrophonium chloride[Tensilon])
황산마그네슘(Magnesium sulfate)

부교감신경억제제 Parasympatholytics (Parasympathetic Antagonists)

황산아트로핀(Atropine sulfate)

강심배당체 Cardiac Glycosides

디곡신(Digoxin[Lanoxin])

항응고제 Anticoagulants

헤파린(Heparin[UFH])

에녹사파린(Enoxaparin[Lovenox])

혈소판응집억제제 Platelet Aggregation Inhibitors

아스피린(Aspirin)

클로피도그렐(Clopidogrel[Plavix])

엡시시마브(Abciximab[ReoPro])

엡티피바티드(Eptifibatide[Integrilin])

티로피반(Tirofiban[Aggrastat])

섬유소용해제 Fibrinolytics

스트렙토키나제(Streptokinase[Streptase])

아니스트레플라제(Anistreplase[Eminase, Apsac])

알테플라제, 조직플라스미노겐 활성제(Alteplase, tissue plasminogen activator (r-tPA)[Activase])

테넥테플라제(Tenecteplase[TNKase])

레테플라제(Reteplase recombinant[Retavase])

알칼리화제 Alkalinizing Agents

중탄산나트륨(Sodium bicarbonate)

진통제 Analgesics

황산모르핀(Morphine sulfate)

이산화질소(Nitrous oxide[Nitronox, Entonox])

이뇨제 Diuretics

푸로세마이드(Furosemide[Lasix])

부메타나이드(Bumetanide[Bumex])

나트륨뇨배설촉진제 Natriuretic Agents

네시리티드(Nesiritide[Natrecor])

항협심증제 Antianginal Agents

니트로글리세린(Nitroglycerin[Nitrostat])

니트로글리세린 연고(Nitroglycerin paste[Nitroglycerin Ointment])
니트로글리세린 분무제(Nitroglycerin spray[Nitroglycerin Spray])
니트로글리세린 주입(Nitroglycerin infusion[Tridil])

항고혈압제 Antihypertensives

니카르디핀(Nicardipine[Cardene])
클레비디핀(Clevidipine[Cleviprex])
니페디핀(Nifedipine[Procardia, Adalat])
에날라프릴라트(Enalaprilat[Vasotec])
캅토프릴(Captopril[Capoten])
니트로푸루시드 나트륨(Sodium nitroprusside[Nitropress, Nipride])
하이드랄라진(Hydralazine[Apresoline])

기타 심혈관계 약물 Other Cardiovascular Medications

염화칼슘(Calcium chloride)

산소 Oxygen

산소는 병원전 처치에서 사용되는 중요한 약물이다. 산소는 체세포가 포도당을 사용가능한 에너지 형태로의 분해를 촉진하기 위하여 필요하다. 산소결핍 시 포도당의 분해는 비효율적이고 불완전하게 이루어진다. 이렇게 산소결핍 시에 발생하는 분해를 혐기성 대사(anaerobic metabolism)라고 한다. 혐기성 대사는 최종 산물로 젖산(lactic acid)이라는 강산을 생성하며, 이 젖산은 세포내 증가된 이산화탄소와 결합하여 전신성 산증(systemic acidosis)을 일으킨다.

산소는 무취, 무미, 무색의 기체로서 연소를 강력하게 촉진시킨다. 대기 중에는 약 21%가 존재하며, 이 농도는 우리가 일상생활을 하는데 적당하다. 그러나 손상이나 질환이 있을 경우, 신체는 항상성을 유지하기 위하여 증가된 수준의 산소를 요구한다.

최근 연구들에서 높은 농도의 산소는 독성을 일으킬 수 있다고 밝혔다. 과도한 산소는 **산소자유기**(*oxygen free radical*) 또는 **활성산소**(*reactive oxygen species*)라고 불리는 독성 화학물질을 생성시킬 수 있다. 산소자유기는 **산화스트레스**(*oxidative stress*)라고 불리는 과정으로 인하여 신체조직을 손상시키고 심지어 파괴시킬 수 있다. 이러한 산화스트레스는 현재 죽상경화증, 알츠하이머병, 파킨슨병 등 수많은 질병과정과 연관되어 있다. 신생아들 또한 자궁바깥의 삶으로 전환하면서 산화스트레스의 영향을 받기 쉽다. 산화스트레스는 심정지 및 재관류 손상에 주요한 역할을 하는 것으로 알려져 있다. 현재는 신체검진과 맥박산소측정법(pulse oxymetry)에 기반하여 저산소증(hypoxic)인 경우에만 산소를 투여하도록 권고하고 있다. 이때에도 산소투여는 신중해야 하며 산소요법은 저산소증만을 교정하도록 해야 한다.

산소 Oxygen

분류 Class 기체

설명 Description

산소는 생명에 필요한 무취, 무미, 무색의 기체이다.

작용기전 Mechanism of Action

산소는 호흡기계를 통하여 신체로 들어가서 적혈구내 헤모글로빈에 의해 세포로 운반되며 포도당이 사용가능한 에너지 형태로의 효과적인 분해를 위하여 필요하다. 산소는 투여된 후 즉시 효과가 발현된다. 고농도 산소투여는 폐포내 산소농도를 증가시키고 이것은 헤모글로빈의 산소포화도를 증가시킨다.

약동학 Pharmacokinetics

발현: 즉시 최대효과: <1분

지속시간: 1~2분 반감기: 해당 없음(N/A)

적응증 Indications

- **저산소증(*hypoxia*)**: 산소는 신체검진 결과 및 맥박산소측정법(pulse oxymetry)에 근거하여 저산소증이 의심되거나 저산소증이 있는 경우에는 언제나 사용가능하다.

금기사항 Contraindications

- **저산소증이 아닌 환자(*nonhypoxic patients*)**: 정상산소증(normoxic) 혹은 저산소증 상태가 아닌(nonhypoxic) 환자들에게 산소를 투여하는 것은 이득이 없다. 높은 산소수치, 즉 고산소증(hypoxia)은 피해야 한다.

주의사항 Precautions

산소는 저산소증을 교정할 정도의 농도로만 투여되어야 한다. 또한 고산소증을 피하기 위해 적정 수준의 산소가 투여되어야 한다. 신생아에게 고농도의 산소를 장시간 투여하는 것은 신생아의 눈을 상하게 할 수 있다(**미숙아 망막병증**[*retinopathy of prematurity*]). 비록 이러한 상황은 병원전 단계에서 드물게 발생하지만 장거리나 장시간 이송에서는 고려되어야 한다. 분당 6 L 이상의 산소가 공급될 때에는 상기도의 점막이 건조해지는 것을 예방하기 위해 가습되어야 한다. 가능하면 산소투여 시 맥박산소측정법를 사용하여 모니터하도록 한다. **맥박산소측정법**(*pulse oximetry*)은 헤모글로빈의 산소포화도를 정확하게 측정하는 비침습적인 방법으로 비싸지 않고 다루기 쉬우며 산소전달의 문제점을 발견하는데 비교적 정확하다.

부작용 Side Effects

산소투여와 관련된 부작용은 거의 없으나 만약 있다면 급성으로 오는 부작용이 있다. 고산소증은 자유기(free-radical)를 유도시키고 산화스트레스 유발과 관련이 있다. 가습이 되지 않은 고농도의 산소투여는 점막을 건조하게 하여 비출혈을 일으킬 수 있다.

약물 상호작용/부적합성 Interactions/Incompatibilities

산소투여와 관계된 약물 상호작용은 없다. 그러나 산소는 특정 제초제(예: paraquat와 diquat)를 섭취한 환자에서 약물의 독성을 증가시킬 수 있다. 이 제초제는 대마초(marijuana)같은 불법 농작물에 분무되기도 한다. 이러한 제초제에 의한 중독은 드문 일이다.

용법 · 용량 Dosage

산소의 용량은 환자의 근본적인 문제에 의해 결정되는데, 병원전 처치에서의 산소는 최소한 환자의 저산소증을 교정시킬 정도로는 투여되어야 한다. 산소전달률은 사용된 산소전달장치에 따라 다르다(표 7-1). 맥박산소측정기를 이용하여 모니터링해야 한다.

일반적인 지침은 다음과 같다.

- **심정지나 기타 위급 환자:** 저산소증을 교정할 수 있는 정도의 충분한 산소를 제공한다. 저산소증이 아닌 경우에는 보통 실내공기(21%산소)로 충분하다.
- **만성폐쇄폐질환:** 35% 산소농도(필요시 증가)

표 7-1 장치별 산소전달

산소전달장치	유속(L/min)	산소농도(%)
비강캐뉼라	1~6	24~44
단순안면마스크	8~10	40~60
벤츄리마스크	4~12	24~50
부분 재호흡마스크	6~10	35~60
비재호흡마스크	6~10	60~95
백, 밸브, 저장소가 있는 마스크	10~15	40~90
디멘드 밸브	10~15	100

상품 How Supplied

산소는 다양한 용량의 압축실린더로 공급된다(표 7-2). 병원전 처치에서 액화산소 이용은 좀 더 보편화되고 있다. 액체산소 용기의 크기와 종류는 다양하다.

표 7-2 산소실린더의 용량

실린더	용적(L)
D	400
E	660
M	3000

교감신경작용제 Sympathomimetics

교감신경작용제(sympathomimetics)란 교감신경계의 작용을 모방한다는 뜻으로 이 그룹에 속하는 약물은 이러한 작용을 한다. 이들은 직접 교감신경계의 수용체에 작용하기도 하고 또는 간접적으로 내인성(endogenous) 카테콜라민의 유리를 촉진한다. 카테콜라민(cathecholamine)은 화학적으로 유사한 몇 개의 약물에 대한 이름으로 에피네프린(ephineprine), 노르에피네프린(norepinephrine[Levophed]), 이소프로테네롤(Isoproterenol[Isuprel]), 도파민(Dopamine HCl[Intropin])과 도부타민(Dobutamine[Dobutrex]) 등이 이에 속한다. 이들 약물은 이소프로테네롤과 도부타민을 제외하고는 모두 체내에 자연적으로 존재하고 있다. 이소프로테네롤과 도부타민은 합성 카테콜라민이다. 모든 교감신경작용제, MAO억제제(monoamine oxidase inhibitors), 삼환계 항우울제(tricyclic antidepressants[TCAs])는 혈압을 상승시킬 수 있다. 교감신경작용제의 작용과 기능을 이해하기 위하여 먼저 교감신경계를 검토해 보는 것이 필요하다.

교감신경계 Sympathetic Nervous System

교감신경계는 가끔 'fight-or-flight' 체계라고 불리며 신체가 다양한 스트레스에 대처하도록 준비시킨다. 이것은 아드레날린계(adrenergic system)라고 불리기도 한다. 교감신경계와 부교감신경계는 신체의 항상성(homeostasis)을 유지하기 위하여 기능적으로 반대로 작용한다. 부교감신경계는 콜린계(cholinergic system)로 불리기도 한다.

표 7-3에서 보는 바와 같이, 교감신경계는 스트레스 상황에 대처하기 위하여 필요한 기관을 자극시키고 소화관과 같은 불필요한 기관의 기능은 억제하는 경향이 있다.

교감신경계는 신경세포로부터 효능세포로 자극을 전달하기 위해 **노르에피네프린(*norepinephrine*)**을 사용한다. 노르에피네프린처럼 신경자극을 전달하는 화학물질을 신경전달물질(neurotransmitter)이라고 한다. 응급상황에서 신경말단에서 유리되는 노르에피네프린은 부신속질에서 분비되는 에피네프린과 노르에피네프린에 의하여 증가될 수 있다. 아드레날린성 신경처럼 부신속질도 노르에피네프린을 분비한다. 부신에서 분비되는 카테콜라민의 약 20%는 노르에피네프린의 형태로 분비되고, 나머지 80%는 에피네프린(아드레날린)의 형태로 분비된다.

유리된 노르에피네프린은 특정 화학수용체에 작용하도록 되어 있다. 이 수용체는 신체의 여러 부위에 분포되어 있다. 일단 해당 카테콜라민에 의해 자극되면 수용체는 기관에 반응을 일으킨다. 교감신경수용체는 아드레날린 수용체(adrenergic receptor)와 도파민 수용체(dopaminergic receptor) 두 가지 타입의 수용체가 존재한다. 아드레날린 수용체는 다시 다섯 가지 다른 타입으로 분류된다(α_1, α_2, β_1, β_2, β_3). α_1 수용체는 말초혈관수축과 때로 경미한 기관지 수축을 일으킨다. α_2 수용체가 자극되면 노르에피네프린의 유리를 억제한다. 이 효과는 α_1 수용체의 작용에 길항하며 시간이 경과하면 말초혈관의 확장을 일으킨다. β_1 수용체가 자극되면 심장의 박동수와 수축력 및 심장 자동능과 전도(conduction)를 증가시킨다. β_2 수용체는 혈관확장과 기관지확장을 일으킨다. β_3 수용체는 지방분해(lipolysis)와 골격근

표 7-3 교감신경과 부교감신경 작용의 비교		
기관	교감신경자극	부교감신경자극
심장	심장박동수 증가 수축력 증가	심장박동수 감소 수축력 감소
폐	기관지 확장	기관지 수축
콩팥	박출 감소	변화 없음
전신 혈관		
복부	수축	없음
민무늬근육(평활근)	수축(α) 이완(β)	없음 없음
피부	수축	없음
간	포도당 유리	소량의 글리코겐 합성
혈당	증가	없음
동공	확장	축소
땀샘	다량의 발한	없음
기초대사	100%까지 증가	없음
뼈대근육(골격근)	근력 증가 열발생	없음 없음
지방조직	지방 분해	없음

에서의 열발생(thermogenesis)을 자극한다. 도파민 수용체의 기능은 완전히 밝혀지지는 않았지만 콩팥이나 관상동맥 및 뇌동맥을 확장시키는 것으로 여겨진다. 자율신경계에 대한 보다 자세한 설명은 6장을 참고한다.

카테콜라민 Catecholamines

특정 약물은 특정한 수용체를 어느 정도 자극한다. 예를 들면, 노르에피네프린은 α와 β 수용체에 모두 효과를 나타낸다. 그러나 α 수용체에 대한 효과가 β 수용체에 대한 효과보다 매우 강하다. 따라서 노르에피네프린은 일차적으로 α 수용체 작용제로 여겨진다. 에피네프린도 α와 β수용체에 모두 작용한다. 그러나 노르에피네프린과 달리 에피네프린은 β 수용체에 대하여 훨씬 큰 효과를 가지고 있어서 β 수용체 작용 약물로 여겨진다. 합성 카테콜라민인 이소프로테네롤은 α 수용체에 대한 효과는 없이 β 수용체에만 작용한다. 도파민은 용량에 따라 α와 β 수용체에 모두 작용한다. 또한 특정 용량에서는 도파민 수용체에 작용한다. 이 도파민 효과는 응급상황에서도 콩팥동맥의 혈류를 유지시키는 작용이 있으므로 매우 유용하다. 심정지와 같이 심각한 응급상태의 장기적인 주요 합병증은 콩팥기능상실이다.

심장박동수의 증가를 일으키는 약물을 양성 변시성 약물(positive chronotropic agent)이라고 한다. 심근수축력을 증가시키는 약물을 양성 변력성 약물(positive inotropic agent)이라고 한다. 방실결절을 통하여 심장의 전기전도성을 증가시키는 약물을 양성 변전도성 약물(positive dromotropic agent)이라고 한다.

응급의학에서 교감신경작용제의 일차적 용도는 심인성 혹은 패혈 쇼크 시 혈압을 상승시

표 7-4 특정기관에서 α와 β 아드레날린 수용체의 작용 비교

기관	α 수용체	β 수용체
심장	심장 효과 없음	심장박동수 증가(β_1) 수축력 증가(β_1) 자동능 증가(β_1)
전신혈관	혈관수축	혈관이완(β_2)
폐	약한 기관지 수축	기관지 확장(β_2)

키는 것이다. 이러한 약물은 두 가지 방법 중 하나에 의하여 혈압을 상승시킨다. α 수용체를 자극하는 약물은 단지 말초혈관수축에 의해 혈압을 상승시킨다. 반면에 β 수용체에 작용하는 약물은 심박출량을 증가시켜 혈압을 상승시킨다. 심박출량은 다음과 같이 정의한다.

심박출량(cardiac output) = 일회박출량(stroke volume) × 심장박동수(heart rate)

따라서,

혈압(blood pressure) = 심박출량(cardiac output) × 말초저항(peripheral resistance)

에피네프린, 도파민 등 β 수용체 작용 약물은 심장박동수 증가(양성 변시성)와 일회박출량(stroke volume) 증가(양성 변력성)를 일으킨다. 다양한 수용체의 효과는 표 7-4에 요약되어 있다.

에피네프린 Epinephrine

분류 Class 교감신경작용제

설명 Description

에피네프린은 α와 β 아드레날린 자극 효과를 지닌 천연의 카테콜라민이다.

작용기전 Mechanism of Action

에피네프린은 α와 β 수용체에 직접적으로 작용하지만 α 수용체에 대한 효과보다 β 수용체에 대한 효과가 훨씬 강하다. 에피네프린의 효과는 다음과 같다.

- 심장박동수를 증가시킨다.
- 심장의 수축력을 증가시킨다.
- 심근의 전기전도를 증가시킨다.
- 전신 혈관저항성을 증가시킨다.
- 혈압을 상승시킨다.
- 자동능을 증가시킨다.

흥미롭게도 심정지에서 에피네프린의 유용성은 베타아드레날린 효과보다 알파아드레날린 효과(혈관수축)에 훨씬 더 기인한다. 에피네프린은 심정지의 다양한 치료 중 주된 치료제

로 혈압 상승 효과로 인하여 우선적으로 권고되고 있다. 연구에 따르면 에피네프린은 심폐소생술로 심장박동이 다시 회복(return of spontaneous cirdulation, ROSC)되는 것을 증가시키지만, 장기간의 생존을 증가시키지 않는 것으로 나타났다.

에피네프린의 효과는 보통 투여 후 90초 이내에 나타나며 작용지속시간이 짧다. 그러므로 일정한 치료의 수준을 유지하기 위해서 3~5분마다 반복 투여해야 한다.

약동학 Pharmacokinetics

발현: <2분(정맥내/기관내 투입(intraveous/endotracheal tube[IV/ET])

최대효과: <5분(IV/ET) 지속시간: 5~10분(IV/ET)

반감기: 5분

적응증 Indications

에피네프린은 심정지(무수축[asystole], 심실세동[ventricular fibrillation], 무맥박심실빠른맥[pulseless ventricular tachycardia], 무맥박 전기활성[pulseless electrical activity]), 심한 아나필락시스(severe anaphylaxis), 심한 반응성 기도질환(severe reactive airway disease)에 사용된다. 또한 아트로핀에 반응하지 않는 증상이 있는 느린맥에도 사용된다.

금기사항 Contraindications

에피네프린 1 mg/10 mL은 광범위한 심폐소생술을 필요로 하지 않는 환자에게는 금기이다. 단순 알레르기반응이나 천식의 경우에는 1 mg/1 mL 희석액을 사용해야 하며 근육주사로 투여되어야 한다.

주의사항 Precautions

에피네프린을 비롯한 카테콜아민류는 차광보관하여야 한다. 중탄산나트륨같은 알칼리용액에 의해 불활성화될 수 있으므로 에피네프린과 중탄산염 투여 사이에는 정맥로를 충분히 세척해 주어야 한다.

부작용 Side Effects

두근거림(심계항진), 불안, 진전, 두통, 어지러움, 오심 및 구토를 일으킬 수 있다. 강한 변력성 및 변시성 효과로 인하여 심근의 산소요구량을 증대시킨다. 저용량에서도 심근의 허혈을 일으킬 수 있다. 에피네프린을 응급상황에서 투여할 때는 이 점을 명심해야 한다. 응급의학에 사용되는 다른 약물들과 마찬가지로 에피네프린은 심근에 충분한 산소가 공급될 때만 효과를 나타낸다.

약물 상호작용/부적합성 Interactions/Incompatibilities

에피네프린은 pH의존적이고 중탄산나트륨과 같은 알칼리용액과 함께 투여될 때는 불활성화될 수 있다. 항우울제를 복용하고 있는 환자에서 에피네프린의 효과가 증대될 수 있다.

용법 · 용량 Dosage

에피네프린 1 mg/10 mL은 정맥주사, 뼈속주사 또는 기관내 투여를 할 수 있다. 상용량은 다음과 같다.

- **심정지(성인)**: 심정지 시 에피네프린의 용량은 1 mg/10 mL 용액에서 1 mg을 정맥주사 혹은 뼈속주사한다. 필요시 3~5분마다 반복할 수 있다. 의료지시에 따라 이보다 고용량이 투여될 수 있는데 이 고용량법은 베타차단제로 인해 심정지가 온 경우 도움이 될 수 있다. 정맥로 확보가 되지 않은 경우에 에피네프린은 기관내에 투여될 수 있으며 기관내에 투여될 경우 용량은 최소한 정맥주사의 2~2.5배로 투여되어야 하지만 대부분 효과적이지 않다.
- **심정지(소아)**: 소아 심정지 시 초기 용량은 1 mg/10 mL 용액을 0.01 mg/kg(0.1 mL/kg)으로 정맥주사한다. 필요시 같은 용량으로 3~5분마다 반복투여할 수 있다.
- **심각한 아나필락시스 또는 중증 천식(성인)**: 정맥주사용 에피네프린은 생명을 위협하는 심한 아나필락시스와 천식의 경우에만 사용될 수 있다. 덜 심각한 경우에는 에피네프린 1 mg/1 mL을 근육주사하거나 흡입용 베타작용제로 치료해야 한다. 심각한 아나필락시스와 천식의 경우, 즉 비심장성 심정지인 경우 에피네프린의 초기용량은 심정지 용량의 5~10%인 0.05~0.1 mg을 정맥주사로 투여되어야 한다. 필요시 5~15분 간격으로 반복 투여될 수 있다. 심한 경우에는 에피네프린의 점적주입이 필요할 수 있다.
- **심각한 아나필락시스 또는 중증 천식(소아)**: 정맥주사용 에피네프린은 생명을 위협하는 심한 아나필락시스와 천식의 경우에만 사용될 수 있다. 덜 심각한 경우에는 에피네프린 1 mg/1 mL을 근육주사하거나 흡입용 베타작용제로 치료해야 한다. 심각한 아나필락시스와 천식의 경우 에피네프린의 초기용량은 0.01 mg을 정맥주사로 투여되어야 한다. 필요시 5~15분 간격으로 반복 투여될 수 있다. 심한 경우에는 에피네프린의 점적주입이 필요할 수 있다.
- *Push dose pressor therapy*: 혈압이 위험한 수준으로 내려갈 때 쇼크의 치료에서 소위 "push dose pressors"라는 치료를 하는 것은 점점 일반화되고 있다. push dose pressor치료는 혈압을 올리기 위해 소량의 카테콜아민(가장 흔히 페닐에프린이나 에피네프린을 사용) 덩어리(bolus)를 사용하는 것이다. 이 방법은 수술실에서 수년간 사용되어 왔으며 응급상황에서도 보편화되고 있다. 평균동맥압(mean arterial pressure, MAP)이 45 mmHg 이하로 떨어지면 혈역학적 허탈(hemodynamic collapse)이 시작된다. 소량의 에피네프린이나 페닐에프린 덩어리주입은 빠르고 순간적인 평균동맥압의 상승을 가져온다. push dose pressor를 위한 에피네프린은 10 mL 주사기에 9 mL의 생리식염수를 넣고 1:10 000(1:10 000 에피네프린은 10 mL의 용매에 1 mg의 에피네프린이 들어 있다.) 에피네프린 1 mL를 채워 준비하고 잘 섞는다. 주사기에 있는 10 mL에는 100 mcg/mL(1 mg/10 mL)의 농도로 에피네프린이 들어 있다. push pressor투여량은 1~5분마다 0.5~2 mL(5~20 mcg)이다.

노르에피네프린 Norepinephrine (Levophed)

분류 Class 교감신경작용제

설명 Description

노르에피네프린은 천연의 카테콜아민이다. α와 β 아드레날린성 수용체에 모두 작용하나 α 수용체에 대한 작용이 훨씬 강하다.

작용기전 Mechanism of Action

α 수용체에 대한 작용으로 인하여 노르에피네프린은 강력한 말초혈관수축제이다. 혈관수축작용은 심인성 쇼크와 기타 저혈압 응급에서 혈압을 상승시키는 작용을 한다.

약동학 Pharmacokinetics

발현: 즉시	최대효과: <1분
지속시간: 1~2분	반감기: 3분

적응증 Indications

저혈량과 관련이 없는 저혈압(예: 패혈성 쇼크)에서 첫 번째로 고려되는 약물이다.
(저혈압은 수축기혈압이 70 mmHg 미만으로 정의함).

금기사항 Contraindications

노르에피네프린은 저혈량으로 인한 저혈압 환자에게 투여해서는 안 된다.

주의사항 Precautions

노르에피네프린 투여 시 위험한 고혈압을 예방하기 위해 5~10분마다 혈압을 측정해야 한다. 노르에피네프린을 투여하기 전에 수액투여를 먼저 시작해야 한다. 혈관외 유출되면 국소조직의 괴사를 일으킬 수 있으므로 가능한 한 큰 정맥을 통해 투여해야 한다. 혈관외 유출 시에는 괴사와 탈피를 최소화하기 위하여 펜톨라민[phentolamine(regitine)]을 생리식염수에 희석하여 유출 부위에 침투시킬 수 있다. 다른 교감신경작용제와 마찬가지로 노르에피네프린은 심근의 산소요구량을 증가시키므로 심근허혈이 있는 사람에게는 주의하여 투여해야 한다. 노르에피네프린은 전형적으로 콩팥동맥과 창자간막동맥의 혈관수축을 야기하나 패혈증이 있는 환자에서는 콩팥의 혈류를 개선시키고 소변 배출을 향상시킨다.

부작용 Side Effects

노르에피네프린은 불안, 떨림, 두통, 현기증, 오심 및 구토를 일으킬 수 있다. 또한 말초혈관수축에 대한 반사작용으로 느린맥을 일으킬 수 있다. 양성 변력성 및 변시성 특성으로 심근의 산소요구량을 증가시키며 소량에서도 심근허혈을 유발할 수 있다. 응급상황에서 노

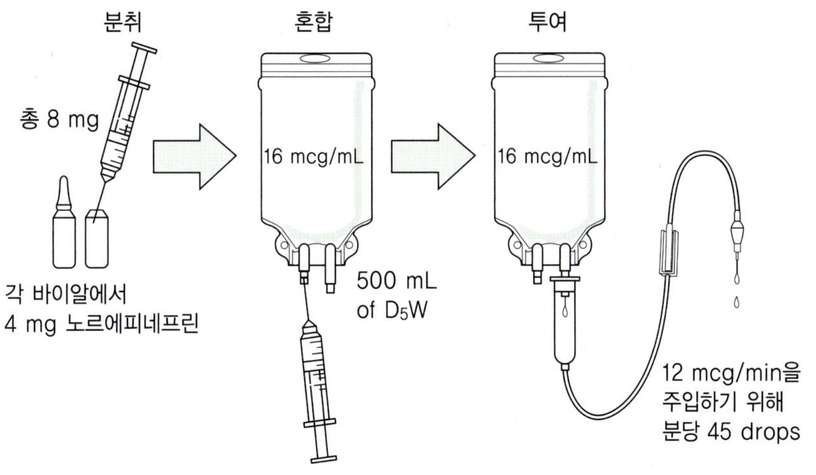

그림 7-1 노르에피네프린 주입액 준비

르에피네프린을 투여할 때에는 이 점을 명심해야 한다.

약물 상호작용/부적합성 Interactions/Incompatibilities

노르에피네프린은 중탄산나트륨과 같은 알칼리용액과 함께 투여될 때는 불활성화될 수 있다. 베타차단제와 함께 투여될 때 혈압이 현저히 상승할 수 있다.

용법 · 용량 Dosage

노르에피네프린에 대한 American Heart Association(AHA)의 추천 용량은 0.1~0.5 mcg/kg/min(최대 30 mcg/min)이다. 충분한 혈압을 유지하기 위하여 더 높은 용량이 필요할 수 있다. 희석액은 500 mL의 D_5W에 8 mg의 노르에피네프린을 넣어서 제조하며 이것은 16 mcg/mL의 농도이다. 같은 농도의 희석액은 250 mL의 D_5W에 4 mg을 넣어서 제조할 수 있다(그림 7-1).

노르에피네프린은 강한 효능이 있으므로 최대로 희석하여 투여되어야 한다. 투여량을 조절하기 위해 이미 확보된 정맥로에 피기백(piggyback)방식으로 투여되거나 펌프를 통해 관리되어야 한다.

페닐에프린 Phenylephrine (Neo-Synephrine)

분류 Class 교감신경작용제

설명 Description

페닐에프린은 주로 α 수용체에 작용하는 합성 카테콜아민이다.

작용기전 Mechanism of Action

페닐에프린은 오직 α 수용체에만 작용하는 강력한 합성 카테콜라민이다. 페닐에프린은 β 수용체에는 거의 작용하지 않으며 혈관의 민무늬근육에 주로 작용하여 말초혈관저항과 혈압을 상승시킨다. 국소적으로 점막에 사용되었을 때 점막의 부종을 줄여주므로 코기관 삽관(nasotracheal intubation) 같은 코를 경유하는 술기 시 보조제로서의 역할을 잘 해낼 수 있다.

약동학 Pharmacokinetics

발현: 즉시	최대효과: <1분
지속시간: 15~20분	반감기: 2분

적응증 Indications

페닐에프린은 수축기혈압이 70 mmHg 미만인 쇼크 상태에서 혈압을 올리는데 사용된다. 특히 말초혈관저항이 감소된 패혈성 쇼크나 척수쇼크 시에 유용하다. 그러나 페닐에프린이 최우선순위로 사용되지는 않는다. 페닐에프린은 코기관 삽관 시 코점막을 수축시키는데 유용하다.

금기사항 Contraindications

페닐에프린은 심장성 쇼크에서 혈압을 상승시키는데 사용되지 않는다. 오직 말초혈관저항의 감소로 인한 쇼크에서만 사용된다. 심장성 쇼크에는 도파민이나 노르에피네프린같은 다른 교감신경작용제가 사용되어야 한다.

주의사항 Precautions

페닐에프린을 투여할 때는 주의해야 한다. 혈관외 유출은 조직의 탈피를 야기시킬 수 있다.

부작용 Side Effects

페닐에프린은 불안, 두통, 흐린 시야, 눈물분비, 소변정체, 반동적인 비충혈(rebound nasal congestion)과 진전, 부정맥, 고혈압, 협심증, 오심 및 구토를 초래할 수 있다. 이러한 부작용의 대부분은 용량과 관련되어 있다.

약물 상호작용/부적합성 Interactions/Incompatibilities

페닐에프린은 중탄산나트륨과 같은 알칼리용액과 함께 투여될 때는 불활성화될 수 있다. 디지탈리스 중독이 있는 환자에서는 빠른 부정맥을 일으킬 수 있으므로 주의해서 사용해야 한다.

용법 · 용량 Dosage

페닐에프린의 상용량은 100~180 mcg/min(대략 0.5~2 mcg/kg/min)이다. 혈압이 안정화된 후 유지용량은 46~60 mcg/min이다. 그 효능 때문에 페닐에프린은 정맥(IV)주입에 의해서만 주어져야 한다. 확보된 정맥로에 페닐에프린을 피기백(piggyback)하여야 한다.

- *Push dose pressor therapy*: 혈압이 위험한 수준으로 내려갈 때 쇼크의 치료에서 소위 "push dose pressors"라는 치료를 하는 것은 점점 일반화되고 있다. push dose pressor치료는 혈압을 올리기 위해 소량의 카테콜아민(가장 흔히 페닐에프린이나 에피네프린을 사용) 덩어리(bolus)를 사용하는 것이다. 이 방법은 수술실에서 수년간 사용되어 왔으며 응급상황에서도 보편화되고 있다. 평균동맥압(mean arterial pressure, MAP)이 45 mmHg 이하로 떨어지면 혈역학적 허탈(hemodynamic collapse)이 시작된다. 소량의 에피네프린이나 페닐에프린 덩어리주입은 빠르고 순간적인 평균동맥압의 상승을 가져온다. push dose pressor를 위한 페닐에프린은 3 mL주사기에 페닐에프린 한 바이알(10 mg/mL)에서 페닐에프린 1 mL를 뽑아내서 준비한다. 이것은 다시 생리식염수 100 mL에 혼합하여 100 mcg/mL의 농도로 맞춰 주사기에 뽑아 사용한다. 투여량은 1~5분마다 0.5~2 mL(50~200 mcg)이다.

이소프로테레놀 Isoproterenol (Isuprel)

분류 Class 교감신경작용제

설명 Description

이소프로테레놀은 강력한 합성 카테콜아민으로 주로 β 아드레날린성 수용체에 작용한다.

작용기전 Mechanism of Action

이소프로테레놀은 강력한 합성 카테콜아민으로서 거의 전적으로 β 수용체에만 작용한다. α 수용체에는 거의 작용하지 않으므로 주로 심장과 폐에 주로 작용한다. 이소프로테레놀은 더 이상 거의 사용되지 않는다.

약동학 Pharmacokinetics

발현: 즉시	최대효과: <1분
지속시간: 다양함	반감기: <1.5분

적응증 Indications

이소프로테레놀은 탈신경된 심장(심장이식)이나 베타차단제 과용으로 인한 환자 같이 매우 제한된 환자에게만 사용된다. 또한 피부경유 심박동조율기에 반응하지 않는 고도의 방실차단(즉, Morbitz II나 3도 방실차단) 환자에게도 유용하다.

금기사항 Contraindications

이소프로테레놀은 심장성 쇼크 환자에서 혈압을 증가시키는데 사용되지 않는다. 이소프로테레놀은 느린맥으로 인한 쇼크에서만 사용되어야 한다. 도파민과 노르에피네프린과 같은 다른 교감신경작용제가 심장성 쇼크의 경우에 사용되어야 한다.

주의사항 Precautions

이소프로테레놀을 투여할 때는 심실자극흥분성(ventricular irritability)의 징후가 있는지 모니터해야 한다. 이러한 징후는 조기심실수축, 심실빠른맥 혹은 심실잔떨림(심실세동)까지로도 나타날 수 있다. 이소프로테레놀을 투여할 때는 주의해야 한다. 에피네프린과 같이 심근의 산소요구량을 현저히 증가시킨다. 심근의 산소 섭취의 증가는 심근경색의 부위를 증가시킬 수 있다. 심근경색이 없는 환자에서는 이소프로테레놀이 심근허혈을 일으킬 수 있다. 가능하면 이소프로테레놀 대신 외부적 심박조율을 수행해야 한다.

부작용 Side Effects

신경과민, 진전, 부정맥, 고혈압, 협심증, 오심 및 구토를 일으킬 수 있다. 이러한 부작용의 대부분은 용량과 관련해서 나타난다.

약물 상호작용/부적합성 Interactions/Incompatibilities

이소프로테레놀은 중탄산나트륨과 같은 알칼리용액과 함께 투여될 때는 불활성화될 수 있다. 디지탈리스 중독이 있는 환자에서는 빠른 부정맥을 일으킬 수 있으므로 주의해서 사용해야 한다.

용법 · 용량 Dosage

이소프로테레놀은 1 mg을 500 mL의 D_5W에 희석해서 사용한다. 이것은 2 mcg/mL의 농도를 제공한다. 원하는 심장박동수를 얻을 때까지 또는 조기심실수축같은 심실자극흥분성이 일어날 때까지 적정해서 사용해야 한다. 표준 주입속도는 2~10 mcg/min이다. 이소프로테레놀은 정맥점적법(IV infusion)으로만 투여되어야 한다. 확보된 정맥로에 이소프로테레놀을 피기백(piggyback)하여야 한다. 이소프로테레놀은 제어된 펌프를 통해서 가장 잘 투여될 수 있다.

도파민 Dopamine (Intropin)

분류 Class 교감신경작용제

설명 Description

도파민은 천연 카테콜라민으로 노르에피네프린의 전구체이다. 도파민은 α와 β_1 및 도파민 수용체에 작용한다. α 수용체에 대한 효과는 용량의존적이다.

작용기전 Mechanism of Action

도파민은 심장성 쇼크와 관련된 저혈압의 처치에서 사용된다. 이것은 화학적으로 에피네프린 및 노르에피네프린과 관련이 있으며 α와 β_1 아드레날린성 수용체에 모두 작용하여 혈압을 상승시킨다. β_1 수용체에 대한 도파민의 효과는 심장에 대한 양성 변력성 효과로 나타난다. 도파민은 이소프로테네롤과 에피네프린처럼 심근의 산소요구량을 증가시키지 않으며 강력한 변시성 효과를 가지고 있지 않다. 도파민은 α 아드레날린성 수용체에 작용하여 말초혈관수축을 유발한다. 도파민은 수축기혈압과 맥압(pulse pressure: 수축기혈압과 확장기혈압의 차이)을 모두 상승시키나, 일반적으로 확장기혈압에 대해서는 영향력이 적다.

약동학 Pharmacokinetics

발현: <5분	최대효과: 5~8분
지속시간: <10분	반감기: 2분

적응증 Indications

저혈량증과 관련이 없고 혈역학적으로 의미 있는 저혈압(수축기혈압 70~100 mmHg)과 심장성 쇼크에서 사용된다. 또한 아트로핀에 반응하지 않는 증상이 있는 느린맥에서도 사용된다.

금기사항 Contraindications

저혈량증이 수액요법으로 잘 유지되고 있지 않는 한 도파민은 저혈량성 쇼크 치료에서 단독으로 사용되어서는 안 된다. 도파민은 크롬친화세포종(pheochromocytoma)(부신의 종양)이 있는 환자에게 사용해서는 안 된다.

주의사항 Precautions

도파민은 심장박동수를 증가시키고 심실위 및 심실성 부정맥(supraventricular and ventricular arrhythmia)을 유발하거나 악화시킬 수 있다. 도파민 용량이 20 mcg/kg/min을 초과하면 α효과가 우세해지며 그 작용은 노르에피네프린과 유사해진다. 다른 카테콜아민과 마찬가지로 빠른 부정맥이나 심실잔떨림이 있는 경우에는 투여해서는 안 된다.

부작용 Side Effects

신경과민, 두통, 부정맥, 두근거림, 가슴통증, 호흡곤란, 오심 및 구토를 일으킬 수 있다. 많은 부작용이 용량의존적이다.

약물 상호작용/부적합성 Interactions/Incompatibilities

다른 카테콜라민과 마찬가지로 중탄산나트륨과 같은 알칼리용액에 의하여 불활성화될 수 있다. 항우울제의 한 종류인 MAO억제제를 복용하고 있는 환자에게는 투여량을 감소시켜야 한다. 도파민과 페니토인(Dilantin)을 동시에 섭취하면 저혈압을 일으킬 수 있다.

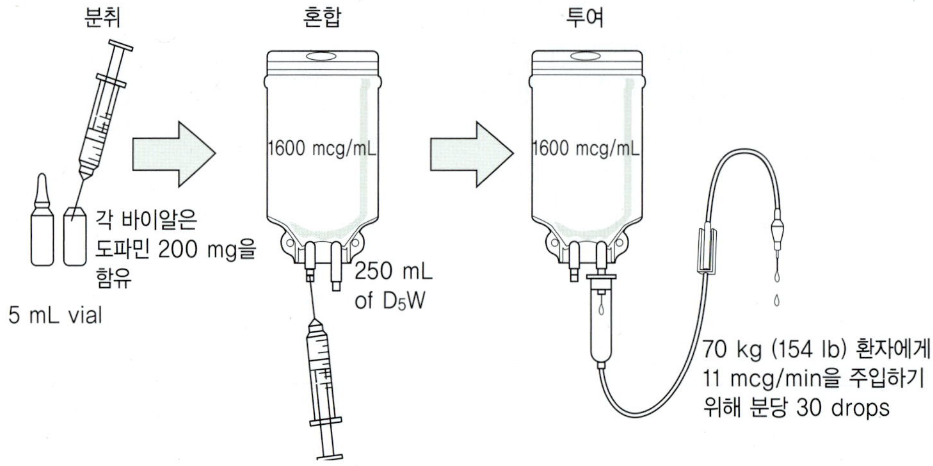

그림 7-2 도파민주입액의 준비

용법 · 용량 Dosage

도파민주입액을 만드는 표준 방법은 500 mL의 D_5W에 800 mg의 도파민을 넣거나 250 mL의 D_5W에 400 mg의 도파민을 넣어 1600 mcg/mL 농도의 희석액을 만드는 것이다. 도파민의 효능은 용량의존적이다.

최초의 주입속도는 2~10 mcg/kg/min이며 혈압이 올라갈 때까지 혹은 최대 20 mcg/kg/min까지 주입속도를 증가시킬 수 있다(그림 7-2). 도파민은 점적법으로 투여하여야 하며, 이미 확보된 정맥주입액 속으로 피기백하여야 한다. 도파민은 조절펌프(controlled pump)로 투여하는 것이 가장 좋다.

도부타민 Dobutamine (Dobutrex)

분류 Class 교감신경작용제

설명 Description

도부타민은 합성 카테콜아민이다. 일차적으로 β_1 수용체에 작용하나 이소프로테레놀보다 β 작용제로서의 효과가 적다.

작용기전 Mechanism of Action

도부타민은 변시성 효과는 거의 없고 심장수축력을 증가(양성 변력성 효과)시킨다. 따라서 심장박동수 증가가 불필요한 울혈심장기능상실의 치료에 유용하다.

약동학 Pharmacokinetics

발현: 2~10분 　　 최대효과: 10~20분
지속시간: 다양함 　　 반감기: 2분

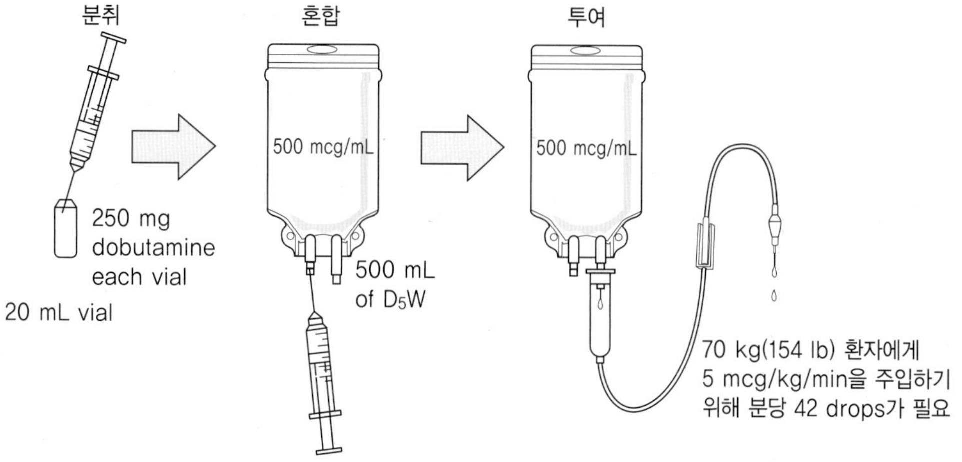

그림 7-3 도부타민 점적액 제조

적응증 Indications

심장박동수 증가없이 심박출량의 증가가 필요한 울혈심장기능상실의 단기적 처치에 유용하다.

금기사항 Contraindications

저혈량증이 수액요법으로 잘 유지되고 있지 않는 한 도부타민은 저혈량성 쇼크 치료에서 단독으로 사용되어서는 안 된다. 심장성 쇼크처럼 심박출량을 증가시키기 위해서는 도파민이 우선적으로 사용되어야 한다.

주의사항 Precautions

도부타민의 투여 후에는 통상 빠른맥과 수축기혈압 상승이 따른다. 10% 이상의 심장박동수 증가는 심각한 심근허혈을 유발할 수 있다. 도부타민의 투여로 조기심실수축(PVCs)이 일어날 수 있다. 다른 교감신경작용제의 경우와 같이 혈압을 모니터하여야 한다.

부작용 Side Effects

신경과민, 두통, 고혈압, 부정맥, 두근거림, 가슴통증, 호흡곤란, 오심 및 구토를 일으킬 수 있다. 많은 부작용이 용량의존적이다.

약물 상호작용/부적합성 Interactions/Incompatibilities

도부타민은 베타수용체를 통해 작용하므로 베타차단제를 복용하고 있는 환자에게는 효과가 없을 수 있다. 삼환계 항우울제를 복용하고 있는 환자에게 도부타민을 투여하면 고혈압의 위험이 증가한다.

용법 · 용량 Dosage

도부타민의 적당한 용량은 2~20 mcg/kg/min이다. 상용되는 용량은 보통 5~10 mcg/kg/min이다. 도부타민은 환자의 반응에 따라 투여되어야 한다(그림 7-3). 도부타민은

500 mL 또는 1L의 D_5W에 희석하여 정맥점적법으로 투여하여야 한다. 도부타민은 조절펌프로 투여하는 것이 가장 좋다.

인암리논 Inamrinone (Inocor)

분류 Class 변력성 약물(phosphodiesterase억제제)

설명 Description

암리논은 작용발현이 빠른 변력성 약물이다. 이것은 *phosphodiesterase*억제제로서 아드레날린성 수용체에는 작용하지 않는다.

작용기전 Mechanism of Action

암리논은 정맥주사 후 신속하게 심박출량을 증가시킨다. 이것은 양성 변력성 약물로 다소의 혈관이완작용을 한다. 그러나 다른 약물과는 달리 α나 β 아드레날린성 수용체를 자극하지 않는다. 암리논이 혈압을 상승시키는 정확한 기전은 잘 알려져 있지는 않다. 디지탈리스 제제와 같은 기전으로 심박출량을 증가시키지는 않는다. 임상적으로 암리논은 그 효과면에서 도부타민과 유사하다. 암리논은 β 수용체를 자극하지 않으므로 도부타민이나 다른 변력성 약물에 반응하지 않는 울혈심장기능상실의 경우에 효과를 나타낼 수 있다.

약동학 Pharmacokinetics

발현: 2~5분 최대효과: 10분
지속시간: 0.5~2.0시간 반감기: 4~6시간

적응증 Indications

인암리논은 이뇨제, 혈관이완제 및 일반적인 변력성 약물에 불응하는 중증 울혈심장기능상실의 단기적 치료에 이용된다.

금기사항 Contraindications

인암리논은 이 약이나 중아황산염(bisulfite) 계열의 화합물에 과민성인 환자에게 투여해서는 안 된다.

주의사항 Precautions

인암리논은 심근경색 후 즉시 발생한 울혈심장기능상실의 경우에는 사용되어서는 안 된다. 도부타민처럼 인암리논은 심근의 허혈을 유발시킬 수 있다. 다른 변력성 약물처럼 혈압, 맥박, 심전도를 지속적으로 모니터해야 한다. 인암리논은 포도당을 함유한 용액(즉, D_5W)에 희석해서는 안 되며 0.9% 생리식염수나 0.45% 생리식염수로 희석해야 한다.

부작용 Side Effects

부정맥, 저혈압, 오심, 구토, 복통, 혈소판감소증을 일으킬 수 있다.

약물 상호작용/부적합성 Interactions/Incompatibilities

인암리논을 투여하는 정맥로에 푸로세미드(furosemide[Lasix])를 투여해서는 안 된다. 이 두 약물 간에는 화학적 반응이 나타나서 정맥로에 침전이 생길 수 있다. 인암리논은 포도당을 함유하고 있는 용액으로 희석해서는 안 된다.

용법 · 용량 Dosage

울혈심장기능상실에서는 용량을 5~10 mcg/kg/min으로 정맥투여해야 한다. 0.75 mg/kg의 용량을 2~5분에 걸쳐 천천히 투여하는 것으로 치료가 시작되어야 하고 다음으로는 5~15 mcg/kg/min의 유지속도로 주입한다. 주입액은 한 앰플(100 mg)을 500 mL의 생리식염수에 넣어서 만들 수 있고 이것은 0.2 mg/mL의 농도(200 mcg/ml)를 제공한다.

필요시 30분 후에 0.75 mg/kg의 정맥내 대량주입을 2~3분에 걸쳐 천천히 추가적으로 시행할 수 있다.

인암리논의 전반적인 투여속도는 환자의 임상적 반응에 따라 주의해서 조정해야 한다.

인암리논은 대량주입(bolus)이나 점적주입(infusion) 모두 정맥로를 통해서만 투여되어야 한다. 인암리논은 조절펌프를 통해 투여하는 것이 가장 좋다.

밀리논 Milrinone (Primacor)

분류 Class 변력성 약물(phosphodiesterase억제제)

설명 Description

밀리논은 작용발현이 빠른 변력성 약물이다. 이것은 phosphodiesterase억제제로서 아드레날린성 수용체에는 작용하지 않는다.

작용기전 Mechanism of Action

밀리논은 정맥주사 후 신속하게 심박출량을 증가시킨다. 이것은 변력성 약물로 다소의 혈관 이완 효과를 갖는다. 그러나 다른 약물과는 달리 α나 β 아드레날린성 수용체를 자극하지 않는다. 밀리논의 효능은 cyclic guanosine monophosphate (cGMP)-dependent phosphodiesterase를 억제함으로써 양성 변력성을 가지고 그로 인해 심박출량을 증가시킨다고 가정된다. 디지탈리스 제제와 같은 기전으로 심박출량을 증가시키지는 않는다. 임상적으로 밀리논은 그 효과면에서 도부타민과 유사하다. 밀리논은 β 수용체를 자극하지 않으므로 도부타민이나 다른 변력성 약물에 반응하지 않는 울혈심장기능상실의 경우에 효과를 나타낼 수 있다.

약동학 Pharmacokinetics

발현: 5~15분 최대효과: 명시되지 않음
지속시간: 3~6시간 반감기: 2~3시간

적응증 Indications

밀리논은 이뇨제, 혈관이완제 및 일반적인 변력성 약물에 불응하는 중증 울혈심장기능상실의 단기적 치료에 이용된다.

금기사항 Contraindications

밀리논은 이 약이나 중아황산염(bisulfite) 계열의 화합물에 과민성인 환자에게 투여해서는 안 된다.

주의사항 Precautions

밀리논은 심근경색 후 즉시 발생한 울혈심장기능상실의 경우에는 사용되어서는 안 된다. 도부타민처럼 밀리논은 심근의 허혈을 유발시킬 수 있다. 다른 변력성 약물처럼 혈압, 맥박, 심전도를 지속적으로 모니터해야 한다. 밀리논은 0.9% 생리식염수나 5% 포도당용액(D_5W)에 희석해야 한다.

부작용 Side Effects

부정맥, 저혈압, 오심, 구토, 복통, 혈소판감소증을 일으킬 수 있다.

약물 상호작용/부적합성 Interactions/Incompatibilities

밀리논을 투여하는 정맥로에 푸로세미드(furosemide(Lasix))를 투여해서는 안 된다. 이 두 약물 간에는 화학적 반응이 나타나서 정맥로에 침전이 생길 수 있다.

용법 · 용량 Dosage

울혈심장기능상실에서는 용량을 50 mcg/kg으로 10분에 걸쳐 천천히 정맥 혹은 뼈속투여해야 한다. 다음으로는 0.375 mcg/kg/min의 유지속도로 주입한다. 밀리논의 전반적 투여속도는 환자의 임상적 반응에 따라 주의해서 조정해야 한다.

밀리논은 대량주입(bolus)나 점적주입(infusion) 모두 정맥로 혹은 뼈속투여를 통해서만 이루어져야 하고 조절펌프를 통해 투여하는 것이 가장 좋다.

바소프레신 Vasopressin (Pitressin)

분류 Class 호르몬, 혈압상승제

설명 Description

바소프레신은 동물의 뇌하수체 뒤엽에서 추출한 폴리펩티드 호르몬이다. 혈압상승 및 항이뇨호르몬(antidiuretic hormone[ADH])의 특징을 갖는다. 심정지 시에 바소프레신 사용에 대한 확실한 근거는 부족하다.

작용기전 Mechanism of Action

고용량에서 바소프레신은 민무늬근육 수용체의 직접적 자극을 통해서 혈관수축제로 작용한다. 이것은 심폐소생술 시 에피네프린의 대체제로서 사용될 수 있다.

약동학 Pharmacokinetics

발현: 다양 최대효과: 다양
지속시간: 30~60분 반감기: 10~20분

적응증 Indications

심폐소생술 중 에피네프린의 대체제 또는 에피네프린 투여 후 사용되는 바소프레신은 말초혈관저항을 상승시키는 데 사용된다. 바소프레신의 작용은 심정지 시 에피네프린과 다르지 않기 때문에 바소프레신의 일회용량 40unit(IV/IO)은 에피네프린의 초기용량이나 두 번째 용량을 대신할 수 있다. 최근의 연구에서는 심정지에서 바소프레신의 이점에 대해 의문을 제기하고 있다.

금기사항 Contraindications

바소프레신은 만성콩팥염, 허혈성 심장질환, 조기심실수축이나 진행된 동맥경화증 환자에게 금기이다. 하지만 심폐소생술 시 사용될 때는 이러한 금기사항이 해당되지 않는다.

주의사항 Precautions

바소프레신은 간질, 편두통, 천식, 심장기능상실 및 협심증이 있는 환자에게는 주의해서 사용해야 한다.

부작용 Side Effects

피부창백, 복부경련, 오심, 고혈압, 느린맥 및 경증 부정맥을 일으킬 수 있다.

약물 상호작용/부적합성 Interactions/Incompatibilities

상급심장소생술(advanced cardiac life support, ACLS) 상황 시에는 없음

용법 · 용량 Dosage

- *성인 용량.* 40 units IV/IO(한 번만 사용 가능). 심장정지 상황에서 첫 번째 혹은 두 번째 에피네프린을 대신하여 사용할 수 있다.

• *소아 용량.* 심장정지에서의 사용은 기술되어 있지 않다.

아드레날린 길항제 Adrenergic antagonist

아드레날린 길항제(antagonists)는 아드레날린성 수용체의 작용에 길항하는 약물군을 말한다. 특정 약물은 α 수용체만을 차단하고 다른 종류의 약물은 β 수용체만을 차단한다. 일부 베타차단제는 β_1 또는 β_2 수용체만을 차단하는 선택성을 나타낸다. β 수용체를 차단하는 약물이 가장 많이 사용된다. 이들은 고혈압, 심장부정맥 및 협심증의 치료에 유용하다. 교감신경차단제의 원형은 프로프라놀롤(propranolol[Inderal])로 β_1, β_2 수용체를 모두 차단하는 비선택적인 길항제이다. 베타차단제는 응급의학에서 선택적으로 사용되고 있지만 특정 심장부정맥이나 고혈압의 치료에 사용되고 있다.

일부 심실성 빠른맥 및 심실잔떨림같은 심실성 부정맥은 과도한 β 수용체의 자극에 의하여 일어날 수 있다. 베타차단제는 이러한 부정맥을 억제할 수 있다. 프로프라놀롤은 베라파밀(verapamil)과 조합하여 사용해서는 안 된다. 베라파밀에 의한 칼슘채널차단과 프로프라놀롤에 의한 β 수용체의 동시적(concomitant) 차단은 무수축(asystole)을 일으킬 수 있다.

프로프라놀롤 Propranolol (Inderal)

분류 Class 비선택적 베타차단제(제2군 항부정맥제)

설명 Description

프로프라놀롤은 비선택적 β 수용체 길항제이다. 이것은 순환하는 카테콜아민의 효과를 억제한다.

작용기전 Mechanism of Action

프로프라놀롤은 비선택적으로 β_1 또는 β_2 아드레날린성 수용체를 모두 차단한다. 이것은 심장박동수 저하(음성 변시성 효과), 심장수축력 저하(음성 변력성 효과), 혈압의 저하 및 심근의 산소요구량을 감소시킨다. 이것은 다른 항부정맥제에 반응하지 않는 재발성 심실빠른맥과 재발성 심실잔떨림 치료에 유용하다. 또한 디지탈리스 독성으로 인한 빠른 부정맥과 특정 심실위빠른맥의 치료에도 유용하다.

약동학 Pharmacokinetics

발현: $<$2분(IV) 최대효과: 5분(IV)
지속시간: 1~2시간(IV) 반감기: 2~3시간(IV)

적응증 Indications

- 아데노신이나 미주신경 조작에 의해 전환되지 않는, 안정된 좁은 QRS군 빠른맥(stable, narrow-complex tachycardia)이나 심실위빠른맥이 재발한 경우
- 심방잔떨림이나 심방된떨림이 있는 환자에서 심실의 반응속도(ventricular rate) 조절
- 급성허혈, 긴QT증후군, 카테콜아민과 관련된 다형 심실 빠른맥

금기사항 Contraindications

프로프라놀롤은 느린맥, 천식병력, 만성폐쇄폐질환 및 울혈심장기능상실이 있는 환자에게는 금기이다.

주의사항 Precautions

프로프라놀롤은 심장박동수를 감소시키므로 사용하기 전에 아트로핀을 구비하여야 한다. 아트로핀에 반응하지 않는 느린맥에는 경피적 심박조율을 시행해야 한다. 프로프라놀롤은 저혈당증의 증상과 징후를 차단시키므로 당뇨 환자에서는 주의하여 사용해야 한다. 심각한 베타차단제의 과용에는 글루카곤을 사용할 수 있다. 이것은 심장박동수와 혈압의 유지를 돕는다.

부작용 Side Effects

프로프라놀롤은 느린맥, 저혈압, 기면증, 울혈심장기능상실, 호흡곤란, 쌕쌕거림(천명) 및 쇠약을 유발할 수 있다.

약물 상호작용/부적합성 Interactions/Incompatibilities

프로프라놀롤은 칼슘채널차단제를 정맥으로 투여받고 있는 환자에게는 주의해서 사용되어야 한다. 항고혈압약을 복용하고 있는 환자에게도 주의하여 사용하여야 한다.

용법 · 용량 Dosage

프로프라놀롤은 때로는 생명을 위협할 정도의 심각한 부작용을 일으킬 수 있다. 정맥내로 투여될 때는 10 mL의 D_5W나 생리식염수에 1 mg을 희석하여야 한다. 표준용량은 0.5~1.0 mg으로 1분에 걸쳐 **천천히** 투여되어야 하며 1 mg/min보다 빠른 속도로 투여되어서는 안 된다. 필요시 최대 0.1 mg/kg까지 반복하여 투여될 수 있다. 투여 중에는 혈압을 모니터해야 한다. 심장에 작용하는 다른 모든 약들과 같이 프로프라놀롤은 심장이 모니터되고 있는 환자에게만 사용되어야 한다. 생명이 위급한 빠른 부정맥의 처치에는 정맥내로 투여해야 한다.

소타롤 Sotalol (Sotacor, Betapace)

분류 Class 베타차단제(제2군 및 3군 항부정맥제)

설명 Description

소타롤은 비선택성 β 아드레날린성 차단제이다.

작용기전 Mechanism of Action

소타롤은 β_1(심근)과 β_2(폐, 혈관, 자궁) 아드레날린성 수용체를 모두 차단한다.

약동학 Pharmacokinetics

발현: 다양
최대효과: 2~3시간
지속시간: 24시간
반감기: 7~18시간

적응증 Indications

소타롤은 혈역학적으로 안정된 단형 심실성 빠른맥(hemodynamically stable monomorphic ventricular tachycardia)의 치료에 사용된다.

금기사항 Contraindications

소타롤은 기관지천식, 알레르기성 비염, 중증 굴심방결절 기능장애, 굴느린맥, 기능을 하고 있는 인공심박조율기가 없는 2도 및 3도 방실차단, 심장성 쇼크(cardigenic shock), 조절되지 않거나 심한 심장기능상실과 알려진 과민증이 있는 환자에게는 사용해서는 안 된다. 긴 QT간격이 있는 환자에게 소타롤은 피해야 한다.

주의사항 Precautions

소타롤은 부정맥을 일으키거나 악화시킬 수 있다. 이러한 효과(proarrhythmic effect)는 조기심실수축의 빈도를 증가시키는 것에서부터 좀 더 심한 심실 빠른맥, 심실잔떨림 및 torsade de points까지 다양하다.

부작용 Side Effects

피로, 쇠약, 불안, 현기증, 졸음, 불면, 기억력 상실, 의식상태 변화, 신경과민 및 악몽 등의 중추신경 효과를 일으킨다. 호흡기 효과는 기관지연축, 쌕쌕거림을 포함한다. 심혈관계 효과는 부정맥, 느린맥, 울혈심장기능상실, 폐부정, 기립성 저혈압 및 말초혈관수축 등이다.

약물 상호작용/부적합성 Interactions/Incompatibilities

전신 마취나 정맥용 페니토인, 베라파밀은 심근 억제 효과를 증가시킬 수 있다. 디지탈리스 글리코시드로 인해 부가적인 느린맥이 유발될 수 있다. 다른 항고혈압제, 급성알코올의 섭취 혹은 질산염(nitrate)은 부가적인 저혈압을 일으킬 수 있다. 소타롤은 MAO억제제를 투여한 후 14일 이내에는 저혈압을 일으킬 수 있으므로 주의하여 사용해야 한다. 소타롤은 디소피라마이드(disopyramide), 퀴니딘(quinidine), 프로카인아마이드(procainamide) 등 IA군 항부정맥제 및 아미오다론과 같은 III군 항부정맥제와 상호작용을 일으킬 수 있다.

용법 · 용량 Dosage

임상연구에서는 5분에 걸쳐 1.5 mg/kg을 정주해 왔다. 하지만 최근 미국(US package labeling)에서는 어떤 용량이라도 5시간에 걸쳐 천천히 투여하도록 권장하고 있다.

메토프로롤 Metoprolol (Lopressor)

분류 Class 선택적 베타차단제(제2군 항부정맥제)

설명 Description

메토프로롤은 β_1 또는 β_2 아드레날린성 수용체를 모두 차단하는 β 길항제이다. 그러나 프로프라놀롤과 달리 β_1 수용체에 대하여 선택성이 있다. 100 mg 미만의 용량에서 β_2 수용체에 미치는 영향은 미미하다.

작용기전 Mechanism of Action

메토프로롤은 심장박동수, 수축기혈압 및 심박출량의 감소를 일으킨다. 이것은 β_1 수용체에 대한 선택적 효과에 의한다. 또한 메토프로롤은 빠른맥–특히 급성심근경색 후 수반되는–을 억제하는 것으로 보인다. 이러한 효과 때문에 메토프로롤은 심장에 보호적인 것으로 인식되며 급성심근경색 후 특정 환자에게 잠재적인 합병증을 감소시키기 위하여 사용된다. 메토프로롤은 이들 환자의 심실잔떨림과 심장통증의 발생률을 감소시키고, 심근경색 후 기간 동안 사망률을 감소시키는데 유효하다.

약동학 Pharmacokinetics

발현: 즉시(IV) 최대효과: 20분(IV)
지속시간: 5~8시간 반감기: 3~4시간

적응증 Indications

메토프로롤은 급성심근경색이 있거나 의심되는 환자가 고혈압이 있고 메토프로롤의 금기사항이 없을 때 사용된다. 또한 다음과 같은 상황에서 고려된다.

- 아데노신이나 미주신경 조작에 의해 전환되지 않는 안정된 좁은 QRS군 빠른맥(stable, narrow-complex tachycardia)이나 심실위빠른맥이 재발한 경우
- 심방잔떨림이나 심방된떨림이 있는 환자에서 심실의 반응속도(ventricular rate) 조절
- 급성허혈, 긴QT증후군, 카테콜아민과 관련된 다형 심실 빠른맥

금기사항 Contraindications

메토프로롤은 분당 45회 이하의 심장박동수, 100 mmHg 이하의 수축기혈압 또는 울혈심장기능상실이 있는 환자에게는 금기이다. 또한 급성관상동맥증후군이 있는 환자에서 0.24초 이상의 PR간격을 갖는 1도 방실차단이 동반된 경우, 2도 방실차단(Morbitz I 또는

Morbitz II) 또는 3도 방실차단을 갖는 환자에게도 금기이다. 초기 또는 후기의 쇼크 징후를 보이는 모든 환자에게 금기이다. 메토프로롤은 병원전 처치에서는 천식이나 기관지연축의 병력이 있는 환자에게 투여해서는 안 된다.

주의사항 Precautions

메토프로롤 치료 중에는 혈압, 맥박, 심전도 및 호흡상태를 지속적으로 모니터해야 한다. 병원전 의료인은 울혈심장기능상실, 느린맥, 쇼크, 심장차단 및 기관지연축의 증상이나 징후에 대해 경각심을 가지고 있어야 하며 이러한 증상이나 징후가 보이면 투약을 중지해야 한다.

부작용 Side Effects

메토프로롤은 느린맥, 저혈압, 졸음증(lethargy), 울혈심장기능상실, 호흡곤란, 쌕쌕거림 및 쇠약을 일으킬 수 있다.

약물 상호작용/부적합성 Interactions/Incompatibilities

메토프로롤은 칼슘채널차단제를 정맥으로 투여받고 있는 환자에게는 사용해서는 안 된다. 항고혈압약을 복용하고 있는 환자에게는 주의하여 사용하여야 한다.

용법 · 용량 Dosage

초기용량으로 메토프로롤 5 mg의 덩어리(bolus)를 정맥내로 서서히 투여한다. 만약 활력징후가 안정되어 있으면 첫 번째 용량 투여 2분 후 두 번째 5 mg 덩어리를 2차 투여한다. 2회의 덩어리 주사에도 안정적이라면 2분 후 다시 5 mg 덩어리를 3차로 투여해야 한다. 총 용량은 15 mg을 초과해서는 안 된다. 앞에서도 언급하였듯이 활력징후와 심전도는 지속적으로 모니터해야 한다.

메토프로롤은 앞서 설명한 방법대로 천천히 정맥주사하는 것으로만 투여되어야 한다.

라베타롤 Labetalol (Trandate, Normodyne)

분류 Class 비선택적 베타차단제(제2군 항부정맥제)

설명 Description

라베타롤은 비선택적 베타차단제이자 선택적 α_1 차단제이다.

작용기전 Mechanism of Action

라베타롤은 앞에서 설명한 베타차단제들과는 그 작용면에서 상당히 다르다. 프로프라놀롤처럼 라베타롤은 β_1이나 β_2에 특별히 선호도를 보이지 않는 비선택적 β 길항제이다. 그러나 다른 베타차단제들과는 달리 라베타롤은 α_1 아드레날린성 수용체도 함께 차단한다. 이러한 특성으로 인하여 라베타롤은 고혈압위기(hypertensive crisis)의 경우에 혈압을 강하시키는 강력한 약물이다. 이 작용은 β_1 차단을 통하여 심박출량을 감소시키고 α_1 차단을 통하여 말초혈관이완을 일으킴으로써 이루어진다.

약동학 Pharmacokinetics

발현: 2~5분(IV) 최대효과: 5~15분(IV)
지속시간: 2~4시간(IV) 반감기: 3~8시간

적응증 Indications

라베타롤은 고혈압성 응급의 급성치료에 사용된다. 고혈압성 응급이란 표적기관(end organ)의 변화(예: 의식상태의 변화, 가슴통증, 콩팥기능상실)를 가져오는 현저한 혈압상승이다. 증가된 혈압과 관련된 두통과 불안은 비경구(parenteral) 항고혈압치료의 적응증이 되지 않는다.

금기사항 Contraindications

라베타롤은 기관지천식, 울혈심장기능상실, 심장차단, 느린맥 또는 심장성 쇼크가 있는 환자에게는 금기이다.

주의사항 Precautions

모든 베타차단제와 마찬가지로 혈압, 맥박, 심전도 및 호흡상태를 지속적으로 모니터해야 한다. 병원전 의료인은 울혈심장기능상실, 느린맥, 쇼크, 심장차단 및 기관지연축의 증상이나 징후에 대해 경각심을 가지고 있어야 하며 이러한 증상이나 징후가 보이면 투약을 중지해야 한다. β_1 수용체에 대한 라베타롤의 효과 때문에 체위성 저혈압이 일어날 수 있음을 숙지하여야 한다. 환자는 약물을 투여받는 동안 항상 바로 누워(앙와위) 있어야 한다.

부작용 Side Effects

라베타롤은 느린맥, 저혈압, 졸음증(lethargy), 울혈심장기능상실, 호흡곤란, 쌕쌕거림 및 쇠약을 일으킬 수 있다.

약물 상호작용/부적합성 Interactions/Incompatibilities

라베타롤은 칼슘채널차단제를 정맥으로 투여받고 있는 환자에게는 사용해서는 안 된다. 항고혈압약을 복용하고 있는 환자에게는 주의하여 사용하여야 한다.

용법 · 용량 Dosage

고혈압의 위기를 치료하는데 라베타롤을 투여하는 두 가지 방법은 다음과 같다.

1. 20 mg의 라베타롤을 2분에 걸쳐 천천히 정맥주사한다. 주사하기 바로 전과 후 5분 및

10분에 바로 누운 자세의 혈압을 기록해야 한다. 원하는 누운 자세의 혈압이 될 때까지 40 mg의 약물을 10분마다 추가로 투여하거나 최대 300 mg까지 투여한다.

2. 500 mg의 라베타롤을 250 mL의 D_5W에 혼합하면 2.0 mg/mL의 농도가 된다. 이 용액을 2 mg/min(2.5 mL/min)의 속도로 최대 300 mg까지 투여한다. 혈압은 지속적으로 모니터해야 한다.

라베타롤은 앞서 언급했듯이 정맥주사나 뼈속주사(IV/IO)로 천천히 투여하거나 점적주입법(infusion)으로 투여해야 한다.

아테놀롤 Atenolol (Tenormin)

분류 Class 선택적 베타차단제(2군 항부정맥제)

설명 Description

아테놀롤은 β_1 아드레날린성 수용체 경향을 가진 선택적 베타차단제이다. 순환 카테콜아민의 효과를 억제한다.

작용기전 Mechanism of Action

아테놀롤은 선택적으로 β_1 아드레날린성 수용체를 차단한다. 이것은 심장박동수(음성 변시성 효과), 심장수축력(음성 변력성 작용), 혈압, 그리고 심근의 산소요구량을 감소시킨다. 빠른 부정맥 재발 시에도 유용하다.

약동학 Pharmacokinetics

발현: <2분 최대효과: 5분

지속시간: 24시간 반감기: 6~7시간

적응증 Indications

- 아데노신이나 미주신경조작에 의해 호전되지 않거나 유지되고 있는 리듬인 안정형 좁은복합성빠른맥 또는 심실위빠른맥이 재발된 경우
- 심방잔떨림 또는 심방된떨림이 있는 환자에서의 심실속도 조절 시
- 급성허혈, 긴QT증후군, 카테콜아민성과 관련된 다형성 심실빠른맥의 특정 형태

금기사항 Contraindications

느린맥, 천식 병력, 만성폐쇄폐질환, 비대상성 울혈심장기능상실이 있는 환자에서는 금기한다.

주의사항 Precautions

아테놀롤은 심장박동수를 감소시킬 수 있기 때문에 아트로핀이 준비되어 있어야 한다. 아트로핀에 반응이 없는 느린맥은 경피조율을 시행해야 한다. 이러한 조건에 취약한 환자의 경우 울혈성심장기능을 유발시킬 수 있기 때문에 약물을 사용할 때 주의하여 투여하도록 한다.

부작용 Side Effects

느린맥, 저혈압, 졸음, 울혈심장기능상실, 호흡곤란, 쌕쌕거림, 쇠약을 일으킬 수 있다.

약물 상호작용/부적합성 Interactions/Incompatibilities

아테놀롤은 칼슘채널차단제를 정맥내로 투여받고 있는 환자에게는 투여해서는 안 된다. 항고혈압제를 복용하고 있는 환자에서는 주의하여 투여해야만 한다.

용법 · 용량 Dosage

아테놀롤 5 mg을 5분에 걸쳐 IV, IO 경로를 통해 투여한다. 부정맥이 지속되거나 반복되면 10분 후에 5 mg을 재투여할 수 있다.

에스모롤 Esmolol (Brevibloc)

분류 Class 선택적 베타차단제(2군 항부정맥제)

설명 Description

에스모롤은 반감기가 매우 짧은 β_1 선택적(심장선택성) 베타차단제이다.

작용기전 Mechanism of Action

에스모롤은 선택적 β_1 차단제이다. 이것은 작용발현이 신속하고 작용지속시간이 짧다(9분). 에스모롤은 심방된떨림과 심방잔떨림을 포함하여 심실위빠른맥이 있는 환자의 심장박동수를 느리게 하는데 사용된다. 극히 빠른 심장박동수를 갖는 환자는 울혈심장기능상실이나 협심증을 유발할 수 있다. 왜냐하면 빠른 심장박동수는 심실에 혈액이 충분히 채워지는 것을 막기 때문이다. 에스모롤의 작용지속 시간이 극히 짧으므로 정맥내 주입으로 투여해야 한다.

약동학 Pharmacokinetics

발현: <5분
최대효과: 10~20분
지속시간: 10~30분
반감기: 2~9분

적응증 Indications

- 아데노신이나 발살바조작에 의해 변화가 없거나 지속되는 리듬 또는 현재 심실위빠른맥이 있는 안정형 좁은복합성 빠른맥

- 심방잔떨림 또는 심방된떨림이 있는 환자에서의 심실속도 조절 시
- 급성허혈, 긴QT증후군, 카테콜아민성과 관련된 다형성 심실빠른맥의 특정 형태

금기사항 Contraindications

에스모롤은 굴느린맥(sinus bradycardia), 1도 이상의 심장차단, 심장성 쇼크 또는 울혈 심장기능상실을 가진 환자에게 사용되어서는 안 된다.

주의사항 Precautions

에스모롤을 투여받는 환자의 상당수가 저혈압(수축기혈압 90 mmHg 이하)을 경험할 수 있다. 저혈압은 모든 용량에서 일어날 수 있으나 주로 초기 투여량과 연관이 있다. 저혈압이 발생하면 용량을 감소해야 한다. 울혈심장기능상실 환자는 에스모롤로 인하여 증상이 악화될 수 있다. 에스모롤은 심장수축을 강력하게 억제할 수 있으므로 울혈심장기능상실의 경향이 있는 사람에게는 극히 주의하여 사용하여야 한다. 기관지경직성질환(천식, COPD)이 있는 환자는 의료진에 의하여 그 이익이 위험성보다 크다고 판단한 경우가 아니면 에스모롤을 비롯한 베타차단제를 투여해서는 안 된다.

부작용 Side Effects

느린맥, 어지러움, 저혈압, 졸음, 울혈심장기능상실, 호흡곤란, 쌕쌕거림 및 쇠약을 일으킬 수 있다.

약물 상호작용/부적합성 Interactions/Incompatibilities

에스모롤은 칼슘채널차단제를 정맥내로 투여받고 있는 환자에게는 투여해서는 안 된다. 항고혈압제를 복용하고 있는 환자에게는 주의하여 투여해야만 한다. 모르핀은 에스모롤의 혈중농도를 증가시킬 수 있으므로 용량의 감소를 필요로 한다. 에스모롤은 에피네프린, 도파민, 노르에피네프린에 의하여 유발된 심실위빠른맥의 경우에는 사용되어서는 안 된다.

용법 · 용량 Dosage

에스모롤 치료법은 최초 1분 동안에는 500 mcg/kg/min의 부하량을 투여함으로써 시작한다. 1분 후에는 4분 동안 50 mcg/kg/min을 유지해야 한다. 충분한 치료 효과가 나타나지 않으면 1분간 부하량을 반복하고 다음에 100 mcg/kg/min의 유지량으로 증가시켜야 한다. 용량은 4분 간격으로 1분간 부하량과 다음 4분간 50 mcg/kg/min씩 유지량을 증가시킴으로써 원하는 효과를 얻을 때까지 맞추어야 한다. 에스모롤의 유지량은 300 mcg/kg/min을 넘지 않도록 한다. 부작용이 나타나면, 에스모롤의 용량을 줄이거나 즉시 사용을 중지하여야 한다. 에스몰롤 주입액은 2500 mg의 앰플을 250 mL 용액에 가하는 것이며 바이알 농도는 10 mg/mL이다. 에스모롤은 정맥으로 투여하여야 한다.

항부정맥제 Antiarrhythmics

심장성 부정맥의 치료와 예방에 유효한 많은 약물이 있다. 어떤 약물은 심방성 부정맥의 치료에 효과적이지만 반면에 다른 약물은 심실성 부정맥의 치료에 효과적이다. 따라서 이들 두 유형의 부정맥을 구별하는 것이 필수적이다. 일반적인 항부정맥제는 Vaughan Williams 분류에 따른다(표 7-5, 그림 7-4).

표 7-5 항부정맥제 분류와 예

일반적 작용	분류	약물	ECG 영향
나트륨채널차단제	IA	quinidine, procainamide*, disopyramide	QRS 확장, QT 연장
	IB	lidocaine*, phenytoin, mesiletine	QRS 확장, QT 연장
	IC	flecainide*, propafenone moricizine*	PR 연장, QRS 확장
베타차단제	II	propranolol*, acebutolol, esmolol, metoprolol	PR 연장, 느린맥
칼륨채널차단제	III	bretylium*, amiodarone	QT 연장
칼슘채널차단제	IV	verapamil*, diltiazem	PR 연장, 느린맥
기타	V	adenosine, digoxin	PR 연장, 느린맥

*전구체형(prototype)

1군 효과
Na^+ 채널차단

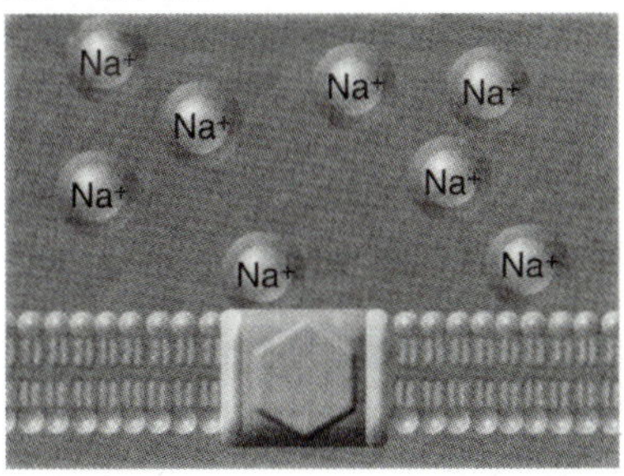

2군 효과
비정상적 α-, β-차단적

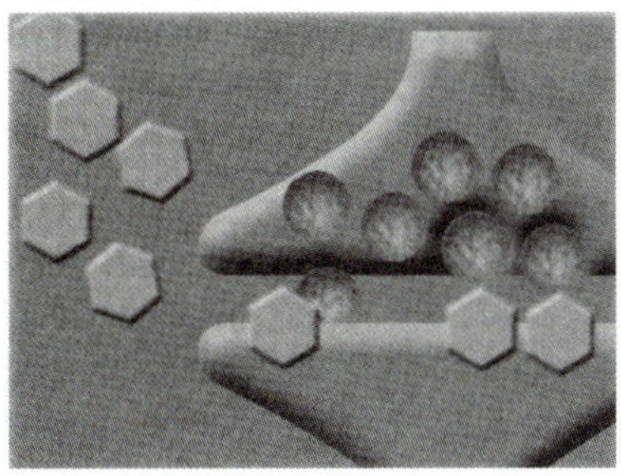

3군 효과
K^+ 채널차단

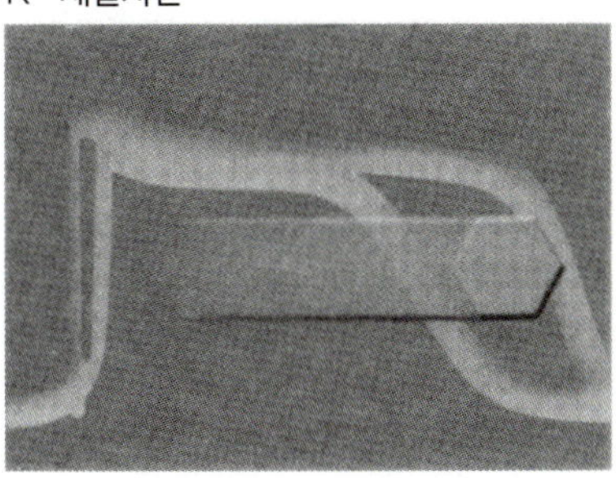

4군 효과
Ca^+ 채널차단

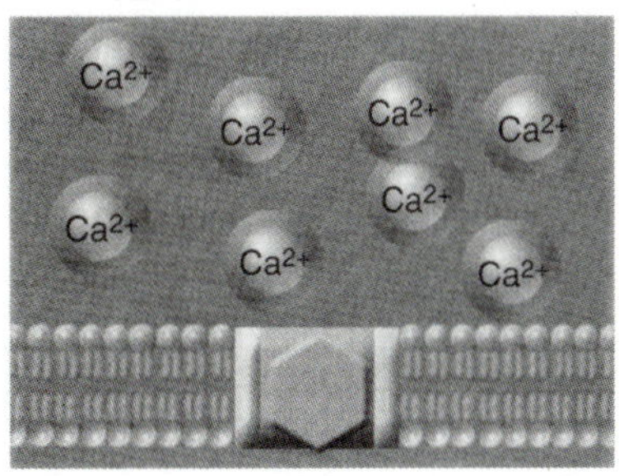

그림 7-4 항부정맥제 분류(Vaughan Williams)

응급의학에서 사용되는 가장 일반적인 항부정맥제는 다음과 같다.

- **리도카인**(*Lidocaine[Xylocaine]*). 리도카인은 부정맥처치에 가장 흔하게 사용되는 약물이었다. 현재는 리도카인 대신 아미오다론을 많이 사용하고 있다.
- **프로카인아마이드**(*Procainamide[Pronestyl]*). 프로카인아마이드는 심실성 부정맥의

사례연구

EMS는 가슴통증을 호소하며 도움을 요청하고 있는 남성의 신고를 받았다. 환자는 현재 의식이 있고 숨을 쉬고 있으며 "심장마비"를 경험한 적이 있다. 현장에 도착한 응급구조사들은 63세의 이 남성(몸무게 80kg)을 안내하였다. 환자의 피부는 창백하고 차갑고 땀으로 축축했다.

신체검진

CNS:	의식이 있고 명료하며 지남력 있음×4
Resp:	24회, 정상 호흡, 양쪽 폐음 깨끗함. 기관 위치는 정상이며 외상없음
CVS:	목동맥과 노동맥 맥박은 강하고 불규칙적이다. 피부는 창백하고 차갑고 축축하다.
ABD:	부드럽고 누름통증 없음
Muscl/Skel:	명령에 따라 움직일 수 있다. 손을 쥐었을 때 쇠약감 없음.

활력징후

Pulse:	72회/분, 불규칙, 강함
Resp:	24회/분, 얕음
BP:	122/72 mmHg
SpO_2:	95%
ECG:	규칙적인 동리듬이며 다형성심실조기수축, 10회/분
Hx:	P 유발요인 없음
	Q 짓누르는 통증(crushing pain)
	R 목으로 퍼지는 방사통
	S 10/10, 가장 심한 통증(극심한 통증)
	T 30분 전 갑자기 시작됨
Past Hx:	환자의 부인은 남편이 몇 주 전부터 운동을 심하게 해서 가슴통증을 몇 번 경험하였고, 6년 전 협심증을 진단받았으며 지난 해 "심장발작"이 왔었다고 설명하였다. 구급차가 도착하기 전에 니트로글리세린 스프레이를 두 번 사용하였으며, 환자는 니트로글리세린 스프레이와 ASA를 복용하고 있다.

치료

환자 왼쪽 팔에 18게이지 카테터로 정맥로를 확보하였다. 응급구조사는 ECG 모니터를 통해 심실이단맥(ventricular bigeminy)이 나타난 것을 알게 되었다. 환자에게는 0.4 mg 니트로글리세린 스프레이를 투여한 상태이지만 호전이 없었고, 모르핀 2.5 mg을 투여하여 통증이 조금씩 나아지기 시작했다. 환자는 매일 아스피린(ASA)을 복용하기 때문에 추가용량은 제공하지 않았다. 즉시 병원으로 이송하였고, 통증점수는 8/10점으로 평가되어 니트로글리세린 스프레이와 모르핀 2.5 mg을 한 번 더 투여하였다. 12-lead ECG 상으로 전방 및 외측 ST분절 상승이 보였다. 이송되는 병원에서 섬유소용해 치료가 가능한 것을 통보 받았으며 환자에게 18게이지 카테터로 두 번째 정맥로를 확보하였다. 병원에 도착하여 환자는 섬유소용해제를 투여받은 후 회복되기 위해 CCU로 입원하였다.

억제 효과가 있으며 심방잔떨림 치료제로도 사용된다. 그렇지만 일반적으로는 일차선택약물은 아니다.

- **아데노신**(*Adenosine[Adenocard]*). 아데노신은 천연에 존재하는 핵산으로 심실위빠른맥의 치료에 유용하다. 또한 빠른맥성 부정맥(좁은 또는 넓은 복합성)의 응급처치 일차선택 약물제이다.
- **베라파밀**(*Verapamil[Isoptin, Calan]*). 베라파밀은 칼슘채널차단제이다. 이것은 발작성 심실위빠른맥과 기타 심방성 부정맥의 치료에 사용된다.
- **딜티아젬**(*Diltiazem[Cardizem]*). 딜티아젬은 칼슘채널차단제로 심방된떨림과 심방잔떨림에 동반하는 빠른 심실속도를 늦추는 데 사용된다.
- **아미오다론**(*Amiodarone HCl[Cordarone]*). 아미오다론은 굴자동능(sinus automaticity)을 감소시키고, 전도속도를 감소시키고, 방실결절(AV node)의 불응기를 증가시키는 III군 항부정맥제이다.
- **페니토인**(*Phenytoin[Dilantin]*). 페니토인은 항부정맥제로서 응급처치에서는 자주 사용되지는 않는다. 그러나 디지탈리스 중독으로 인한 생명을 위협하는 부정맥의 관리에 효과가 있음이 증명되었다.
- **염화에드로포늄**(*Edrophonium chloride[Tensilon]*). 염화에드로포늄은 발살바조작에 반응하지 않는 발작성 심실위빠른맥을 종결시키는 데 효과적임이 증명된 항콜린에스테라제(anticholinesterase)이다. 이 약물은 베라파밀과 아데노신이 우선적으로 사용됨에 따라 사용이 급격히 줄어들고 있다.
- **황산마그네슘**(*Magnesium sulfate*). 마그네슘은 체내의 많은 화학반응과 효소반응의 보조인자이다. 마그네슘 결핍은 심장성 부정맥의 빈발과 급사와 관련이 있다. 약리학적으로 그 작용은 생리적 칼슘채널차단제와 유사하다.
- **프로프라놀롤**(*Propranolol [Inderal]*). 앞 장에서 언급하였던 프로프라놀롤은 심실위빠른맥의 치료에서 중요한 역할을 한다. 프로프라놀롤에 대해 복습하며 이번 장에서 배우게 될 내용을 함께 학습하도록 한다.

리도카인 Lidocaine (Xylocaine)

분류 Class 항부정맥제

설명 Description

리도카인은 아마이드 타입의 국소마취제이다. 생명을 위협하는 심실부정맥의 치료에 자주 사용된다.

작용기전 Mechanism of Action

리도카인은 병원 전 처치단계에서 가장 흔하게 사용되었던 항부정맥제였다. 그러나 수년간의 검토를 걸쳐 현재 리도카인은 아미오다론과 같은 항부정맥제의 이차선택 약물로 사용

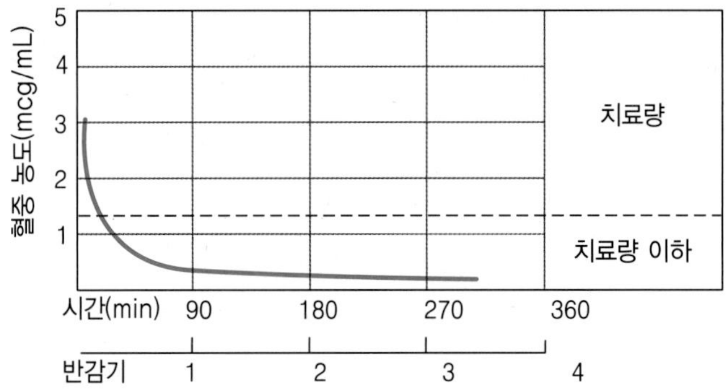

그림 7-5 리도카인 볼루스 투여 후 혈중 농도 추이

하게 되었다. 리도카인은 심실의 탈분극과 자동능을 억제한다. 이것은 심방조직에는 거의 영향을 미치지 않는다. 치료량에서 방실전도(AV conduction)를 늦추지 않으며 심근의 수축력을 억제하지 않는다. 하지만, 리도카인 사용으로 심실잔떨림을 감소시킬 수 있는 반면, 최근 연구결과에서는 리도카인이 사망률과 연관된 모든 원인을 증가시킬 수 있다고 한다. 따라서 리도카인을 이용한 예방적 처치는 권유되지 않는다.

심실부정맥을 억제시킬 수 있는 가장 적절한 리도카인의 혈중농도는 1.5~6.0 mcg/mL이다. 75~100 mg의 리도카인 볼루스는 20분 동안만 적절한 혈중 농도를 유지시켜 준다(그림 7-5). 따라서 일단 부정맥이 억제되면 치료 혈중 농도를 확보하기 위하여 2~4 mg/min의 주입이 시행되어야 한다.

약동학 Pharmacokinetics

발현: <3분　　최대효과: 5~7분

지속시간: 10~20분　　반감기: 1.5~2.0시간

적응증 Indications

아미오다론에 불응하는 심실빠른맥, 심실잔떨림

금기사항 Contraindications

리도카인은 일반적으로 2도 Mobitz II와 3도 차단에는 금기이다. 리도카인은 심방에서 심실로의 전기자극의 전도를 느리게 한다. 감소된 심실속도는 고도의 방실차단을 동반하여 이탈박동(escape beat)을 일으키는 조기심실수축을 유발할 수 있다. 속발성 심실수축이 느린맥(심박동률 60 이하)과 함께 일어날 때마다 느린맥을 먼저 치료해야 한다. 우선적 선택약은 황산아트로핀(atropine sulfate)이며 아트로핀이 효과가 없을 경우 경피조율(transcuataneous pacing)을 시행해야 한다.

주의사항 Precautions

용량이 300 mg/hr을 초과하면 중추신경계 억제가 일어날 수 있다. 중추신경계 억제의

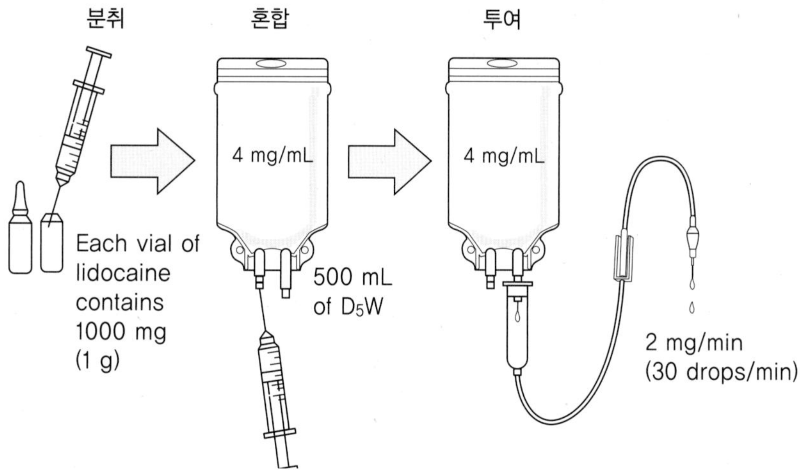

그림 7-6 리도카인 점적액 제조

증상은 의식수준이 낮아지고 흥분, 혼동, 근육의 뒤틀림과 결국에는 발작을 유발한다. 극도의 고용량은 혼수와 죽음을 초래한다. 급성심근경색 환자에 대한 예방 목적의 리도카인 요법은 더 이상 권장되지 않는다.

부작용 Side Effects

리도카인은 졸음, 불분명한 발음, 발작, 혼동, 저혈압, 느린맥, 심장차단, 오심, 구토와 호흡 및 심정지를 일으킬 수 있다.

약물 상호작용/부적합성 Interactions/Incompatibilities

리도카인은 프로카인아마이드, 아미오다론, 페니토인, 퀴니딘 및 베타차단제와 동시에 투여할 때는 약물의 독성이 생길 수 있으므로 주의하여 사용해야 한다.

용법 · 용량 Dosage

- **혈역학적으로 안정형 단형성 심실빠른맥:** 리도카인의 초기용량은 1.0~1.5 mg/kg이다. 0.5~0.75 mg/kg 볼루스는 매 5~10분 간격으로 필요시 투여할 수 있으며 최대용량은 3.0 mg/kg이다. 일단 부정맥이 사라지면, 리도카인 점적투여를 2~4 mg/min으로 시작한다.

리도카인 용량은 간질환, 심장기능상실, 느린맥, 또는 전도장애가 있는 70세 이상 환자에서는 50% 줄여야 한다. 리도카인은 일반적으로 점적주입을 통한 IV 볼루스로 투여된다(그림 7-6). 또한 기관내로도 투여할 수 있으나 IV/IO 경로로 투여할 수 없을 경우에 해당한다. 기관내로 투여할 때에는 정맥내 투여용량의 2~2.5배 증가시켜야 한다.

프로카인아미드 Procainamide (Pronestyl)

분류 Class 항부정맥제

설명 Description

프로카인아미드는 에스터형의 국소마취제이다. 이것은 다른 항부정맥에 불응하는 생명을 위협하는 심실부정맥을 치료하는데 사용된다.

작용기전 Mechanism of Action

프로카인아미드는 심실이소성을 억제하는 데 효과적이다. 이것은 리도카인이 생명에 위협이 되는 심실성부정맥을 억제하지 못하는 경우에 효과적일 수 있다. 프로카인아미드는 심장내 다양한 페이스메이커(pacemaker)의 자동성을 감소시킨다. 프로카인아미드는 리도카인보다 심실내 전도를 훨씬 더 느리게 한다.

약동학 Pharmacokinetics

발현: 10~30분
최대효과: 15~20분
지속시간: 3~6시간
반감기: 3시간

적응증 Indications

맥박이 있는 심실빠른맥
조기흥분성 심방잔떨림(pre-excited atrial fibrillation)

금기사항 Contraindications

프로카인아미드는 심한 전도장애, 특히 2도 및 3도 심장차단이 있는 환자에게 투여해서는 안 된다.

주의사항 Precautions

프로카인아미드는 지연된 QT증후군, 울혈심장기능상실이 있는 환자에게는 금기된다.
저혈압은 정맥내 주입 투여가 일반적이다. 지속적인 혈압감시가 필요하다.

부작용 Side Effects

프로카인아미드는 졸음, 발작, 혼동, 저혈압, 느린맥, 심장차단, 오심, 구토 및 호흡 및 심장 정지를 유발할 수 있다.

약물 상호작용/부적합성 Interactions/Incompatibilities

프로카인아미드의 저혈압 효과는 항고혈압제를 복용할 때 증가될 수 있다.
프로카인아미드와 리도카인이 함께 투여할 경우 신경계 독성 가능성이 증가한다.

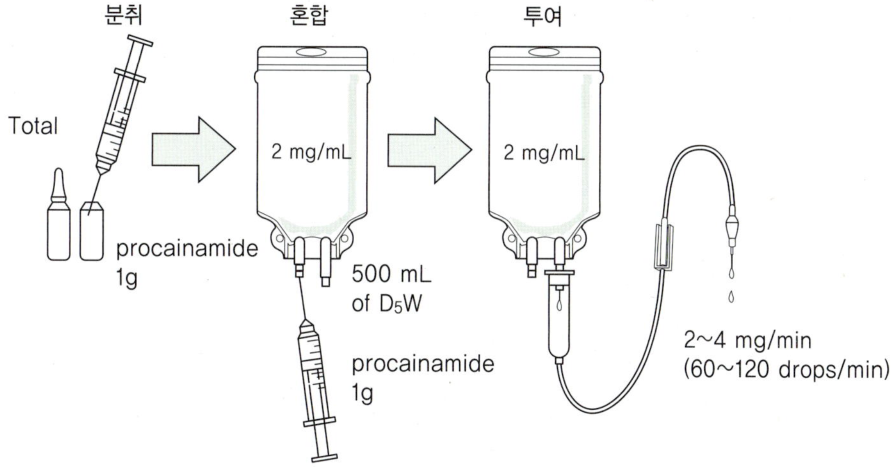

그림 7-7 프로카인아마이드 점적액 제조

용법 · 용량 Dosage

심실빠른맥 또는 심방빠른맥의 치료 시 부정맥이 억제될 때까지 프로카인아마드를 20~50 mg/min으로 투여한다. 다음과 같은 증상이 하나라도 나타나는 경우 투여를 중지해야 한다.

1. 부정맥이 억제되었을 때
2. 저혈압이 발생될 때
3. QRS complex가 원래보다 50% 이상 넓어졌을 때
4. 총 17 mg/kg의 약물이 투여되었을 때

프로카인아마드의 점적주입량은 1~4 mg/min이다. 프로카인아마드 효과의 지속은 리도카인보다 짧으므로 더 강력한 접근법이 필요하다. 프로카인아마드는 IV/IO 볼루스(20 mg/min)로 서서히 투여한 후 유지수액을 수행한다. 일반적으로 1 g의 프로카인아마드를 500 mL의 D_5W 또는 NS에 넣는다. 이것은 2 mg/mL의 최종 농도를 제공한다(그림 7-7).

아데노신 Adenosine (Adenocard)

분류 Class 항부정맥제(5군 항부정맥제)

설명 Description

아데노신은 방실결절(AV node)을 통한 방실전도(AV conduction)를 지연시키는 천연 핵산이다. 이것은 극히 짧은 반감기를 갖고 있으며 상대적으로 안정성이 높다.

작용기전 Mechanism of Action

아데노신은 체세포에 존재하는 물질로 방실결절을 통한 전기자극의 전도도를 감소시키

며 발작성 심실위빠른맥(PSVT)에서 방실재입(AV reentry) 경로를 억제한다. 이것은 PSVT와 같은 빠른심실위성부정맥을 효과적으로 종료시킨다. 아데노신의 반감기는 약 10초이다. 이러한 빠른 작용발현과 극히 짧은 반감기로 인해 아데노신은 종종 '화학적 심장율동전환(chemical cardioversion)'으로 불린다. 초기 임상연구에 참여한 환자 중 상당수(90%)에게 일회의 정맥내 대량주입은 PSVT를 정상적 동성리듬으로 전환시키는 데 효과적이었다.

사례연구

19시쯤 호흡곤란과 가슴통증을 호소하는 42세의 여성을 돕기 위하여 환자의 거주지로 응급구조사가 파견되었다. 환자는 의식이 있고 숨을 쉬고 있는 상태이다. 현장에 도착하여 응급구조사들은 부엌을 가리키고 있는 환자의 아들을 만났다. 의자에 앉아 있는 환자를 발견하였으며, 불안하고 겁에 질려 창백한 모습으로 있었다.

신체검진

CNS: 의식이 있고 명료하며 지남력 있음×4; 불안해 보임
Resp: 24회로 얕고 숨쉬기 힘들어함. 폐음은 양쪽 모두 깨끗함. 기관 위치는 정상이며 외상없음
CVS: 목동맥 및 노동맥 맥박은 빠르고 요골동맥이 더 약함. 피부는 창백하고 차가움
ABD: 부드럽고 누름통증 없음
Muscl/Skel: 명령에 따라 잘 움직임. 손을 움켜쥘 때 쇠약감 없음

활력징후

Pulse: 220회/분. 규칙적, 약함
Resp: 24회/분, 얕고 호흡하기 힘들어함
BP: 110/60 mmHg
SpO_2: 97%
ECG: 심실위빠른맥
Hx:
P 요리 중 증상발생
Q 두근거림, 숨이 가쁘고 쥐어짜는 통증
R 방사통 없음
S 3/10
T 30분 전 갑자기 시작됨
Past Hx: 환자는 한 번도 겪어보지 못한 증상이라고 설명하였다. 저녁 식사를 준비하는 도중 갑자기 증상이 발생하였다고 한다. 환자는 의자에 앉아 쉬면 나아질 것이라고 생각했지만 증상은 더욱 심해졌다. 가슴 밖으로 심장이 튀어나올 듯 뛰는 느낌이라고 하였으며 점차적으로 호흡하는데 힘들어하였다. 비타민 외에 먹는 복용하는 약은 없으며 알레르기는 없다.

치료

비강캐뉼러 2 Lpm으로 산소 투여 및 왼쪽 팔 팔꿈치 안쪽에 18게이지로 정맥로를 확보하였다. 12-lead ECG로 SVT가 있음을 확인하였고 응급구조사는 발살바조작법을 시행하였으나 SVT가 호전되는 않았다.

환자에게 아데노신 부작용에 대해 설명한 뒤 6 mg의 아데노신을 IV라인으로 빠르게 주입하였다. 아데노신 부작용을 느끼기는 하였으나 약물 첫 용량으로는 SVT가 호전되지 않았다. 다시 12 mg으로 용량을 늘려 두 번째 용량을 주입하였다. 4초간의 2도방실차단 리듬이 나타난 뒤 환자의 리듬은 정상동리듬으로 돌아왔다. 환자는 통증이 거의 사라졌다고 설명하였다. 추가적인 검사를 위해 병원으로 바로 이송되었고 12-lead ECG상 급성심근경색의 징후는 보이지 않았다. SVT 징후가 더 이상 나타나지 않아 환자는 곧바로 퇴원하였다.

아데노신은 베라파밀과 같은 정도로 저혈압을 일으키지는 않는 것으로 보인다.

약동학 Pharmacokinetics

발현: 20~30초 최대효과: 20~30초
지속시간: 30초 반감기: 10초

적응증 Indications

아데노신은 심실위빠른맥(좁은복합성빠른맥), 안정형 심실빠른맥(넓은복합성빠른맥)을 포함하는 미주신경조작에 불응하는 빠른 부정맥에서 우선시하는 약물이다. 넓은 또는 좁은 복합성 빠른맥을 진단하는 약물로 사용된다.

금기사항 Contraindications

아데노신은 불규칙(심방잔떨림) 또는 비틀림성(*torsade de pointes*) 빠른맥, 2도 또는 3도의 심장차단, 동기능부전증후군을 가진 환자 또는 이 약물에 과민성이 있는 환자와 천식 환자에게 금기이다.

주의사항 Precautions

아데노신은 전형적으로 심장율동전환(cardioversion) 기간에 부정맥을 유발한다. 이것은 일반적으로 수초 또는 그 이하 지속되며, 조기심실수축(PVCs), 심방조기수축, 굴느린맥, 굴빠른맥 및 다양한 방실차단을 포함할 수 있다. 극한 경우에는 일시적 무수축이 일어날 수 있다. 이런 일이 일어날 경우에는 적절한 치료가 행해져야 한다. 아데노신은 천식 환자에게는 주의하여 사용해야 한다.

부작용 Side Effects

안면홍조, 두통, 호흡곤란, 어지러움, 오심 등을 일으킬 수 있다. 아데노신의 반감기는 너무 짧기 때문에 부작용은 자기한정적(self-limited)이다.

약물 상호작용/부적합성 Interactions/Incompatibilities

메틸산틴(methylxanthines[aminophyline, theophyline])은 아데노신의 효과를 감소시킬 수 있으므로 고용량이 필요하다. 디피리다몰(Dipyridamole[Persantine])은 아데노신의 효과를 강화시킬 수 있다. 디피리다몰을 복용하고 있는 환자에게는 아데노신의 용량을 감소할 필요가 있다.

용법 · 용량 Dosage

아데노신의 초회량은 1~2초에 걸쳐 정맥내 대량주입으로 빠르게 투여되는 6 mg이다. 약물이 중심 순환에 도달하는 것을 확실히 하기 위해서 정맥내로 직접 투여하거나 IV/IO 라인의 몸쪽 경로로 투여해야 한다. 투여 후 즉시 식염액을 주입하도록 한다. 만일 초회량이 1~2

분 내에 발작성심실위빠른맥(PSVT)의 변화가 보이지 않으면 12 mg을 빠른 IV/IO볼루스로 투여할 수 있다. 필요하다면 12 mg을 2회 반복할 수 있다. 12 mg 이상의 용량을 투여해서는 안 된다. 아데노신은 반드시 빠른 IV/IO 볼루스로 직접 투여하거나 환자의 가장 가까운 경로로 투여하도록 한다.

베라파밀 Verapamil (Isoptin, Calan)

분류 Class 칼슘채널억제제(4군 항부정맥제)

설명 Description

베라파밀은 칼슘채널차단제(calcium channel blocker)이다. 칼슘채널차단제는 혈관 민무늬근육의 이완을 일으키고 방실결절을 통한 전도를 느리게 한다. 베라파밀은 같은 종류의 약물에 비해 전도에 대한 영향은 더 크고 혈관 민무늬근육에 대한 영향은 적은 편이다.

작용기전 Mechanism of Action

베라파밀은 혈관을 이완시키고 방실결절을 통한 전도를 느리게 한다. 이 작용의 장점은 이중적 의미를 지니고 있다. 먼저 베라파밀은 PSVT의 재진입 기전에 의한 부정맥을 억제한다. 둘째로 심방된떨림과 심방잔떨림과 같은 심방성 빠른맥에서 보이는 빠른 심실 반응을 감소시킨다. 또한 베라파밀은 음성 수축 촉진 효과로 인해 심근의 산소요구를 감소시키고, 관상동맥 및 말초의 혈관확장을 일으킨다.

약동학 Pharmacokinetics

발현: 5분(IV) 최대효과: 5~15분(IV)
지속시간: 10~60분(IV) 반감기: 2~8시간(IV)

적응증 Indications

베라파밀은 다음 상황을 포함하는 좁은복합성빠른맥의 경우에만 투여되어야 한다.

- 아데노신이나 미주신경조작에 의해 호전되지 않거나 유지되고 있는 리듬인 안정형 좁은복합성빠른맥 또는 심실위빠른맥이 재발된 경우
- 심방잔떨림이나 심방된떨림 환자의 심실속도 조절

금기사항 Contraindications

심한 저혈압이나 심장성 쇼크가 있는 환자에게 투여해서는 안 된다. 또한 병원전 처치에서는 심실성 빠른맥 환자에게 투여해서는 안 된다. 심방된떨림이나 심방잔떨림이 있는 환자를 치료하기 전에 환자가 Wolff-Parkinson-White syndrome을 앓고 있지 않음을 확인하는 것이 필수이다.

주의사항 Precautions

베라파밀은 전신저혈압을 유발할 수 있기 때문에 심장기능상실이 있는 환자에게 사용을 피해야 한다. 따라서 베라파밀 투여 후 지속적으로 혈압을 감시하는 것이 필수적이다. 칼슘채널차단제에 의한 저혈압과 과용량에 의한 부작용의 처치에는 염화칼슘이 사용될 수 있다.

부작용 Side Effects

욕지기, 구토, 어지러움, 두통, 느린맥, 심장차단, 저혈압 및 무수축을 일으킬 수 있다.

약물 상호작용/부적합성 Interactions/Incompatibilities

정맥내로 베타차단제를 투여받고 있는 환자는 울혈심장기능상실, 느린맥 및 무수축의 위험이 증가하기 때문에 베라파밀을 투여해서는 안 된다.

용법 · 용량 Dosage

발작성 심실위빠른맥(PSVT)의 처치에는 2.5~5 mg의 용량이 2분 간격으로 IV/IO를 통해 투여된다. PSVT가 지속되고 초회량에 대하여 어떤 부작용이 없다면 15~30분 후에 5~10 mg의 반복량을 사용할 수 있다. 베라파밀의 총투여량은 20~30 mg을 초과해서는 안 된다.

딜티아젬 Diltiazem (Cardizem)

분류 Class 칼슘채널차단제(4군 항부정맥제)

설명 Description

딜티아젬은 칼슘채널차단제이다. 칼슘채널차단제는 혈관 민무늬근육의 이완과 방실결절을 통한 전도를 느리게 한다. 딜티아젬은 혈관 민무늬근육과 방실전도에 대한 효과가 거의 동등하다.

작용기전 Mechanism of Action

딜티아젬은 혈관 이완과 방실결절을 통한 전도를 느리게 한다. 이것은 심방된떨림 및 심방잔떨림과 관련된 빠른 심실속도를 느리게 한다. 또한 음성 수축 촉진 효과와 심장동맥 이완 효과가 있어서 협심증의 치료에 사용된다.

약동학 Pharmacokinetics

발현: 3분	최대효과: 7분
지속시간: 1~3시간	반감기: 2시간

적응증 Indications

딜티아젬은 다음 상황을 포함하는 좁은복합성 빠른맥의 경우에만 투여되어야 한다.

- 아데노신이나 미주신경조작에 의해 호전되지 않거나 유지되고 있는 리듬인 안정형 좁은복합성빠른맥 또는 심실위빠른맥이 재발된 경우
- 심방잔떨림이나 심방된떨림 환자의 심실속도 조절

금기사항 Contraindications

딜티아젬은 심각한 저혈압, 울혈심장기능상실 혹은 심장성 쇼크가 있는 환자에게 투여해서는 안 된다. 또한 병원전 처치에서는 심실성빠른맥(넓은복합빠른맥)이 있는 환자에게는 투여해서는 안 된다. 심방된떨림이나 심방잔떨림이 있는 환자를 치료하기 전에 환자가 Wolff-Parkinson-White syndrome을 앓고 있지 않음을 확인하는 것이 필수이다.

주의사항 Precautions

딜티아젬은 전신저혈압을 유발할 수 있다. 따라서 딜티아젬 투여 후 지속적으로 혈압을 감시하는 것이 필수적이다. 칼슘채널차단제의 저혈압 효과와 과용량에 의한 부작용의 처치에는 염화칼슘이 사용될 수 있다. 딜티아젬은 냉장 보관해야 한다. 그러나 실온에서도 한 달간 보관할 수 있으며 그 이후는 폐기해야 한다.

부작용 Side Effects

욕지기, 구토, 어지러움, 두통, 느린맥, 심장차단, 저혈압 및 무수축을 일으킬 수 있다.

약물 상호작용/부적합성 Interactions/Incompatibilities

정맥내로 β 억제제를 투여받고 있는 환자는 울혈심장기능상실, 느린맥 및 무수축의 위험이 증가하기 때문에 딜티아젬을 투여해서는 안 된다.

용법 · 용량 Dosage

좁은복합성빠른맥의 치료에는 딜티아젬 15~20 mg 정맥내 대량주입(0.25 mg/kg)으로 2분에 걸쳐 투여해야 한다. 필요시 추가 정맥내 대량주입 투여량은 20~25 mg(0.35 mg/kg)을 15분간 투여한다. 유지수액을 5~15 mg/hr으로 조절할 수 있다(원하는 투입속도로 적정한다).

아미오다론 Amiodarone (Cordarone)

분류 Class 항부정맥제(3군 항부정맥제)

설명 Description

아미오다론은 강력한 항부정맥제로 심실잔떨림과 무맥박성 심실빠른맥이 있는 입원한 성인에서 자발순환회복(ROSC)의 속도를 향상시키기 때문에 심정지 환자에게 쓰이는 일차항부정맥제이다. 심실위빠른맥에서도 투여할 수 있다.

작용기전 Mechanism of Action

아미오다론은 심근조직의 활동전위(action potential)의 지속시간을 연장시킨다. 나트륨, 칼륨, 칼슘통로에 영향을 미치며 α- 및 β-아드레날린 차단 속성을 가지고 있다.

약동학 Pharmacokinetics

발현: 1~3일 최대효과: 8~12시간
지속시간: 다양 반감기: 40~55일

적응증 Indications

심실빠른맥 및 심실잔떨림과 같은 생명을 위협하는 심부정맥에 사용된다. 또한 다음과 같은 상황에서도 사용될 수 있다.

- 안정형, 불규칙, 좁은 복합성빠른맥(심방잔떨림)
- 안정형,규칙, 좁은 복합성빠른맥
- 덧전도로(accessory pathway)에 의한 빠른 심실속도를 조절

금기사항 Contraindications

아미오다론은 심장성 쇼크 처치에서 모유수유 환자에게는 금기사항에 해당한다. 또한 현저한 굴느린맥과 2도 및 3도 방실차단, 증상성느린맥을 일으키는 심각한 굴심방결절기능이상(sinus node dysfunction), 또는 과민반응을 일으킬 수 있는 환자에게는 금기이다.

주의사항 Precautions

심장기능상실을 악화시킬 수 있으므로 잠재적 또는 증상이 있는 심장기능상실 환자에게는 주의하여 사용하여야 한다.

부작용 Side Effects

투여 후 환자의 심전도를 모니터하여 저혈압, 느린맥, 심실속도 증가, 지연된 PR간격, QRS complex, QT 간격을 주의 깊게 지켜보아야 한다. 호흡곤란 및 기침과 같은 폐독성을 모니터하여야 한다.

약물 상호작용/부적합성 Interactions/Incompatibilities

와파린, 디곡신, 프로카인아마이드, 퀴니딘, 페니토인 등과 반응을 일으킬 수 있다.

용법 · 용량 Dosage

- **심실잔떨림 또는 무맥박성심실(성인)**: 초기용량은 IV/IO 300 mg이다. 재발 혹은 불응 부정맥에 필요한 경우 150 mg을 반복투여할 수 있다.
- **좁은복합성빠른맥**: 아미오다론은 10분 걸쳐 150 mg IV/IO로 투여하며 필요에 따라 반복할 수 있다. 6시간 동안 1 mg/min을 주입한 다음 그 이후에는 필요시 0.5 mg/min 투여

한다. 24시간 동안의 총 투여량은 2.2 g을 초과해서는 안 된다.

페니토인 Phenytoin (Dilantin)

분류 Class 항부정맥제, 항경련제(IB군 항부정맥제)

설명 Description

페니토인은 자발적 심실탈분극을 억제하는 항경련제이며 항부정맥제이다.

작용기전 Mechanism of Action

페니토인은 간질(epilepsy)의 치료에 흔히 사용되며 부정맥을 억제하는 특성도 가지고 있다. 이것은 디지탈리스 독성이나 삼환계 항우울제 과용량에 의한 부정맥의 치료에 효과적임이 입증되었다. 이것은 심실조직의 자발적탈분극을 억제하고 방실전도를 개선한다. 간질지속증상태(status epilepticus)의 처치는 11장에서 다룬다.

약동학 Pharmacokinetics

발현: 3~5분 최대효과: 1~2시간
지속시간: 다양 반감기: 22시간

적응증 Indications

디지탈리스 독성이나 삼환계 항우울제 과용에 의한 생명을 위협하는 부정맥에 사용된다. 급성심근경색의 심실성 부정맥은 다른 약물로 먼저 치료해야 한다.

금기사항 Contraindications

페니토인은 느린맥과 고도의 심장차단이 있는 경우에는 금기이다. 발작에 대하여 만성으로 약물을 복용하고 있는 환자에게는 혈중 농도가 측정되기 전에는 투여해서는 안 된다.

주의사항 Precautions

페니토인의 정맥내 투여는 분당 50 mg을 넘어서는 안 된다. 중추신경계 억제나 저혈압의 징후가 일어날 수 있다. 노인에게서 부작용 유발 위험성이 더 높다. 투여시 혈관바깥유출(extravasation)을 피해야 한다. 페니토인을 정맥내 투여받고 있는 환자는 활력징후와 심장감시를 지속적으로 한다.

부작용 Side Effects

졸음, 어지러움, 두통, 저혈압, 부정맥, 가려움, 발진, 욕지기 및 구토를 유발할 수 있다.

약물 상호작용/부적합성 Interactions/Incompatibilities

페니토인은 D_5W와 같은 포도당을 함유한 용액으로 희석해서는 안 된다. 생리식염수나 비당류의 결정질액으로 희석해야 한다.

용법 · 용량 Dosage

페니토인의 추천용량은 100 mg을 5분에 걸쳐 최대용량 1000 mg까지, 부정맥이 사라질 때까지 또는 중추신경억제가 나타날 때까지 투여한다. 응급상황에서는 서서히 IV/IO 볼루스 또는 심전도 감시를 통한 정맥내 투여를 한다.

염화에드로포늄 Edrophonium Chloride (Tensilon)

분류 Class 항부정맥제, 콜린에스테라아제(cholinesterase)억제제(저해제)

설명 Description

에드로포늄은 항콜린에스테라아제 약물 계열(anticholinesterase agents)에 속한다. 이것은 1차 선택약에 불응인 PSVT의 치료에 사용된다.

작용기전 Mechanism of Action

에드로포늄은 **아세틸콜린에스테라아제(*acetylcholinesterase*)** 효소의 작용을 억제한다. 이 효소는 부교감신경계의 신경전달물질(아세틸콜린)을 비활성화시키므로 신경생리학에서 중요한 기능을 한다. 아트로핀형의 중독과 삼환계 항우울제 과용량의 치료에 사용되는 응급약물 피소스티그민(physostigmine)은 에드로포늄과 화학적으로 유사하다. 부교감 신경계의 신경생리학은 다음의 부교감신경억제제 항목에서 논의하고 있다. 에드로포늄은 미주신경조작에 반응하지 않는 PSVT의 치료에 효과적임이 증명되었다. 에드로포늄에 의한 acetycholinesterase의 억제는 심장의 미주신경에 의해 분비되는 아세틸콜린의 작용을 항진시킨다. 이때 증가된 부교감 신경 효과는 PSVT를 느리게 하고 결국 종식시키는데 기여한다. 아데노신과 칼슘채널억제제(베라파밀 등)의 도입으로 에드로포늄은 상대적으로 사용하지 않게 되었다.

약동학 Pharmacokinetics

발현: 30~60초(IV), 2~10분(IM)	최대효과: 다양
지속시간: 5~10분(IV), 5~30분(IM)	반감기: 1~2시간

적응증 Indications

에드로포늄은 미주신경조작이나 아데노신에 불응인 PSVT에 사용된다.

금기사항 Contraindications

에드로포늄은 해당 약물에 과민성의 병력이 있는 환자에게 투여해서는 안 된다. 저혈압 또는 느린맥 환자에게는 상태를 악화시킬 수 있기 때문에 사용해서는 안 된다.

주의사항 Precautions

에드로포늄 투여 중이나 투여 후에는 호흡양상을 주의 깊게 관찰해야 한다. 또한 환자의 느린맥의 징후를 계속해서 감시해야 한다. 혈역학적 문제를 일으키는 느린맥의 경우에는 아트로핀을 즉시 이용할 수 있어야 한다. 에드로포늄은 노인에게는 주의해서 사용해야 한다.

부작용 Side Effects

어지러움, 쇠약, 발한, 침 분비 증가, 동공축소, 저혈압, 느린맥, 복부경련, 욕지기 및 구토를 일으킬 수 있다.

약물 상호작용/부적합성 Interactions/Incompatibilities

에드로포늄은 포도당용액에서 결정화할 수 있으므로 포도당용액으로 투여해서는 안 된다. 디지탈리스를 투여받고 있는 환자에게 에드로포늄을 투여하면 심각한 느린맥이 발생할 가능성이 증가될 수 있다.

용법 · 용량 Dosage

표준용량은 최초 5 mg을 정맥 투여한다. 효과가 없다면, 10분 후 혹은 두 번째 용량을 10 mg으로 투여할 수 있다. 특별히 노인들에게는 정상용량을 투여하기 전에 0.1 또는 0.5 mg의 시험용량을 투여하는 경우가 많다. 에드로포늄은 정맥주사로만 투여해야 한다.

황산마그네슘 Magnesium Sulfate

분류 Class 항부정맥제

설명 Description

황산마그네슘은 투여했을 때 마그네슘 이온(Mg^{2+})과 황산이온으로 분해되는 염이다. 마그네슘은 생체내 많은 생화학적 반응에 필수적인 요소이다.

작용기전 Mechanism of Action

마그네슘은 생체내 생화학적 반응의 필수적인 요소이다. 이것은 생리적 칼슘통로차단제로서 작용하며 신경근 전달을 억제한다. 마그네슘 농도의 감소(저-마그네슘혈증)는 부정맥, 심장기능저하 및 돌연사와 관련이 있다. 저마그네슘혈증은 불응성 심실잔떨림을 유발할 수 있다. 응급상황에서 황산마그네슘의 투여는 급성심근경색에 따르는 심실부정맥 발병률을 감소시키는 경향이 있다. 또한 급성심근경색에 따른 합병증을 감소시켜 주는 것으로 보인다.

또한 황산마그네슘은 조기 진통 및 임신성 고혈압(임신중독증)의 치료에 오랫동안 사용되어 왔다. 산부인과의 사용법에 대해서는 12장에서 논의하고 있다.

약동학 Pharmacokinetics

발현: 즉시(IV/IO), 1시간(IM)　　최대효과: 다양

지속시간: 1시간　　반감기: 해당 없음

적응증 Indications

황산마그네슘은 QT 간격 연장에 연관된 불규칙하고, 심실빠른맥 증상을 보이는 *torsades de pointes*에 사용된다.

금기사항 Contraindications

황산마그네슘은 쇼크 상태인 환자, 지속적 중증 고혈압인 환자, 3도 방실 차단인 환자, 혈액투석 환자 및 저칼슘혈증(hypocalcemia) 환자에게 투여해서는 안 된다.

주의사항 Precautions

황산마그네슘의 부작용을 최소화하기 위하여 서서히 투여해야만 한다. 정맥 주사로 황산마그네슘을 투여 중인 환자는 지속적으로 활력징후와 심전도를 관찰해야 한다. 가능하면 투여 전에 무릎 및 깊은힘줄반사(심부건반사)를 검사하도록 한다. 콩팥기능부전 환자에게는 주의하여 사용하여야 한다. 황산마그네슘 투여에 따른 고마그네슘혈증(hypermagnesia)이 일어날 수 있다. 심각한 부작용의 경우에는 칼슘염(calcium chloride 또는 calcium gluconate)을 해독제로 사용해야 한다.

부작용 Side Effects

황산마그네슘은 홍조, 땀남(발한), 느린맥, 깊은힘줄반사 감소, 졸음, 호흡억제, 부정맥, 저혈압, 저체온증, 가려움 및 발진을 유발할 수 있다.

약물 상호작용/부적합성 Interactions/Incompatibilities

황산마그네슘은 디지탈리스와 함께 투여하면 심장전도 이상을 유발할 수 있다.

용법 · 용량 Dosage

- *Torsades de pointes*: 마그네슘을 D_5W 10 mL에 희석하여 사용한다. 그 대신에 1~2 g의 황산마그네슘을 D_5W 100 mL 혹은 생리식염수로 희석할 수 있으며 15분 이상 IV/IO 경로로 투여할 수 있다.

부교감신경억제제 Parasympatholytics

부교감신경계의 작용을 억제하는 약물을 **부교감신경억제제**(*parasympatholytics*)라고 한다. 또는 **항콜린작용제**(*anticholinergics*)라고도 불린다. 부교감신경계의 역할과 행동을 완전히 이해하려면 우선 부교감신경계를 검토해야 한다.

부교감신경계 또는 **콜린성** 신경계는 인체의 항상성 유지에 주요한 기능을 한다. 부교감신경 자극은 연동운동과 동공축소를 일으키고 심장박동수를 감소시킨다. 부교감신경계의 일차신경은 **미주신경**(*vagus nerve*)이다. 미주신경은 뇌로부터 목동맥(경동맥)을 따라 뻗어 있으며, 심장과 소화관에 분포한다. 응급구조사는 미주신경자극인 수기로 하는 목동맥팽대마사지(경동맥동마사지, carotid sinus massage)의 수동 방법을 알고 있어야 한다. 목동맥팽대마사지(carotid sinus massage)는 발작성심실상성빠른맥(paroxysmal supraventricular tachycardia)에서 심장박동수를 느리게 하는데 이용된다.

미주신경이 자극되면 절전섬유의 말단으로부터 아세틸콜린의 유리가 일어난다. 이것은 표적기관의 아세틸콜린 수용체를 활성화시킨다. 이 수용체가 심박동률을 느리게 한다. 다음으로 1초 후에 콜린에스테라아제(cholinesterase)가 분비되어 아세틸콜린을 분해하여 불활성화시킨다. 몇몇 약물이 아세틸콜린과 수용체의 결합에 작용한다. 이 유형의 주요 약물은 황산아트로핀이다. 아트로핀은 아세틸콜린 수용체와 결합하여 활성화를 억제한다. 아트로핀은 심장박동수를 높이는 것 외에도 소화 분비물, 특히 타액 분비를 줄여주기 때문에 수술 전 약으로 자주 사용된다. 유기인산염 살충제는 비가역적으로으로 콜린에스테라아제의 작용을 차단하는 경향이 있다. 과도한 수준의 아세틸콜린은 심각한 문제를 일으킬 수 있다.

황산아트로핀 Atropine Sulfate

분류 Class 항콜린제

설명 Description

아트로핀은 *Atropa belladonna*부터 분리된 부교감신경억제제이다.

작용기전 Mechanism of Action

아트로핀은 강력한 부교감신경억제제이며 혈역학적으로 심각한 느린맥에서 심박동률을 증가시키기 위하여 사용된다. 혈역학적으로 중요한 느린맥은 저혈압, 호흡곤란, 가슴통증, 정신상태의 변화, 울혈심장기능상실과 쇼크를 동반한 느린 심장박동수를 가진 것을 말한다. 아트로핀은 아세틸콜린 수용체를 차단함으로써 부교감신경자극을 억제한다.

이것은 양성 변시성 효과를 나타내지만 변력성 효과는 거의 갖지 않는다.

아트로핀은 유기인 제제 중독의 해독제로서 중요한 기능을 한다.

약동학 Pharmacokinetics

발현: 즉시 최대효과: 2~4분

지속시간: 4시간 반감기: 2~3시간

적응증 Indications

아트로핀은 혈역학적으로 중요한 맥박이 있는 느린맥에서 사용한다.

사례연구

구급대원들이 응급출동을 받고 지역 쇼핑몰로 호출된다. 보고에 따르면, 환자는 의식을 잃고 쓰러져 있었으며, 호흡은 있다. 현장에 도착 시 환자는 머리 밑에 베개를 베고 상태로 발견되었다. 환자는 60대 초반의 여성으로 보인다.

신체검진

CNS:	환자는 의식이 있으나 언어 자극에 반응하는 속도가 느리고 사람, 장소, 시간에 대해 혼란스러워한다.
Resp:	호흡은 분당 12회로 얕으며 폐음은 양쪽 모두 정상이다. 기관지는 중간 위치이며 외상의 흔적은 없다.
CVS:	약하고 규칙적이며, 목동맥과 손목동맥에서 느린 맥박이 있다. 피부는 창백하고 시원하며 땀이 나고 있었으며, 가슴통증은 없다.
ABD:	부드럽고 만졌을 때 통증은 없다.
Muscl/Skel:	환자는 사지를 명령에 따라 천천히 움직일 수 있었으며, 명백한 부상은 없으나 양쪽 손을 쥐는 것이 약하다.

활력징후

Pulse:	36회/분, 정상, 약함
Resp:	12회/분, 얕음
BP:	72/56 mmHg
SpO_2:	86%
ECG:	느린맥
Hx:	모름; 환자는 혼자 쇼핑몰에 있었으며 자신의 병력을 말해주거나 질문에 답을 하는게 불가능
Past Hx:	모름

치료

환자에게는 비재호흡 마스크를 사용하여 100% 산소가 투여되었으며 IV로 생리식염수를 투여하였다. 환자에게 0.5 mg의 아트로핀을 투여하였다. 아트로핀 투여 후 환자의 맥박수는 42회/분으로 증가하였으며 혈압은 80/62 mmHg이었다. 이때 예방 조치로 페이싱 패드를 환자 위에 올려놓았다. 두 번째 아트로핀 0.5 mg을 투여했고, 맥박수는 68회/분, 혈압은 108/82 mmHg로 증가되었다. 환자의 의식수준이 향상되었다. 환자는 구급차로 옮겨져 병원으로 이송되었다.

병원으로 가는 도중에 환자는 기절할 때 혼자 쇼핑을 하고 있었다고 말했다. 환자는 기절하기 전에 무슨 일이 있었는지 기억하지 못하였으며 깨어났을 때 응급구조사들과 함께 있었던 것을 기억하였다.

아트로핀은 비상 상황에서 IV 볼루스로 주거나 IV를 투여할 수 없는 경우는 기관 내로 투여하여야 한다.

금기사항 Contraindications

응급상황에서는 금기사항이 없다. 아트로핀은 무맥성 전기활동(PEA)과 무수축을 포함한 심정지 처치에서는 권장되지 않는다.

주의사항 Precautions

아트로핀은 관상동맥질환이 있는 환자에게는 심장박동수를 증가시키고 허혈을 악화시키므로 주의하여 사용하여야 한다. 아트로핀은 2도 Mobitz II 및 3도 방실차단과 관련된 느린맥을 악화시킬 수 있다. 이 경우에는 경피조율을 시행하는 것이 좋다. 아트로핀은 유기인 제제 중독의 경우를 제외하고는 최대 3 mg을 초과해서는 안 된다.

부작용 Side Effects

흐려보임, 동공확장, 입안건조, 빠른맥, 졸음 및 의식혼동을 유발할 수 있다.

약물 상호작용/부적합성 Interactions/Incompatibilities

병원전 처치에서는 거의 없다.

용법 · 용량 Dosage

- **혈역학적으로 심각한 느린맥:** 초회량으로 0.5 mg을 정맥투여한다(투여량이 0.5 mg보다 적으면 심장박동수를 느리게 만들 수 있다). 최대 3 mg까지 3~5분마다 반복 투여할 수 있다.

강심배당체 Cardiac Glycosides

디지탈리스(digitalis)는 강심배당체 등급의 주요 약물로 인간에게 알려진 가장 오래된 약물의 하나이다. 수백 년 동안 이것은 울혈심장기능상실(congestive heart failure)의 치료에 사용되어 왔다. 디지탈리스와 관련된 강심배당체는 심근수축력을 증가시킨다(inotropic effect). 울혈심장기능상실 환자에게 투여되면 심박출량을 현저히 증가시키고, 좌심실의 용적을 감소시켜서 정맥압을 감소시키고 말초 및 폐부종의 감소를 촉진한다. 최근에는 디지탈리스가 심방된떨림과 심방잔떨림의 치료에 효과적임이 밝혀졌다. 이러한 환자들에게는 빠른 심방속도가 심실속도를 가속화시키는데 이것은 디지탈리스 요법에 의하여 감소될 수 있다.

몇 가지 디지탈리스 제제는 다음과 같다.

Digitoxin. 장시간 작용형 강심배당체이다.

Digoxin (Lanoxin). 가장 일반적으로 사용되는 디지탈리스 제제이다.

Ouabain. 작용발현이 빠르고 상대적으로 작용지속 시간이 짧다. 그 용도는 단기간내 디지탈리스 급속포화요법(rapid digitalization)이 필요할 때에 한정된다.

Deslanoside (Cedilanid-D). 가장 빠르게 작용하는 디지탈리스 제제이다.

강심배당체는 심장기능과 리듬에 현저한 효과를 나타낸다. 치료계수(치료계수[therapeutic index]=치료량[therapeutic dose]/독성량[toxic dose])가 낮아서 사용 시 항상 주의를 기울여야 한다. 디지탈리스 독성의 징후는 심장성부정맥(PVC, 2:1 차단의 PSVT 등), 오심, 구토, 두통, 시야혼탁(황색증) 및 졸음 등이다. 거의 모든 유형의 부정맥이 디지탈리스 독성과 관련될 수 있다.

디지탈리스는 강력한 잠재적 독물이다. 약물을 투여할 때는 극히 주의하여 사용해야 한다. 활력징후와 EKG의 지속적인 측정이 필수적이다. 모든 경우에 디지탈리스 요법은 환자가 응급실에 있거나 응급실 의사의 조치가 있을 때까지 연기되어야 한다.

디곡신 Digoxin (Lanoxin)

분류 Class 강심배당체(5군 항부정맥제)

설명 Description

디곡신은 중간작용형 강심배당체로 울혈심장기능상실과 심방잔떨림 및 심방된떨림을 조절하기 위하여 사용한다.

작용기전 Mechanism of Action

디곡신은 울혈심장기능상실과 빠른 심방 부정맥을 치료하는 데 효과적인 강심배당체이다. 이것은 Na^+-K^+ ATPase 시스템에 대한 작용을 통하여 심근의 수축력을 증가시킨다. 디곡신은 일회박출량을 증가시킴으로써 심박출량을 증가시킨다. 또한 방실결절 전도를 지연시켜서 심박동률을 느리게 한다. 치료 효과는 약 30분에 시작되며 24시간에 최고에 달한다.

약동학 Pharmacokinetics

발현: 5~30분
최대효과: 1~5시간
지속시간: 3~4일
반감기: 34~44시간

적응증 Indications

응급상황에서, 디곡신은 다음과 같은 조건에서 사용된다.

- 리듬이 아데노신이나 미주신경조작에 의해 전환되지 않거나 통제되지 않거나 SVT가 반복되는 안정형 좁은복합성 빠른맥(Stable, narrow-complex regular tachycardias)
- 심방잔떨림 또는 심방된떨림이 있는 환자에서의 심실속도 조절 시

금기사항 Contraindications

디지탈리스 독성의 징후나 증상을 보이는 환자에게 투여해서는 안 된다. 또한 심실잔떨림이 있는 환자에게 투여해서는 안 된다.

주의사항 Precautions

디곡신을 투여받고 있는 환자는 디지탈리스 독성의 징후나 증상에 대하여 지속적으로 검사받아야 한다. 심근경색이 있는 환자에게 디곡신을 투여할 때는 디지탈리스 독성이 나타나기 쉬우므로 극도의 주의를 요한다. 디지탈리스 독성은 저칼륨혈증, 저마그네슘혈증 및 고칼슘혈증 환자에게서 강화된다. 디지탈리스는 태반을 통과하여 태아의 심장에 영향을 미칠 수 있다.

부작용 Side Effects

디곡신은 수많은 부작용을 유발할 수 있다. 비심장성 부작용은 식욕부진, 오심, 구토, 복통, 설사, 피로, 우울, 졸음, 시야혼탁(황색증), 두통, 어지러움, 환각, 발한, 가려움 및 발적을 포함한다. 심장에 대한 효과는 부정맥, 느린맥, 빠른맥, 다양한 정도의 심장차단, 저혈압 및 심정지를 포함한다.

약물 상호작용/부적합성 Interactions/Incompatibilities

많은 약물이 잠재적으로 디곡신과 약물작용의 문제를 일으킬 수 있다. 퀴니딘과 칼슘채널차단제(베라파밀, 니페디핀, 딜티아젬)는 혈중 디곡신 농도를 증가시킬 수 있다. 디곡신과 베타차단제를 동시에 투여하면 심각한 느린맥을 일으킬 수 있다. 이뇨제는 칼륨결핍을 일으켜서 디지탈리스 독성을 유발할 수 있다.

용법 · 용량 Dosage

용량은 0.25 mg으로 천천히 2시간에 걸쳐 IV로 투여하며 총부하량은 1.5 mg이다. 다른 방법으로는 총용량이 0.5~1.0 mg이 되도록 투여하는 것(초기용량으로 50%를 투여하고 나머지 25%를 6~8시간에 투여)이다.

항응고제 Anticoagulants

핏덩이(blood clot) 생성을 억제하는 약물은 응급의학에서 중요한 기능을 한다. 많은 중요한 약물 문제는 색전증 또는 혈전증으로부터 일어난다. 이것은 급성관상동맥증후군(acute coronary syndrome), 급성색전과 혈전에 의한 뇌졸중(acute embolic and thrombolic stroke), 폐색전증(pulmonary embolism) 및 깊은정맥혈전증(deep venous thrombosis)이다. 깊은정맥혈전증은 폐색전증과 다른 혈전증의 발생에 대한 위험요소이다.

몇몇 약물들은 혈액응고를 억제할 수 있다. 가장 일반적인 것은 와파린나트륨(쿠마딘)이다. 와파린은 혈중 치료농도를 얻기 위하여 며칠이 소요된다. 따라서 응급의학에서의 사용은 제한적이다.

응급의학에서는 저분자량 헤파린의 사용이 증가하고 있다. 일반 헤파린은 분자량 5,000~30,000 Da이며, 저분자량 헤파린은 1,000~10,000 Da의 분자량을 가진다. 따라서 저분자량 헤파린의 생체이용률이 높고 투여하기 쉽고 혈소판 기능에 대한 영향도 적은 편이다.

또 다른 흔한 항응고제인 헤파린은 비경구적으로 투여할 수 있다. 따라서 쉽게 투여되고 효과가 빠르다. 헤파린의 반감기는 짧기 때문에 볼루스 투여 후 환자의 상태가 호전되거나 경구용 와파린을 투여할 수 있을 때까지 점적주입한다. 대부분의 경우, 항응고제 요법은 혈액 응고 연구(프로트롬빈시간 prothrombin time[PT]과 부분트롬보플라스틴시간 partial thromboplastin times[PTT])의 결과에 따라 투여되어야 한다. 이것은 병원전 환경에서 사용이 불가능하다. 그러나 어떤 경우에는 혈액의 조기 응고로 얻는 이득이 응고 연구의 결과 없이 약물을 투여하는 경우에 발생할 수 있는 위험보다 높을 수 있다.

아스피린을 포함한 혈소판응집억제제는 급성관상동맥증후군(acute coronary syndrome, ACS)과 경피적관상동맥중재술(percutaneous coronary intervention, PCI)을 시행한 급성관상동맥증후군의 치료와 관련된 이환율과 사망률을 감소시키는 주요한 역할을 하고 있다.

혈소판응집억제제 Platelet Aggregation Inhibitors

혈소판응집억제제는 혈액의 혈소판 응집을 일으키는 기전을 손상시키거나 상쇄시키는 약물이다. 일반적으로 네 가지 분류로 나뉜다.

- Cyclooxygenase억제제(Cyclooxygenase inhibitors). cyclooxygenase(COX)는 염증의 역할을 하는 효소이다. COX억제제는 항염증제로 불린다. 원형은 아스피린이다.
- 헤파린(Heparin). 헤파린은 비만세포(mast cells)에서 방출되며 항응고를 일으킨다. 가장 오래된 비경구적 항응고제 중 하나이다. 미분획 헤파린(unfractionated heparin, UFH)이라고 불리는 표준 헤파린은 돼지에서 얻는다. 반드시 정맥으로만 투여해야 하고 혈전의 지표들을 자주 감시해야 한다. 가장 최근의 저분자량 헤파린(low-molecular weight heparin, LMWH)이라고 불리는 분획 헤파린이 가장 흔히 사용되고 있다. 더 작은 분자로 구성되어 있는 저분자량 헤파린(LMWH)는 피부밑(피하)투여할 수 있으며, 미분획 헤파린(UFH[Unfractionated heparin])과 같이 실험실 모니터링을 자주 필요로 하지 않는다. 가장 흔한 저분자량 헤파린(LMWH)은 에녹사파린(enoxaparin[Lovenox])이다.
- 아데노신이인산억제제(Adenosine diphosphate[ADP] inhibitors). ADP 억제제는 혈소판의 표면에 있는 특정 ADP 수용체와 선택적 결합을 통해 혈소판 응집을 억제한다. 이 결합은 혈소판 응집을 억제하고 활동성 혈소판의 GP IIb/IIIa 수용체와 섬유소를 결합한다. 이 결합은 보통 비가역적이다. 이 군에서의 주요 약물은 티클로피딘(ticlopidine[Ticlid])과 클로피도그렐(clopidogrel[Plavix])이다.
- 당단백질 IIb/IIIa억제제(Glycoprotein IIb/IIIa inhibitors). 이 약물군은 활동성 혈소판의 당단백질 IIb/IIIa 수용체와의 결합으로부터의 섬유소원을 막아 혈소판의 응집을 저해한다. 이것은 혈관의 내부가 손상되거나 판(plaque)의 파열로 인하여 혈전형성이 예방되는 것으로 생각된다. 이 군의 주요 약물로는 엡시시마브(abciximab[ReoPro]), 티로피반(tirofiban[Aggrastat]), 엡티피바티드(eptifibatide[Integrilin]) 등이 있다.

아스피린 Aspirin

분류 Class 혈소판응집억제제, 항염증제

설명 Description

아스피린은 항염증제이며 혈소판의 기능을 억제한다. 이것은 급성심근경색과 같은 혈전색전성 질환(thromboembolic diseases)의 치료에 유용한 약물이다.

작용기전 Mechanism of Action

아스피린은 혈소판을 응집시키고 동맥을 협착시키는 트롬복산 A_2(thromboxane A_2)의 형성을 억제한다. 이것은 혈소판이 응집되고 동맥을 수축시키는 원인이 된다. 이것은 심근경색과 관련된 사망률의 전체적인 감소를 가져온다. 또한 비치명적인 재경색과 비치명적인 뇌졸중의 비율을 감소시키는 것으로 여겨진다.

약동학 Pharmacokinetics

발현: 5~30분	최대효과: 15~120분
지속시간: 1~4시간	반감기: 15~20분

적응증 Indications

아스피린은 급성관상동맥증후군을 암시하는 새로운 가슴통증과 최근에 발생한 뇌졸중을 암시하는 징후와 증상이 발생한 경우에 사용된다. 몇몇 연구들은 초기 아스피린의 투여(급성관상동맥증후군의 증상 발현 3시간 이내)가 현저한 사망 위험성을 감소시킨다고 보여주고 있다. 그러나 다른 연구에서는 가슴통증과 급성관상동맥증후군을 치료하는데 병원 전 치료에서 아스피린을 충분히 이용하지 않았다고 하였다.

금기사항 Contraindications

아스피린은 이 약물에 과민성을 나타내는 환자에게 금기이다. 그리고 활동성 궤양과 천식이 있는 환자에게는 상대적 금기사항이다.

주의사항 Precautions

아스피린은 위장관 자극과 출혈을 일으킬 수 있다. 아스피린으로 인한 위장자극과 출혈 경향이 있는 환자에서는 가능하면 장용성 필름코팅정 성분 아스피린(enteric-coated aspirin)을 사용하여야 한다. 아스피린은 비스테로이드항염증제(nonsteroidal anti-inflarnrnatory drugs, NSAID) 계열에 알레르기가 있는 환자에게는 주의하여 투여하여야 한다. 권장량 이상의 용량 사용은 약물의 이점을 방해할 수 있다.

부작용 Side Effects

속쓰림, 위장관계 출혈, 오심, 구토, 쌕쌕거림 및 출혈연장을 일으킬 수 있다.

약물 상호작용/부적합성 Interactions/Incompatibilities

아스피린과 다른 항염증제를 동시 투여하면 부작용의 발생률을 증가시키고 각 약물의 혈중농도를 증가시킬 수 있다. 아스피린과 제산제를 동시 투여하면 흡수를 저해함으로써 혈중약물농도를 감소시킬 수 있다.

용법 · 용량 Dosage

가슴통증이 발생한 후 가능한 한 빨리 160~325 mg을 투여한다. 어린이용 아스피린(81 mg)은 씹거나 삼키기에 더 용이하므로 종종 사용되고 있다. 씹어 먹는 경우 더 빨리 흡수된다. 아스피린은 종종 혈전용해 요법의 일부로써 투여된다. 좌약용 아스피린(300 mg)은 오심이나 구토가 있는 환자에서 투여가 가능하다.

헤파린 Heparin

분류 Class 항응고제(미분획)

설명 Description

헤파린은 소의 폐조직과 돼지의 장점막에서 추출한 속효성 항응고제이다.

작용기전 Mechanism of Action

헤파린은 항트롬빈 III-트롬빈(antithrombin III-thrombin) 복합체의 억제작용을 증가시켜서 트롬빈(thrombin)을 비활성화시킨다. 또한 피브리노겐(fibrinogen)이 피브린(fibrin)으로 전환되는 것을 억제한다.

약동학 Pharmacokinetics

발현: 즉시
최대효과: 2~3분
지속시간: 2~6시간
반감기: 90분

적응증 Indications

미분획 헤파린은 급성관상동맥증후군(acute coronary syndrome)에서의 혈전생성을 억제한다. 헤파린은 섬유소용해의 보조로 사용되기도 한다. 미분획 헤파린은 폐색전증과 심부정맥혈전증의 발생가능성이 있는 환자들의 질환 발생을 예방하는데도 사용된다.

금기사항 Contraindications

헤파린은 이 약물 및 돼지나 소를 이용하여 만든 물질들에 과민성인 환자에게 금기이다.

주의사항 Precautions

급성출혈이나 저혈소판증이 있는 환자에게 사용해서는 안 된다. 노인과 출혈의 위험성이 높은 환자에게는 주의하여 사용한다. 만성알코올의존증, 위축증이나 아나필락시스의 이력이 있는 환자 및 임신 중인 환자(특히 임신 말기)에게는 주의하여 사용해야 한다.

부작용 Side Effects

중추신경계 부작용으로 혼란과 현기증이 나타날 수 있다. 심혈관 부작용으로는 부종, 가슴통증, 불규칙한 심장박동이 나타날 수 있다. 주사 부위에 자극, 통증, 홍반, 타박상이 일어날 수 있으며 다른 부작용으로는 출혈성 합병증, 혈관부종, 발진, 두드러기가 있다.

약물 상호작용/부적합성 Interactions/Incompatibilities

비스테로이드항염증제, 와파린, 항혈소판제와 상호작용이 보고되어 있다. 정맥용 니트로글리세린은 항응고 효과를 감소시킬 수 있다. 프로타민(protamine)은 헤파린의 효과에 길항한다.

용법 · 용량 Dosage

- **성인용량(급성 STEMI, 불안정협심증)**: 60 U/kg IV(최대 4000 U)투여, 이후 12 U/kg/hr로 투여한다(최대 1000 U/hr). 이것은 종종 알테플라제(alteplase[r-tPA])와 함께 투여한다.
- **성인용량 (NSTEMI, 불안정협심증)**: 초회 60~70 U/kg IV(최대 5000 U)를 볼루스로 투여 후 12~15 U/kg/hr로 점적주입한다.
- **소아용량**: 실험실 검사와 체질량에 따라 50 U/kg 정맥점적주입한다.

에녹사파린 Enoxaparin (Lovenox)

분류 Class 항응고제(분획)

설명 Description

에녹사파린은 저분자량 헤파린 유도체이다.

작용기전 Mechanism of Action

에녹사파린은 항트롬빈 III-트롬빈(antithrombin III-thrombin) 복합체의 억제작용을 증가시켜서 트롬빈(thrombin)을 비활성화시킨다. 또한, 피브리노겐(fibrinogen)의 피브린(fibrin)으로의 전환을 억제한다.

약동학 Pharmacokinetics

발현: 3~5시간　　최대효과: 3~5시간

지속시간: 다양　　　　　　　　　　　　반감기: 4.5시간

적응증 Indications

에녹사파린(LMWH)은 STEMI, NSTEMI, 불안정협심증을 포함한 급성관상동맥증후군에서의 혈전 형성을 억제하는 데 쓰인다. 또한 폐색전증과 심부정맥혈전증의 발생가능성이 있는 환자들의 질환 발생을 예방하는데도 사용된다.

금기사항 Contraindications

에녹사파린은 이 약물 및 돼지나 소를 이용하여 만든 물질들에 과민성인 환자에게 금기이다.

주의사항 Precautions

급성대량출혈이나 저혈소판증이 있는 환자에게 사용해서는 안 된다. 노인과 출혈의 위험성이 높은 환자에게는 주의하여 사용한다.

부작용 Side Effects

중추신경계 부작용으로 혼란과 현기증이 나타날 수 있다. 심혈관 부작용으로는 부종, 가슴통증, 불규칙한 심장박동이 나타날 수 있다. 주사 부위에 자극, 통증, 홍반, 타박상이 일어날 수 있으며 다른 부작용으로는 출혈성 합병증, 혈관부종, 발진, 두드러기가 있다.

약물 상호작용/부적합성 Interactions/Incompatibilities

비스테로이드항염증제, 와파린, 항혈소판제와 상호작용이 보고되어 있다.

용법 · 용량 Dosage

- **성인용량(STEMI)**: STEMI에서의 에녹사파린은 단일 정맥볼루스 30 mg를 투여하고 1 mg/kg SC를 투여한 후 매 12시간 마다 1 mg/kg을 SC로 투여(첫 번째 및 두 번째에서만 최대 100 mg)한다.
- **성인용량(불안정협심증/NSTEMI)**: UA/NSTEMI에서의 에녹사파린은 1 mg/kg SC로 매 12시간마다 투여, 경구용 아스피린 요법(하루 한 번 100~325 mg)을 함께 병행한다.
- **소아용량**: 1 mg/kg SQ

클로피도그렐 Clopidogrel (Plavix)

분류 Class 혈소판응집억제제(ADP inhibitor)

설명 Description

아데노신이인산(adenosine diphosphate platelet; ADP) 혈소판응집억제제이다.

작용기전 Mechanism of Action

클로피도그렐은 혈소판 표면의 ADP 수용체에 선택적으로 결합하여 혈소판 응집을 억제하고 활성화된 혈소판의 GP IIb/IIIa 수용체와 섬유소를 결합한다.

약동학 Pharmacokinetics

발현: 2시간	최대효과: 3~7일
지속시간: 7~10일	반감기: 7~8시간

적응증 Indications

클로피도그렐은 급성관상동맥증후군의 치료와 최근의 심근경색증, 뇌졸중, 말초혈관성 질환의 치료에 유용하다.

금기사항 Contraindications

고혈압 약물을 복용하는 환자에게 투여를 금지한다. 또한 혈액응고장애나 소화 궤양성 출혈이나 머리속출혈과 같은 활동성 병리적 출혈이 있는 경우에도 사용해서는 안 된다.

주의사항 Precautions

비스테로이드항염증제 약물을 복용하는 환자에서 주의하여 사용한다.

부작용 Side Effects

출혈, 열, 알레르기반응, 근육통, 관절통, 기관지연축, 피부발진의 위험성이 증가된다.

약물 상호작용/부적합성 Interactions/Incompatibilities

비스테로이드항염증제는 위장관계 출혈의 위험성을 증가시킨다.

용법 · 용량 Dosage

클로피도그렐은 다음과 같이 투여한다.

- ACS, UA, NSTEMI: 300 mg의 유도용량 이후 하루에 한 번 75 mg을 아스피린(75~325 mg, 하루 한 번)과 함께 병용한다.
- STEMI: 하루 한 번 75 mg을 아스피린(75~325 mg 하루 한 번)과 함께 투여(유도용량 또는 혈전용해제가 있거나 없을 수 있음)한다.
- **최근 발병한 MI, 뇌졸중 또는 진단받은 말초혈관성 질환:** 하루 한 번 75 mg 투여

엡시시마브 Abciximab (ReoPro)

분류 Class 혈소판응집억제제(당단백질 IIb/IIIa 억제제)

설명 Description

당단백 IIb/IIIa 수용체 길항제이다.

작용기전 Mechanism of Action

엡시시마브는 활동성 혈소판인 당단백 IIIb/IIIa 수용체를 차단함으로써 혈소판응집을 억제한다.

약동학 Pharmacokinetics

발현: 1~2분
최대효과: 2시간
지속시간: 1~2일
반감기: 10~30분

적응증 Indications

엡시시마브는 경피적 관상동맥중재술(PCI)을 시행한 환자와 기존의 의료치료에 반응하지 않아 24시간 이내에 PCI를 시행할 예정이 있는 불안정 협심증 환자의 심장 허혈성 합병증을 예방하기 위하여 부가적으로 투여한다.

금기사항 Contraindications

최근(6주 이내)의 활동성 내출혈(임상적으로 현저한 위창자 및 비뇨생식계 출혈), 2년 이내의 뇌졸중 병력 또는 현저한 신경학적 결함이 잔재하는 뇌졸중, 출혈성 장애, 최근의 주요 수술이나 외상, 머리속신생물, 동정맥기형, 동맥류, 중증의 통제되지 않는 고혈압, 혈관염과 관련된 병력, PCI 전에 정맥으로 덱스트란을 투여했거나 투여 중인 환자, 이 약물 또는 쥐 단백질에 과민성이 있는 환자에게 투여를 금지한다.

주의사항 Precautions

출혈의 위험성이 증가할 수 있으므로 주의하여 사용한다. 엡시시마브에 알레르기반응이 있는 환자에 대한 정보가 보고되고 있다.

부작용 Side Effects

출혈, 오심, 구토, 복부통증, 빈혈, 통증, 땀흘릴 위험성이 증가된다.

약물 상호작용/부적합성 Interactions/Incompatibilities

덱스트란

용법 · 용량 Dosage

- **24시간 내에 PCI 예정인 UA/NSTEMI 환자:** PCI 전에 0.25 mg/kg 정맥볼루스로 10~60분에 걸쳐 투여하고 0.125 mcg/kg/min으로 12시간에 걸쳐 지속적으로 점적주입한다(최대용량 10 mcg/min).

엡티피바티드 Eptifibatide (Integrilin)

분류 Class 혈소판응집억제제(당단백질 IIb/IIIa 억제제)

설명 Description

당단백 IIb/IIIa 수용체 길항제이다.

작용기전 Mechanism of Action

엡티피바티드는 활동성 혈소판인 당단백 IIIb/IIIa 수용체를 차단함으로써 혈소판응집을 억제한다.

약동학 Pharmacokinetics

발현: 즉시
최대효과: 볼루스 투여 후
지속시간: 짧음
반감기: 2시간 30분

적응증 Indications

엡티피바티드는 UA/NSTEMI를 포함한 급성관상동맥증후군을 가진 환자에게 권고되며, PCI를 받게 될 환자와 의료적 관리를 받게 될 환자들을 위해 사용된다. 일반적으로 아스피린과 헤파린이 함께 투여된다.

금기사항 Contraindications

엡티피바티드는 약물에 대한 과민성, 활동성 내출혈 또는 이전 30일 이내에 출혈 병력이 있는 환자, 통제되지 않는 심각한 고혈압(SBP >200 mmHg이고/또는 DBP >110 mmHg), 6주 이내의 주요한 외과적 수술, 출혈성 뇌졸중 또는 30일 이내에 다른 뇌졸중이 발생한 환자, 다른 당단백질 IIb/IIIa 수용체 길항제와 동시에 사용, 혈소판 수 <100,000/mm^3 및 심각한 콩팥기능상실 또는 콩팥(신장) 투석을 해야 하는 환자에게 투여를 금지한다.

주의사항 Precautions

출혈 또는 콩팥기능상실(신부전)의 위험성이 증가할 수 있으므로 주의하여 사용한다.

부작용 Side Effects

출혈과 저혈압의 위험성이 증가된다.

약물 상호작용/부적합성 Interactions/Incompatibilities

다른 항응고제와 함께 사용하면 출혈의 위험성이 증가된다.

용법 · 용량 Dosage

- **급성관상동맥증후군**(Acute Coronary Syndrome): 180 mcg/kg을 볼루스로 투여, 이후 병원 퇴원이나 수술 때까지 2 mcg/kg/min(최대 72시간) 투여한다.
- PCI(Percutaneous Coronary Intervention): PCI 시행 직전에 180 mcg/kg을 볼루스로 투여, 이후 2 mcg/kg/min을 투여, 뒤이어 첫 번째 볼루스가 투여된 지 10분 후, 180 mcg/kg을 두 번째 볼루스로 투여(첫 번째 볼루스가 끝나고 10분 후 투여)한다. 약물 투여는 18~24시간 동안 또는 병원 퇴원 때까지(최소 12시간) 계속되어야 한다.

티로피반 Tirofiban (Aggrastat)

분류 Class 혈소판응집억제제(당단백 IIb/IIIa 억제제)

설명 Description

당단백 IIb/IIIa 수용체 길항제이다.

작용기전 Mechanism of Action

티로피반은 활동성 혈소판의 당단백 IIb/IIIa 수용체(통합수용체)를 차단함으로써 혈소판 응집을 억제한다.

약동학 Pharmacokinetics

발현: 즉시
최대효과: 볼루스 양에 따름
지속시간: 짧음
반감기: 2시간

적응증 Indications

UA/NSTEMI를 포함한 급성관상동맥증후군 환자에게 투여된다. PCI를 시행할 예정에 있거나 의학적으로 관리가 필요한 환자에게 사용되며 보통 아스피린 및 헤파린과 함께 투여된다.

금기사항 Contraindications

이 물질에 과민성이 있는 환자, 활동성 내출혈 또는 비정상적인 출혈 병력이 있는 환자, 머리속출혈 또는 신생물 병력, 동정맥기형, 동맥류, 티로피반 투여 전 저혈소판증이 악화된 환자, 알려진 응고장애, 혈소판장애 또는 저혈소판증 병력, 30일 이전의 뇌졸중으로 입원하거나 출혈성 뇌졸중 병력이 있는 환자, 한 달 전에 주요 수술 병력이나 중증의 신체적 외상, 대동맥박리의 징후, 증상 또는 진단 결과를 가진 사람, 중증의 통제되지 않는 고혈압, 급성 심장막염, 간경화 또는 기타 임상적으로 현저한 간질환, 과거 자극인자(부정맥, 중증빈혈, 갑상샘기능항진증 또는 저혈압)로 인한 협심증이 있는 환자에서 금기한다.

주의사항 Precautions

출혈의 위험성이 높거나 콩팥기능부전이 있는 환자에서 주의하여 투여한다.

부작용 Side Effects

출혈과 저혈압의 위험성이 증가된다.

약물 상호작용/부적합성 Interactions/Incompatibilities

다른 항응고제와 함께 투여하였을 때 출혈의 위험성이 증가된다.

용법 · 용량 Dosage

초기용량 0.4 mcg/kg/min으로 30분에 걸쳐 정맥투여하고 0.1 mcg/kg/min으로 지속적으로 투여한다.

섬유소용해제 Fibrinolytics

심근경색은 관상동맥에 혈전(thrombus)의 생성으로 시작된다. 혈전은 동맥의 완전한 폐색을 초래하고 그 후에 그 동맥에 의해 공급되는 심근 부위로의 혈액 흐름을 중단시킨다. 보통 관상동맥은 이미 동맥경화증으로 부분적으로 막혀 있다. 이러한 협착 부위는 동맥에서 가장 좁은 부분이며 혈전이 생성되기 쉬운 부위이다.

동맥협착이 일어나면 폐쇄된 동맥에 의해 공급되는 심근 부위는 허혈이 된다. 이 허혈 부위는 혈액공급이 회복되면 심근에 최소의 영구적인 손상만을 입힌 채 회복될 수 있다. 그러나 협착이 계속되면 심근은 손상을 입게 되고 결국 죽게 된다. 손상된 심근의 관류를 회복할 수 있기까지는 통증이 발생한 후로부터 6시간이다. 관류가 회복될 수 있는 방법으로는 경피적 경혈관 관상동맥확장술(percutaneous transluminal coronary angioplasty, PTCA), 관상동맥우회이식술(coronary artery bypass grafting, CABG) 및 섬유소용해요법(fibrinolytic therapy)이 있다. PTCA는 협착을 확인하기 위하여 심장카테터와 관상동맥조영도(coronary arteriogram)를 사용하여야 한다. 그리고 풍선형 카테터를 해당 동맥으로 삽입하여 협착 부위에서 풍선을 부풀어 오르게 하여 협착 부위의 팽창을 일으킨다. 이 과정은 시간이 걸리고 모든 병원에서 가능한 것은 아니다. 마찬가지로 CABG는 관상동맥조영도와 손상 부위를 우회하기 위한 대수술을 필요로 한다. 이와 달리 섬유소용해요법은 관상동맥확장술이 필요하지 않으며 어떤 지역사회의 병원이나 어느 장소, 어느 병원전 상황에서도 사용이 가능하다.

섬유소용해요법은 급성심근경색을 일으키는 관상동맥 내의 혈전을 용해시키는 약물의 투여법이다. 아스피린과 다른 종류의 혈소판억제제는 허혈성 심장병과 급성관상동맥증후군의 치료에 널리 사용된다. 이것들은 심근경색 이후 사망률을 줄이는 데 효과가 있는 것으로 입증되었다.

금기사항이 없는 경우, STEMI 환자에게 증상이 나타난 지 12시간이 지나지 않았고, 병원 도착 후 90분 이내에 PCI가 가능하지 않을 경우에는 섬유소용해요법이 권장된다. 증상 시작 후 2시간 이내이거나 PCI가 지연될 것으로 예상되는 경우에도 섬유소용해요법이 권장된다.

스트렙토키나제 Streptokinase (Streptase)

분류 Class 섬유소용해제

설명 Description

스트렙토키나제는 강력한 섬유소용해제로 β-용혈성 연쇄상구균이라는 박테리아 집단 C에서 유래되었다.

작용기전 Mechanism of Action

스트렙토키나제는 혈액내 존재하는 플라스미노겐(plasminogen)과 작용하여 활성복합체(activator complex)를 형성한다. 이 활성복합체는 플라스미노겐을 플라스민(plasmin)으로 변환시킨다. 그러면 플라스민은 피브린(fibrin)과 피브리노겐(fibrinogen)을 용해하여 관상동맥협착을 일으키는 혈전의 용해를 일으킨다.

약동학 Pharmacokinetics

발현: <1시간
최대효과: 80분
지속시간: 2~36시간
반감기: 83분

적응증 Indications

급성관상동맥증후군에서 사용된다.

금기사항 Contraindications

스트렙토키나제는 다음과 같은 경우에 절대적으로 금기된다.

1. 과거 머리속출혈
2. 구조적 뇌혈관병변(예: 뇌혈관기형[arteriovenous malformation, AVM]).
3. 악성 머리속신생물(원발성 또는 전이성)
4. 3시간 이내의 급성 허혈성 뇌졸중을 제외한 3개월 이내의 허혈성 뇌졸중
5. 의심되는 대동맥박리
6. 활동성 출혈 또는 출혈 체질(월경 제외)
7. 3개월 이내에 심각한 머리 외상이나 얼굴 외상

다음과 같은 경우는 상대적 금기사항이다(즉, 위험성이 이익에 비하여 높은 경우이다).

1. 만성, 중증의 잘 조절되지 않는 고혈압 병력

2. 중증의 조절되지 않는 고혈압(수축기혈압>180 mmHg 또는 이완기혈압>110 mmHg) 심근경색증이 있는 저위험 환자에게는 절대적 금기에 해당한다.
3. 과거 3개월 이상의 허혈성 뇌졸중 병력, 치매, 또는 금기사항에서 제외되지 않은 머리속 질환
4. 외상성 또는 지연성(10분 이상) CPR이나 3주 이내의 주요 수술력
5. 최근(2~4주 이내)의 내출혈
6. 비압박성 혈관천자
7. 스트렙토키나제/아니스트레플라제에 대해 이전에 5일 이상 노출되었거나 과거 알레르기반응이 있던 환자
8. 임신
9. 활동성 소화궤양
10. 현재 항응고제 투여: 항응고 정도를 나타내는 지표인 국제정상화비율 INR(internationalized normalized ratio)이 높을수록 출혈 위험성이 높음

주의사항 Precautions

스트렙토키나제는 스트렙토키나제나 아니스트레플라제 치료 후 12개월 이내에 투여하면 효과가 없을 수 있다. 스트렙토키나제 요법에 대한 아나필락시스가 생길 수 있다. 응급소생용 약물과 장비를 즉시 사용할 수 있어야 한다. 협착되어 있던 동맥이 열리면 재관류 부정맥이 일반적이다. 항부정맥제를 즉시 사용할 수 있어야 한다.

부작용 Side Effects

출혈, 알레르기반응, 아나필락시스, 열, 오심 및 구토를 일으킬 수 있다.

약물 상호작용/부적합성 Interactions/Incompatibilities

스트렙토키나제는 항응고 요법 중인 환자에게는 주의하여 사용하여야 한다.

용법 · 용량 Dosage

스트렙토키나제는 1시간에 걸쳐 150만 unit을 투여해야 한다. 이것은 일반적으로 스트렙토키나제를 투여하기 전에 아스피린, 항히스타민, 코르티코스테로이드가 투여되는 스트렙토키나제 프로토콜의 일부분이다. 항히스타민제와 코르티코스테로이드제는 약물에 대한 알레르기 반응을 방지하기 위해 투여된다.

스트렙토키나제는 투여 직전에 제조되어야 한다. 의약품과 함께 제공되는 제조설명서를 준수해야 하며, 정맥주사로 IV 펌프를 통해 투여되어야 한다.

아니스트레플라제 Anistreplase (Eminase, Apsac)

분류 Class 섬유소용해제

설명 Description

아니스트레플라제는 강력한 섬유소용해제이다. 이것은 플라스미노겐-스트렙토키나제 활성 복합체(plasminogen-streptokinase activator complex)의 유도체이며 β-용혈성 연쇄상구균이라는 박테리아 집단 C에서 유래되었다.

작용기전 Mechanism of Action

아니스트레플라제는 투여되면 활성화되는 불활성 유도체이다. 플라스민은 혈액내 존재하는 플라스미노겐으로부터 생성된다. 플라스민은 피브린과 피브리노겐을 용해시켜 관상동맥협착을 일으키는 혈전의 용해를 일으킨다.

약동학 Pharmacokinetics

발현: 즉시
최대효과: 45분
지속시간: 6~48시간
반감기: 105~120분

적응증 Indications

급성관상동맥증후군에서 사용된다.

금기사항 Contraindications

아니스트레플라제는 다음과 같은 경우에 절대적으로 금기된다.

1. 과거 머리속출혈
2. 구조적 뇌혈관병변(예: 뇌혈관기형[arteriovenous malformation, AVM]).
3. 악성 머리속신생물(원발성 또는 전이성)
4. 3시간 이내의 급성 허혈성 뇌졸중을 제외한 3개월 이내의 허혈성 뇌졸중
5. 의심되는 대동맥박리
6. 활동성 출혈 또는 출혈 체질(월경 제외)
7. 3개월 이내에 심각한 머리 외상이나 얼굴 외상

다음과 같은 경우는 상대적 금기사항이다(즉, 위험성이 이익에 비하여 높은 경우이다).

1. 만성, 중증의 잘 조절되지 않는 고혈압 병력
2. 중증의 조절되지 않는 고혈압(수축기혈압>180 mmHg 또는 이완기혈압>110 mmHg) 심근경색증이 있는 저위험 환자에게는 절대적 금기에 해당한다.
3. 과거 3개월 이상의 허혈성 뇌졸중 병력, 치매, 또는 금기사항에서 제외되지 않은 머리속질환
4. 외상성 또는 지연성(10분 이상) CPR이나 3주 이내의 주요 수술력
5. 최근(2~4주 이내)의 내출혈
6. 비압박성 혈관천자

7. 스트렙토키나제/아니스트레플라제에 대해 이전에 5일 이상 노출되었거나 과거 알레르기반응이 있던 환자
8. 임신
9. 활동성 소화궤양
10. 현재 항응고제 투여: 항응고 정도를 나타내는 지표인 국제정상화비율 INR(internationalized normalized ratio)이 높을수록 출혈 위험성이 높음

주의사항 Precautions

아니스트레플라제는 스트렙토키나제나 아니스트레플라제 치료 후 12개월 이내에 투여하면 효과가 없을 수 있다. 아니스트레플라제 요법에 대한 아나필락시스가 생길 수 있다. 응급소생용 약물과 장비를 즉시 사용할 수 있어야 한다. 협착되어 있던 동맥이 열리면 재관류 부정맥이 일반적이다. 항부정맥제를 즉시 사용할 수 있어야 한다.

부작용 Side Effects

출혈, 알레르기반응, 아나필락시스, 열, 오심 및 구토를 일으킬 수 있다.

약물 상호작용/부적합성 Interactions/Incompatibilities

아니스트레플라제는 항응고 요법 중인 환자에게는 주의하여 사용하여야 한다.

용법 · 용량 Dosage

아니스트레플라제는 30 unit을 1회량으로 4~5분간에 걸쳐 서서히 주사하여야 한다. 이것은 일반적으로 아니스트레플라제를 투여하기 전에 아스피린, 항히스타민, 코르티코스테로이드가 투여되는 아니스트레플라제 프로토콜의 일부분이다. 항히스타민제와 코르티코스테로이드제는 약물에 대한 알레르기 반응을 방지하기 위해 투여된다.

아니스트레플라제는 투여 30분 이내에 바로 제조되어야 한다. 의약품과 함께 제공되는 제조설명서를 준수해야 하며, 약물을 혼합할 때는 흔들지 말고 바이알 내에서 가볍게 굴리도록 한다.

아니스트레플라제는 정맥볼루스로 서서히 투여되어야 한다.

알테플라제 Alteplase, Tissue Plasminogen Activator (Activase)

분류 Class 섬유소용해제

설명 Description

알테플라제(r-tPA)는 강한 섬유소용해제이다. 이것은 재조합 DNA 기술을 통하여 생산된 조직형 플라스미노겐 활성인자(tissue plasminogen activator)이다.

작용기전 Mechanism of Action

알테플라제는 플라스미노겐을 플라스민으로 전환시키는 효소이다. 이것은 또한 피브린이 없는 상태에서 제한된 양의 피브리노겐을 생산한다. 알테플라제를 투여하면 혈전 중의 피브린에 결합하여 플라스미노겐을 플라스민으로 변환한다. 그러면 플라스민은 피브린과 피브리노겐을 용해하여 관상동맥협착을 일으키는 혈전을 분해시킨다.

약동학 Pharmacokinetics

발현: 5~10분 최대효과: 5~10분
지속시간: 다양 반감기: 26분 30초

적응증 Indications

급성관상동맥증후군과 급성 허혈성 뇌졸중의 치료에 사용된다.

금기사항 Contraindications

알테플라제는 다음과 같은 경우에 절대적으로 금기된다.

1. 과거 머리속출혈
2. 구조적 뇌혈관병변(예: 뇌혈관기형[arteriovenous malformation, AVM]).
3. 악성 머리속신생물(원발성 또는 전이성)
4. 3시간 이내의 급성 허혈성 뇌졸중을 제외한 3개월 이내의 허혈성 뇌졸중
5. 의심되는 대동맥박리
6. 활동성 출혈 또는 출혈 체질(월경 제외)
7. 3개월 이내에 심각한 머리 외상이나 얼굴 외상

다음과 같은 경우는 상대적 금기사항이다(즉, 위험성이 이익에 비하여 높은 경우이다).

1. 만성, 중증의 잘 조절되지 않는 고혈압 병력
2. 중증의 조절되지 않는 고혈압(수축기혈압>180 mmHg 또는 이완기혈압>110 mmHg) 심근경색증이 있는 저위험 환자에게는 절대적 금기에 해당한다.
3. 과거 3개월 이상의 허혈성 뇌졸중 병력, 치매, 또는 금기사항에서 제외되지 않은 머리속질환
4. 외상성 또는 지연성(10분 이상) CPR이나 3주 이내의 주요 수술력
5. 최근(2~4주 이내)의 내출혈
6. 비압박성 혈관천자
7. 스트렙토키나제/아니스트레플라제에 대해 이전에 5일 이상 노출되었거나 과거 알레르기반응이 있던 환자
8. 임신
9. 활동성 소화궤양

10. 현재 항응고제 투여: 항응고 정도를 나타내는 지표인 국제정상화비율 INR(internationalized normalized ratio)이 높을수록 출혈 위험성이 높음

주의사항 Precautions

알테플라제는 스트렙토키나제나 아니스트레플라제의 재투여와 관련된 문제를 나타내지는 않는다. 알테플라제 요법으로 아나필락시스가 생길 수 있으나 매우 드물다. 응급소생용 약물과 장비를 즉시 사용할 수 있어야 한다. 협착되어 있던 동맥이 열리면 재관류 부정맥이 일반적이다. 항부정맥제를 즉시 사용할 수 있어야 한다.

부작용 Side Effects

출혈, 알레르기반응, 아나필락시스, 열, 오심 및 구토를 일으킬 수 있다.

약물 상호작용/부적합성 Interactions/Incompatibilities

알테플라제는 항응고 요법을 받고 있는 환자에게는 주의하여 사용하여야 한다.

용법 · 용량 Dosage

알테플라제는 총 100 mg을 투여해야 한다. 15 mg의 유도용량을 1~2분 동안 IV 볼루스로 투여한다. 이후 처음 30분 동안 0.75 mg/kg(최대 50 mg) IV를 주입한 후 60분 동안 0.5 mg/kg(최대 35 mg) IV를 주입한다. 주사액 주입은 조절가능한 IV 펌프를 통해 신중하게 관리되어야 한다.

테넥테플라제 Tenecteplase (TNKase)

분류 Class 섬유소용해제

설명 Description

테넥테플라제(TNKase)는 플라스미노겐이 플라스민으로 변환될 때 촉매 역할을 하는 DNA 재조합 인간 조직형(human tissue-type) 플라스미노겐 활성제(tPA)이다.

작용기전 Mechanism of Action

테넥테플라제는 플라스미노겐이 플라스민으로 전환되는 것을 증가시킴으로써 플라스민의 형성을 증가시킨다. 혈전의 피브린을 분해하는데 효과적이므로 효과적인 섬유소용해제이다.

약동학 Pharmacokinetics

발현: <5분 최대효과: 다양
지속시간: 다양 반감기: 20~24분

적응증 Indications

급성관상동맥증후군에서 사용된다.

금기사항 Contraindications

테넥테플라제는 다음과 같은 경우에 절대적으로 금기된다.

1. 과거 머리속출혈
2. 구조적 뇌혈관병변(예: 뇌혈관기형[arteriovenous malformation, AVM]).
3. 악성 머리속신생물(원발성 또는 전이성)
4. 3시간 이내의 급성 허혈성 뇌졸중을 제외한 3개월 이내의 허혈성 뇌졸중
5. 의심되는 대동맥박리
6. 활동성 출혈 또는 출혈 체질(월경 제외)
7. 3개월 이내에 심각한 머리 외상이나 얼굴 외상

다음과 같은 경우는 상대적 금기사항이다(즉, 위험성이 이익에 비하여 높은 경우이다).

1. 만성, 중증의 잘 조절되지 않는 고혈압 병력
2. 중증의 조절되지 않는 고혈압(수축기혈압>180 mmHg 또는 이완기혈압>110 mmHg) 심근경색증이 있는 저위험 환자에게는 절대적 금기에 해당한다.
3. 과거 3개월 이상의 허혈성 뇌졸중 병력, 치매, 또는 금기사항에서 제외되지 않은 머리속질환
4. 외상성 또는 지연성(10분 이상) CPR이나 3주 이내의 주요 수술력
5. 최근(2~4주 이내)의 내출혈
6. 비압박성 혈관천자
7. 스트렙토키나제/아니스트레플라제에 대해 이전에 5일 이상 노출되었거나 과거 알레르기반응이 있던 환자
8. 임신
9. 활동성 소화궤양
10. 현재 항응고제 투여: 항응고 정도를 나타내는 지표인 국제정상화비율 INR(internationalized normalized ratio)이 높을수록 출혈 위험성이 높음

주의사항 Precautions

테넥테플라제는 스트렙토키나제나 아니스트레플라제의 재투여와 관련된 문제를 나타내지는 않는다. 응급소생용 약물과 장비를 즉시 사용할 수 있어야 한다. 항부정맥제를 주저없이 사용할 수 있어야 한다.

부작용 Side Effects

출혈, 알레르기반응, 아나필락시스, 열, 오심 및 구토를 일으킬 수 있다.

약물 상호작용/부적합성 Interactions/Incompatibilities

ACLS 상황에서는 없다.

용법 · 용량 Dosage

- **성인용량:** 테넥테플라제는 5초에 걸쳐 체중 기준 용량으로 1회 투여한다(투여직전 증류수 또는 식염수 10 mL와 함께 재조합해야 한다).

환자의 체중(kg)	테넥테플라제(mg)	필요 주사용수(mL)
60kg 미만	30	6
60kg 이상 70kg 미만	35	7
70kg 이상 80kg 미만	40	8
80kg 이상 90kg 미만	45	9
90kg 이상	50	10

- **소아용량:** 확인되지 않음.

레테플라제 Reteplase (Retavase)

분류 Class 섬유소용해제

설명 Description

레테플라제는 플라스미노겐이 플라스민으로 변환될 때 촉매 역할을 하는 DNA 재조합 인간 조직형(human tissue-type) 플라스미노겐 활성제이다.

작용기전 Mechanism of Action

레테플라제는 플라스미노겐이 플라스민으로 전환되는 것을 증가시킴으로써 플라스민의 형성을 증가시킨다. 혈전의 피브린을 효과적으로 분해하므로 효과적인 섬유소용해제이다.

약동학 Pharmacokinetics

발현: <5분
최대효과: 다양
지속시간: 다양
반감기: 13~16분

적응증 Indications

급성관상동맥증후군에서 사용된다.

금기사항 Contraindications

레테플라제는 다음과 같은 경우에 절대적으로 금기된다.

1. 과거 머리속출혈
2. 구조적 뇌혈관병변(예: 뇌혈관기형[arteriovenous malformation, AVM]).
3. 악성 머리속신생물(원발성 또는 전이성)
4. 3시간 이내의 급성 허혈성 뇌졸중을 제외한 3개월 이내의 허혈성 뇌졸중
5. 의심되는 대동맥박리
6. 활동성 출혈 또는 출혈 체질(월경 제외)
7. 3개월 이내에 심각한 머리 외상이나 얼굴 외상

다음과 같은 경우는 상대적 금기사항이다(즉, 위험성이 이익에 비하여 높은 경우이다).

1. 만성, 중증의 잘 조절되지 않는 고혈압 병력
2. 중증의 조절되지 않는 고혈압(수축기혈압>180 mmHg 또는 이완기혈압>110 mmHg) 심근경색증이 있는 저위험 환자에게는 절대적 금기에 해당한다.
3. 과거 3개월 이상의 허혈성 뇌졸중 병력, 치매, 또는 금기사항에서 제외되지 않은 머리속질환
4. 외상성 또는 지연성(10분 이상) CPR이나 3주 이내의 주요 수술력
5. 최근(2~4주 이내)의 내출혈
6. 비압박성 혈관천자
7. 스트렙토키나제/아니스트레플라제에 대해 이전에 5일 이상 노출되었거나 과거 알레르기반응이 있던 환자
8. 임신
9. 활동성 소화궤양
10. 현재 항응고제 투여: 항응고 정도를 나타내는 지표인 국제정상화비율 INR(internationalized normalized ratio)이 높을수록 출혈 위험성이 높음

주의사항 Precautions

레테플라제는 스트렙토키나제나 아니스트레플라제의 재투여와 관련된 문제를 나타내지는 않는다. 레테플라제 요법으로 아나필락시스가 생길 수 있으나 매우 드물다. 응급소생용 약물과 장비를 즉시 사용할 수 있어야 한다. 항부정맥제를 주저없이 사용할 수 있어야 한다.

부작용 Side Effects

출혈, 알레르기반응, 아나필락시스, 열, 오심 및 구토를 일으킬 수 있다.

약물 상호작용/부적합성 Interactions/Incompatibilities

ACLS 상황에서는 없다.

용법 · 용량 Dosage

- **성인용량:** 초회에 10 units의 용량으로 IV 2분 이상 투여. 30분 후 10 units의 용량으로

IV 2분 이상 반복 투여한다(총 누적용량 20 units).

- **소아용량:** 확인되지 않음.

알칼리화제 Alkalinizing Agents

중탄산나트륨과 같은 알칼리화제는 심정지나 그 밖의 심각한 상태에서 체내에 존재하는 산을 완충하는 데 사용된다. 신체내 정상 pH는 7.4(7.35~7.45)이다. 저산소증 중에는 혈중 pH가 급격히 떨어질 수 있다. 중탄산나트륨은 저산소증을 교정할 때까지 대사성 산증(보통 젖산)을 교정하는 데 도움이 된다. 다음 반응은 산-염기 균형에서 중탄산나트륨의 역할을 보여준다.

$$H^+ \quad + \quad HCO_3^- \quad \longleftrightarrow \quad H_2CO_3 \quad \longleftrightarrow \quad H_2O \quad + \quad CO_2$$

산　중탄산이온　카르보닐산　물　이산화탄소

중탄산이온은 강산, 보통 젖산과 결합하여 약하고 휘발성이 강한 카르보닐산(carbonic acid)을 형성한다. 이 산은 이산화탄소와 물로 분해된다. 이 두 개의 최종 산물은 각각 허파와 콩팥을 통해 제거된다.

중탄산나트륨이 과다하게 투여되면 대사성 알칼리증(metabolic alkalosis)을 유발할 수 있으며, 이는 치료 중인 대사성 산증(metabolic acidosis)보다 환자가 더 심각한 상태로 변할 수 있다. 저산소증이나 심정지 상황에서 대사성 산증의 일차 치료는 적절한 산소 공급과 혈압유지이다.

℞ 중탄산나트륨 Sodium Bicarbonate

분류 Class 알칼리화 약물

설명 Description

중탄산나트륨은 몇몇 질환의 과정에 수반하는 대사성 산증을 완충하기 위하여 중탄산이온을 공급하는 염이다.

작용기전 Mechanism of Action

오랫동안 중탄산나트륨은 ACLS 치료의 기본이었다. 그러나 연구결과 중탄산나트륨은 심정지의 치료에는 효과가 없다는 것이 밝혀졌다. 많은 경우에 실제로 다양한 부작용과 연관되어 있다. 중탄산나트륨은 때때로 특정 약물의 과다복용 치료에 사용되고 있다. 가장 흔한 예는 삼환계 항우울제이다. 이러한 약의 과다 복용은 생명을 위협하는 심장부정맥을 비롯한 심각한 부작용을 가지고 있다. 체내에서는 소변을 알칼리화(pH 상승)시킴으로써 삼환계 항우울제의 배출을 증가시킬 수 있다. 때때로 중탄산나트륨은 소변의 pH를 증가시켜 약물의 체내 배설속도를 높이기 위하여 투여된다.

약동학 Pharmacokinetics

발현: 즉시 최대효과: <15분

지속시간: 1~2시간 반감기: 적용 안 됨

적응증 Indications

중탄산나트륨은 병원 이전 환경에서 거의 사용되지 않으며 심정지(산증이 확인되지 않는다면)에 제한적으로 사용된다. 중탄산나트륨은 때때로 약물의 중독과 과용시 사용된다.

금기사항 Contraindications

위에서 설명된 상태의 치료에 사용될 때는 절대적 금기사항은 없다.

주의사항 Precautions

중탄산나트륨은 대량으로 투여되면 대사성 알카리증을 유발할 수 있다. 환자의 체중과 크기에 따라 용량을 계산하는 것이 중요하다.

부작용 Side Effects

응급상황에서 사용될 때는 부작용이 거의 없다.

약물 상호작용/부적합성 Interactions/Incompatibilities

대부분의 카테콜아민과 혈압상승제(도파민과 에피네프린)는 중탄산나트륨과 같은 알칼리용액에서 불활성화될 수 있다. 중탄산나트륨은 염화칼슘과 함께 투여해서는 안 된다. 침전물이 형성될 수 있고, 이로 인해 IV 라인이 막힐 수 있다.

용법 · 용량 Dosage

중탄산나트륨의 사용량은 초기에 1 mEq/kg 투여 후 10분마다 0.5 mEq/kg 투여한다. 가능하면 중탄산나트륨의 용량은 동맥혈가스분석 결과에 따라 결정해야 한다. 중탄산나트륨은 IV 볼루스로만 투여해야 한다.

심장통증 치료제(진통제) Cardiac Pain Management (Analgesics)

통증 완화에 효과가 있는 약물을 진통제(analgesics)라고 한다. 여러 가지 다른 유형의 응급상황에서 투여될 수 있지만 심혈관계, 특히 심근경색과 관련된 응급상황의 치료에 가장 많이 사용된다. 진통제에 관한 상세한 설명은 16장에서 다루게 될 것이다. 이 장에서는 모르핀(morphine)과 아산화질소(nitrous oxide)를 다룬다.

모르핀은 양귀비 식물에서 유래되었다. 이것은 강한 진통 효과와 혈역학적인 효과를 가진다. 산소와 아산화질소의 50% 혼합물인 니트로녹스는 환자가 쉽게 흡입할 수 있으며, 다른 진통제와는 전혀 다르다. 니트로녹스는 진통 효과가 매우 강하지만 투여를 중지한 후 몇 분 내에 사라진다. 따라서 니트로녹스는 많은 현장에서 통증에 대한 두려움 없이 사용될 수 있다. 니트로녹스는 진통 효과 외에도 환자에게 산소를 공급하므로 심장 응급상황에서 유용하게 사용된다.

황산모르핀 Morphine Sulfate

분류 Class 마약성 진통제

설명 Description

모르핀은 중추신경계 억제제이며 강력한 진통제이다. 비록 모르핀은 인간에게 알려진 가장 강력한 진통제의 하나지만 응급의학에서 유용한 혈역학적 특징을 갖고 있다.

작용기전 Mechanism of Action

모르핀은 뇌의 아편 수용체에 작용하는 중추신경계 억제제로서 진통 및 진정 효과를 나타낸다. 이것은 말초정맥의 용적을 증가시키고 복귀 정맥혈을 감소시킨다. 모르핀은 심근의 산소요구도를 감소시킨다. 이 작용은 전신순환의 감소와 진정 효과에 의한다. 환자의 걱정과 불안은 심근의 산소 요구도를 현저히 증가시키고 때로는 심근경색의 크기를 증가시킬 수 있다.

약동학 Pharmacokinetics

발현: 즉시(IV), 15~30분(IM)　　최대효과: 20분(IV), 30~60분(IM)
지속시간: 2~7시간　　반감기: 1~7시간

적응증 Indications

모르핀은 심근경색, 콩팥결석 등과 관련된 심한 통증에 사용
혈관작용제(예: 니트로글리세린, ACE 억제제)에 효과가 있는 폐부종과 울혈심장기능상실

금기사항 Contraindications

모르핀은 그 혈역학적 효과 때문에 체액이 소실되었거나 심한 저혈압이 있는 환자에게는 사용해서는 안 된다. 이 약물에 과민성의 병력이 있거나 머리손상 또는 복부통증이 있는 환자에게 투여해서는 안 된다.

주의사항 Precautions

모르핀은 아편의 마약성 유도체이다. 이것은 탐닉과 남용의 경향이 강하므로 '1970년의 통제물질에 관한 법령' 에서 다루고 있다. 이것은 Schedule II 약물로 분류된다. 따라서

사례연구

13시쯤 가슴통증을 호소하는 61세 남성을 돕기 위해 ALS팀이 이동식 홈파크로 파견된다. 환자는 의식과 호흡이 있다.

도착하자마자 구급대원은 환자의 아내와 만났으며 그녀는 남편과 교회에 다녀왔다고 말했다. 예배를 보는 동안 그의 숨은 가빠지기 시작했고, 땀을 많이 흘렸으며 창백해 보였다고 한다. 아내는 남편을 집까지 데려와 니트로글리세린 스프레이(0.4 mg)를 두 번 복용했으나 호전되지 않았다. 처음에 그는 아내에게 앰뷸런스를 부르는 것을 허락하지 않았다가 아내의 설득으로 동의하였다고 한다.

구급대원은 안락의자에 앉아 있는 한 남성에게 다가간다. 환자는 고통스러워 보인다.

신체검진

CNS:	환자는 의식이 있으며 명료하다.
Resp:	호흡수는 24회이고 얕다. 폐음은 양측 모두 맑다. 기관지는 정중선에 있으며, 외상 흔적은 없다.
CVS:	목동맥, 노동맥박이 있으나 약하다. 피부는 창백하고 차가우며 발한이 있다.
ABD:	부드럽고 연하다.
Muscl/Skel:	명령에 따라 팔다리를 움직인다.

활력징후

Pulse:	96회/분, 규칙적, 약함
Resp:	24회/분, 얕음
BP:	144/94 mmHg
SpO_2:	88%
ECG:	규칙적이며 ST분절 상승을 동반한 정상 리듬
Hx:	P 자극 요인 없음
	Q 짜는 듯한 아픔
	R 왼쪽 어깨와 턱에 방사통
	S 8/10, 최악의 고통
	T 약 2시간 전 갑자기 시작
Past Hx:	환자의 아내는 남편이 지난 달에 가슴통증을 여러 차례 겪었지만 의사를 만나지 않았다고 말한다. 그는 2년 전 협심증 진단을 받았으며, 니트로글리세린 스프레이를 가지고 있는데 이번 달에는 과거 어느 때보다 더 자주 사용했다. 니트로글리세린은 환자의 유일한 처방약이다. 그는 최근 수술, 궤양, 고혈압에 대한 진단은 없다.

치료

환자에게 산소를 투여하였고, 심전도 모니터를 연결하였다. ST분절 상승과 함께 정상적인 리듬이 관찰되었으며, ST분절 상승은 리드 1 및 6에서 확인되었다. 18 G 카테터를 이용하여 생리식염수를 투여하였다. 구급대원은 약물키트에서 니트로글리세린 스프레이(0.4 mg)를 투여하였다. 환자는 산소 및 니트로글리세린에 의해 통증이 완화되지 않는다고 한다. 병원에서 모르핀 IV 2.5 mg을 처방하여 모르핀이 투여되고 병원으로 이송이 시작되었다. 이송 중 환자는 가슴통증이 6/10이고 두 번째 용량인 모르핀 2.5 mg이 투여되어 완화되었다고 진술한다. 두 번째 생리식염수를 투여하였다. 아스피린 325 mg은 경구투여했으며, 환자는 통증이 2/10라고 말했다. 그는 창백하고 발한 상태였지만 덜 불안해 보였다. 구급대원이 병원에 환자의 상태를 알렸다. 전달 받은 병원 의사는 구급대원의 진단에 동의하고 심전도 검사를 기다리는 동안 환자가 병원에 도착했을 때 섬유소 용해 프로토콜을 따라 준비했다.

약물의 취급에 특별한 고려사항이 있다. 모르핀은 고용량에서 심한 호흡억제를 일으킨다. 이것은 이미 어떤 형태의 호흡손상을 가진 환자에게서 더욱 뚜렷하다. 약물을 투여할 때마다 마약길항제인 날록손(naloxone[Narcan])을 즉시 사용 가능할 수 있도록 준비하여야 한다.

부작용 Side Effects

모르핀은 오심, 구토, 복부경축, 흐린 시야, 동공 수축, 정신상태의 변화, 두통 및 호흡억제를 유발할 수 있다.

약물 상호작용/부적합성 Interactions/Incompatibilities

모르핀의 중추신경 억제 효과는 항히스타민제, 진토제, 진정제, 수면제, 바르비투르산염(barbiturates) 및 알코올 등에 의하여 증가될 수 있다.

용법 · 용량 Dosage

모르핀의 투여 방법은 여러 가지 접근법이 있다. 2~10 mg의 정맥주사량이 표준법이다. 이것은 몇 분마다 2 mg의 추가량으로 증가될 수 있으며 통증이 경감되거나 호흡 억제의 징후가 나타날 때까지 계속될 수 있다. 원하는 효과를 얻기 위하여 환자 체중에 따라 통상 5~15 mg의 근육주사한다. 그러나 응급상황에서는 보통 정맥주사하며 프로메타진(promethazin[Phenergan])과 같은 진토제와 함께 투여한다. 이것은 오심과 구토를 억제하는 데 도움을 준다. 진토제는 또한 모르핀의 효과를 강화시키는 경향이 있다. 모르핀은 근육주사 또는 피부밑주사할 수도 있다.

아산화질소 Nitrous Oxide (Nitronox, Entonox)

분류 Class 진통제, 마취가스

설명 Description

니트로녹스는 강한 진통 효과를 지닌 50% 아산화질소와 50% 산소의 혼합물이다. 아산화질소와 산소를 모두 포함하는 하나의 탱크로 구성하여 사용 전 가스를 혼합하기 위해 흔들어야 한다.

작용기전 Mechanism of Action

아산화질소는 진통 효과를 지닌 CNS 억제제이다. 병원전 상황에서는 50% 아산화질소와 50% 산소의 혼합물로써 투여된다. 흡입되었을 때 이것은 강력한 진통 효과를 나타낸다. 그러나 투여를 중지하면 2~5분 만에 빨리 소실된다. 니트로녹스는 하나의 산소와 하나의 아산화질소 실린더로 이루어져 있다. 이 기체가 적당한 농도로 결합하는 혼합기 속으로 들어간다. 혼합 기체는 환자에게 투여하기 위하여 변형된 공급 밸브로 전달된다. 니트로녹스는 자가 투여할 수 있다. 이것은 많은 외상을 포함하여 병원전 상황에서 만나는 다양한 통증을 치료하는 데 효과적이다. 함께 투여되는 고농도의 산소는 혈중 산소압을 증가시켜서 저산소증을 개선한다.

약동학 Pharmacokinetics

발현: 2~5분 최대효과: 2~5분
지속시간: 2~5분 반감기: 알려지지 않음

적응증 Indications

근골격계 통증(특히, 골절)
화상
의심되는 허혈성 가슴통증
과다환기를 포함하는 중증의 불안 상태

금기사항 Contraindications

니트로녹스는 구두지시를 이해할 수 없는 환자 또는 알코올이나 다른 약물에 중독된 환자에게 투여해서는 안 된다. 정신상태의 변화를 보이는 머리손상 환자에게는 투여해서는 안 된다. 니트로녹스는 고농도의 산소(50%)가 오히려 호흡억제를 일으키는 COPD 환자에게 투여해서는 안 된다. 아산화질소는 밀폐된 공간에서는 이산화탄소나 산소보다도 더 빨리 확산된다. 많은 COPD 환자는 폐에 공기가 차 있는 수포를 가지고 있는데 아산화질소는 이 수포를 팽창, 파열시켜 공기가슴증을 일으킬 수 있다.

니트로녹스는 공기가슴증으로 의심되는 흉부손상 환자에게 투여해서는 안 된다. 기체가 공기가슴증에 축적되어 그 크기를 증가시키기 때문이다. 또한 장협착으로 의심되는 심한 복부 통증이나 팽만이 있는 환자에게 투여해서도 안 된다. 아산화질소는 협착된 장관의 낭에 농축되어 파열을 일으킬 수 있다.

주의사항 Precautions

니트로녹스는 환기가 되는 장소에서만 사용해야 한다. 기체가 구급차 내부에서 사용될 때 가스 제거 체계가 있어야 한다. 아산화질소는 실린더 내부에서는 액체 상태로 존재한다. 공기 중의 열, 실린더 벽 또는 조절기와 선은 액체가 기화하도록 한다. 이 기화 과정은 실린더 탱크와 선이 접촉에 의하여 냉각되도록 한다. 계속해서 사용하면 실린더, 조절기 또는 선에 서리가 생길 수 있다. 일반적으로 6℃ 이하의 추운 환경에서는 액체가 서서히 기화되므로 투여가 불가능하다.

부작용 Side Effects

현기증, 가벼운 두통, 정신상태의 변화, 환각, 오심 및 구토를 유발할 수 있다.

약물 상호작용/부적합성 Interactions/Incompatibilities

아산화질소는 마약, 진정제, 수면제 및 알코올 등의 중추신경억제제의 효과를 강화시킨다.

용법 · 용량 Dosage

니트로녹스는 자가투여해야 한다. 통증이 현저히 감소되거나 환자가 마스크를 떨어뜨릴 때까지 계속 투여할 수 있다. 약물투여 기간 중에는 환자의 간호기록을 작성해야 한다.

이뇨제 Diuretics

응급구조가 요청되는 가장 흔한 심혈관계 응급은 울혈심장기능상실(congestive heart failure)이다. 울혈심장기능상실은 심장이 혈액을 효과적으로 내보낼 수 없을 때 발생한다. 이렇게 되면 심장으로 가는 정맥혈관은 충혈된다. 왼심장기능상실은 폐순환에 혈액의 집중을 일으킨다. 우심장기능상실은 말초순환의 울혈을 일으켜 말초의 부종을 유발한다. 우심장기능상실의 일반적 증상은 목정맥 팽창, 복부 및 발의 부종을 포함한다.

울혈심장기능상실의 치료에서 일차 목적은 심박출량을 증가시키고 폐와 말초의 부종을 감소시키는 것이다. 비록 디지탈리스 제제의 변력성 효과는 심박출량과 심장박동수를 증가시키지만 그 작용 발현은 상당히 느리기 때문에 급성폐부종에는 적절하지 않은 경우가 많다. 급성심장기능상실에서 가장 효과적인 치료는 정맥압을 감소시키는 것이다. 이것은 복귀정맥혈을 감소시키기 위하여 말단 3부위에 회전 압박대를 적용함으로써 기계적으로 이루어진다. 정맥절개술(phlebotomy; 순환계로부터 혈액을 뽑아냄) 또한 적용될 수 있다. 그러나 더 좋은 방법은 강한 이뇨제의 투여이다.

℞ 푸로세마이드 Furosemide (Lasix)

분류 Class 이뇨제

설명 Description

푸로세마이드는 콩팥에서 나트륨과 염소의 재흡수를 억제하여 정맥확장을 일으키는 강력한 이뇨제이다.

작용기전 Mechanism of Action

푸로세마이드는 콩팥에서 나트륨과 염소의 재흡수를 억제하는 고리작용이뇨제이다. 이것은 울혈심장기능상실과 폐부종의 치료에 극히 유용하다. 푸로세마이드의 효과는 두 가지이다. 먼저, 푸로세마이드 투여는 정맥확장을 일으킨다. 이 효과는 보통 5분 내에 발생하며 전부하를 감소시켜서 심장의 작업을 덜어준다. 두 번째 효과는 이뇨 효과로 투여 후 5~15분 후에 시작된다.

약동학 Pharmacokinetics

발현: 5~10분(혈관확장), 5~30분(이뇨) 최대효과: 30분(혈관확장), 20~60분(이뇨)
지속시간: 2시간(혈관확장), 6시간(이뇨) 반감기: 30분

적응증 Indications

울혈심장기능상실
폐부종

금기사항 Contraindications

임신 시 사용은 그 이익이 위험성보다 큰 상태에 제한된다. 푸로세마이드는 태아의 비정상을 유발시킨다고 알려져 있다. 설파제 약물에 알레르기가 있는 환자에게는 투여해서는 안 된다.

주의사항 Precautions

과량의 강한 이뇨제 사용으로 탈수, 전해질 고갈 및 저혈압이 생길 수 있다. 따라서 푸로세마이드를 투여할 때는 혈압을 자주 검사하여야 한다. 푸로세마이드는 차광보관해야 한다.

부작용 Side Effects

푸로세마이드는 두통, 현기증, 저혈압, 체액고갈, 칼륨고갈, 부정맥, 설사, 오심 및 구토를 유발할 수 있다.

약물 상호작용/부적합성 Interactions/Incompatibilities

푸로세마이드는 암리논과 같은 정맥로로 투여하면 화학반응에 의하여 정맥로에 침전이 생성될 수 있으므로 안 된다. 푸로세마이드를 다른 이뇨제와 함께 투여하면 심한 체액고갈과 전해질 불균형을 초래할 수 있다.

용법 · 용량 Dosage

푸로세마이드 표준용량은 이미 만성적인 경구용 푸로세마이드 요법을 받고 있는 환자에게는 40 mg을 서서히 정맥투여하고 경구제를 복용하고 있지 않은 환자에게는 20 mg을 정맥투여한다. 심한 경우에는 80~120 mg의 고용량을 정맥주사할 수 있다. 응급상황에서는 정맥주사로만 투여해야 한다.

부메타나이드 Bumetanide (Bumex)

분류 Class 이뇨제

설명 Description

부메타나이드는 작용 발현이 빠르고 작용 지속 시간이 짧은 강력한 이뇨제이다.

작용기전 Mechanism of Action

부메타나이드는 칼륨의 나트륨과 염소의 재흡수를 억제하는 고리작용이뇨제이다.
1 mg의 부메타나이드는 40 mg의 푸로세마이드에 해당하는 이뇨 효과가 있다.

약동학 Pharmacokinetics

발현: 1~2분
최대효과: 15~30분
지속시간: 3.5~4.0시간
반감기: 60~90분

적응증 Indications

울혈심장기능상실
폐부종

금기사항 Contraindications

임신 시는 그 이점이 위험보다 큰 경우에만 한정된다.

주의사항 Precautions

강력 이뇨제의 과량 사용으로 탈수와 전해질 결핍이 일어날 수 있다. 푸로세마이드에 알레르기 반응을 나타낸 환자라도 부메타나이드에는 같은 반응을 나타내지 않으므로 푸로세마이드에 알레르기인 환자에게 빠른 이뇨작용을 필요로 할 때 사용할 수 있다.

부작용 Side Effects

경련, 현기증, 저혈압, 두통, 오심 및 구토를 일으킬 수 있다.

약물 상호작용/부적합성 Interactions/Incompatibilities

부메타나이드는 많은 항고혈압제의 작용을 증가시킬 수 있으므로 이 약물을 복용하고 있는 환자에게는 주의하여 사용하여야 한다.

용법 · 용량 Dosage

통상 초회 사용량은 0.5~1.0 mg을 1~2분 동안 투여한다. 필요시 2~3시간 간격으로 2~3회 투여할 수 있다. 1일 총 용량은 10 mg을 넘지 말아야 한다. IV나 IM으로 주사할 수 있으며, 응급상황에서는 IV 경로가 좋다.

사례연구

구급대원은 아침 8시에 호흡곤란을 호소하는 여성을 돕기 위하여 그녀의 거주지로 요청을 받았다. 구급상황관리사는 환자가 의식이 있고, 호흡하고 있다고 말한다. 도착하자마자 구급대원은 거실의 안락의자에 앉아 있는 71세의 여성을 발견했다. 그녀는 심한 호흡곤란을 호소한다. 구급대원은 즉시 의자를 똑바로 세운다.

신체검진

CNS: 환자는 의식이 있으며 명백한 호흡곤란으로 매우 안절부절못한다.

Resp: 호흡수는 40회이고 얕다. 폐음은 양측 모두 감소되었다. 2~3단어의 호흡곤란이 있다. 기관지는 정중선에 있으며, 외상 흔적은 없다.

CVS: 목동맥, 노동맥박이 규칙적이며 약하다. 피부는 창백하고 입술은 파랗다. 차가우며 발한이 있다.

ABD: 부드럽고 연하다.

Muscl/Skel: 명령에 따라 사지를 움직인다.

활력징후

Pulse: 120회/분, 규칙적, 약함

Resp: 40회/분, 얕으며 양측의 시끄러움

BP: 180/108 mmHg

SpO_2: 80%

ECG: 굴빠른맥(동성빈맥)

Hx: 그녀의 남편은 아내가 지난 2일 동안 가벼운 짧은 호흡에 대해 얘기했다고 말한다. 그녀는 숨을 쉬기 어렵기 때문에 잠을 잘 수 없어 안락의자에 앉아 자고 있었다. 오늘 아침 그녀의 호흡이 악화되었으며, 말하는 데 어려움을 겪고 있다. 그는 무엇을 해야할지 몰라 구급차를 불렀다.

Past Hx: 그녀는 울혈심장기능상실 병력이 있으며 하루 2번 Lasix 20 mg, Slow-K(칼륨) 및 디곡신을 복용한다.

치료

산소는 산소마스크로 15 L를 투여하지만 환자가 잘 견디지 못한다. 정맥으로 생리식염수가 시작되었다. 그 환자는 심전도 모니터를 연결하였으며 굴빠른맥이 관찰되었다. 니트로글리세린 스프레이가 투여되었으나 아무런 호전이 없었다. 니트로 글리세린 스프레이는 증상이 약간 호전되면서 두 번 더 투여되었다. 니트로글리세린 스프레이에 이어 구급대원들이 양압 마스크를 착용시키고 5 cm/H_2O로 양압환기 치료를 시작했다. 환자의 징후와 증상은 호전되었고 SpO_2는 91%로 증가했다. 구급대원들은 40 mg의 라식스(환자의 하루 복용량의 2배)를 투여했다. 병원에서 환자는 정맥내 니트로글리세린과 리시노프릴(ACE억제제)을 투여하기 시작했다.

나트륨뇨배설촉진제 Natriuretic Peptides

나트륨뇨배설촉진제는 콩팥의 레닌-안지오텐신계의 작용에 길항하는 천연물 그룹이다. 이것은 혈관 확장을 일으키고 콩팥의 나트륨 배출과 수분손실을 증가시킨다. 이것은 전부하를 감소시키고 나트륨과 수분의 손실을 촉진시키므로 울혈심장기능상실의 치료에 효과적이다.

세 가지 유형의 나트륨뇨배설촉진제가 있다.

- **심방나트륨뇨배설촉진제**(Atrial natriuretic peptide, ANP): ANP는 심방에서 생성된다. ANP 존재의 확인은 심장이 내분비작용을 가지고 있다는 최초의 확인이었다.
- **뇌나트륨뇨배설촉진제**(Brain natriuretic peptide, BNP): BNP는 심실에서 합성되나 처음 돼지의 뇌에서 발견되었기 때문에 이름이 붙여졌다.
- **C형 나트륨뇨배설촉진제**(CNP): CNP는 뇌에서 생성된다.

ANP와 BNP는 모두 심방 또는 심실의 이완에 반응하여 유리된다. 이것은 혈관확장, 부신피질에서 알도스테론(aldosterone) 분비억제 및 콩팥에서 레닌(renin)의 분비를 억제한다. ANP와 BNP는 나트륨뇨배설을 일으키고 혈관내 용적을 감소시킨다. 이 효과는 항이뇨호르몬(ADH)의 길항에 의하여 증가된다. CNP의 생리적 효과는 ANP와 BNP의 작용과 다르며 저혈압 효과를 나타내며 이뇨작용이나 나트륨뇨배설 촉진작용은 나타내지 않는다.

네시리티드 Nesiritide (Natrecor)

분류 Class 나트륨뇨배설촉진제

설명 Description

네시리티드는 천연에 존재하는 B형 나트륨뇨배설촉진제의 유전자재조합 약물이다.

작용기전 Mechanism of Action

네시리티드는 혈관 민무늬근육의 확장을 일으킨다. 또한 이뇨작용과 콩팥의 나트륨 배설을 촉진시킨다.

약동학 Pharmacokinetics

발현: 15분
최대효과: 다양
지속시간: >60분(용량의존적)
반감기: 18분

적응증 Indications

안정 시 또는 작은 활동에도 호흡곤란을 호소하는 환자에서의 급성 대상부전성 울혈심장기능상실

금기사항 Contraindications

이 약물에 과민성이 있는 환자에게는 금기이다. 혈압 90 mmHg 이하, 심장성 쇼크인 환자에게는 사용할 수 없다. 판막성 심장질환에 이차적인 울혈심장기능상실 환자에게는 사용해서는 안 된다.

주의사항 Precautions

안지오텐신 전환효소억제제(angiotension-converting enzyme inhibito)를 복용하고 있는 환자에게는 주의하여 투여해야 한다. 소아나 임신부에 대한 안전성이 확립되어 있지 않다. 네시리티드를 투여하기 전에 모든 생리학적 모니터를 부착해야 한다.

부작용 Side Effects

두통, 등통, 발열, 주사 부위 통증, 다리 경축이 일어날 수 있다. 부정맥과 저혈압이 보고되어 있다.

약물 상호작용/부적합성 Interactions/Incompatibilities

보고된 바 없다.

용법 · 용량 Dosage

- **성인용량:** 초기용량 2 mcg/kg을 60초에 걸쳐 투여한 후 0.01 mcg/kg/min을 점적투여한다. 최대용량은 0.03 mcg/kg/min이다. 혈압은 지속적으로 모니터해야 한다.
- **소아용량:** 별도의 용법은 없다.

항협심증제 Antianginal Agents

심혈관질환이 진행될 때 흔히 나타나는 증상은 협심증(angina pectoris)이다. 이것은 죽상관상동맥 경화증(atherosclerosis)이나 관상동맥 경축에 의하여 관상동맥이 좁아져서 생기는 증상이다. 운동 중이거나 다른 스트레스 상태에서 관상동맥으로 운반되는 혈액량은 심근의 산소 요구도에 비하여 충분하지 못할 수 있다. 그 결과 심근의 저산소증을 초래하고 협심증이라고 불리는 전형적인 심장의 통증을 일으킨다. 설하정인 니트로글리세린(nitroglycerin)은 관상동맥을 확장시키고 심장의 활동을 감소시켜서 즉각적인 통증의 경감을 가져온다. 최근에는 심근경색 환자에게 심근 손상을 줄이기 위하여 니트로글리세린을 투여하려는 시도가 이루어지고 있다. 종종 가슴의 통증을 호소하는 환자에게 그 원인으로 협심증인 것을 배제하기 위한 목적으로 니트로글리세린을 투여하기도 한다. 심장 통증이 니트로글리세린에 의하여 감소되지 않으면 모르핀이나 다른 강력한 진통제를 투여한다.

니트로글리세린은 보통 혀밑 또는 국소 투여된다. 그러나 최근에는 불안정협심증과 급성 심근경색증의 특별한 경우에 정맥주사할 수 있다.

니페디핀(Nifedipine[Procardia]) 및 딜티아젬(diltiazem[Cardizem])과 같은 칼슘이온 **길항제**는 관상동맥경축에 의한 협심증의 치료에 효과가 있음이 증명되었다.

니트로글리세린 Nitroglycerin (Nitrostat)

분류 Class 질산염(nitrate)

설명 Description

니트로글리세린은 협심증 치료에 사용되는 강력한 민무늬근육 이완제이다.

작용기전 Mechanism of Action

니트로글리세린은 심장의 작업을 감소시키고 어느 정도 관상동맥 확장작용이 있는 속효성 민무늬근육 이완제이다. 이 작용은 관상 혈관의 혈류를 증가시키고 허혈 심근의 관류를 개선시킨다. 허혈의 감소는 심장 통증을 감소시키고 약화시킨다. 니트로글리세린 투여 후 통증 감소는 1~2분 내에 일어나며 치료 효과는 30분 후까지 지속된다. 니트로글리세린은 또한 혈관 확장을 일으켜 전부하를 감소시킨다. 감소된 전부하는 심장의 작업을 감소시킨다.

약동학 Pharmacokinetics

발현: 1~3분(혀밑)
최대효과: 5~10분(혀밑)
지속시간: 20~30분(혀밑)
반감기: 1~4분

적응증 Indications

급성관상동맥증후군과 관련된 가슴통증
급성폐부종(저혈압이 없는 경우)
급성울혈심장기능상실의 일차 치료제

금기사항 Contraindications

저혈압이나 뇌압이 증가한 경우는 금기이다. 쇼크 상태의 환자에게는 투여해서는 안 된다.

주의사항 Precautions

니트로글리세린을 복용하는 환자는 약물에 내성이 생길 수 있으므로 용량을 증가시킬 필요가 있다. 뇌혈관 이완으로 인한 두통이 가장 일반적인 부작용이다. 니트로글리세린은 일단 개봉하면 빠르게 변질되므로 개봉 후에는 날짜를 기록해야 한다. 또한 빛으로부터 차단해야 한다. 니트로글리세린 투여 중에는 항상 혈압과 활력징후를 검사해야 한다.

부작용 Side Effects

두통, 현기증, 쇠약, 빠른맥, 저혈압, 기립성, 피부 발적, 입안 건조, 오심 및 구토를 유발할 수 있다.

약물 상호작용/부적합성 Interactions/Incompatibilities

알코올을 섭취한 환자에게 투여 시 심각한 저혈압을 일으킬 수 있다. 베타차단제와 병용 투여 시 기립성 저혈압을 일으킬 수 있다.

용법 · 용량 Dosage

통상 협심증에 설하정 1정(0.4 mg)을 투여한다. 필요시 3~5분마다 반복할 수 있다. 보통 병원전 상황에서 3정 이상은 투여하지 않는다. 응급실 및 중환자실에서는 정맥용 니트로글리세린이 사용되고 있으나 병원전 상황에서는 설하정이 적당하다. 또한 경피 흡수용 패취나 연고제로도 투여 가능하다.

니트로글리세린 연고 Nitroglycerin Paste

분류 Class 질산염(nitrate)

설명 Description

니트로글리세린 연고는 특별한 흡착포에 2% 니트로글리세린 용액을 함유하고 있다. 피부에 적용 시 니트로글리세린이 흡수되어 전신순환하게 된다. 작용 지속 시간이 길기 때문에 많은 경우에 니트로글리세린 정제보다 선호된다.

작용기전 Mechanism of Action

니트로글리세린 연고는 심장의 작업을 감소시키고 어느 정도 관상동맥 확장작용이 있는 속효성 민무늬근육 이완제이다. 이 작용은 관상 혈관의 혈류를 증가시키고 허혈 심근의 관류를 개선시킨다. 허혈의 감소는 심장 통증을 감소시키고 약화시킨다. 니트로글리세린 투여 후 통증 감소는 5~10분 내에 일어나며 치료 효과는 30분 후까지 지속된다. 니트로글리세린은 또한 혈관 확장을 일으켜 전부하를 감소시킨다. 감소된 전부하는 심장의 작업을 감소시킨다.

약동학 Pharmacokinetics

발현: 30분(국소)
최대효과: 다양
지속시간: 3~6시간(국소)
반감기: 1~4분

적응증 Indications

협심증과 관련된 가슴통증
급성심근경색과 관련된 가슴통증

금기사항 Contraindications

저혈압이나 뇌압이 증가한 경우는 금기이다. 쇼크 상태의 환자에게는 투여해서는 안 된다.

주의사항 Precautions

니트로글리세린을 복용하는 환자는 약물에 내성이 생길 수 있으므로 용량을 증가시킬 필요가 있다. 뇌혈관의 이완으로 인한 두통이 가장 일반적인 부작용이다.

니트로글리세린 투여 후 체위성 실신이 일어날 수 있다. 환자를 가능하면 상와위로 눕혀야 한다. 혈압을 계속해서 측정하는 것이 중요하다.

부작용 Side Effects

두통, 현기증, 쇠약, 빠른맥, 저혈압, 기립성, 피부 발적, 입안 건조, 오심 및 구토를 유발할 수 있다.

약물 상호작용/부적합성 Interactions/Incompatibilities

알코올을 섭취한 환자에게 투여 시 심각한 저혈압을 일으킬 수 있다. 베타차단제와 병용투여 시 기립성 저혈압을 일으킬 수 있다.

용법 · 용량 Dosage

일반적으로 1/2~1인치(1.25~2.50 cm)의 연고를 적용한다. 측정 용구는 제공된다.

니트로글리세린 분무제 Nitroglycerin Spray

분류 Class 질산염(nitrate)

설명 Description

니트로글리세린 분무제는 1회 분무당 0.4 mg의 니트로글리세린이 정확하게 나오도록 고안된 연무제(에어로졸)이다.

작용기전 Mechanism of Action

니트로글리세린 분무제는 심장의 작업을 감소시키고 어느 정도 관상동맥 확장작용이 있는 속효성 민무늬근육 이완제이다. 이 작용은 관상 혈관의 혈류를 증가시키고 허혈 심근의 관류를 개선시킨다. 허혈의 감소는 심장 통증을 감소시키고 약화시킨다. 니트로글리세린 투여 후 통증 감소는 1~2분 내에 일어나며 최대효과는 4분 내에 도달하며 치료 효과는 30분 후까지 지속된다. 니트로글리세린은 또한 혈관 확장을 일으켜 전부하를 감소시킨다. 감소된 전부하는 심장의 작업을 감소시킨다. 이러한 특징이 관상동맥 확장작용과 함께 협심증의 효과를 나타낸다.

약동학 Pharmacokinetics

발현: 1~3분(혀밑)　　최대효과: 5~10분(혀밑)
지속시간: 20~30분(혀밑)　　반감기: 1~4분

적응증 Indications

협심증과 관련된 가슴통증

급성심근경색과 관련된 가슴통증

급성울혈심장기능상실의 일차 치료제

금기사항 Contraindications

저혈압이나 뇌압이 증가한 경우는 금기이다. 쇼크 상태의 환자에게는 투여해서는 안 된다.

주의사항 Precautions

니트로글리세린을 복용하는 환자는 약물에 내성이 생길 수 있으므로 용량을 증가시킬 필요가 있다. 뇌혈관의 이완으로 인한 두통이 가장 일반적인 부작용이다. 니트로글리세린 투여 후 체위성 실신이 일어날 수 있다. 환자를 가능하면 상와위로 눕혀야 한다. 혈압을 계속해서 측정하는 것이 중요하다.

부작용 Side Effects

두통, 현기증, 쇠약, 빠른맥, 저혈압, 기립성, 피부발적, 입안건조, 오심 및 구토를 유발할 수 있다.

약물 상호작용/부적합성 Interactions/Incompatibilities

알코올을 섭취한 환자에게 투여 시 심각한 저혈압을 일으킬 수 있다. 베타차단제와 병용 투여 시 기립성 저혈압을 일으킬 수 있다.

용법 · 용량 Dosage

협심증 발생 시 혀밑으로 1회(0.4 mg) 분무한다(분무를 흡입하지 말 것). 25분 내에 3회 이상의 분무는 권장하지 않는다. 니트로글리세린 분무제는 혀밑 점막에 적용한다.

니트로글리세린 주입물 Nitroglycerin Infusion (Tridil)

분류 Class 질산염(nitrate)

설명 Description

니트로글리세린의 비경구투여가 가능하도록 제조된 약물이다.

작용기전 Mechanism of Action

니트로글리세린은 항협심증제이며 심장의 작업 감소제이다. 정맥 및 동맥 확장으로 인해 좌심실 전부하 및 후부하가 감소하여 심근산소요구량을 감소시킨다. 니트로글리세린은 심근내 혈류를 효율적으로 재분배한다.

약동학 Pharmacokinetics

발현: 즉시 | 최대효과: 1~2분
지속시간: 3~5분 | 반감기: 1~4분

적응증 Indications

협심증
고혈압 응급치료
급성관상동맥증후군의 치료 보조제
급성울혈심장기능상실

금기사항 Contraindications

저혈압이나 뇌압이 증가한 경우는 금기이다. 쇼크 상태의 환자에게는 투여해서는 안 된다.

주의사항 Precautions

니트로글리세린을 복용하는 환자는 약물에 내성이 생길 수 있으므로 용량을 증가시킬 필요가 있다. 뇌혈관의 이완으로 인한 두통이 가장 일반적인 부작용이다. 니트로글리세린 투여 시 심각한 저혈압을 일으킬 수 있다. 혈압을 계속해서 측정하는 것이 중요하다. 니트로글리세린 주입은 주입펌프를 통해서 투여해야 하며 폴리에틸렌(PEL)으로 된 특수 IV 라인을 사용하면 약물을 정확하게 투약할 수 있다.

부작용 Side Effects

두통, 현기증, 쇠약, 빠른맥, 저혈압, 기립성, 피부발적, 입안건조, 오심 및 구토를 유발할 수 있다.

약물 상호작용/부적합성 Interactions/Incompatibilities

알코올을 섭취한 환자에게 투여 시 심각한 저혈압을 일으킬 수 있다. 베타차단제와 병용투여 시 기립성 저혈압을 일으킬 수 있다.

용법 · 용량 Dosage

5 mcg/min 을 3~5분마다 정맥 경로로 투여하며 최대 20 mcg/min까지 투여한다. 그 다음 10~20 mcg/min으로 적정한다.

항고혈압제 Antihypertensives

위험수위까지의 혈압 상승은 고혈압 응급(hypertensive emergency)이다. 고혈압은 만성질환이다. 일반적으로 혈압을 낮추기 위해 비경구적 약물을 권장하지 않는다. 갑작스러운

혈압 저하는 뇌졸중, 심장허혈, 그리고 그와 유사한 문제들을 일으킬 수 있다. 즉, 드물기는 하나 혈압을 낮추기 위해 비경구적 약물을 사용하기도 한다. 일차적인 적응증은 **고혈압응급**이다. 고혈압 응급은 중증의 혈압 상승(>180/120 mmHg)과 표적기관의 증상 이상과 관련되는 것으로 정의된다. 표적기관의 손상을 예방하거나 제한하기 위해 즉시 혈압을 감소시키는 것이 필요하다. 고혈압응급의 예로는 고혈압 뇌병증, 머리속출혈, 급성심근경색증, 폐부종을 동반한 급성왼심실기능부전, 불안정협심증, 박리성대동맥류, 또는 자간증이 있다. 고혈압 응급치료의 일차목표는 1시간 이내에 25% 내에서 혈압을 낮추는 것이다. 만약 안정된다면 발병 후 2~6시간 내에 160/100 또는 110 mmHg로 낮춘다. 혈압의 과도한 감소는 콩팥, 뇌혈관, 또는 관상동맥허혈을 촉발시킬 수 있으므로 방지해야 한다.

고혈압위기(*hypertensive urgencies*)는 표적기관의 기능이상을 일으키지 않는 심각한 혈압 상승과 관련된 상황을 말한다. 예를 들면, 심각한 두통이 있는 고혈압 2기 이상의 수준, 호흡곤란, 코피 또는 중증의 불안 등이 있다. 이러한 환자의 대부분은 비순응 또는 불충분한 고혈압 치료를 받고 있거나 종종 표적기관 손상의 증거가 약간 있거나 없다. 고혈압위기 환자들 중 몇몇은 경구용, 단기작용 약물(captopril, labetalol, clonidine)의 치료가 효과적일 수 있다. 그러나 병원전 환경이나 응급실에서 혈압을 낮추는 데 실패했다고 제안하는 증거는 없다.

몇 다른 약물군이 고혈압응급에서 사용된다. 이러한 약물군으로는 칼슘채널차단제(예: nicardipine, clevidipine), 베타차단제(예: labetalol, esmolol), 안지오텐신 전환효소억제제(예: enalaprilat, captopril), 그리고 혈관확장제(예: sodium nitroprusside, hydralazine)가 있다.

요약하자면 고혈압은 만성질환이다. 고혈압은 응급 상황에서 자주 일어나는 일이다. 고혈압으로 현저한 종말기관 변화(즉, 정신상태의 변화)가 나타난다면 반드시 치료해야만 한다. 혈압을 낮춰야 하는 상황이라면 라베타롤(labetalol), 니트로푸르시드나트륨(sodium nitroprusside), 또는 기타 유사 제제를 사용해야 한다. 약물은 낮은 용량으로 시작되어야 하고 혈압이 조절될 때까지 증량한다. 니페디핀(nifedipine[Procardia])은 고혈압응급의 급성 치료에 오랜 기간 사용되어 왔다. 그러나 합병증(예: 뇌졸중)이 보고되었으며 대중적인 신문들에서 니페디핀의 역효과에 대하여 몇 가지 기사들이 실리기도 하였다. 이러한 이유로 니페디핀은 응급의료에서 더 이상 사용하지 않게 되었다.

칼슘채널차단제 Calcium Channel Blockers

다음의 약물들은 근육세포에 있는 칼슘채널을 천천히 차단하여 세포내 칼슘을 감소시킨다. 이것은 심장 및 혈관의 근육 수축을 감소시킨다. 심장 효과는 각각의 박동을 가능하게 하는 칼슘을 감소시켜 심근수축력을 감소시키는 것을 포함한다. 칼슘채널차단제는 또한 혈관을 둘러싸는 민무늬근육(동맥에 우선적으로)에 영향을 준다. 칼슘의 감소는 혈관의 민무늬근육의 수축이 저하되고 동맥의 직경(혈관확장)이 증가한다. 혈관확장은 말초혈관저항성의 감소를 뜻하는 반면에 심장 수축력의 감소는 심장 박출량의 감소를 뜻한다. 혈압은 심장 박출량, 말초혈관 저항성의 기능이므로 이러한 약물투여로 혈압을 감소시킨다.

니카르디핀 Nicardipine (Cardene)

분류 Class 칼슘채널차단제

설명 Description

니카르디핀은 중증의 고혈압 치료에 사용되고 혈관 민무늬근육에 선택적으로 작용하는 칼슘채널차단제이다.

작용기전 Mechanism of Action

니카르디핀은 말초혈관(주로 동맥)을 둘러싼 민무늬근육의 이완을 일으킨다. 이 이완작용은 말초혈관의 확장, 말초혈관 저항의 감소와 수축기혈압 및 확장기혈압의 감소를 가져온다. 다른 칼슘채널차단제보다 심장근육에 덜 효과적이다.

약동학 Pharmacokinetics

발현: 5~10분(정맥)
최대효과: 10~20분(정맥)
지속시간: 15~30분(4시간 이상도 가능)
반감기: 34분

적응증 Indications

고혈압응급

금기사항 Contraindications

이 약물에 과민성인 환자에서 금기한다. 저혈압 환자에서 투여를 금한다.

주의사항 Precautions

니카르디핀은 혈압의 현저한 감소를 가져온다. 따라서 혈압을 자주 측정해야 한다. 심장기능상실이 있는 환자에게는 주의하여 투여하여야 한다. IV용 베타차단제를 투여받고 있는 환자에게는 투여해서는 안 된다.

부작용 Side Effects

오심, 구토, 현기증, 두통, 느린맥, 심장차단, 저혈압 및 무수축을 일으킬 수 있다.

약물 상호작용/부적합성 Interactions/Incompatibilities

정맥용 베타차단제를 투여받고 있는 환자에게는 울혈심장기능상실, 느린맥 및 무수축의 위험이 증가하므로 투여해서는 안 된다. 정맥용 시메티딘(cimetidine)을 투여받는 환자는 조심해서 투여할 수 있다.

용법 · 용량 Dosage

정맥펌프를 통해 5 mg/hr을 투여한다. 만약 이상적인 혈압 감소가 나타나지 않는다면 이상적인 혈압감소를 보일 때까지 매 5~15분마다 최대용량 15 mg/hr이 되도록 점적 속도를 2.5 mg/hr로 증가시킨다.

클레비디핀 Clevidipine (Cleviprex)

분류 Class 칼슘채널차단제

설명 Description

클레비디핀은 중증의 고혈압 치료에 사용되고 혈관 민무늬근육에 선택적으로 작용하는 칼슘채널차단제이다.

작용기전 Mechanism of Action

클레비디핀은 말초혈관(주로 동맥)을 둘러싼 민무늬근육의 이완을 일으킨다. 이 이완작용은 말초혈관의 확장, 말초혈관 저항의 감소와 수축기혈압 및 확장기혈압의 감소를 가져온다. 다른 칼슘채널차단제보다 심장근육에 덜 효과적이다.

약동학 Pharmacokinetics

발현: 2~4분(정맥)
최대효과: 5~8분(정맥)
지속시간: 5~15분
반감기: 30초

적응증 Indications

고혈압응급

금기사항 Contraindications

이 약물에 과민성인 환자에서 금기한다. 저혈압 환자에서 투여를 금한다.

주의사항 Precautions

클레비디핀은 혈압의 현저한 감소를 가져온다. 따라서 혈압을 자주 측정해야 한다. 심장기능상실이 있는 환자에게는 주의하여 투여하여야 한다. IV용 베타차단제를 투여받고 있는 환자에게는 투여해서는 안 된다.

부작용 Side Effects

오심, 구토, 현기증, 두통, 느린맥, 심장차단, 저혈압 및 무수축을 일으킬 수 있다.

약물 상호작용/부적합성 Interactions/Incompatibilities

정맥용 베타차단제를 투여받고 있는 환자에게는 울혈심장기능상실, 느린맥 및 무수축의 위험이 증가하므로 투여해서는 안 된다.

용법 · 용량 Dosage

클레비디핀은 1~2 mg/hr의 용량으로 시작하여 90초마다 용량을 2배로 늘려 원하는 혈압에 도달하도록 주입 펌프를 통하여 투여한다. 적정 속도는 목표 혈압에 가까워짐에 따라 1~2 mg/hr 속도로 5~10분마다 용량을 증가하면서 덜 빨라질 수 있다. 연구에 근거하여 복용량은 32 mg/hr을 초과해서는 안 된다.

니페디핀 Nifedipine (Procardia, Adalat)

분류 Class 칼슘채널차단제

설명 Description

니페디핀은 고혈압의 치료에 사용되는 칼슘채널차단제이다.

작용기전 Mechanism of Action

니페디핀은 말초혈관(주로 동맥)을 둘러싼 민무늬근육의 확장을 일으킨다. 이 이완작용은 말초혈관의 확장, 말초혈관 저항 감소와 수축기 및 확장기혈압의 감소를 가져온다. 니페디핀은 또한 협심증에서 관상동맥 경축을 감소시키는데 효과적이다. 임신과 관련된 고혈압에서 하이드랄라진(hydralazine)을 사용할 수 없는 경우 니페디핀을 사용할 수 있다.

약동학 Pharmacokinetics

발현: 1~5분(혀밑), 5~20분(경구)　　최대효과: 20~30분(혀밑), 1~2시간(경구)
지속시간: 2~4시간　　반감기: 2~5시간

적응증 Indications

만성고혈압
협심증

금기사항 Contraindications

이 약물에 과민성이 있는 사람에게는 금기이다. 저혈압인 사람에게 투여해서는 안 된다.

주의사항 Precautions

니페디핀은 혈압의 현저한 감소를 가져온다. 따라서 혈압을 자주 측정해야 한다. 심장기능상실이 있는 환자에게는 주의하여 투여하여야 한다. IV용 베타차단제를 투여받고 있는 환자에게는 투여해서는 안 된다.

부작용 Side Effects

오심, 구토, 현기증, 두통, 느린맥, 심장차단, 저혈압 및 무수축을 일으킬 수 있다.

약물 상호작용/부적합성 Interactions/Incompatibilities

정맥용 베타차단제를 투여받고 있는 환자에게는 울혈심장기능상실, 느린맥 및 무수축의 위험이 증가하므로 투여해서는 안 된다.

용법 · 용량 Dosage

일반적으로 10~20 mg 캡슐을 경구로 투여해야 한다. 응급 고혈압 치료에는 더이상 권장되지 않는다.

I 안지오텐신전환효소억제제 Angiotensin-Converting Enzyme (ACE Inhibitors)

레닌-안지오텐신-알도스테론계(renin-angiotensin-aldosterone system, RAAS)는 혈압 조절에 중요한 역할을 한다(그림 7-8). RAAS의 중요한 구성요소는 다음과 같다.

- 레닌(Renin). 호르몬은 콩팥의 토리곁장치(juxtaglomerular apparatus, 사구체옆장치)에서 분비된다. 이것은 동맥혈의 압력이 떨어지거나 신체의 나트륨과 염화 이온의 농도가 저하되거나 β 아드레날린 수용체가 활동할 때 분비된다. 호르몬이 방출되었을 때 레닌은 **안지오텐시노겐**(간에서 분비되는)을 안지오텐신 I로 분해한다.
- 안지오텐신 I(Angiotensin I). 안지오텐신 I는 혈관수축을 일으키는 펩티드로 혈압을 상승시킨다. 또한 부신 겉질에서 알도스테론 호르몬을 방출하도록 한다. 안지오텐신은 안지오텐신 전환효소(ACE)를 통해 안지오텐신 II로 분해된다.
- 안지오텐신 II(Angiotensin II). 안지오텐신 II는 활동성 펩티드로 강력한 혈관수축을 일으킨다. 이것은 안지오텐신 II 수용체에서 작용하여 혈관수축을 일으키고 알도스테론을 분비한다(따라서 혈압이 상승함).
- 안지오텐신 전환효소(Angiotensin-converting enzyme, ACE). ACE는 중요한 효소로 신체 전체에서 발견(대부분 폐)된다. 이것은 세포외액량을 조절하기 위해 안지오텐신 I을 안지오텐신 II로 분해시킨다. 또한 브라디키닌(bradykinin)과 같은 몇 가지 혈관확장 펩티드를 분해한다.
- 알도스테론(Aldosterone). 알도스테론은 부신 호르몬으로 콩팥의 먼쪽콩팥단위(nephron)에서 나트륨의 정체를 일으킨다. 이는 혈압을 상승시킨다.

어떤 이유에서든 혈압이 감소할 때 레닌은 안지오텐시노겐에서 안지오텐신 I으로 전환시킨다. 안지오텐신I은 혈압의 강력한 조절인자는 아니다. 그러므로 대부분의 안지오텐신I은 안지오텐신 II(더 강력한 혈압상승 호르몬)로 전환된다. 안지오텐신 I에서 안지오텐신 II로

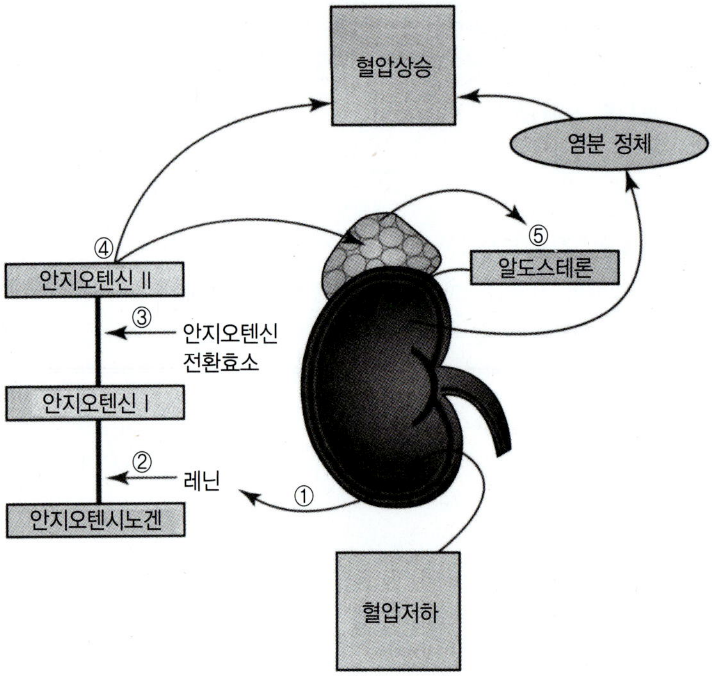

그림 7-8 Renin-angiotensin-aldosterone system.

의 전환은 안지오텐신 전환효소로 인하여 폐에서 발생한다. 게다가 RAAS에서 분비된 알도스테론은 신장에서 염분과 수분을 보유하여 체내의 총 수분량을 증가시켜 혈압을 증가시킨다. ACE억제제(그리고 안지오텐신II 수용체차단제)는 RAAS 체계를 차단하는 약물로 신장의 혈압과 기준 여과 활동을 낮춘다.

에날라프릴랏 Enalaprilat (Vasotec)

분류 Class 안지오텐신 전환효소억제제

설명 Description

에날라프릴랏은 경구 ACE 억제제 enalapril (Vasotec)의 비경구 약물이다. enalapril 및 ACE 억제제는 고혈압 및 울혈심장기능상실을 치료하기 위해 사용된다.

작용기전 Mechanism of Action

에날라프릴랏은 말초혈관의 민무늬근육을 이완시킨다. 주로 세동맥을 차단하는 안지오텐신 전환효소억제제는 말초혈관을 확장시켜 혈압을 낮춘다. 이러한 효과는 또한 심장의 후부하를 감소시키고 비판막성 울혈심장기능상실의 치료에 효과적이다.

약동학 Pharmacokinetics

발현: 15~30분(정맥) 최대효과: 1~2시간(정맥), 투약 후 최대 4시간 소요될 수도

지속시간: 6~12시간 반감기: 1~2일

적응증 Indications

고혈압

울혈심장기능상실

금기사항 Contraindications

임신, 혈관부종 환자(혀와 입의 부종), 약물에 과민성이 있는 환자에서는 금기한다. 저혈압 환자에게는 투여해서는 안 된다. 아나필락시스 반응과 혈관부종이 보고되고 있다. 급성심근경색증 환자에게 투여하지 않는다.

주의사항 Precautions

현저한 혈압저하를 일으킬 수 있다. 따라서 혈압을 자주 확인해야 한다.

부작용 Side Effects

가장 흔한 부작용은 기침과 두통이다. 덜 흔한 부작용으로는 관절통(arthralgias), 설사, 현기증, 실신, 피로, 열, 저혈압, 오심, 그리고 피부발진이 있다.

약물 상호작용/부적합성 Interactions/Incompatibilities

리튬과 이뇨제를 복용하는 환자에서 주의하여 투여해야 한다.

용법 · 용량 Dosage

6시간마다 1.25~5 mg(일반적으로 1.25 mg)을 5분 동안 정맥으로 투여하며, 약물 반응은 보통 15분 내에 나타난다. 최대효과는 첫 번째 투여 후 4시간 내로 나타나지 않을 수 있다. 두 번째 및 그 다음의 투여량은 첫 번째 투여량보다 초과하여 투여한다. 급성울혈심장기능상실에 대한 후부하 감소량은 비슷하다.

캅토프릴 Captopril (Capoten)

분류 Class 안지오텐신 전환효소억제제

설명 Description

캅토프릴은 ACE 억제제의 원형으로 고혈압과 울혈심장기능상실의 치료 약물로 널리 사용된다.

작용기전 Mechanism of Action

캅토프릴은 말초혈관의 민무늬근육을 이완시킨다. 주로 세동맥을 차단하는 안지오텐신 전환효소 억제제는 말초혈관을 확장시켜 혈압을 낮춘다. 이러한 효과는 또한 심장의 후부하를 감소시키고 비판막성 울혈심장기능상실의 치료에 효과적이다.

약동학 Pharmacokinetics

발현: 5~6분
최대효과: 1~2시간
지속시간: 2~12시간
반감기: 2시간

적응증 Indications

고혈압
울혈심장기능상실

금기사항 Contraindications

임신, 혈관부종 환자(혀와 입의 부종), 약물에 과민성이 있는 환자에서는 금기한다. 저혈압 환자에게는 투여해서는 안 된다. 아나필락시스 반응과 혈관부종이 보고되고 있다. 급성 심근경색증 환자에게 투여하지 않는다.

주의사항 Precautions

현저한 혈압저하를 일으킬 수 있다. 따라서 혈압을 자주 확인해야 한다.

부작용 Side Effects

가장 흔한 부작용은 기침과 두통이다. 덜 흔한 부작용으로는 관절통(arthralgias), 설사, 현기증, 실신, 피로, 열, 저혈압, 오심, 그리고 피부발진이 있다.

약물 상호작용/부적합성 Interactions/Incompatibilities

리튬과 이뇨제를 복용하는 환자에서 주의하여 투여해야 한다.

용법 · 용량 Dosage

혈압이 90~110 mmHg라면 12.5~25 mg을 혀밑으로 투여한다.

니트로푸르시드 나트륨 Sodium Nitroprusside (Nitropress, Nipride)

분류 Class 항고혈압제, 혈관이완제

설명 Description

니트로푸르시드는 고혈압위기에 사용하여서 혈압의 신속한 저하를 일으키는 강력한

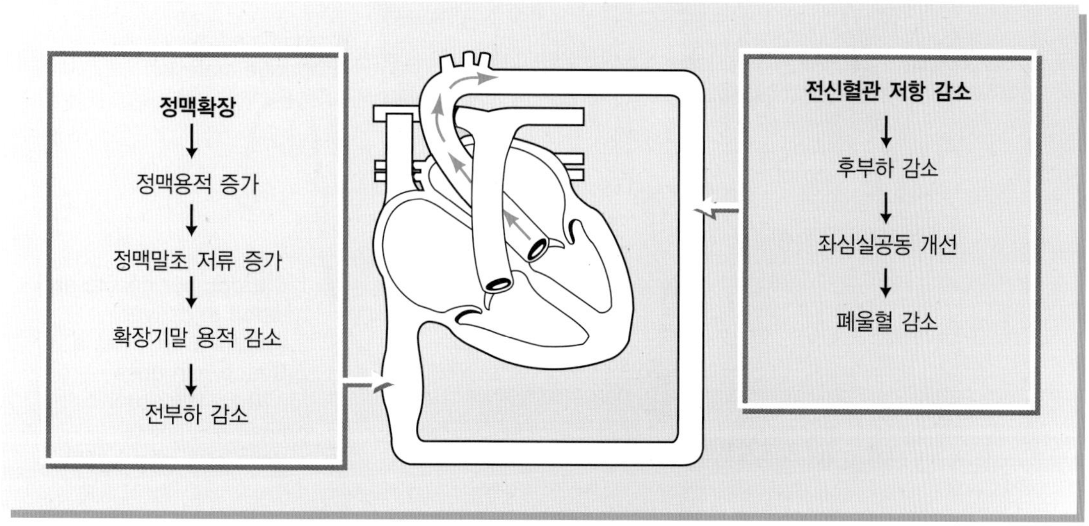

그림 7-9 니트로푸르시드 나트륨의 작용

혈관이완제이다.

작용기전 Mechanism of Action

니트로푸르시드는 말초동맥 및 말초정맥을 모두 이완시킨다. 이 말초혈관저항 감소작용은 혈압의 즉각적인 감소를 일으키는데, 이 효과는 약물의 투여속도에 비례한다. 또한 심장박동수의 증가를 수반한다.

비록 승인되지는 않았지만 니트로푸르시드는 때때로 심한 울혈심장기능상실의 치료에 사용된다. 말초정맥의 확장은 심장으로의 혈액 유입(전부하)을 감소시킨다. 또한 말초동맥 확장은 심장펌프에 대한 압력(후부하)을 감소시킨다. 이 결과는 울혈심장기능상실 환자의 심박출량 증가를 초래한다(그림 7-9).

니트로푸르시드는 강력한 약물이므로 약물투여 중에는 혈압, 맥박, 호흡상태 및 심전도 등을 지속적으로 측정하여야 한다. 항고혈압치료를 위한 니트로푸르시드의 투여를 위해 중환자실로 입원하여야 한다.

약동학 Pharmacokinetics

발현: <1분　　최대효과: 1~5분
지속시간: 1~10분　　반감기: 2.7~7.0일

적응증 Indications

혈압의 신속한 저하(1시간 이내)가 필요한 고혈압 응급

금기사항 Contraindications

고혈압위기의 치료에 사용할 때는 없다.

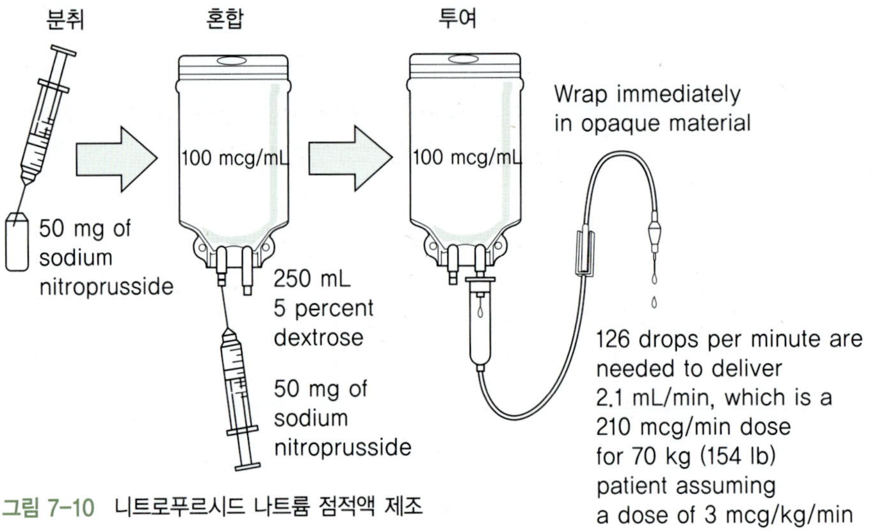

그림 7-10 니트로푸르시드 나트륨 점적액 제조

주의사항 Precautions

일단 니트로푸르시드 주입액을 제조하면 빛을 차단하기 위하여 즉시 불투명한 알루미늄 호일로 감싸두어야 한다. 일단 빛에 노출되면 빠르게 불활성화된다. 병원전 상황에서 임신부나 어린이에게 사용해서는 안 된다. 노인에게는 용량을 다소 감소해야 한다. 약물투여 중 계속해서 혈압, 맥박 등을 검사하여야 한다.

부작용 Side Effects

현기증, 두통, 저혈압, 가슴통증, 호흡곤란, 두근거림, 오심 및 구토를 유발할 수 있다. 또한 고용량을 투여 시 시안화물 독성이 발생할 수 있다.

약물 상호작용/부적합성 Interactions/Incompatibilities

다른 항고혈압제와 투여 시 니트로푸르시드의 효과가 증대할 수 있다.

용법 · 용량 Dosage

50 mg의 약물을 500 mL의 D_5W에 희석해야 한다. 이것은 100 mcg/mL의 농도를 제공한다. 초기용량은 0.25 mcg/kg/min이다(그림 7-10). 전형적인 용량 범위는 0.25~3.0 mcg/kg/min이다. 니트로푸르시드는 D_5W나 식염액에 희석해야 하며 미니 드립 세트(가급적이면 IV 펌프)를 이용하여 점적 주입한다. 이 약물은 절대로 볼루스로 투여해서는 안 된다.

℞ 하이드랄라진 Hydralazine (Apresoline)

분류 Class 항고혈압제, 혈관이완제

설명 Description

하이드랄라진은 고혈압위기 시 혈압을 하강시키기 위하여 사용되는 강력한 혈관이완제이다.

작용기전 Mechanism of Action

하이드랄라진은 니트로푸르시드나트륨과 마찬가지로 혈관의 민무늬근육(일차적으로 동맥계)을 이완시켜 동맥압 감소(수축기압보다는 확장기압을 더 크게 감소시킴)와 말초저항의 감소와 심박출량의 증가를 일으킨다. 하이드랄라진은 니트로푸르시드보다 기립성 저혈압을 유발하는 정도가 낮다. 하이드랄라진의 효과는 보통 치료 개시 후 5~10분 내에 나타난다.

약동학 Pharmacokinetics

발현: 5~15분(정맥), 10~40분(근육) 최대효과: <80분
지속시간: 2~6시간 반감기: 2~8시간

적응증 Indications

혈압을 신속히 낮출 필요가 있는 고혈압응급
임신 합병증으로 인한 고혈압(자간전증과 자간증)

금기사항 Contraindications

이 약물에 과민성이 있거나 관상동맥질환, 승모판부전 등의 류마티스성 심장질환이 있는 환자에게 투여해서는 안 된다.

주의사항 Precautions

하이드랄라진은 심박출량을 증가시키므로 협심증이나 심전도 변화를 초래할 수 있다. 병원전 단계에서는 소아에게 투여하지 말아야 한다. 약물투여 중 혈압, 맥박, 호흡 상태 및 심전도를 항상 측정하여야 한다.

부작용 Side Effects

두통, 현기증, 정신상태의 변화, 빠른맥, 부정맥, 기립성, 가슴통증, 오심 및 구토를 유발할 수 있다.

약물 상호작용/부적합성 Interactions/Incompatibilities

다른 항고혈압제와 병용투여 시 하이드랄라진의 효과가 증강될 수 있다.

용법 · 용량 Dosage

고혈압위기의 치료 시 상용량은 10~20 mg(10~40 mg 근육)을 정맥 볼루스로 서서히 투여하는 것이다. 필요시 4~6시간 후 반복 투여할 수 있다. IV 투여가 불가능할 때는 근육주사할 수 있다. 혈압과 심전도를 계속적으로 측정해야 한다.

기타 심혈관계 약물 Other Cardiovascular Medications

다음 약물은 위에서 논의된 분류에 꼭 들어맞지 않는 약물이다.

염화칼슘 Calcium Chloride

분류 Class 칼슘보충제

설명 Description

염화칼슘은 양이온(Ca^{2+})의 형태로 기본 칼슘을 공급한다. 칼슘은 많은 생리학적 활동에 필요하다.

작용기전 Mechanism of Action

염화칼슘은 저칼슘혈증의 경우에 칼슘을 공급한다. 염화칼슘은 심근 수축력의 현저한 증가를 일으키고 심실 자동성을 증가시킨다. 염화칼슘은 오랫동안 심정지(특히 무수축과 전기화학적 분해에 기인한)의 치료에 사용되어 왔지만 최근의 연구는 이런 상황에 대한 염화칼슘의 역할에 대한 의문을 제공하였다. 염화칼슘은 황산마그네슘의 해독제이며 칼슘채널차단제 사용의 부작용을 줄여줄 수 있다.

약동학 Pharmacokinetics

발현: 즉시
최대효과: 알려지지 않음
지속시간: 다양
반감기: 적용 안 됨

적응증 Indications

급성고칼륨혈증
급성저칼륨혈증
칼슘채널차단제 독성(nifedipine, verapamil, and diltiazem)

금기사항 Contraindications

디지탈리스를 투여받고 있는 환자에게 염화칼슘을 투여하면 디지탈리스 독성을 촉진시키므로 금기이다.

주의사항 Precautions

염화칼슘과 중탄산나트륨의 투여 사이에는 침전을 막기 위하여 정맥주입선을 충분히 씻어주어야 한다. 주입 부위에 조직괴사를 일으킬 수 있다.

부작용 Side Effects

느린맥, 부정맥, 실신, 오심, 구토 및 심정지를 일으킬 수 있다.

약물 상호작용/부적합성 Interactions/Incompatibilities

염화칼슘은 중탄산나트륨과 반응하여 침전을 생성할 수 있다. 또한 디지탈리스 제제를 투여받고 있는 환자에게 염화칼슘을 투여하면 디곡신 농도를 증가시켜 디지탈리스 독성을 촉진할 수 있다.

용법 · 용량 Dosage

표준용량은 2~4 mg/kg을 정맥주사하는 것이다. 필요시 10분마다 반복할 수 있다. 응급상황에서는 IV로만 투여할 수 있다.

CHAPTER REVIEW

요약

이 장에서 논의된 모든 약물은 다른 치료양식과 결합하여 사용될 때만 가치가 있다. 적절한 심폐소생술 없이 사용되는 약물투여는 효과가 없다. 이 장에서 제시된 용량과 용법은 국가적으로 승인된 방법에 기초하고 있다. 자신의 분야에서 사용되는 약품의 일상적인 용량과 방법에 친숙해져야 한다.

주요 용어

adrenergic receptor(아드레날린 수용체) 노르에피네프린과 에피네프린 유사물질에 특이적인 수용체.

adrenergic system(아드레날린계) 다양한 스트레스에 대처하도록 준비하는 신경계. 교감신경계라고도 부른다.

anaerobic metabolism(혐기성 대사) 산소가 없이도 에너지를 생산하는 과정.

antagonist(길항제, 차단제) 생리적 반응을 차단하거나 효능제의 작용을 차단하는 약물이나 다른 물질.

catecholamine(카테콜아민) 자율신경계에 작용하는 호르몬의 일종, 에피네프린, 노르에피네프린 및 유사물질이 이에 속한다.

cholinergic system(콜린계) 휴식기능의 조절에 관여하는 자율신경계. 부교감신경계라고도 부른다.

dopaminergicre ceptor(도파민 수용체) 혈관이완을 유지하는 콩팥과 내장혈관에 있는 수용체.

endogeneous(내인성) 신체의 내부에서 유래된 것을 뜻한다.

homeostasis(항상성) 신체가 내부환경을 상대적으로 일정하게 유지하려는 경향.

hypoxic drive(저산소욕구) 만성폐색증 환자에게서 일반적으로 일어나는 호흡조절 양식. 호흡이 이산화탄소의 농도 변화에 반하여 산소농도 변화에 의존적임.

lactic acid(젖산) 조직 중에 정상적으로 존재하는 유기산. 근육과 혈액 중에 존재하는 젖산의 한 형태는 탄수화물, 포도당 및 글리코겐이 에너지로 변화하는 과정의 부산물이다.

neurotransmitter(신경전달물질) 흥분 시 절전섬유의 축삭말단에서 분비되어 시냅스열을 가로질러 표적세포를 흥분시키거나 억제하는 물질. 예로는 아세틸콜린, 노르에피네프린 및 도파민이 있다.

pheochromocytoma(크롬친화세포종) 에피네프린과 노르에피네프린을 과잉으로 분비하는 부신샘의 종양. 징후는 고혈압, 두통, 발한, 과혈당, 오심 구토 및 실신, 기절 등이다.

pulse oximetry(맥박산소측정법) 손가락이나 귓불에 놓인 감지기를 통하여 혈중 산소포화도를 측정하는 방법.

stroke volume(일회박출량) 심장의 일회 수축으로 심장에서 박출되는 혈액량.

sympathomimetic(교감신경작용제) 교감신경계의 작용과 같은 효과를 일으키는 약물로 아드레날린성이라고도 한다.

Torsades de points QRS 형상이 변화가 나타나는 심실성 빠른맥의 형태. 종종 약물에 의해 유발될 수도 있으나 대부분은 혈중 칼륨농도 저하나 심박동의 현저한 감소의 결과이다.

Wolff-Parkinson-White syndrome(월프파킨슨화이트증후군) 심근의 조기수축이 특징인 심장질환.

CHAPTER 8

호흡기 응급치료에 사용하는 약물

Medications Used in the Treatment of Respiratory Emergencies

학습목표

이 장을 학습한 후 다음을 할 수 있어야 한다.

- 현장에서 산소 투여에 흔히 사용하는 기구를 논의한다.
- 맥박산소포화도와 호기말이산화탄소 측정에 대해 논하고, 현장에서의 활용에 대해 설명한다.
- 천식과 천식지속 상태의 병태생리와 병원전 처치를 논의한다.
- 호흡기 응급상황에서 다음 기관지확장제의 적응증과 금기사항, 투여량을 설명한다: 에피네프린 1 mg/mL, albuterol, levalbuterol, racemic epinephrine, terbutaline, isoetharine, metaproterenol, aminophylline.
- 다음 항콜린제의 적응증, 금기사항, 투여량을 설명한다: atropine, ipratropium
- 황산마그네슘의 적응증, 금기사항, 투여량을 설명한다.
- 다음 코르티코스테로이드의 적응증, 금기사항, 투여량을 설명한다: methylprednisolone, hydrocortisone

서론 Introduction

산소는 호흡기 응급치료에서 가장 흔히 사용되는 약물이다. 한편, 산소 외에도 호흡곤란을 덜어주는 데 효과적인 것으로 증명된 약물들이 여러 가지 있다. 이 장에서는 호흡기 응급에 대한 병원전 치료에서 흔히 사용하는 약물에 대해 다룬다. 여기에 해당하는 약물에는 다음이 포함된다.

기체 Gases

산소(oxygen)

베타 아드레날린작용제 Beta-Agonists

에피네프린(Epinephrine 1 mg/1 mL)
알부테롤/살부타몰(Albuterol/salbutamol[Proventil, Ventolin])
레발부테롤(Levalbuterol[Xopenex])
라세미 에피네프린(Racemic epinephrine[microNefrin, Vaponefrin])
터부탈린(Terbutaline[Brethine, Bricanyl])

이소에타린(Isoetharine[Bronkosol])
메타프로테레놀(Metaproterenol[Alupent])

잔틴유도체 Xanthines
아미노필린(Aminophylline[Somophyllin])

항콜린제 Anticholinergics
황산아트로핀(Atropine sulfate)
이프라트로피움(Ipratropium[Atovent])

무기질 Mineral
황산마그네슘(Magnesium sulfate)

코르티코스테로이드 Corticosteroids
메틸프레드니솔론(Methylprednisolone[Solu-Medrol])
히드로코르티손(Hydrocortisone[Solu-Cortef])

교감신경작용제는 호흡기 응급치료에서 가장 빈번히 사용되는 약물이다. 주요 교감신경효능제에는 에피네프린(epinephrine), 이소에타린(isoetharine), 터부탈린(terbutaline), 메타프로테레놀(metaproterenol), 레발부테롤(levalbuterol), 알부테롤(albuterol) 등이 있다. 심혈관계응급의 치료에서는 β_1 수용체를 활성화하는 것이 요구되겠지만, 호흡곤란을 치료할 때는 β_2 수용체를 활성화하는 것이 필요하다. 불행하게도 β_2 수용체를 활성화하는 약물은 대부분 β_1 수용체에 대해서도 어느 정도 효과가 있다. β_2 수용체가 말초혈관이완과 가장 중요한 효과로서 기관지이완을 일으키는 동시에, β_1 수용체 작용에 의해 심장박동수와 심근수축력이 증가한다. 이런 약물의 일반적인 부작용으로 두근거림, 불안 및 현기증 등이 나타난다. β_2 수용체에만 선택적으로 작용하는 약물을 찾기 위한 많은 노력의 결과, 현재 레발부테롤과 알부테롤이 병원전 응급의료에서 가장 흔히 사용하는 교감신경작용제가 되었다. 이들은 화학적으로 에피네프린과 유사하지만, 에피네프린보다 β_2 수용체에 보다 선택적으로 작용한다.

호흡기 응급치료에 때때로 사용되는 또 다른 약물은 아미노필린(aminophylline)이다. 아미노필린은 화학적으로 카테콜아민과는 관계가 없으며, 잔틴(xanthine)이라는 계열에 속한다. 잔틴계 약물 중에서 일반적인 것이 카페인(caffeine)이다. 아미노필린은 세기관지의 민무늬근육(평활근)을 이완시키고 기관지확장을 일으킨다.

여기서 자세히 다루지는 않겠지만, 코르티코스테로이드(corticosteroid)도 호흡기질환의 치료에 중요한 역할을 한다. 천식 환자들과 만성폐쇄폐질환(chronic obstructive pulmonary disease, COPD) 환자 중 다수에서 발병 과정에 염증반응이 관여한다. β 작용제는 기관지연축을 해결할 수는 있겠지만, 근본 문제인 염증에 대해서는 거의 효과가 없다. 코르티코스테로이드는 작용이 나타나기까지 걸리는 시간이 매우 길기 때문에(1~4시간), 병원전 상황에서는 효과를 보기 어렵다.

전문응급구조사가 신경근차단제를 사용할 수 있는 나라도 있다. 이들 약물은 기관내삽관을 할 때 매우 효과적으로 근이완을 시킬 수 있다. 하지만 신경근차단제를 사용하면 기도를 보호하는 반사작용이 사라지고, 무호흡 상태에 빠지기 때문에 충분한 경험이 있는 사람만 사용해야 한다.

산소 Oxygen

산소 투여는 환자 치료의 중요한 부분을 차지한다. 다양한 원인에 의한 저산소증(hypoxia)이 의심될 때나 심근허혈에 의한 가슴통증(흉통), 천식, 심정지 상황에서 산소 투여가 필수적이다.

산소 투여 Oxygen Administration

저산소증이 있는 환자에게 산소를 투여하여 체내 산소 농도를 증가시키는 기전은 다음과 같다.

- 흡입산소분율 증가
- 폐포 산소농도 증가
- 동맥혈 산소분압 증가
- 체내 세포로 전달되는 산소량의 증가

산소를 투여하면 저산소증을 교정하고, 혈액을 산소화하는 데 필요한 환기량을 줄여 준다. 또한 산소분압을 유지하는 데 필요한 심근 부하도 줄여 준다. 산소 투여에 대한 절대적 금기 사항은 없다. 그러나 최근의 연구 결과에 따르면 고농도 산소는 독성이 있으며, 산화 스트레스를 가중시킨다. 산소는 저산소증을 치료하기 위한 목적으로만 사용해야 하며, 체내 산소 농도를 정상 범위로 유지하는 데 필요한 만큼만 투여해야 한다. 고산소혈증은 피해야 한다.

산소 투여 장치 Oxygen Devices

현장에서 산소를 투여하는 데 흔히 사용되는 장치로는 코삽입관, 단순안면 마스크, 비재호흡 마스크가 있고, 가끔 벤튜리 마스크를 사용한다.

코삽입관 Nasal Cannula

코삽입관은 흔하게 사용하는 장치이며, 환자에게 편안하고 견디기 편하다. 24~44% 정도의 산소 농도를 전달할 수 있다. 산소 유량은 1~6 L/min까지 사용한다.

단순안면 마스크 Simple Face Mask

단순안면 마스크(simple face mask)는 산소 농도를 40~60%까지 전달할 수 있다. 단순안면 마스크를 사용할 때 산소 유량은 8~12 L/min 범위이다. 6 L/min 미만으로 산소를 공급하는 것은 피해야 하는데, 마스크 안에 이산화탄소가 축적될 수 있기 때문이다. 내뱉은 숨에 포함된 이산화탄소를 씻어내려면 8 L/min 이상의 산소 유량이 필요하다.

단순안면 마스크는 중등도 저산소증 환자에게 필요한 정도의 산소를 공급할 수 있다. 단점은 환자가 답답해 할 수 있고, 목소리가 잘 전달되지 않으며 얼굴에 꼭 맞게 밀착시켜야 한다는 점이다. 환자의 얼굴을 덮기 때문에 구역이나 구토가 있는 환자에게 사용할 때는 주의해야 한다. 소아에게 사용할 때는 6~8 L/min 정도의 산소 유량이면 일반적으로 적당하다.

비재호흡 마스크 Nonrebreather Mask

저장 주머니에 100% 산소가 들어 있다가 환자가 숨을 들이쉴 때 마스크를 통해 호흡기로 들어간다. 마스크의 환기 구멍은 고무 밸브로 덮여 있어서 흡기 시에 대기 중의 공기가 섞이지 않는다. 호기 때는 고무 밸브가 열려서 내쉰 숨을 배출한다. 마스크와 저장주머니 사이에도 한 방향으로만 열리는 밸브가 있어서 내쉰 숨이 저장주머니에 들어갈 수는 없다.

비재호흡 마스크는 가장 높은 농도의 산소를 공급할 수 있다. 산소를 15 L/min으로 공급하면, 80~100% 농도의 산소를 전달할 수 있다. 이 장치를 사용할 때는 산소를 8 L/min 미만으로 공급해서는 안 된다. 비재호흡 마스크는 비교적 폐쇄된 시스템이기 때문에 주변 공기를 들이마실 수 없다. 그러므로 저장주머니가 완전히 비어 버리거나 꼬이지 않도록 주의해야 한다. 잘못되면 환자가 질식할 수 있다.

비재호흡 마스크(nonrebreather mask) 역시 단순안면 마스크처럼 환자와 잘 밀착시켜야 한다. 환자가 답답함을 느껴서 밀착을 유지하기 힘들 수 있다. 구역질이 있는 환자에게 쓸 때는 주의해야 한다. 비재호흡 마스크의 주된 용도는 중증 저산소증 환자를 치료하는 것이다. 호흡부전, 쇼크, 급성심근경색, 외상, 일산화탄소 중독 환자들이 해당될 수 있다.

벤튜리 마스크 Venturi Mask

벤튜리 마스크를 사용하면 산소 농도를 비교적 정확하게 공급할 수 있다. 현장 단계에서 흔히 사용하지는 않지만, 만성폐쇄폐질환(COPD) 환자에게 사용할 수 있다. 장치에 따라서 주변 공기와 산소가 혼합되는 비율을 조절하기 위해 다이얼 기구를 사용하기도 하고, 밸브를 교체하기도 한다. 24, 28, 35, 40%의 산소 농도 중에서 선택할 수 있고, 원하는 산소 농도에 따라서 공급하는 산소 유량이 정해진다.

환기 Ventilation

응급구조사는 현장에서 환기 보조를 해야 할 때가 많다. 무호흡 환자에서는 당연히 환기 보조가 필요하다고 쉽게 결정할 수 있지만, 호흡 능력이 감소한 정도를 잘 판단해서 결정해야 하는 경우도 있다.

의식이 저하된 환자는 호흡 중추가 충분한 수준으로 작동하지 못할 수 있다. 호흡의 깊이나 호흡수가 감소하면 분당 환기량이 감소하게 되고, 고이산화탄소혈증, 저산소증이 생기며, pH가 떨어진다. 적절히 교정하지 못하면 호흡정지나 심정지가 생길 수 있다. 환기 보조를 적절하게 하려면 환기량과 환기 횟수가 적절해야 한다. 일반적으로 5~7 mL/kg(500~800 mL)의 공기를 분당 12~20회 공급한다.

지속기도양압(CPAP)이나 이단식기도양압(BiPAP)같은 비침습적 환기 방법은 현재 응급 상황에서 흔히 사용되면서 효과가 입증되었다. 산소에 더해서 이런 장치들을 사용하면 지속적으로 양압을 전달하여서 폐포를 펴진 상태로 유지하고, 폐의 환기 능력을 향상시킬 수 있다.

맥박산소측정 Pulse Oximetry

맥박산소측정(pulse oximetry)은 응급처치에서 널리 사용된다. 맥박산소측정으로 환자의 산소화 상태를 빠르고 정확하게, 객관적으로 평가할 수 있다. 맥박산소측정으로 산소가 신체 조직에 전달되는 정도를 즉각적, 지속적으로 평가할 수 있다. 산소 치료, 약물, 석션, 환기 보조 등의 치료 효과를 정량적으로 측정할 수 있다. 또한, 맥박산소측정은 흔히 맥박수, 혈압, 호흡수 변화보다 민감하게 산소화와 관련된 문제를 발견할 수 있다. 맥박산소측정은 가능하다면 거의 모든 경우의 환자에게 적용해야 한다. 그래서 다섯 번째 활력징후(vital sign)라고 불리기도 한다. 환자 평가 단계에서 최초 측정값을 확인해 두어야 하고, 현장 처치에 따른 반응을 확인해서 치료 방향을 결정하는 데 활용한다. 정상 맥박산소포화도(SpO_2)는 96~100% 사이이다. 91~95%일 때는 경증 저산소증이며, 원인을 찾아보아야 하고 추가 산소 공급은 조심스럽게 결정한다. 86~91%일 때는 중등도의 저산소증으로 판단하고 100% 산소를 공급해야 한다. 85% 이하인 경우는 중증 저산소증이며 즉각적인 치료가 필요하다. 100% 산소 공급 또는 환기 보조가 필요할 수 있으며, 둘 다 필요할 수도 있다. 치료 목표는 SpO_2를 정상 범위, 즉 96% 이상으로 유지하는 것이다.

맥박산소측정에서 잘못된 값이 나타나는 경우는 흔하지 않다. 그런 경우에는 측정 장치에 에러 메시지나 빈 화면이 나타난다. 잘못된 수치를 보여주는 경우는 일산화탄소 중독, 너무 밝은 조명, 그리고 특정한 비정상 헤모글로빈 등이다. 저혈량증이 있거나 빈혈이 심한 경우에는 측정 수치를 잘못 해석할 수 있다. SpO_2 값은 정상이더라도 산소를 전달할 헤모글로빈의 총량이 감소했다면 세포 수준에서는 저산소증에 빠질 수 있다.

맥박산소측정은 병원전 단계를 포함한 응급의료에서 중요한 부분을 차지한다. 심전도 감시 장치와 마찬가지로 환자에 대한 중요한 정보를 제공한다. 하지만 이것은 보조 수단 중 하나일 뿐이라는 점을 명심해야 한다. 다른 평가나 감시 기술을 대체할 수는 없다. 응급구조사는 맥박산소측정에만 의존해서 환자 치료를 결정해서는 안 되며, 환자 전반을 살피고 고려해야 한다. 맥박산소측정의 유용성과 신뢰성은 증명되어 있다.

카프노그래피 Capnography

카프노그래피는 날숨의 이산화탄소 농도를 측정하는 것이다. 호기말이산화탄소분압측정(end-tidal carbon dioxide; $EtCO_2$)이라고도 한다. 현장에서 사용이 증가하고 있는데, 가장 흔한 용도는 기관내삽관이 제대로 되었는지 확인하는 것이다. 호기 중에 이산화탄소가 없다면 식도삽관을 강력히 시사한다. 이산화탄소가 검출된다면 기관에 위치했다고 본다. 호기이산화탄소측정은 튜브 삽입 직후에 위치를 확인하고, 환기나 심폐소생술 동안 튜브 위치를 감시하는 데 이용할 수 있다.

이산화탄소 측정은 일회용 비색 장치 또는 전기로 작동하는 모니터로 가능하다. 기관내삽관튜브와 환기 장치 사이에 측정기를 직렬 연결하거나, 호기를 일부 우회시켜서 병렬 연결한다. 비색 장치의 색상 변화 또는 전자 모니터링 장치의 적외선 센서로 튜브의 위치를 확인한다. 비색 장치에는 호기에 이산화탄소 농도가 낮으면 보라색으로 나타나고, 이산화탄소 농도가 높을수록 노란색으로 변한다. 일부 전자식 모니터링 장치는 맥박산소포화도, 호기말 이산화탄소분압, 혈압, 맥박수, 호흡수, 체온을 하나의 장치에서 보여주기도 한다.

호기이산화탄소분압 측정이 정확하더라도 심정지 상황에서는 $EtCO_2$ 값이 심하게 떨어질 수 있기 때문에 튜브는 제대로 삽입되었지만 색상 변화는 나타나지 않을 수도 있다.

기관삽관을 하지 않은 환자에게도 호기이산화탄소측정을 사용하는 경우가 점차 늘고 있다. $EtCO_2$는 폐순환에 비례하는데 폐순환량은 체순환량과 같으므로 결국 체순환을 반영한다. $EtCO_2$는 환자 상태에 대한 중요한 정보를 제공하는데, 특히 천식이나 COPD 같은 기관지연축질환에서 환자의 호흡 상태가 변화하는 것을 일찍 발견할 수 있다. 비슷한 원리로, 관류 상태를 감시하여서 쇼크가 발생하는 것을 일찍 인지하는 지표가 되기도 한다. 맥박산소측정과 마찬가지로 호기이산화탄소분압측정 역시 기관내삽관을 확인하는 다른 방법들과 함께 해석해야 한다. 삽관 튜브가 성대 사이를 통과하는 것을 직접 눈으로 확인하는 것을 대신할 수는 없다.

천식 Asthma

천식은 흔한 호흡기질환이며, 많은 사람들이 앓고 있다. 다른 호흡기질환으로 인한 사망은 꾸준히 감소하고 있지만, 천식에 의한 사망은 최근 10여 년에 걸쳐 증가했다. 주로 45세 이상의 천식 환자들에서 사망자가 증가했다. 천식에 의한 사망의 50% 정도는 병원 도착 전에 사망한다. 그러므로 천식 발작이 일어난 환자가 있는 현장에 구급대가 출동하는 경우가 많다. 천식을 즉각 인지하고 적절히 치료하면 환자 상태를 현저하게 개선하고, 생존율을 향상시킬 수 있다.

천식과 만성폐쇄폐질환의 병태생리 Pathophysiology of Asthma and COPD

천식은 기도의 만성 염증질환이다. 감수성 있는 사람들에게서 이런 염증반응이 일어나면, 전반적인 기도 폐쇄 증상이 나타나지만 심한 정도는 다양하다. 기도 폐쇄는 부종, 분비물, 그리고 민무늬근육 수축 때문에 일어난다. 보통은 이 세 가지 요소가 모두 작용한다. 폐쇄 현상이 생기면 민무늬근육으로 둘러싸인 세기관지의 직경이 줄어든다. 흡기 시에는 기도가 확장되기 때문에 기도가 좁아졌더라도 공기가 들어갈 수는 있다. 하지만, 호기 시에는 기도가 좁아지기 때문에 천식에 의한 기도 폐쇄가 겹치면 공기가 빠져나갈 수 없게 된다.

폐쇄된 부위 뒤로 공기가 갇히면, 폐포 환기가 불가능해져서 산소와 이산화탄소 교환에 심각한 장애가 발생한다. 저산소혈증과 고이산화탄소혈증이 일어나는데, 호흡곤란의 정도는 폐쇄의 심한 정도, 그리고 문제가 발생한 폐포 수에 비례한다.

천식은 여러 요인 중 하나에 의해 유발될 수 있다. 이들을 흔히 '유발인자'라고 하는데, 사람마다 다르다. 알레르기가 있는 사람이라면 환경 중의 알레르기항원(allergen)이 염증의 주 원인이다. 알레르기항원은 실내에도, 야외에도 있을 수 있다. 알레르기항원 외에도 찬 공기, 운동, 음식, 자극제(irritant), 특정 약물 등이 천식을 유발할 수 있다. 유발 물질을 특정할 수 없는 경우도 많다.

유발 자극에 노출되면 몇 분 이내에 두 단계의 반응이 일어난다. 첫 번째 단계는 히스타민 등의 화학매개체(chemical mediator)가 분비되는 것이 특징이다. 이들 매개물질은 기관지민무늬근육을 수축시키고 기관지 주위 모세혈관에서 액체가 새어나오게 한다. 그 결과는 기관지수축과 기관지의 부종(edema)이다. 이 두 가지 현상 때문에 호기의 흐름이 심하게 감소하게 되고, 전형적인 "천식 발작"이 나타난다. 천식 발작은 한두 시간이 지나면 저절로 회복되기도 하고, 알부테롤 등 흡입 기관지확장제를 사용해서 멈출 수도 있다. 그러나 유발 요인에 노출된 지 6~8시간이 지나면 2단계 반응이 일어난다. 두 번째 단계는 호산구, 호중구, 림프구 등의 면역세포가 점막과 기도에 침투해서 세기관지의 염증을 일으키는 것이 특징이다. 그 결과로 세기관지에 부종이 더 심해지고 호기의 흐름은 더욱 어려워진다.

2단계의 반응은 보통 에피네프린이나 알부테롤 등 흡입 베타작용제로 해결되지 않는다. 대신, 코르티코스테로이드와 같은 항염증제가 흔히 필요하다. 급성 천식 발작에서 염증반응은 몇 시간, 또는 며칠에 걸쳐 생기는 것이 아니라는 점도 기억할 필요가 있다. 염증은 급성 천식 발작이 일어나기 며칠 전 혹은 몇 주 전부터 시작되기도 한다.

천식지속상태 Status Asthmaticus

천식지속상태는 심하고 오래 지속되는 천식 발작으로서, 에피네프린이나 알부테롤을 반복해서 흡입하여도 호전되지 않는 상태로 정의한다. 이것은 심각한 내과적 응급상황이며, 즉각 인지하고, 치료 및 이송해야 한다. 천식지속 상태에 빠진 환자는 공기가 폐 안에 갇혀서 흉곽이 심하게 팽창해 있는 경우가 많다. 호흡음이나 쌕쌕거림(천명음)도 들리지 않을 수 있다. 환자는 보통 탈진해 있고, 산증이 심하며, 탈수가 동반된다. 응급구조사는 호흡 정지가 임박하였음을 인지하고 기관내삽관을 준비해야 한다. 즉시 이송을 개시하고, 이송 중에 적극적인 치료를 제공한다.

천식의 치료 Management of Asthma

천식의 치료는 저산소증을 교정하고, 기관지수축(bronchospasm)을 역전시키며, 질병 발생에 연관된 염증반응을 치료하는 것으로 구성된다. 처음에는 고농도(100%) 산소를 투여한다. 정맥로를 확보하고, 심전도 모니터를 부착한다. 초기 치료는 기관지수축을 해소하는 것이 핵심이다. 가장 많이 사용하는 약제는 알부테롤(벤톨린, 브로벤틸)을 비롯한 베타 자극제를 흡입하는 것이다(표 8-1). 이런 약제는 압축 산소의 힘으로 동작하는 분무기(네뷸라이저)를 사용하면 쉽게 투여할 수 있다(그림 8-1). 약물 투여에 따른 환자의 반응을 관찰하고 기록해야 한다.

표 8-1 천식 치료에 사용하는 약물	
작용기전	**약물**
기관지확장제	
비선택적 작용제	Epinephrine Ephedrine
베타2 선택적 작용제	
흡입제(단시간 작용형)	Albuterol(Ventolin, Proventil) Levalbuterol(Xopenex) Metaproterenol(Alupent) Terbutaline(Brethine)
흡입제(장시간 작용형)	Salmeterol(Serevent)
메틸잔틴계	Theophylline(Theo-Dur, Slo-Bid) Aminophylline
항콜린제	Atropine Ipratropium(Atrovent)
항염증제	
코르티코스테로이드	
흡입제	Beclomethasone(Beclovent) Fluticasone(Flovent) Triamcinolone(Azmacort)
경구제	Prednisone(Deltasone)
주사제	Methylprednisolone(Solu-Medrol) Dexamethasone(Decadron)
류코트리엔 길항제	Zafirlukast(Accolate) Zileuton(Accolate)
비만세포 안정화제	Cromolyn(Intal)

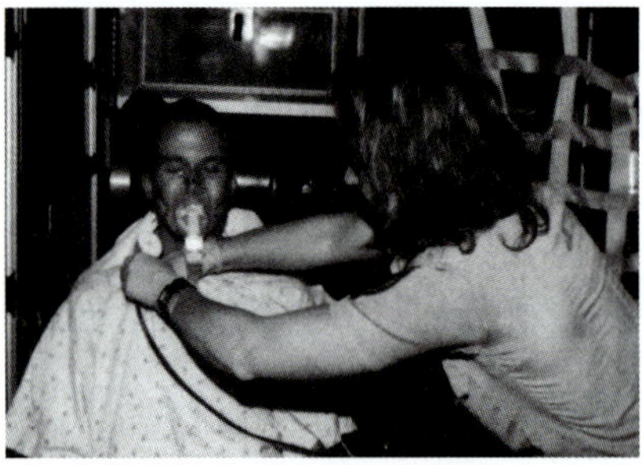

그림 8-1 베타작용제 흡입 치료는 천식의 응급치료에서 핵심이 된다.
출처: Bryan E. Bledsoe

베타작용제 외에도 코르티코스테로이드 조기 투여를 고려해야 한다. 흡입용 베타작용제는 기관지수축을 억제할 수는 있지만 근본 원인인 염증에는 도움이 되지 않는다. 이송 시간이 길 것으로 예상된다면, 의료지도를 요청해서 메틸프레드니졸론이나 유사한 스테로이드를 사용할 수 있게 요청해 볼 수 있다. 하지만, 코르티코스테로이드는 투여 6~8시간이

지나야 효과가 나타난다.

증상이 심하고 베타작용제를 흡입해도 좋아지지 않는다면, 아미노필린 정맥 투여의 적응증이 될 수 있다(사용하는 경우는 매우 드물다). 테오필린 제제를 사용하지 않던 환자라면, 아미노필린을 부하 용량으로 5~6 mg/kg을 20~30분에 걸쳐 투여할 수 있다. 이후에는 0.8~1.0 mg/kg/hr으로 유지한다. 흡입형 베타작용제와 아미노필린 모두 맥박수를 증가시키고 떨림, 구역, 구토를 유발할 수 있다.

에피네프린 Epinephrine

분류 Class 교감신경작용제

설명 Description

에피네프린은 천연 카테콜아민이다. 강력한 α-, β- 아드레날린성 자극제이다. 하지만, β-수용체에 대한 작용이 더 강력하다.

작용기전 Mechanism of Action

에피네프린은 α-, β- 아드레날린 수용체에 직접 작용한다. β-수용체에 대한 효과가 α-수용체에 대한 효과보다 훨씬 더 강력하다. 에피네프린의 작용으로 맥박수, 심근수축력, 전신혈관저항이 증가하고 혈압이 상승한다. 또한 β_2-아드레날린수용체에 대한 효과로 기관지 확장이 일어난다. 천식과 COPD에 동반된 기관지수축을 치료하기 위해 가끔 사용되며, 아나필락시스와 관련된 기관지수축의 치료에 효과적이다.

에피네프린의 작용은 보통 투여 후 90초 이내에 나타나며, 지속 시간은 짧다. 때때로 필요하다면 15~30분 지나서 반복 투여한다. 일정하면서 지속되는 작용을 얻기 위해 1 mg/mL 제형을 근육 내로 투여한다. 기관지연축을 치료하는 목적으로는 에피네프린보다 흡입형 β-작용제가 부작용이 적어서 선호된다.

약동학 Pharmacokinetics

발현: 3~10분(근육) 최대효과: 20분(근육)
지속시간: 20~30분(근육) 반감기: 해당 없음

적응증 Indications

에피네프린은 기관지천식, 일부 COPD의 급성악화, 알레르기 반응, 아나필락시스에 사용한다.

금기사항 Contraindications

에피네프린은 심장에도 작용하기 때문에 심혈관질환이나 고혈압이 있는 환자에게는 투여하지 않는다. 저혈압과 쇼크가 동반된 심한 아나필락시스 환자는 보통 말초혈관이 수축되어 있어서 피하주사한 약물의 흡수가 지연된다. 이런 경우에는 에피네프린 1 mg/10 mL 제형을 정맥 내로 투여한다.

주의사항 Precautions

에피네프린은 차광보관한다. 다른 카테콜아민과 마찬가지로 알칼리 용액에 의해 불활성화된다. 에피네프린을 투여받은 환자는 혈압, 맥박, 호기말이산화탄소, 심전도를 면밀히 관찰해야 한다. 두근거림, 불안, 구역, 두통이 흔한 부작용이다.

부작용 Side Effects

에피네프린은 두근거림, 불안, 떨림, 두통, 어지러움, 구역, 구토를 일으킬 수 있다. 수축촉진작용과 심장박동수 변동작용이 강력해서 심근산소요구량을 증가시킨다. 적은 용량을 사용하더라도 심근허혈을 유발할 수 있다. 응급상황에서 에피네프린을 투여할 때는 이런 점을 염두에 두어야 한다.

약물 상호작용 Interactions

항우울제를 사용 중인 환자에서는 에피네프린의 작용이 강화될 수 있다.

용법 · 용량 Dosage

에피네프린의 표준 용법은 1 mg/1 mL 제형을 환자의 체중과 상태에 따라 0.3~0.5 mg 근주하는 것이다. 성인에서 초기 용량은 보통 0.3 mg이다. 소아 용량은 0.01 mg/kg을 근주한다. 병원전 응급상황에서 에피네프린 1 mg/mL은 근육 또는 피하로만 주사해야 한다(소아 심정지의 경우는 예외).

알부테롤 Albuterol(미국명, Proventil)/Salbutamol(국제명, Ventolin)

분류 Class 교감신경작용제

설명 Description

알부테롤은 β_2 선택작용제이고, 부작용이 적다. 즉시 기관지를 확장시키고, 작용 지속시간은 5시간 정도이다.

약동학 Pharmacokinetics

발현: 5~15분(흡입)
최대효과: 1.0~1.5시간
지속시간: 3~6시간
반감기: 3시간

적응증 Indications

알부테롤은 기관지천식에 사용하며, 또한 만성폐쇄폐질환에 동반된 가역적인 기관지연축에도 사용한다.

금기사항 Contraindications

알부테롤은 해당 약제에 과민반응이 알려진 환자에게는 사용하지 않는다.

주의사항 Precautions

모든 교감신경작용제와 마찬가지로 활력징후를 감시해야 한다. 노인, 심혈관질환자, 고혈압 환자에게 알부테롤을 투여할 때는 주의가 필요하다. 치료 전후에 폐음을 청진한다. 약물 투여 전후에 최고호기유속을 측정하는 것이 이상적이다.

부작용 Side Effects

알부테롤은 두근거림, 불안, 어지러움, 두통, 초조, 떨림, 고혈압, 부정맥, 가슴통증, 구역, 구토를 유발할 수 있다.

약물 상호작용 Interactions

다른 교감신경작용제와 함께 투여하면 부작용의 가능성이 증가한다. 베타차단제는 알부테롤의 약리작용을 억제할 수 있다.

용법 · 용량 Dosage

알부테롤은 계량흡입기(metered-dose inhaler) 또는 분무기(nebulizer)를 통해 투여한다. 흔히 사용하는 용법은 계량흡입기로 두 번 뿌리는 것이다. 한 번 뿌릴 때마다 알부테롤이 90 mcg씩 분사된다. 분무기를 사용하는 경우 표준 성인 용량은 2.5 mg(0.5% 용액 0.5 mL을 생리식염수 2.5 mL에 혼합)이다. 보통 5~15분에 걸쳐 투여한다. 알부테롤은 회전식 흡입기(Rotahaler) 제형도 있다. 200 mcg 전용 캡슐을 장치에 끼우고 흡입한다. 알부테롤은 흡입 경로로만 투여한다.

레발부테롤 Levalbuterol (Xopenex)

분류 Class 교감신경작용제

설명 Description

레발부테롤은 β_2 교감신경 수용체에 선택적으로 작용하는 교감신경작용제이다

작용기전 Mechanism of Action

레발부테롤은 β_2 교감신경 선택작용제이며 기관지민무늬근육을 이완시켜 기도저항을 줄이고 폐활량을 증가시킨다. 레발부테롤은 알부테롤의 화학적 변형이며, β_2 아드레날린수용체에 대한 친화성이 더 높다.

약동학 Pharmacokinetics

발현: 5~15분 / 최대효과: 1.0~1.5시간
지속시간: 3~6시간 / 반감기: 3.3시간

적응증 Indications

레발부테롤은 가역성 기도폐쇄질환에 동반된 기관지연축 치료에 사용한다(천식, 만성기관지염, 폐기종).

금기사항 Contraindications

레발부테롤은 해당 약제에 과민반응이 알려진 환자에게는 사용하지 않는다.

주의사항 Precautions

레발부테롤은 심근허혈이 있는 환자에게는 주의해서 사용한다. 한 번 사용할 때마다, 전후에 최고호기유속을 측정한다. 매번 치료 전후에 폐음을 청진한다.

부작용 Side Effects

떨림, 불안, 어지러움, 두통, 불면, 구역, 두근거림, 빠른맥, 고혈압이 레발부테롤 사용에 연관되어 나타날 수 있다.

약물 상호작용 Interactions

다른 교감신경작용제와 함께 투여하면 부작용의 가능성이 증가한다. 베타차단제는 레발부테롤의 약리작용을 억제할 수 있다.

용법 · 용량 Dosage

- 성인 용법: 표준 분무 용량은 0.63 mg을 생리식염수 3.0 mL에 혼합하여 6~8시간마다 투여한다.
- 소아 용법: 12세 미만 소아 용량은 0.31 mg을 생리식염수 3.0 mL에 혼합하여 하루 3회 투여한다.

라세미산 에피네프린 Racemic Epinephrine (S2, microNefrin, Vaponefrin)

분류 Class 교감신경작용제

설명 Description

라세미 에피네프린은 앞에서 설명한 에피네프린과 화학적으로 약간 다르다. 분자식은 같으나 배열만 다른 물질을 **이성질체(isomer)**라고 한다. 이런 제형은 소아의 크루프(croup)치료에 흔히 사용한다.

작용기전 Mechanism of Action

라세미 에피네프린은 α- 와 β- 아드레날린성 수용체를 모두 자극하지만 β_2 수용체에 대한 친화성이 조금 높아서 기관지확장을 일으킨다. 크루프에서 생기는 성문하 부종을 해소하는 데도 어느 정도 효과가 있다. 라세미 에피네프린은 흡입투여만 가능하다.

약동학 Pharmacokinetics

발현: 5분	최대효과: 5~15분
지속시간: 1~3시간	반감기: 해당 없음

적응증 Indications

라세미 에피네프린은 크루프(후두기관기관지염)의 치료에 사용한다.

금기사항 Contraindications

라세미 에피네프린은 후두덮개염의 치료에는 사용하지 않는다.

주의사항 Precautions

라세미 에피네프린은 빠른맥과 부정맥을 유발할 수 있다. 활력징후를 감시해야 한다. 최초 투여 후 30~60분 지나서 약효가 떨어질 때쯤 반동성 악화(rebound worsening)를 경험하는 환자가 많다. 그러므로 라세미 에피네프린을 사용한 환아는 모두 병원으로 이송해야 한다. 병원들은 대부분 라세미 에피네프린을 사용한 환아는 반동성 악화에 대비해서 최소 24시간 입원해서 관찰하는 정책을 가지고 있다.

용법 · 용량 Dosage

표준 용법은 2.25% 라세미 에피네프린 0.25~0.75 mL를 생리식염수 2 mL에 희석하여 분무기로 흡입하는 것이다. 최초 1회만 사용하고 반복 투여하지 않는다. 라세미 에피네프린은 생리식염수 2~3 mL에 희석하여 분무기로 흡입 투여만 가능하다.

터부탈린 Terbutaline (Brethine, Bricanyl)

분류 Class 교감신경작용제

설명 Description

터부탈린은 합성 교감신경작용제이며 β_2 아드레날린성 수용체에 선택적이다.

작용기전 Mechanism of Action

터부탈린은 β_2 수용체 작용으로 즉각적인 기관지확장을 일으키며, 부작용은 매우 적다. 발현 시간은 에피네프린과 유사하다. 터부탈린은 조기분만을 억제하기 위해서도 사용한다.

약동학 Pharmacokinetics

발현: <5분(피하), 5~30분(흡입)
최대효과: 30~60분(피하), 1~2시간(흡입)
지속시간: 1.5~4시간(피하), 3~4시간(흡입)
반감기: 3~4시간

적응증 Indications

터부탈린은 기관지천식, 그리고 만성기관지염과 폐기종에 동반된 가역적 기관지연축에 사용한다.

금기사항 Contraindications

터부탈린은 해당 약제에 과민반응이 알려진 환자에게는 사용하지 않는다.

주의사항 Precautions

다른 교감신경작용제와 마찬가지로 활력징후를 감시해야 한다. 노인이나 심혈관질환자, 고혈압이 있는 사람에게는 주의해서 투여한다. 매번 투여 전후에 폐음을 청진한다. 투여 전후에 최대호기유속을 측정하는 것이 이상적이다.

부작용 Side Effects

터부탈린은 두근거림, 불안, 어지러움, 두통, 초조, 떨림, 고혈압, 부정맥, 가슴통증, 구역, 구토를 일으킬 수 있다.

약물 상호작용 Interactions

터부탈린과 다른 교감신경작용제를 함께 사용하면 부작용의 가능성이 증가한다. 베타차단제는 터부탈린의 작용을 억제할 수 있다.

용법 · 용량 Dosage

표준 용법은 계량흡입기를 사용해서 1분 간격을 두고 두 번 흡입하는 것이다. 터부탈린은 피하주사로도 투여할 수 있다. 보통 0.25 mg을 주사한다. 15~30분 후에 필요시 반복 투여할 수 있다. 터부탈린은 여기에 기술된 바에 따라 흡입 또는 피하주사로만 사용한다.

이소에타린 Isoetharine (Bronkosol)

분류 Class 교감신경작용제

설명 Description

이소에타린은 에피네프린과 화학적 구조면에서 비슷한 교감신경작용제이다. 이것은 다소 선택적인 β_2 수용체 작용을 나타내므로 심장독성에 대한 작용을 감소시킨다.

작용기전 Mechanism of Action

이소에타린은 β_2 수용체에 다소 선택적인 β 작용제로 폐기관지확장을 일으킨다. 작용발현은 에피네프린과 비슷하다. 그러나 효과는 더 오래 지속된다.

약동학 Pharmacokinetics

발현: 즉시 / 최대효과: 5~15분

지속시간: 1~4시간 / 반감기: 적용 안 됨

적응증 Indications

이소에타린은 만성 기관지염 및 폐기종과 관련된 기관지천식 및 가역성 기관지 경련에 사용된다.

금기사항 Contraindications

이 약물에 과민성이 있는 환자에게는 투여해서는 안 된다.

주의사항 Precautions

교감신경작용제는 환자의 활력징후를 모니터해야 한다. 노인, 심혈관질환이나 고혈압이 있는 환자에게는 주의해서 투여해야 하며 약물 투여 전후에 폐음 청진 및 최고 유속을 측정해야 한다.

부작용 Side Effects

두근거림, 불안, 현기증, 두통, 긴장, 떨림, 고혈압, 부정맥, 가슴통증, 오심 및 구토를 유발할 수 있다.

약물 상호작용/부적합성 Interactions/Incompatibilities

다른 교감신경작용제와 함께 사용할 때 이소에타린의 부작용이 발생할 가능성이 증가한다. 베타차단제는 이소에타린의 약물 효과를 둔하게 할 수 있다.

용법 · 용량 Dosage

이소에타린을 투여하는 세 가지 주요 방법이 있으며, 각각 다른 용량으로 투여된다.

투여 방법	용량	희석법
계량 흡입	2회 흡입	희석하지 않음
산소 에어로졸	0.5 mL	식염수로 1:3
간헐적 양압 호흡	0.5 mL	식염수로 1:3

나열된 방법 중 하나로만 투여해야 한다.

메타프로테레놀 Metaproterenol (Alupent)

분류 Class 교감신경작용제

설명 Description

메타프로테레놀은 β_2 수용체에 선택적인 교감신경작용제이다.

작용기전 Mechanism of Action

메타프로테레놀은 선택적인 β_2 작용제로 효과적인 기관지확장제이다. 효과 지속시간은 최대 4시간이다.

약동학 Pharmacokinetics

발현: 1분 최대효과: 1시간
지속시간: 1~5시간 반감기: 적용 안 됨

적응증 Indications

기관지천식
만성기관지염과 폐공기증이 연관된 가역성 기관지연축

금기사항 Contraindications

심부정맥이나 심한 빠른맥이 있는 환자에게는 사용해서는 안 된다.

주의사항 Precautions

교감신경작용제는 환자의 활력징후를 모니터해야 한다. 노인, 심혈관질환이나 고혈압이 있는 환자에게는 주의해서 투여해야 하며 약물 투여 전후에 폐음 청진 및 최고 유속을 측정해야 한다.

부작용 Side Effects

두근거림, 불안, 현기증, 두통, 신경과민, 떨림, 고혈압, 부정맥, 가슴통증, 오심 및 구토를 유발할 수 있다.

약물 상호작용/부적합성 Interactions/Incompatibilities

다른 교감신경작용제와 함께 사용할 때 메타프로테레놀의 부작용이 발생할 가능성이 증가한다. 베타차단제는 메타프로테레놀의 효과를 둔하게 할 수 있다.

용법 · 용량 Dosage

메타프로테레놀은 계량흡입기로 투여할 수 있다. 각 분무는 0.65 mg의 메타프로테레놀을 함유한다. 1회의 양은 보통 1분 간격으로 2~3회 분무한다. 메타프로테레놀은 소형 분무기로도 투여할 수 있다. 성인 용량은 생리식염수 2.5 mL에 메타프로테레놀 0.2~0.3 mL를 희석한 것이다. 이것을 보통 5~15분 동안 투여한다. 메타프로테레놀은 응급상황에서 흡입으로만 투여할 수 있다.

아미노필린 Aminophylline (Somophyllin)

분류 Class

잔틴계(xanthine)

설명 Description

아미노필린은 잔틴계 기관지확장제로서 교감신경작용제가 효과가 없는 경우에 때때로 효과적임이 증명되었다.

작용기전 Mechanism of Action

아미노필린은 교감신경작용제와는 다른 기전을 통해 기관지확장 효과를 나타낸다. 이것은 기관지의 민무늬근육을 이완시키나 아드레날린성 수용체에는 작용하지 않는다. 아미노필린은 뇌의 호흡중추를 자극시키고 특별히 무호흡 상태에 있는 유아의 치료에 유용하다. 기관지확장 외에도 경미한 이뇨작용이 있어서 심장박동수와 심박출량을 증가시키고 부정맥의 발생을 유발할 수 있다. 경미한 이뇨작용과 수축촉진 효과로 인하여 울혈심장기능상실과 폐부종의 치료에도 사용된다. 응급처치에서 보통 정맥으로 투여하고 특별한 상태에서는 좌약을 사용하기도 한다.

약동학 Pharmacokinetics

발현: 15분　　최대효과: 15분
지속시간: 다양함　　반감기: 4시간

적응증 Indications

기관지천식
만성기관지염
폐기종
울혈심장기능상실
폐부종

금기사항 Contraindications

아미노필린 약물에 과민성을 가지고 있는 환자에게 투여해서는 안 된다. 조절이 안 되는 심부정맥이 있는 환자에게는 사용해서는 안 된다.

주의사항 Precautions

심혈관질환이나 고혈압의 병력이 있는 환자에게 아미노필린을 투여할 때는 각별히 주의해야 한다. 아미노필린을 투여 받고 있는 환자는 심장을 모니터해야 한다. 심장자극, 특별히 PVCs와 빠른맥의 징후에 대하여 경계해야 한다. 빠르게 투여할 경우에는 저혈압이 발생할 수 있다.

부작용 Side Effects

빠른맥, 부정맥, 두근거림, 가슴통증, 신경과민, 두통, 발작, 오심 및 구토를 유발할 수 있다.

약물 상호작용/부적합성 Interactions/Incompatibilities

장기적 테오필린 요법 중인 환자에게는 혈중 약물농도를 검사할 때까지는 아미노필린을 투여해서는 안 된다. 베타차단제와 에리트로마이신 계열의 항생제를 같이 사용하면 테오필린 독성을 유발할 수 있다.

용법 · 용량 Dosage

아미노필린 투여에는 두 가지 주요 방법이 있다(드물게 사용). 첫 번째는 체액과부하 또는 부종이 나타나지 않는 환자에게 사용된다(즉, 급성 기관지천식): 생리식염수 90 또는 80 mL에 각각 250 또는 500 mg의 약물을 넣는다. 이것을 100 mL의 수액백 또는 Buretrol 또는 Volutrol-type 투여 세트로 20~30분 동안 주입한다. 이 느린 주입은 부정맥의 가능성을 줄여준다. 울혈심장기능상실이 있거나 추가의 수액이 위험할 수 있는 환자에게는 농축액을 주입한다. 5% 포도당액 20 mL에 250 또는 500 mg의 약물(2~5 mg/kg)을 넣는다. 이것을 Buretrol 또는 Volutrol-type 투여 세트를 이용하여 20~30분에 걸쳐 주입한다. 주사용 아미노필린은 위의 방법 중 한 가지로 서서히 주입해야 한다.

℞ 황산아트로핀 Atropine Sulfate

분류 Class 항콜린성 약물

설명 Description

아트로핀은 Atropa velladonna 식물로부터 유래된 부교감신경차단제(항콜린성)이다.

작용기전 Mechanism of Action

아트로핀은 강력한 부교감신경차단제로 기관지확장과 호흡기 분비물을 억제하기 때문에 호흡기 응급치료에 사용된다. 아트로핀은 아세틸콜린 수용체를 차단함으로써 부교감신경흥분을 억제한다. 이프라트로피움의 생산으로 기도질환의 치료에서는 상대적으로 사용하지 않게 되었다.

약동학 Pharmacokinetics

발현: 5~30분(흡입)
최대효과: 1~4시간(흡입)
지속시간: 2~4시간(흡입)
반감기: 2~3시간

적응증 Indications

아트로핀은 기관지천식, 만성기관지염, 폐공기증과 연관된 가역적 기관지연축에서 사용한다.

금기사항 Contraindications

이 약물에 과민성이 있는 환자에게 사용해서는 안 된다. 이것은 빠른 반응이 필요한 급성 기관지연축의 치료에는 적용할 수 없다.

주의사항 Precautions

아트로핀 치료 중에는 환자의 활력징후를 모니터해야 한다. 노인, 심혈관질환이나 고혈압이 있는 환자에게는 주의해서 투여해야 하며 약물 투여 전후에 폐음 청진 및 최고 유속을 측정해야 한다.

부작용 Side Effects

두근거림, 불안, 현기증, 두통, 신경과민, 발적, 오심 및 구토를 유발할 수 있다.

약물 상호작용/부적합성 Interactions/Incompatibilities

병원전 상황에서는 거의 없다.

용법 · 용량 Dosage

아트로핀은 보통 β 작용제와 함께 투여된다. 전형적으로 0.5~1.0 mg의 아트로핀을 2~3 mL의 생리식염수에 넣는다. 이것을 소형 분무기로 β 작용제와 함께 또는 단독으로 투여한다.

공급방법 How Supplied

아트로핀은 용액 1 mL에 1.0 mg을 함유한 앰플 및 바이알로 공급된다.

이프라트로피움 Ipratropium (Atrovent)

분류 Class 항콜린성 약물

설명 Description

이프라트로피움은 화학적으로 아트로핀과 유사한 항콜린성 약물이다.

작용기전 Mechanism of Action

이프라트로피움은 호흡기 응급치료에 사용되는 부교감신경차단제로 기관지확장과 호흡기 분비물을 억제한다. 이프라트로피움은 아세틸콜린 수용체를 차단함으로써 부교감신경 흥분을 억제한다.

약동학 Pharmacokinetics

발현: 다양	최대효과: 1.5~2.0시간
지속시간: 4~6시간	반감기: 1.5~2.0시간

적응증 Indications

기관지천식

폐공기증과 연관된 가역성 기관지연축

금기사항 Contraindications

이 약물에 과민성이 있는 환자에게는 투여해서는 안 된다. 빠른 반응이 필요한 급성 기관지연축의 치료에는 적용할 수 없다.

주의사항 Precautions

이프라트로피움 치료 중에는 환자의 활력징후를 모니터해야 한다. 노인, 심혈관질환이나 고혈압이 있는 환자에게는 주의해서 투여해야 하며 약물 투여 전후에 폐음을 청진 및 최고 유속을 측정해야 한다.

부작용 Side Effects

두근거림, 불안, 현기증, 두통, 신경과민, 발적, 오심 및 구토를 유발할 수 있다.

약물 상호작용/부적합성 Interactions/Incompatibilities

병원전 상황에서는 거의 없다.

용법 · 용량 Dosage

이프라트로피움은 보통 β 작용제와 함께 투여한다. 전형적으로 500 mcg의 Atrovent를 소형 분무기에 넣는다. 필요시 β 작용제를 첨가하거나 β 작용제 없이 소형 분무기로 투여한다. Atrovent는 정량 흡입기로도 제공된다.

황산마그네슘 Magnesium Sulfate

분류 Class 무기물, 전해질

설명 Description

황산마그네슘은 투여 시 마그네슘이온(Mg^{2+})과 황산이온으로 분해되는 염이다. 마그네슘은 신체 내에서 발생하는 수많은 생화학 반응에 필수적인 요소이다.

작용기전 Mechanism of Action

마그네슘은 생리적 칼슘차단제로서 작용하며 신경근 전달을 차단한다. 황산마그네슘은 조산 및 임신고혈압의 치료에 오랫동안 사용되어 왔다(자간전증 및 자간증). 산부인과에서의 사용법은 12장에서 설명한다.

약동학 Pharmacokinetics

발현: 즉시(정맥), 1시간(근육)	최대효과: 다양
지속시간: 1시간	반감기: 적용 안 됨

적응증 Indications

중증 기관지연축

불응성 심실잔떨림(심실세동) 및 무맥성 심실빠른맥

심근경색 후 부정맥 예방 및 Torsades de pointes(multiaxial ventricular tachycardia)에 사용한다.

금기사항 Contraindications

황산마그네슘은 쇼크, 지속적 중증 저혈압, 3도 방실차단, 혈액투석 및 저칼슘혈증 환자에게 투여해서는 안 된다.

주의사항 Precautions

황산마그네슘의 부작용을 최소화하기 위해 서서히 투여해야 한다. 정맥내 황산마그네슘을 투여받는 모든 환자는 활력징후의 확인과 함께 지속적으로 심장을 모니터해야 한다. 가능하면 투여 전에 무릎 및 두갈래근 깊은힘줄반사(이두근 심부건반사, biceps deep tendon reflex)를 검사하도록 한다(깊은힘줄반사는 마그네슘 수치가 증가함에 따라 감소하며 요법 가이드 역할을 할 수 있음). 콩팥기능부전 환자에게는 주의하여 사용해야 한다. 황산마그네슘 투여에 따른 고마그네슘혈증이 발생할 수 있고, 심각한 부작용의 경우에는 칼슘염(염화칼슘 또는 글루콘산칼슘)을 해독제로 사용해야 한다.

부작용 Side Effects

홍조, 땀남(발한), 느린맥, 깊은힘줄반사 감소, 졸음, 호흡억제, 부정맥, 저혈압, 저체온증, 가려움 및 발적을 유발할 수 있다.

약물 상호작용 Interactions

디지탈리스와 같이 투여하는 경우 심전도의 이상을 유발할 수 있다.

용법 · 용량 Dosage

표준용량은 2 g을 2~5분간에 걸쳐 투여하는 것이다.

메틸프레드니솔론 Methylprednisolone (Solu-Medrol)

분류 Class 코르티코스테로이드, 항염증제

설명 Description

강한 항염증작용이 있는 합성 스테로이드이다.

작용기전 Mechanism of Action

스테로이드의 약리작용은 광범위하고 넓으며, 다양한 용도를 지닌다. 항염증제로 효과가 있어서 알레르기 반응, 천식 및 아나필락시스의 치료에 사용된다. 메틸프레드니솔론은 혈장 반감기가 3~4시간인 중간 작용형 스테로이드이다.

약동학 Pharmacokinetics

발현: 다양
최대효과: 4~8일
지속시간: 1~5주
반감기: 3.5시간

적응증 Indications

중증 아나필락시스
천식 또는 COPD 및 두드러기

금기사항 Contraindications

중증의 아나필락시스의 급성치료에 사용 시 주요 금기사항은 없다.

주의사항 Precautions

병원전 단계에서 가능한 것은 스테로이드의 일회용량을 투여하는 것이다. 장기적 스테로이드 요법은 위장관출혈, 상처회복의 지연과 부신겉질호르몬의 억제를 일으킨다.

부작용 Side Effects

체액저류, 울혈심장기능상실, 고혈압, 복부팽만, 현기증, 두통, 오심, 불쾌감 및 딸국질을 유발할 수 있다.

약물 상호작용/부적합성 Interactions/Incompatibilities

병원전 상황에서는 거의 없다.

용법 · 용량 Dosage

중증의 아나필락시스에서 125~250 mg을 정맥주사한다. 정맥주사 또는 근육주사도 가능하다. 그러나 응급의학에서는 정맥주사를 선호한다.

하이드로코르티손 Hydrocortisone (Solu-Cortef)

분류 Class 코르티코스테로이드, 항염증제

설명 Description

항염증작용이 있는 강력한 코르티코스테로이드이다.

작용기전 Mechanism of Action

스테로이드의 약리작용은 광범위하고 넓다. 하이드로코르티손은 혈장 반감기가 90분인 단시간 작용형 스테로이드이다. 다른 부신스테로이드와 달리 이것은 심각한 아나필락시스 치료의 보조제로 효과가 있다.

약동학 Pharmacokinetics

발현: 즉시

최대효과: 4~8시간

지속시간: 1.0~1.5일

반감기: 90분

적응증 Indications

중증의 아나필락시스

천식 또는 COPD

두드러기

금기사항 Contraindications

중증의 아나필락시스의 급성치료에 사용 시 주요 금기사항은 없다.

주의사항 Precautions

병원전 단계에서 가능한 것은 스테로이드의 일회용량을 투여하는 것이다. 장기적 스테로이드 요법은 위장관출혈, 상처회복의 지연과 부신겉질호르몬의 억제를 일으킨다.

부작용 Side Effects

체액저류, 울혈심장기능상실, 고혈압, 복부팽만, 현기증, 두통, 오심, 불쾌감 및 딸꾹질을 유발할 수 있다.

약물 상호작용/부적합성 Interactions/Incompatibilities

병원전 상황에서는 거의 없다.

용법 · 용량 Dosage

중증의 아나필락시스 치료에 40~250 mg을 정맥주사한다.

주사경로 Route

응급의학에서는 정맥주사를 선호한다. 그러나 하이드로코디손은 정맥주사를 시작할 수 없을 때 근육 내로 투여할 수 있다.

사례연구

EMS가 호흡곤란을 호소하는 여성 환자를 돕기 위해 거주지로 호출되었다. 환자는 의식이 있고 호흡을 하고 있으며 구급대원에게 환자가 COPD 병력이 있으며 흡입기를 사용한다는 사실을 알려준다. 구급대원은 도착하자마자 환자의 아들을 만나 환자가 앉아 있는 침실로 간다. 99세의 여성 환자는 호흡곤란에 시달리고 있으며 앞으로 기대어 숨을 쉬고 있다.

신체검진

CNS:	환자는 의식이 있고, 환자의 인식 정도 x 4; 그녀는 짧은 대답만 할 수 있다(4단어 미만); 두려움을 느낌
Resp:	호흡은 분당 42회이며 얕다; 천명음; 천명은 모든 폐 부분에서 들림; 기관 정중앙, 외상 징후 없음
CVS:	목동맥 및 노동맥이 있고 약함; 피부가 따뜻하고 건조함
ABD:	부드럽고 압통 없음
Muscl/Skel:	명령에 따라 사지를 움직임; 손 꽉 쥐는 운동의 쇠약 없음

활력징후

Pulse:	120회/분, 불규칙하고 약함
Resp:	42회/분, 얕음
BP:	152/110 mmHg
SpO_2:	88%
$EtCO_2$:	51 mmHg
ECG:	분당 4~6의 단 초점 PVC를 가진 동율동 리듬
Hx:	환자는 폐기종을 앓고 있으며 최근 입원하여 2일 전에 퇴원했다. 환자의 상태는 지난 2주 동안 감기에 걸렸으며 날씨 변화로 인해 "폐가 말썽을 부린다"고 말한다. 환자의 상태는 점차 악화되고 있으며 아들은 오늘 오후에 사용하는 흡입기가 다 떨어졌다고 말한다. 가슴 통증이 없으며 최근 외상 또한 없었다.

(계속)

사례연구(계속)

치료

코삽입관(nasal cannula)를 이용하여 6 Lpm 산소를 투여하였고, 5 mg의 알부테롤(벤톨린)은 산소를 이용한 분무기에 의해 투여되었다. 환자는 편안해지고 호흡이 약간 개선되었으나 ECG 모니터에서 빠른맥이 관찰되었다. 병원으로 가는 동안 5 mg의 알부테롤 및 500 mcg의 이프라트로피움 브로마이드(Atrovent)의 두 번째 용량을 분무기를 통해 투여하였다. 병원에 도착하자마자 환자는 정상적으로 말할 수 있었고 천명음이 크게 줄었다. SpO_2는 96%로 증가하였다. 흡입기 처방전을 다시 내리고 병원에서 하룻밤을 보낸 후 그녀는 퇴원하였다.

사례연구

18시 30분, 구급대원이 병원에서 45분 거리의 시골에 거주하는 숨가쁨을 호소하는 45세 여성과 통화를 한다. 그녀는 의식과 호흡이 있고, 도착하자마자 환자의 남편이 구급대원을 거실로 안내한다. 환자는 코삽입관(nasal cannula)과 산소를 이용한 분무기로 가정용 산소를 사용하고 있다. 환자는 매우 불안하고 심한 호흡곤란을 겪고 있다.

신체검진

CNS:	환자는 의식이 있고, 환자의 인식 정도 x4 ; 극심한 호흡곤란
Resp:	분당 36회이며 얕다; 청진기에 의해 천명음이 들리지 않음; 정점에서 양측으로 밀착되어 거의 들리지 않는 천명음이 있으며 기저에서는 소리가 들리지 않음; 기관은 정중앙; 외상 징후 없음
CVS:	목동맥 및 노동맥이 있으나 약함; 피부가 창백하고 차가움
ABD:	부드럽고 압통 없음
Muscl/Skel:	명령에 따라 사지를 움직임; 손 꽉 쥐는 운동의 쇠약 없음

활력징후

Pulse:	140회/분, 규칙적, 약함
Resp:	36회/분, 얕음
BP:	144/94 mmHg
SpO_2:	82%
ECG:	굴빠른맥(동성빈맥, sinus tachycardia)
Hx:	환자는 20년 천식 병력을 가지고 있으며 하루에 두 번 흡입기로 알부테롤과 베클로포르테를 흡입하고 있다. 그리고 필요에 따라 수면 중에 4 Lpm에 코삽입관(nasal cannula)으로 가정 산소를 적용했다. 환자는 전화로 손녀와 이야기하고 있었으며, 그녀는 전화 통화 중에 매우 화가 나서 숨이 가쁘게 되었다. 환자는 산소를 투여하고(안도감 제공) 산소를 이용한 분무기(안도감 제공)와 함께 1회 용량(2.5 mg)의 알부테롤을 흡입했다.

치료

구급대원은 명령에 따라 분무기 마스크로 5 mg의 Ventolin과 500mcg의 Atrovent를 투여했으며, 환자가 숨을 쉬도록 지시했다. 환자는 매우 동요했고 거의 효과가 없었다. 정맥주사가 시작되어 TKO를 실행했다. 환자에게 ECG 모니터를 연결했고 굴빠른맥이 관찰되었다. 병원에 연락하여 구급대원이 125 mg의

(계속)

사례연구(계속)

Solu-Medrol 정맥주사를 투여하고 Ventolin을 계속 투여하도록 지시했다. 병원으로가는 도중 환자의 상태가 악화되었다. 환자는 의식이 있었지만 지쳤고 언어 명령을 따를 수 없었다. 병원에 연락하여 구급대원이 환자를 진정시키고 삽관하도록 지시했다. 절차는 환자에게 설명되었다; 펜타닐(Sublimaze) 100 mcg 및 미다졸람(Versed) 2.5 mg을 정맥으로 투여하였다. 셀릭의 조작은 식도 폐색에 적용되었으며, 이 시점에서 석시니콜린(Anectine) 1.5 mg/kg이 정맥으로 투여되었다. 턱이 이완된 후 삽관하였고 양측 호흡음을 확인하였다. 환자는 병원에 도착하자마자 중환자실에 입원했다.

CHAPTER REVIEW

요약

호흡기 응급은 즉시 치료받지 않으면 심각하고 위험의 가능성이 높은 위급한 상태이다. 호흡곤란의 징후와 증상의 신속한 인식이 필수적이다. 산소는 호흡기 문제를 치료하는 데 일차적인 약물이다. 천식, 아나필락시스 등 많은 종류의 의학적 문제는 이 장에서 논의된 약물에만 반응한다.

주요 용어

allergen(알레르기원) 신체에 알레르기 반응을 유발하는 극히 일부 사람에게만 해로운 물질

bronchospasm(기관지연축) 기관지의 비정상적 수축으로 기도의 협착과 차단을 일으키고 쌕쌕거리는 기침이 일반적 증상. 기관지연축은 천식과 기관지염의 주요 증상

capnography(카프노그라피) 호기말이산화탄소분압측정술, 배출되는 이산화탄소의 농도를 측정하는 기계

chronic obstructive pulmonary disease(COPD, 만성폐쇄폐질환) 폐의 환기 능력이 감소하는 것이 특징인 폐질환

edema(부종) 체액이 조직 내에 비정상적으로 차는 현상

hypoxia(저산소증) 세포의 산소요구량 만큼 산소공급을 할 수 없는 상태

isomers(이성체) 동일한 수의 원자를 갖지만 상이한 구조적 특성을 갖는 화합물

pH(수소이온농도지수) 용액의 산성 또는 염기성을 나타내는 과학적 방법, 수소이온으로 1을 나눈 로그값. pH가 높을수록 알칼리용액이고 낮을수록 산성용액

pulse oximetry(맥박산소측정법) 손가락이나 귓불에 설치된 비침습적 센서를 통해 혈액의 산소포화도를 측정하는 평가 양식

CHAPTER 9

알레르기반응 및 아나필락시스의 응급치료에 사용되는 약물

Medications Used in the Treatment of Allergic Reactions and Anaphylaxis

학습목표

이 장을 학습한 후 다음을 할 수 있어야 한다.

- **알레르기반응**과 **아나필락시스**의 용어를 정의하고 두 용어 간에 공통점 및 차이점을 구별한다.
- 알레르기반응 시 히스타민의 역할에 대하여 논의한다.
- 히스타민 수용체의 주요 유형과 관련 효과에 대하여 열거한다.
- 알레르기반응 및 아나필락시스를 흔히 일으키는 원인을 열거한다.
- 에피네프린 1 mg/1 mL 또는 1 mg/10 mL 간의 차이점을 서술한다.
- 알레르기반응의 치료에서 에피네프린의 역할 및 효과에 대하여 논의한다.
- 알레르기반응 시 항히스타민제 치료의 역할에 대하여 논의한다.
- 알레르기반응 시 코르티코스테로이드의 역할 및 중요성에 대하여 논의한다.
- 경도 및 중등도의 알레르기반응의 치료법을 열거한다.
- 아나필락시스의 치료법을 열거한다.

서론 Introduction

알레르기반응(allergic reaction)은 이물질로 인한 면역체계의 과도한 반응이다. 알레르기반응은 경미한 피부발진부터 거의 모든 신체를 포함하는 중증의 생명을 위협하는 반응까지 나타날 수 있다. 가장 심각한 알레르기반응을 아나필락시스(anaphylaxis)라고 부른다. 아나필락시스는 생명을 위협하는 응급상황으로 즉각적인 인지와 EMS 전문가의 특별한 치료를 요한다. 아나필락시스의 응급치료는 병원전 처치의 한 부분으로 전문소생술이 때때로 삶과 죽음을 결정짓는다. 아나필락시스는 수 초 이내에 발생할 수 있고 악화인자에 노출된 후 수 분에 사망할 수 있다. 다행히도 아나필락시스의 유해 효과를 역전시킬 수 있는 몇 가지 가능한 응급약물이 있다.

1902년 Portier과 Richet(치명적인 말미잘 독소에 대하여 개에게 면역성을 주려고 시도했던 프랑스의 면역학자)는 처음으로 아나필락시스를 완벽하게 설명하였다. 그들은 독소에 대하여 면역력이 자극되기를 바라며, 비치명적인 독소량을 동물들에게 조금 투여하였다. 그러나 동물들에게 거의 치사량에 가까운 양을 이차 접종하고 그들이 면역되었을 것이라고 예상했을 때 개들은 쇼크가 발생하여 사망하였다. Richet은 이 극적이고 예기치 않은 현상을

표 9-1 Gell & Cooms의 과민반응의 분류			
유형	분류	매개체	예
I	즉시형 과민반응	면역글로불린 E (IgE)	일반적인 알레르기 천식
II	세포독성과민반응	면역글로불린 G (IgG) 면역글로불린 M (IgM)	저혈소판증
III	면역복합반응	순환성 항원-항체 복합체	혈청병 전신홍반루푸스
IV	지연형 과민반응	세포매개 (T 세포)	옻나무 만성적인 이식조직 거부반응

필락시스(*phylaxis*로 방어를 뜻함)의 반대말을 뜻하는 **아나필락시스**라고 명명했다.

아나필락시스는 궁극적으로 쇼크와 사망을 일으킬 수 있는 사건의 생화학적 고리(biochemical chain)를 유발하는 특정 물질에 대한 노출로 인하여 발생한다. 아나필락시스의 정확한 발생 정도는 밝혀지지 않았다. 그러나 연간 아나필락시스로 미국에서 400~800명의 사망자가 발생한다. 주사용 페니실린(penicillin)과 벌, 말벌(**막시류**[*Hymenoptera*])의 침은 치명적인 아나필락시스를 일으키는 흔한 두 가지 원인이다. 매년 약 100~500명의 사망자는 비경구적 약물의 투여로 발생하였다. 약 25~40명의 사람들이 매년 벌에 쏘여 사망한다.

면역체계는 알레르기반응을 일으키는 주요 신체 체계이다. 그러나 다른 신체 체계 또한 알레르기반응에 영향을 받는다. 영향을 받는 신체 체계로는 **심혈관계**, **호흡기계**, **신경계**, 그리고 **위장관계**가 있다. **피부계**(피부)도 알레르기반응에 속한다. 알레르기와 아나필락시스 반응의 복잡성을 완전하게 알아보기 위해서 먼저 면역반응과 관련하여 면역체계의 해부학 및 생리학에 대하여 복습할 필요가 있다.

항원(antigen)에 대한 개인적인 초기 노출을 감작(민감화, sensitization)이라고 한다. 감작은 면역반응을 일으킨다. 추후 노출은 더 강력한 이차반응을 유도한다. 몇몇 사람들은 특정 항원에 과민(지나치게 민감함)하게 될 수 있다. 과민(hypersensitivity)은 예측할 수 없고 특정 항원에 과장된 반응을 일으킨다. 많은 경우에 과민은 '알레르기(allergy)' 라는 용어와 동일하게 사용된다. 일반적으로 과민반응에는 지연형(delayed) 반응과 즉시형(immediate) 반응 두 가지가 있다. 그러나 과민반응은 종종 네 가지의 분류로 나뉜다(표 9-1).

지연형 및 즉시형 과민성 Delayed and Immediate Hypersensitivity

지연형 과민성(delayed hypersensitivity)은 세포면역(cellular immunity)의 결과로 항체(antibodies)를 포함하지 않는다. 지연형 과민성은 보통 노출 후 수 시간에서 수일에 발생하고 정상적인 사람들에서 발생하는 알레르기의 한 종류이다. 지연형 과민성은 가장 흔하게 피부발진으로 나타나고 종종특정 약물과 화학물질의 노출로 나타난다. 지연형 과민성의 예로는 옻나무(poison ivy)와 관련된 발진이 있다.

사람들이 **알레르기**라는 용어를 사용할 때, 보통 즉시형 과민반응(immediate hypersensitivity reactions)을 말한다. 즉시형 과민반응의 예로는 건초열(hay fever), 약물알레르기,

식품알레르기, 습진(eczema), 그리고 천식이 있다. 몇몇 사람들은 알레르기 경향(allergic tendency)이 있다. 알레르기 경향은 보통 유전적으로, 이것은 부모에서 아이로 전해지는 것을 의미하고 많은 양의 IgE 항체(IgE antibodies)가 존재하는 것이 특징이다. IgE 항체의 분비를 일으키는 항원을 알레르기항원(allergen)이라고 부른다. 흔한 알레르기항원은 다음과 같다.

- 약물
- 식품 및 식품첨가제
- 동물
- 곤충(막시류)
- 균류 및 곰팡이류
- 방사선 조영제
- 라텍스(고무장갑, 콘돔)

알레르기항원은 다양한 경로를 통해 몸으로 들어갈 수 있다. 경로로는 구강섭취, 흡입, 국소, 그리고 주사 또는 독소주입(envenomation)이 있다. 아나필락시스반응의 대부분은 주사 또는 독소주입으로 발생한다. 그러나 최근에는 가공식품의 증가로 유사한 문제가 식품알레르기에서 증가하고 있다. 특정 식품(예: 땅콩)에 대한 알레르기반응은 치명적일 수 있다.

비경구용 페니실린의 주입은 치명적인 아나필락시스반응을 일으키는 흔한 원인이다. 곤충에 쏘이는 것이 두 번째로 흔한 원인이다. 막시류에 속하는 곤충이 가장 문제가 되는 곤충이다. 흔한 세 가지 종류의 곤충으로는 불개미, 말벌, 꿀벌이 있다. 각각은 유사한 구성 성분을 가지고 있지만 모두 독특한 독성을 나타낸다. 꿀벌은 종종 사람들을 쏜 후에 침을 그들의 몸에 남겨두고 떠날 것이다.

특정 항원에 노출 후 많은 양의 IgE 항체가 분비된다. 이러한 항체들은 호염기구(basophils)와 비만세포(mast cells; 면역반응을 돕는 화학물질이 포함된 면역체계의 전문적인 세포)의 막에 붙는다. IgE와 결합한 알레르기항원이 호염기구와 비만세포에 부착할 때 이러한 세포들은 히스타민(histamine), 헤파린(heparin), 그리고 기타 주변 조직의 물질들을 분비한다. 히스타민과 기타 물질들은 호염기구와 비만세포 내에 존재하는 과립(granules)에 저장된다. 실제로 이러한 특징 때문에 호염기구와 비만세포는 종종 과립구(granulocytes)로 불린다. 세포로부터 이러한 물질들의 분비 과정은 탈과립(degranulation)이라고 부른다. 이러한 분비 과정은 사람들이 매우 경미하거나 심각할 수 있는 **알레르기반응**을 야기한다.

알레르기반응의 주요 화학매개체는 히스타민이다. 히스타민(histamine)은 기관지수축, 장운동항진, 혈관확장, 그리고 혈관투과성의 증가를 일으키는 강력한 물질이다. 혈관투과성의 증가는 순환계에서 주변 조직으로의 체액 누출을 야기한다. 심각한 알레르기반응과 아나필락시스의 흔한 징후는 혈관신경부종(angioneurotic edema)이다. **혈관부종(*angioedema*)**이라고도 불리며 보통 머리, 목, 얼굴, 상부기도를 포함한 피부의 현저한 부종을 말한다. 히스타민은 전신에 존재하는 전문화된 히스타민 수용체의 작용에 의해 나타난다.

히스타민 수용체는 네 가지로 분류할 수 있다. H_1 수용체는 자극되었을 때 기관지수축과 장의 경축을 일으킨다. H_2 수용체는 말초혈관을 확장시키고 위산을 분비한다. 다른 히스타민 유형들은 표 9-2에 자세히 나타나 있다. 히스타민 분비의 목적은 항원에 대한 신체의 노출을 최소화하는 것이다. 기관지수축은 기도를 통해 들어온 항원의 가능성을 감소시킨다. 위산의 증가는 섭취한 항원을 파괴시키도록 돕는다. 창자운동성의 증가는 신체로의 항원 흡수를 최소화하는 창자를 통해 빠르게 항원을 이동시킨다. 혈관확장과 모세관투과성은 잠재적으로 가장 해로운 물질들이 있는 순환으로부터 알레르기항원을 제거하도록 돕는다.

아나필락시스 Anaphylaxis

아나필락시스는 보통 특정 알레르기항원이 순환계로 직접 주입되었을 때 발생한다. 이것은 아나필락시스가 약물, 진단적 약물의 주입과 벌에 쏘였을 때 가장 흔히 나타나는 이유이다. 알레르기항원이 순환계로 들어갔을 때 체내에 널리 퍼지게 된다. 알레르기항원은 호염기구와 비만세포와 상호작용하여 막대한 양의 히스타민과 아나필락시스와 관련된 기타 물질들을 분비하게 된다. 주요 신체계통은 아나필락시스로 인하여 심혈관계, 호흡기계, 위장관계, 그리고 피부에 영향을 미친다. 히스타민은 광범위한 말초의 혈관확장과 모세혈관의 투과성을 증가시킨다. 모세관투과성의 증가는 순환계로부터 현저한 혈장의 손실을 야기한다. 아나필락시스가 발생한 사람들은 실제로 순환쇼크(circulatory shock)로 인하여 사망할 수 있다.

또한 호염기구와 비만세포에서 분비되는 물질은 아나필락시스 지연반응물질(slow-reacting substance of anaphylaxis, SRS-A)이라고 불린다. 이것은 기관지민무늬근육의 연축을 일으켜 천식발작과 때때로 질식을 야기한다. SRS-A는 특히 호흡기계의 히스타민 효과를 증가시킨다.

처치 Treatment

알레르기반응과 아나필락시스의 처치는 보통 단계적 접근법을 따른다. 이러한 반응들은 호흡기계와 심혈관계에 영향을 주기 때문에 이러한 체계에 작용하는 약물들을 먼저 사용한다(심혈관계 약물은 7장, 호흡기계 약물은 8장에 논의되어 있다).

알레르기반응 Allergic Reactions

경증에서 중등도의 알레르기반응(호흡기 또는 심혈관을 제외한)은 교감신경작용제와 항히스타민제로 관리할 수 있다. 가장 흔히 사용하는 교감신경작용제는 에피네프린(epinephrine) 1:1000이다. 에피네프린 1:1000은 용매 1 mL에 에피네프린 1 mg에 포함되어 있다. 일반적인 용량은 0.3~0.5 mg을 근육주사하는 것이다. 근육주사(IM)는 예측 불가능한 에피네프린 흡수로 인하여 발생한 알레르기반응 동안에 피부밑조직의 혈류가 종종 예측할 수 없이 변화되어 피부밑주사(SC)보다 선호된다. 근육으로 에피네프린을 투여받은 환자는 투여 후에 일시적인 빠른맥, 떨림, 불안을 호소할 수 있다. 이러한 반응들은 보통 20~30분 후에 사라질 것이다.

알레르기반응의 이차 약물치료는 항히스타민제(antihistamines)이다. 항히스타민제는

표 9-2 히스타민 수용체의 유형		
수용체	주요 조직 위치	주요 생물학적 효과
H1	민무늬근육, 내피세포	급성 알레르기반응
H2	위의 벽세포	위산 분비
H3	중추신경계	신경전달 조절
H4	비만세포, 호산구, T 세포	면역반응 조절

다양한 히스타민 수용체를 차단한다. 히스타민 수용체는 네 가지 유형으로 알려져 있고 이는 표 9-2에 자세히 나타나 있다.

가장 흔한 항히스타민제는 H_1 수용체나 H_2 수용체를 차단하거나 둘 다를 차단한다. 항히스타민제는 다양한 수용체 유형에 대한 선택도가 다양하다. 가장 흔히 사용되는 항히스타민제는 디펜히드라민(diphenhydramine[Benadryl])으로 H_1 및 H_2 수용체 모두를 차단한다. 위염과 소화궤양성 질환을 치료하는 데 사용되는 약물들 중 몇 가지도 항히스타민제(예, cimetidine[Tagamet], ranitidine[Zantac], famotidine[Pepcid])이다. 이 약물들은 H_1 수용체를 넘어 H_2 수용체까지 차단하는 경향이 있으므로 디펜히드라민으로 인하여 나타나는 진정(sedation)을 일으키지 않고 위산 분비를 감소시킨다. 그러나 몇몇 H_1 효과를 남기고 급성 알레르기반응의 치료에 사용될 수 있다. 쌕쌕거림이나 기침을 하는 환자들은 흡입용 β 작용제에 효과가 있을 수 있다. 마지막으로 코르티코스테로이드는 발생한 알레르기반응과 항염증 과정의 추가적인 치료에 사용된다. 일반적으로 프레드니손(prednisone)과 같은 경구용 약물을 투여한다. 때때로 메틸프레드니솔론(methylprednisolone[Solu-medrol]), 덱사메타손(dexamethasone[Decadron]), 하이드로코르티손(hydrocortisone[Solu-Cortef])과 같은 주사용 코르티코스테로이드도 사용되고 있다(IV 또는 IM).

아나필락시스 Anaphylaxis

아나필락시스는 훨씬 더 강력한 반응과 치료를 필요로 한다. 기관지연축이 흔히 발생하기 때문에 모든 저산소증 환자에게 산소를 투여해야만 한다. 히스타민과 기타 아나필락시스에 사용되는 약물들은 모세관투과성을 증가시키고 체액을 혈관 내 공간에서 사이질(간질) 공간으로 이동시켜 부종과 두드러기를 유발한다. 그러므로 이러한 환자들은 빠르게 혈관 내 용적이 고갈될 수 있으므로 혈압과 관류를 유지하기 위해서 응급 정맥수액 치료가 필요하다. 그리고 부수적으로 다른 약물들도 필요하다.

에피네프린 Epinephrine

에피네프린은 교감신경작용제이다. 이것은 심장박동수, 심장수축력과 말초의 혈관확장을 증가시킨다. 또한 아나필락시스와 관련된 기관지연축을 약간 역전시킨다. 에피네프린은 또한 히스타민으로 발생한 모세관투과성의 상당 부분을 역전시킨다. 이는 투여 후 수 분 내로 발생한다. 저혈압과(또는) 중증의 기도막힘(폐쇄)이 특징인 중증의 아나필락시스에서는 에피네프린 1:10 000을 정맥으로 투여한다. 에피네프린 1:10 000은 용매 10 mL에 에피네프린 1 mg이 포함되어 있다. 정맥용 에피네프린의 효과는 3~5분 후에 차차 사라지므로 볼루스로 재투여가 필요할 수도 있다. 심각한 지속적인 아나필락시스의 경우에 에피네프린 점적의 제조와 투여에 대한 의료지시가 처방될 수도 있다.

에피네프린 Epinephrine

분류 Class 교감신경작용제

설명 Description

에피네프린은 천연 카테콜아민이다. 이것은 강력한 α 및 β 아드레날린성 자극제이다. 그러나 β 수용체에 대한 효과가 더 현저하다.

작용기전 Mechanism of Action

에피네프린은 α와 β 수용체에 직접 작용하지만, α 수용체에 대한 효과보다 β 수용체에 대한 효과가 훨씬 더 강하다. 에피네프린의 효과는 다음과 같다.

- 심장박동수를 증가시킨다.
- 심장수축력을 증가시킨다.
- 전신의 혈관저항을 증가시킨다.
- 혈압을 상승시킨다.
- 모세관투과성을 감소시킨다.

에피네프린은 알레르기반응과 아나필락시스의 치료에 중요한 약물이다.

아나필락시스가 발생한 경우 정맥으로 약물을 투여하면 에피네프린의 효과는 보통 90초 이내에 나타나고 작용 지속시간이 짧다. 그러므로 치료적 농도를 유지하기 위해서는 매 3~5분 간격으로 투여하거나 에피네프린 점적을 시작한다. 정맥으로 투여하는 경우는 효과의 발현이 느리고 효과의 지속시간이 연장된다.

약동학 Pharmacokinetics

발현: <2분(정맥) 최대효과: <5분(정맥)
지속시간: 5~10분(정맥) 반감기: 5분(정맥)

적응증 Indications

알레르기반응(1 mg/1 mL)과 아나필락시스(보통 1 mg/10 mL)

금기사항 Contraindications

에피네프린 1 mg/10 mL는 심혈관허탈(아나필락시스)의 징후가 있는 환자에서는 금기한다. 이런 경우 정맥내 농도(1 mg/1 mL)를 사용해야 한다. 단순 알레르기반응과 천식에서

1 mg/1 mL 희석액이 사용되어야 하며, 근육으로 투여된다.

주의사항 Precautions

모든 카테콜아민과 같이 에피네프린은 차광보관하여야 한다. 중탄산나트륨 같은 알칼리 용액에 의하여 불활성화될 수 있으므로 에피네프린과 중탄산나트륨의 투여 사이에는 정맥 주입선을 충분히 씻어주어야 한다.

부작용 Side Effects

에피네프린은 두근거림, 불안, 떨림, 두통, 현기증, 오심 및 구토를 일으킬 수 있다. 강한 병력성 및 변시성 효과로 인하여 심근의 산소요구량이 증가된다. 저용량에서도 심근의 허혈을 일으킬 수 있다. 에피네프린을 응급상황에서 투여할 때는 반드시 이 점을 명심해야 한다.

약물 상호작용/부적합성 Interactions/Incompatibilities

에피네프린은 pH 의존적이고 중탄산나트륨과 같은 알칼리용액과 함께 투여될 때는 불활성화될 수 있다. 항우울제를 복용하고 있는 환자에게서는 에피네프린의 효과가 증대될 수 있다.

용법 · 용량 Dosage

에피네프린은 근육, 정맥, 뼈안(골내), 또는 기관 내로 투여될 수 있다. 사용량은 다음과 같다.

- **아나필락시스(성인)**: 아나필락시스에서의 에피네프린의 투여량은 1 mg/1 mL 용액의 0.05~0.1 mg(심정지 시 에피네프린 용량의 5~10%가 투여된다)을 정맥 또는 뼈안(골내)으로 투여한다. 더 많은 용량이 의료통제를 통해 처방될 수 있다. 기관내 투여량은 정맥 투여량보다 적어도 2~2.5배 많아야만 하고 일반적으로 비효율적이다. 만약 볼루스로 재투여가 필요하다면, 반응의 중증도와 결정질 점적투여에 따라 5~15 mcg/min으로 에피네프린 점적투입을 고려한다.
- **알레르기반응(성인)**: 경증에서 중등도의 알레르기반응에서 에피네프린의 초기용량은 1 mg/1 mL 용액의 0.1~0.3 mg을 근육으로 투여한다. 필요시 15~20분마다 반복투여할 수 있다.
- **중증 아나필락시스/중증 천식(소아)**: 정맥용 에피네프린은 반드시 생명을 위협하는 중증 아나필락시스와 중증 천식에서만 투여해야 한다. 덜 심각한 경우에는 에피네프린 1 mg/1 mL을 근육으로 투여하거나 흡입용 β 작용제로 치료해야 한다. 중증의 아나필락시스 또는 천식의 경우에 초기용량 0.01 mg/kg을 정맥으로 투여해야 한다. 용량은 5~15분마다 필요시 반복투여가 가능하다. 에피네프린 점적은 심각한 경우에 필요로 할 수도 있다.

항히스타민제 Antihistamines

항히스타민제는 아나필락시스 치료의 이차 약물로 에피네프린의 투여 후에 사용해야만 한다. 항히스타민제는 히스타민 수용체를 차단하여 히스타민 효과를 차단한다. 이것은 수용체로부터 히스타민을 대체하는 것은 아니다. 결합하여 추가적인 히스타민을 차단하는 것이다. 또한 비만세포와 호염기구로부터 히스타민 분비를 감소시키는 데 도움을 준다. 대부분의 항히스타민제는 비선택적이며 H_1과 H_2 수용체 모두를 차단한다. 그 외의 항히스타민제는 H_1 또는 H_2 수용체에 대하여 더 선택적이다.

디펜히드라민(diphenhydramine[Benadryl])은 아마도 알레르기반응과 아나필락시스 치료에 가장 흔히 사용되는 항히스타민제이다. 이 약물은 비선택적이며 H_1과 H_2 수용체 모두에서 작용한다. 디펜히드라민의 표준용량은 25~50 mg으로 정맥 또는 근육으로 투여한다. 정맥으로 주사할 때 천천히 투여해야만 한다. 디펜히드라민의 소아용량은 소아의 체중에 따라 1~2 mg/kg이다. 흔히 사용되는 다른 비선택적인 항히스타민제로는 하이드록시진(hydroxyzine[Atarax, Vistaril])과 프로메타진(promethazine[Phenergan])이 있다. 하이드록시진은 강력한 항히스타민제로 반드시 근육으로만 투여할 수 있다. 프로메타진은 정맥 또는 근육으로 투여할 수 있으나 디펜히드라민만큼 강력한 효과는 나타나지 않는다. 프로메타진은 심각한 부작용이 있어 EMS 및 응급약물로 사용하기에 제한적이다.

선택적 히스타민차단제는 일차적인 H_2 차단제로 궤양성 질환의 치료에 사용된다. H_2 수용체의 차단은 위산의 분비를 감소시킨다. 그러나 H_2 수용체는 보통 말초혈관에 존재한다. H_2 차단제의 투여는 아나필락시스와 관련된 혈관확장의 일부분을 역전시킬 것이다. H_2 차단제로 가장 흔히 사용되는 두 가지 약물로는 시메티딘(cimetidine[Tagamet])과 라니티딘(ranitidine[Zantac])이 있다. 일반적으로 시메티딘 300 mg 또는 라니티딘 50 mg을 3~5분에 걸쳐 정맥으로 천천히 투여한다(몇 가지 최근 연구에서는 알레르기반응의 치료에서 H_2 차단제의 효과에 대해 의문을 제기하였다). 이러한 약물들은 비선택적 항히스타민제보다 더 값이 비싸다.

℞ 디펜히드라민 Diphenhydramine (Benadryl)

분류 Class 항히스타민제

설명 Description

H_1 수용체차단제

작용기전 Mechanism of Action

디펜히드라민은 H_1 수용체차단제로 히스타민 분비를 차단한다. 또한 상당한 항콜린성 작용을 한다.

약동학 Pharmacokinetics

발현: 10~15분(정맥)
최대효과: 1시간
지속시간: 6~8시간
반감기: 1~4시간

적응증 Indications

알레르기반응 및 아나필락시스
추체외로계(피라미드바깥길[extrapyramidal]) 증상

금기사항 Contraindications

이 약물에 과민성이 있는 환자에게 투여해서는 안 된다.

주의사항 Precautions

천식, 좁은앞방각녹내장(narrow-angle glaucoma), 양성전립샘비대가 있는 환자에서 주의하여 투여해야 한다.

부작용 Side Effects

졸음, 현기증, 두통, 피로, 두근거림, 이상행복감(euphoria), 빈뇨를 일으킬 수 있다.

약물 상호작용/부적합성 Interactions/Incompatibilities

푸로세마이드(furosemide)

용법 · 용량 Dosage

25~50 mg 정맥주사 또는 근육주사

경로 Route

정맥(IV), 근육(IM), 구강(PO)

코르티코스테로이드 Corticosteroids

코르티코스테로이드는 아나필락시스의 예방 및 치료에 중요하다. 비록 치료의 초기 단계에서는 효과가 적지만, 아나필락시스 응급과 관련된 항염증반응을 억제하는 데 도움을 준다. 흔히 사용되는 코르티코스테로이드로는 메틸프레드니솔론(methylprednisolone[Solu-Medrol]), 하이드로코르티손(hydrocortisone[Solu-Cortef]), 그리고 덱사메타손(dexamethasone[Decadron])이 있다.

메틸프레드니솔론 Methylprednisolone (Solu-Medrol)

분류 Class 코르티코스테로이드, 항염증제

설명 Description

메틸프레드니솔론은 강력한 항염증작용이 있는 합성 스테로이드이다.

작용기전 Mechanism of Action

코르티코스테로이드는 체내에서 다양한 작용을 한다. 강력한 항염증작용이 있으며 염증을 일으키는 많은 물질들(cytokines, interleukin, interferon)을 억제하고, 또한 전염증성 효소의 합성을 억제한다. 스테로이드의 약물학적 작용은 광범위하고 복합적이다. 일반적인 의료 분야에서 스테로이드는 다양한 사용 범위를 가지고 있다. 항염증제로 효과적인 이 약물은 알레르기반응, 천식, 아나필락시스의 치료에 사용된다. 메틸프레드니솔론은 약 3~4시간의 혈장반감기를 가진 중간작용형 스테로이드이다.

약동학 Pharmacokinetics

발현: 다양	최대효과: 4~8일(근육)
지속시간: 1~5주(근육)	반감기: 3.5시간

적응증 Indications

중증 아나필락시스
천식 또는 COPD
두드러기

금기사항 Contraindications

중증의 아나필락시스의 급성치료에 사용 시 주요 금기사항은 없다.

주의사항 Precautions

병원전 단계에서 가능한 것은 스테로이드의 일회용량을 투여하는 것(일회 요법)이다. 장기적 스테로이드 요법은 위장관출혈, 상처회복의 지연과 부신겉질호르몬의 억제를 일으킨다.

부작용 Side Effects

체액저류, 울혈심장기능상실, 고혈압, 복부팽만, 현기증, 두통, 불쾌감, 딸꾹질을 유발할 수 있다.

약물 상호작용/부적합성 Interactions/Incompatibilities

병원전 상황에서는 거의 없다.

용법 · 용량 Dosage

중증의 아나필락시스의 치료에서 표준용량은 125~250 mg을 정맥주사한다. 근육주사도 가능하지만 응급의학에서는 정맥주사를 선호한다.

하이드로코르티손 Hydrocortisone (Solu-Cortef)

분류 Class 코르티코스테로이드, 항염증제

설명 Description

하이드로코르티손은 항염증작용이 있는 강력한 코르티코스테로이드이다.

작용기전 Mechanism of Action

코르티코스테로이드는 체내에서 다양한 작용을 한다. 강력한 항염증작용이 있으며 염증을 일으키는 많은 물질들(cytokines, interleukin, interferon)을 억제하고, 또한 전염증성 효소의 합성을 억제한다. 스테로이드의 약물학적 작용은 광범위하고 복합적이다. 하이드로코르티손은 약 90분의 혈장반감기를 가진 단기작용형 스테로이드이다. 다른 부신겉질스테로이드처럼 중증의 아나필락시스 치료의 보조약물로 효과적이다.

약동학 Pharmacokinetics

발현: 즉시
최대효과: 4~8시간
지속시간: 1.0~1.5일
반감기: 90분

적응증 Indications

중증 아나필락시스
천식 또는 COPD
두드러기

금기사항 Contraindications

중증의 아나필락시스의 급성치료에 사용 시 주요 금기사항은 없다.

주의사항 Precautions

병원전 단계에서 가능한 것은 스테로이드의 일회용량을 투여하는 것(일회 요법)이다. 장기적 스테로이드 요법은 위장관출혈, 상처회복의 지연과 부신겉질호르몬의 억제를 일으킨다.

부작용 Side Effects

체액저류, 울혈심장기능상실, 고혈압, 복부팽만, 현기증, 두통, 불쾌감, 딸꾹질을 유발할 수 있다.

약물 상호작용/부적합성 Interactions/Incompatibilities

병원전 상황에서는 거의 없다.

용법 · 용량 Dosage

중증의 아나필락시스 치료에서 표준용량은 40~250 mg을 정맥주사한다.

경로 Route

응급의학에서는 정맥경로가 선호된다. 그러나 정맥으로 주사할 수 없을 때 근육주사로도 투여될 수 있다.

덱사메타손 Dexamethasone (Decadron)

분류 Class 코르티코스테로이드, 항염증제

설명 Description

덱사메타손은 항염증작용이 있는 강력한 코르티코스테로이드이다.

작용기전 Mechanism of Action

코르티코스테로이드는 체내에서 다양한 작용을 한다. 강력한 항염증작용이 있으며 염증을 일으키는 많은 물질들(cytokines, interleukin, interferon)을 억제하고, 또한 전염증성 효소의 합성을 억제한다. 스테로이드의 약물학적 작용은 광범위하고 복합적이다. 덱사메타손은 3시간 이상(3+)의 혈장반감기를 가진 중간작용 지속형 스테로이드이다. 다른 부신겉질스테로이드처럼 중증의 아나필락시스 치료의 보조약물로 효과적이다.

약동학 Pharmacokinetics

발현: 즉시
최대효과: 1~2시간
지속시간: 2.75일
반감기: 3~4.5시간

적응증 Indications

중증 아나필락시스
천식 또는 COPD
두드러기

금기사항 Contraindications

중증의 아나필락시스의 급성치료에 사용 시 주요 금기사항은 없다.

주의사항 Precautions

병원전 단계에서 가능한 것은 스테로이드의 일회용량을 투여하는 것(일회 요법)이다. 장기적 스테로이드 요법은 위장관출혈, 상처회복의 지연과 부신겉질호르몬의 억제를 일으킨다.

부작용 Side Effects

체액저류, 울혈심장기능상실, 고혈압, 복부팽만, 현기증, 두통, 불쾌감, 딸꾹질을 유발할 수 있다.

약물 상호작용/부적합성 Interactions/Incompatibilities

병원전 상황에서는 거의 없다.

용법 · 용량 Dosage

중증 아나필락시스의 치료에서 표준용량은 4~10 mg을 정맥주사한다.

경로 Route

응급의학에서는 정맥경로가 선호된다. 그러나 정맥으로 주사할 수 없을 때 근육주사로도 투여될 수 있다.

혈압상승제 Vasopressors

중증 및 지속적인 아나필락시스반응은 혈압을 유지하기 위해 강력한 혈압상승제의 투여를 필요로 할 수도 있다. 일차 치료법 및 충분한 수액소생술과 함께 이러한 약물을 사용한다. 흔히 사용하는 약물로는 도파민(dopamine), 노르에피네프린(norepinephrine), 그리고 에피네프린(epinephrine)이 있다. 이러한 약물들은 점적용으로 준비해야 하며 혈압 및 심장박출량을 지지하기 위해 지속적으로 투여되어야 한다.

β2 작용제 Beta2-Agonists

중증의 알레르기반응과 아나필락시스가 발생한 많은 환자들은 기관지연축, 후두부종 또는 두 증상이 모두 발생할 것이다. 이러한 경우에 흡입용 β 작용제가 유용하다. 병원전 처치에서 가장 흔히 사용되는 β 작용제로는 알부테롤(albuterol[Ventolin, Proventil])이나 레발부테롤(levalvuterol[Xopenex])이 있다. 보통 천식의 치료로 사용되지만, 이러한 약물들은 아나필락시스로 인한 기관지연축, 후두부종의 상당 부분을 역전시키는 것을 돕는다. 성인 환자에게는 생리식염수 3 mL에 알부테롤 2.5 mg을 혼합하여 수동식 분무기(hand-held nebulizer)를 통해 투여한다. 소아(2~12세) 환자의 경우는 체중에 따라 알부테롤 0.63 또는 1.25 mg을 투여해야 한다. 메타프로테레놀(metaproterenol[Alupent]) 또는 레발부테롤(levalbuterol[Xopenex])과 같이 기타 β 작용제들을 알부테롤 대신에 사용할 수도 있다.

기타 약물 Other Agents

아나필락시스 치료에 가끔 사용되는 약물로는 아미노필린(aminophylline)과 크로몰린나트륨(cromolyn sodium)이 있다. 아미노필린은 β 작용제와 관련이 없는 기관지확장제이다. 이 약물은 아나필락시스와 관련된 기관지연축을 치료하기 위해 정맥점적법으로 천천히 투여해야 한다. 크로몰린나트륨[Intal]은 알레르기반응과 아나필락시스의 치료에 사용되지는 않지만 예방 차원에서 사용된다. 크로몰린나트륨은 비만세포의 막을 안정화시켜 히스타민의 양과 세포가 자극될 때 분비되는 기타 매개체를 줄이는 것을 돕는다.

CHAPTER REVIEW

요약

알레르기반응은 문제가 발생하여 생명을 위협하는 상황까지 발생할 수 있다. 치료가 지연될수록 더 많은 염증이 발생하여 치료하는 것이 더욱 어려워진다. 아나필락시스는 중증의 알레르기반응으로 생명을 위협한다. 알레르기반응 치료의 일차약물은 에피네프린이다. 뒤이어 항히스타민제, 흡입용 β 작용제, 그리고 코르티코스테로이드가 중요한 역할을 한다. 알레르기반응의 징후 및 증상에 대한 즉각적인 인지가 가장 중요하다.

주요 용어

allergen(알레르기항원) 체내의 이물질로 특정 사람에게서 알레르기반응을 일으키는 물질.

allergic reaction(알레르기반응) 특정한 알레르기항원에 대한 과민반응.

allergy(알레르기) 어떤 물질과 접촉 시 신체가 반응을 일으키는 것으로 물질에 대한 과민성을 말한다.

anaphylaxis(아나필락시스) 항원에 대한 극도의 생명을 위협할 정도의 민감성으로 히스타민과 기타 매개체의 분비를 일으킨다.

angioneurotic edema(혈관신경부종) 알레르기항원과 특정 약물에 노출된 후에 발생하는 피부밑조직과 점막밑조직의 급격한 부종.

basophils(호염기구) 염기성 염료에 쉽게 반응하는 과립구를 보유한 백혈구의 한 종류.

cellular immunity(세포면역) 세포매개성 면역반응을 야기하는 면역의 한 종류.

degranulation(탈과립) 감염이나 알레르기항원의 침입을 처리하는 것을 돕기 위해 과립백혈구가 화학물질을 분비하는 세포 과정.

delayed hypersensitivity(지연형 과민반응) 단핵백혈구(세포매개)로부터 발생하는 염증반응.

granules(과립) 물질의 작은 입자.

granulocytes(과립백혈구) 세포질(호산구, 호염기구, 호중구)에서 과립을 갖고 있는 백혈구 집단.

histamine(히스타민) 사람과 포유동물에서 발견되는 화학물질로 신체의 면역반응의 한 부분으로 분비된다. 혈관확장, 민무늬근육(기도)의 경축, 그리고 위산의 분비를 증가시키는 생리학적 변화를 일으킨다. 호흡기계 알레르기의 특징인 가려움과 재채기는 히스타민의 분비로 인하여 발생된다.

Hymenoptera(막시류) 벌, 말벌, 개미를 포함한 곤충류.

hypersensitivity(과민성) 지나친 민감성을 말하며, 다른 용어로 알레르기라고도 한다.

IgE antibody(IgE 항체) 면역글로불린(항체)의 다섯 가지의 주요 분류 중 하나이다. 주로 피부 및 점막에 존재한다.

immediate hypersensitivity(즉시형 과민반응) 호염기구 및 비만세포에서의 매개체와 히스타민을 분비하는 알레르기반응.

mast cells(비만세포) 많은 호염기성 과립을 보유하고 신체조직의 손상이나 염증에 반응하는 헤파린 및 히스타민과 같은 물질을 분비하는 결합조직에서 발견되는 세포.

sensitization(민감화, 감작) 이차 또는 반복된 노출로 인하여 항원에 반응하거나 과민반응을 일으키는 것을 말한다.

slow-reacting substance of anaphylaxis(SRS-A)(아나필락시스 지연반응물질) 아나필락시스반응 시 비만세포에서 분비되는 염증성 물질로 특정 민무늬근육의 경축을 천천히 장기간 유도하고 알레르기성 기관지천식의 중요한 매개체로 작용한다.

대사성-내분비 응급치료에 사용되는 약물

Medications Used in the Treatment of Metabolic-Endocrine Emergencies

CHAPTER 10

학습목표

이 장을 학습한 후 다음을 할 수 있어야 한다.

- **호르몬**이란 용어를 정의한다
- 이자(췌장)의 위치와 기능에 대하여 설명한다.
- 이자의 두 가지 기능을 설명한다.
- 글루카곤의 기능을 설명한다.
- **당뇨병**을 정의한다.
- 인슐린의 기능과 포도당대사와의 관련성에 대하여 설명한다.
- I형(인슐린 의존성)과 II형(인슐린 비의존성) 당뇨병을 비교한다.
- 당뇨병성 케톤산증과 고삼투성 저혈당증을 비교한다.
- 저혈당증의 생리학 및 치료에 대하여 자세히 설명한다.
- 인슐린, 글루카곤, 포도당 및 티아민에 대한 적응증, 금기사항 및 용법에 대하여 설명한다.

서론 Introduction

호르몬(hormones)을 직접 혈액으로 분비하는 샘(선)을 내분비샘(endocrine gland)이라고 부른다. 호르몬은 기관 또는 특별한 세포에서 분비되는 화학물질로 다른 기관을 조절하거나 통제하는 작용을 한다. 호르몬은 일반적으로 표적으로 이송되는 혈류로 직접 분비된다. 이들은 이자(췌장)를 제외하고는 응급질환을 일으키는 경우가 거의 없다. 가끔 갑상샘(thyroid)에서 과도한 갑상샘호르몬을 분비하는 경향이 있다. 갑상샘기능항진증(hyperthyroidism)이라 불리는 이 질환은 심장박동수의 증가, 체중의 감소, 불면증, 피부건조, 탈모 및 신경과민 등의 특징이 나타난다. 갑상샘의 기능장애 중 드물지만 심각한 형태는 '갑상샘중독발증(thyroid storm)' 이다. 갑상샘중독 발증은 고열, 빠른맥, 탈수 및 정신상태의 변화를 초래한다. 이 장은 대사성-내분비 응급상황에 관한 것이지만 주로 이자질환인 당뇨병(diabetes mellitus)에 대하여 논의한다.

당뇨병은 체내에서 불충분한 인슐린 활동이 일어나는 질환이다. 인슐린은 정상적인 혈당 수준을 유지하는데 매우 중요하다. 포도당(glucose)은 모든 세포에 중요하며, 특히 뇌세포에 더 중요하다. 사실 포도당은 뇌세포가 에너지원으로 쉽고 효과적으로 사용할 수 있는 유일한 물질이다. 또한 인슐린은 글리코겐(glycogen), 단백질, 그리고 지방을 신체에 저장할 수 있다.

이자는 작은창자(소장)의 주름 내의 복막 뒤 공간에 위치하고 있다. 이자에는 **랑게르한스섬**(*islets of Langerhans*)이라 불리는 구역이다. 랑게르한스섬은 세 개의 다른 호르몬을 분비하는 세 가지 세포 유형이 있다. 알파(α)세포는 호르몬 **글루카곤**을 분비한다. 베타(β)세포는 **인슐린**을 분비한다. **소마토스타틴**(*somatostatin*)이라 불리는 세 번째 호르몬은 델타(δ) 세포에서 분비된다. 인슐린은 세포로의 포도당 통과에 필요하다. 인슐린이 없으면 혈당은 상승한다. 글루카곤은 포도당으로 분해시키는 글리코겐과 같은 당질(carbohydrates)을 저장한다. 혈당이 떨어지면, 글루카곤이 분비되고 저장된 당질이 방출된다. 소마토스타틴은 성장호르몬뿐만 아니라 인슐린과 글루카곤의 분비를 억제한다.

당뇨병은 내분비-대사성 질환의 한 종류로 인슐린 분비나 인슐린 작용의 결함으로 발생하는 혈당상승(고혈당증[hyperglycemia])이 특징이다. 만성 고혈당증은 세포 및 조직의 장기간의 손상, 기능이상, 그리고 다양한 기관부전(특히 눈, 콩팥, 신경, 심장, 혈관)과 관련이 있다.

몇 가지 병태생리학적 과정들이 당뇨병의 발병과 관련이 있다. 이것은 인슐린 결핍으로 인한 이자의 베타 세포의 자가면역 손상부터 인슐린 작용의 저항성으로 발생하는 이상(abnormalities)까지 다양하다. 당뇨병 환자에서 당질, 지방, 그리고 단백질대사의 근본적인 이상은 표적조직의 부족한 인슐린 작용을 말한다. 부족한 인슐린 작용은 호르몬 작용의 복잡한 경로 중 하나 또는 그 이상의 지점에서 불충분한 인슐린 분비와 인슐린에 대한 저하된 조직반응을 야기한다. 인슐린 분비의 손상과 인슐린 작용의 장애가 종종 공존하고 이러한 비정상이 고혈당증의 일차 원인인지는 불분명하다.

현저한 고혈당증의 증상은 다뇨(polyuria), 다갈(polydipsia), 체중감소와 때때로 다식(polyphagia)과 흐린 시력(blurred vision)을 포함한다. 성장장애 및 특정 감염에 대한 민감성 또한 만성 고혈당증을 동반할 수 있다. 급성으로 생명을 위협하는 조절되지 않는 당뇨병의 결과는 케톤산증(ketoacidosis)을 동반한 고혈당증 또는 고삼투성 고혈당증 상태이다.

장기간의 당뇨병 합병증으로는 시력의 잠재적 소실을 가져오는 망막병증(retinopathy), 콩팥기능상실을 유발하는 콩팥손상(콩팥병증), 발의 궤양 위험성이 있는 말초신경손상(신경병증), 절단, 관절손상(샤로크관절[Charcot joints]), 위장, 비뇨생식기 및 심혈관의 증상을 일으키는 자가면역성신경병증, 성기능장애가 있다. 당뇨병 환자는 죽상경화성심장질환, 말초동맥질환, 그리고 뇌혈관질환의 유병률이 증가한다. 고혈압과 지방대사의 이상은 종종 당뇨병 환자에게서 발견된다(표 10-1).

표 10-1 당뇨병에 기인한 정신상태 이상의 전형적인 증상

저혈당증(Hypoglycemia)						
현장조사	**일차평가**	**징후 및 증상**	**활력징후/신체검진**	**병력**	**원인**	**처치**
주사기, 인슐린, 혈당측정기, 하지 보정장치 등의 존재	주호소는 환자 또는 가족의 당뇨병의 인식으로 드러날 수 있음(혼동, 안절부절증, 허약감의 호소) 급성 발병 기도저항(구토, 혀)	허약감/조정불능 기면/혼동 두통 과민, 신경성 행동 다식, 다갈, 다뇨 권태감 복부통증 중독성 혼수(심각한 경우)	**활력징후** 약하거나 완전한 빠른 맥박 차고 축축한 피부 땀(발한) 정상 또는 확장된 동공 **신체검진** 상처치유 지연, 말초관류 불량 손가락의 상처(일시적), 절단	당뇨병의 병력, 심장, 콩팥 또는 혈관성 질환 비만, 내분비계 문제, 운동, 감염	너무 많은 인슐린 섭취 과로로 인한 포도당 농도의 감소	혈당검사 프로토콜 또는 내부규정에 따른 포도당 투여
고혈당증(Hyperglycemia[DKA/HHNKS])						
현장조사	**일차평가**	**징후 및 증상**	**활력징후/신체검진**	**병력**	**원인**	**처치**
주사기, 인슐린, 혈당 측정기, 하지 보정장치 등의 존재	주호소는 환자 또는 가족의 당뇨병의 인식으로 드러날 수 있음(혼동, 안절부절증, 허약감의 호소) 점진적 발병 환자의 호흡 시 과일 냄새 기도압박	다뇨, 다갈, 다식 오심, 구토 빠른맥 깊고 빠른 호흡 따뜻하고 건조한 피부 호흡 시 과일 냄새 복부통증 혈압저하 열(드물게) 의식수준 저하	**활력징후** 약하고 빠른 맥박 쿠스마울 호흡 혈압저하(후기) 피부긴장도 감소, 창백, 탈수, 모세혈관 재충혈 지연 **신체검진** 주사자국 의료정보용 팔찌 상처치유 지연, 말초관류 불량 손가락의 상처(일시적), 절단	당뇨병의 병력, 심장질환, 콩팥질환, 혈관질환 비만, 내분비계 문제 당뇨병의 가족력	환자의 인슐린 미복용 과식, 탄수화물이 풍부한 식품 섭취 혈당/인슐린 균형을 방해하는 감염질환	혈당측정 수액 인슐린

혈당의 조절 Regulation of Blood Glucose Levels

혈당의 항상성은 대단히 효과적이다. 공복 시 혈당(야간공복 후)은 보통 80~100 mg/dL (4.4~5.5 mmol/L)이다. 식후 첫 1시간 동안 혈당은 기본 수준으로 감소하기 전에 약 120~140 mg/dL(6.6~7.7 mmol/L)으로 증가할 수 있다.

기준보다 낮은 혈당(종종 80 mg/dL[4.0 mmol/L] 이하로 정의함)은 저혈당증(hypoglycemia) 또는 낮은 혈당을 나타낸다.

당뇨병의 종류 Types of Diabetes

일반적으로 당뇨병은 두 가지 종류로 분류할 수 있다. I형 당뇨병 또는 인슐린 의존성 당뇨병은 일반적으로 어린 시절에 발병한다. I형 당뇨병 환자는 인슐린을 투여 받아야 한다. II형 당뇨병 또는 인슐린 비의존성 당뇨병은 대개 후년기에 발생하며 비만과 관련이 있는 경우가 많다. II형 당뇨병은 인슐린을 사용하지 않고도 조절될 수 있다. 이 두 형태의 당뇨병 간의 차이를 이해하는 것이 중요하다.

I형 당뇨병 Type I Diabetes Mellitus

I형 당뇨병은 이자에서의 낮은 인슐린 생산이 특징이다. 대부분의 경우 인슐린이 전혀 생산되지 않는다. I형 당뇨병은 흔히 유년 발병형 당뇨병이라고 하는데 이는 보통 아동기 또는 청소년기 동안 발생하기 때문이다. **인슐린 의존성 당뇨병**(*insulin dependent diabetes*, IDDM)이라는 용어도 사용되는데 이는 환자가 포도당 항상성을 유지하기 위해 빠른 작용성 인슐린(속효성 인슐린)의 주입을 필요로 하기 때문이다. 간혹 II형 당뇨병이 있는 몇몇 환자들도 또한 인슐린을 필요로 한다. I형 당뇨병 유형은 II형 당뇨병보다 덜 흔하다. 당뇨병은 북아메리카에서 사망을 일으키는 10개의 원인 중 하나로 I형 당뇨병이 사망과 가장 관련이 있는 것으로 나타났다.

유전은 I형 당뇨병이 발생할 사람을 결정하는 중요한 요인이다. I형 당뇨병의 원인은 불분명하다. 그러나 바이러스감염, 베타세포에 대한 직접적인 자가항체 생산, 그리고 유전적인 초기 베타세포의 저하 모두 가능한 원인들이다. 질환의 직접적인 원인은 베타세포의 파괴이다.

치료받지 않은 I형 당뇨병에서는 혈당이 상승하는데 이는 불충분한 인슐린으로 인하여 세포가 순환하는 당을 섭취하지 못할 수 있기 때문이다. 120~140 mg/dL(6.6~7.7 mmol/L) 범위의 고혈당증은 흔하다. 포도당은 소변으로 빠져 나가고 많은 양의 물이 삼투압이뇨를 통해 소실된다. 체내에서 현저하게 발생하는 지방의 이화작용은 일차 에너지원인 지방산으로 변환한다. 전반적으로 이 유형의 병태생리는 치료받지 않는 I형 당뇨병과 관련된 지속적인 다갈(polydipsia), 다뇨(polyuria), 다식(polyphagia), 허약감, 체중감소로 설명할 수 있다. 케톤증은 이화작용의 결과로 발생할 수 있고 후에 응급상황인 당뇨병성 케톤산증으로 진전될 수도 있다.

II형 당뇨병 Type II Diabetes Mellitus

II형 당뇨병은 체내에 있는 인슐린에 분비장애와 인슐린 저항성과 관련이 있다. II형 당뇨병은 때때로 성인발병형 당뇨병 또는 (몇몇 II형 당뇨병에서 인슐린을 필요로 하기는 하나) 인슐린 비의존성 당뇨병(non-insulin-dependent diabetes mellitus, NIDDM)이라고도 한다. 그러나 점점 소아비만때문에 소아에서 II형 당뇨병이 발생하고 있다. 그러므로 II형 당뇨병이라는 용어가 더 선호되고 있다.

유전은 질병소인에 주요한 역할을 한다. 게다가 비만한 사람들은 II형 당뇨병이 발병하기 더 쉽고, 비만은 질환의 발병에 영향을 끼칠 개연성이 있다. 체중증가(그리고 지방세포의 크기 증가)는 세포당 인슐린 수용체의 수에 대한 상대적 결핍을 일으키고 지방세포와 근육, 간세포가 인슐린에 덜 반응하도록 만든다. 이 당뇨병의 유형은 I형 당뇨병보다 훨씬 더 흔하며 당뇨병 사례의 약 80%를 차지하고 있다.

치료되지 않은 II형 당뇨병은 전형적으로 고혈당 수치가 높고 신진대사에 지장을 주는 징후가 적다. 예를 들어, 인슐린 저장은 대부분의 신체 과정에 적합하지 않지만 일반적으로 신체가 1차 에너지 공급원으로서 지방으로 전환하는 것을 방지하기에 충분하다(케톤 생성을 방해함). 그러므로 DKA(당뇨병성 케톤산증)는 이러한 환자에서 드물다. 그러나 고삼투성 고혈당성 비케톤성 상태(hyperglycemic hyperosmoler nonketotic state, HHNKS)라 불리는 합병증이 발생할 수 있고 응급상황으로 나타날 것이다. 이것은 아래에서 자세히 다룬다.

II형 당뇨병의 의학적 처치는 I형 당뇨병에서 요구하는 치료보다 덜 침습적이다. 초기 치료는 흔히 체중 개선을 시도하기 위해 식단 변화와 운동량 증가로 구성된다. 만약 비약물학적 치료가 혈당을 정상범위로 줄이는 데 불충분하다면, 경구용 당뇨병약을 처방할 수도 있다. 이러한 약물들 중 대다수는 베타세포를 통해 인슐린의 분비를 자극하지만, 조절은 결국 인슐린 투여를 필요할 수도 있다.

당뇨병성 케톤산증/당뇨병성 혼수 Diabetic Ketoacidosis (Diabetic Coma)

당뇨병성 혼수는 주로 고혈당증으로 나타난 정신상태의 변화를 설명하는 일반적인 용어이다. 당뇨병성 혼수는 **당뇨병성 케톤산증**(*diabetic ketoacidosis*, DKA) 또는 고삼투성 고혈당성 비케톤성 상태(hyperglycemic hyperosmoler nonketotic state, HHNKS)로 발생될 수 있다. 병원전 환경에서 이 두 가지 상태를 구분하는 것은 어렵다.

DKA는 I형 당뇨병과 관련된 심각하고 잠재적으로 생명을 위협하는 합병증이다. 증가된 글루카곤의 활동과 엄청난 인슐린결핍이 결합될 때 발생한다. DKA는 중증 당뇨병의 초기 증상일 수 있다. 인슐린 주사에 대한 환자의 비순응 또는 수술이나 심각한 감염으로 발생한 생리학적 장애의 결과로 나타날 수 있다. 당뇨병성 응급의 주요 특징들은 표 10-1에 자세히 기술되어 있다.

- **병태생리**(Pathophysiology). DKA의 초기 단계에는 인슐린의 부족으로 인하여 심각한 고혈당증이 존재한다. 신체세포는 포도당을 흡수할 수 없다. 세포의 낮은 혈당에 대한 보상기전인 포도당신합성(gluconeogenesis)은 혈당을 더 높인다. 삼투압이뇨를 통한 수분의 감소를 동반한 소변의 포도당 감소는 의미 있는 탈수를 일으킨다. 신체는 지방에 따른 대사로 바뀜으로써 혈중 케톤의 수치가 상승한다. 케톤부하는 관찰되는 산증이 더 많은 이유를 설명한다. pH가 약 7.4에서 약 6.9로 특징적인 감소를 보일 때까지 발생하므로 만약 환자가 치료받지 않으면 사망으로 이어진다.
- **징후 및 증상**(Signs and symptoms). 임상적으로 명백한 DKA의 발현은 보통 느리고

12~24시간 지속된다. 초기 단계에서 증가된 소변량, 건조하고 따뜻한 피부와 점막을 포함한 이뇨의 징후가 나타난다. 환자는 주로 과도한 허기와 갈증을 느끼고 악화되는 일반적인 권태감이 나타난다. 체액량의 고갈은 빠른맥, 신체의 허약감을 유도한다.

케톤산증은 산증의 주요 보상기전의 발생으로 악화된다. 빠르고 깊은 호흡양상을 쿠스마울호흡(Kussmaul respiration)이라 부르며 체내의 이산화탄소(CO_2)를 체외로 배출시키는데 도움을 준다. 호흡은 과일 또는 아세톤과 같은 냄새가 나고 몇몇 혈중 아세톤(케톤)이 폐를 통해 방출될 수 있다. 혈액은 고혈당증과 산성 pH뿐만 아니라 전해질이상을 나타낸다. 낮은 중탄산염은 산염기완충의 감소를 반영한다. 낮은 칼륨 수준은 현저한 심장성 부정맥 또는 사망의 위험성을 증가시키는 저칼륨혈증과 이뇨가 발생한 다음에 나타날 수 있다. 시간이 지날수록 정신적인 기능이 감소하고 명백한 혼수상태가 발생할 수도 있다. 고열은 DKA의 특징이 아니다. 만약 열이 발생한다면 감염의 징후이다.

- **평가 및 처치**(Assessment and management). DKA를 앓고 있는 환자에게 사용되는 접근법은 정신상태의 손상이나 의식이 없는 다른 환자들과 동일하다. 먼저 일차평가 또는 기도, 호흡, 순환을 확인한다. 그러고 나서 집중적인 병력을 수집하고 이차평가를 실시한다. 환자의 의료정보용 팔찌와(또는) 냉장보관함에서 인슐린을 확인한다. 현재의 병력을 청취한다. 케톤의 달콤한 과일냄새가 때때로 호흡 시에 발견될 수 있다. 빠르게 혈당을 측정한다. 혈당이 250~300 mg/dL 또는 그 이상으로 측정되는 케톤산증이 있는 환자에서 흔하다.

ABC와 탈수에 대응하기 위한 수액소생술을 유지하면서 현장의 처치에 집중한다. 생리식염수 1~2 L나 지역 프로토콜에 따라 투여한다. 만약 이송시간이 길어질 것 같다면, 의료지침에 따라 응급구조사에게 중간작용 인슐린을 정맥 또는 피부밑으로 투여할 것을 요청할 수도 있다. 적절한 시설로의 빠른 이송이 결정적인 처치를 제공할 수 있는 중요한 사항이다.

고삼투성 고혈당성 비케톤성 상태 Hyperosmol Hyperglycemic Nonketotic State (HHNKS)

고삼투성 고혈당성 비케톤성 상태(HHNKS)는 II형 당뇨병과 관련된 심각한 합병증이다. 일반적으로 인슐린과 글루카곤의 활동이 모두 나타난다. HHNKS는 지속적인 고혈당증이 현저한 탈수를 일으키기에 충분한 삼투압이뇨를 일으키고 수분 섭취가 손실된 체액을 대체하기에 불충분한 경우 악화된다. 콩팥투석, 고삼투성 음식첨가제, 감염 및 특정 약물들은 이 질환의 악화와 관련이 있을 수 있다.

- **병태생리**(Pathophysiology). 지속적인 고혈당증의 발생으로 포도당은 소변으로 배출되고 삼투압이뇨와 그에 따른 탈수가 발생한다. 고혈당증의 수준은 케톤산증에서 나타나는 수준보다 훨씬 더 높다(보통 600 mg/dL 또는 그 이상). 그러나 HHNKS 환자의 인슐린 작용은 두드러지게 케톤체 분비를 막는다. 불충분한 체액대치는 특정 징후와 증상을 야기한다. HHNKS의 사망률은 케톤산증보다 더 높다. 더 높은 사망률은 케톤산증 환자에서 발

생하는 가족 및 건강관리자의 주의를 이끄는 초기 징후 및 증상이 잘 나타나지 않기 때문에 발생할 수도 있다. 또한 노인에서 주로 발생하기 때문에 HHNKS의 사망률이 높다.

- **징후 및 증상**(Signs and symptoms). HHNKS의 발현은 주로 며칠에 걸쳐 발생하는 케톤산증보다 더 늦게 발생한다. 초기 징후로는 다뇨(소변 증가)와 다갈(목마름 증가)이 있다. 차후의 체액량 결핍은 환자가 침대에서 일어날 때 기립저혈압(orthostatic hypotension)을 야기할 수 있고 피부와 점막의 건조, 빠른맥도 함께 발생할 수 있다. 환자는 기면 뇌염(lethargic) 및 혼돈(comfused) 상태에서 명백한 혼수상태로 변화될 수 있다. 쿠스마울 호흡은 산증의 부족으로는 거의 나타나지 않는다.
- **평가 및 처치**(Assessment and management). HHNKS를 앓고 있는 환자에서는 기본적으로 정신상태의 손상이나 의식이 없는 환자들의 접근법과 같다. 현장에서 당뇨병성 케톤산증과 HHNKS를 구별하는 것은 보통 어렵다. 그러므로 두 응급상황의 병원전 처치는 동일하다.

저혈당증(인슐린쇼크) Hypoglycemia (Insulin Shock)

저혈당증 또는 낮은 혈당은 의료적 응급상황이다. 환자가 너무 많은 인슐린을 주사하거나 섭취한 인슐린의 양이 너무 적거나 또는 너무 많은 경우, 그리고 거의 모든 가능한 혈당을 사용하였을 때 발생할 수 있다. 저혈당 상태가 연장되면 당의 부족으로 발생하는 뇌세포의 영구적인 손상이나 사망의 위험성은 증가한다. 뇌세포는 에너지원으로서 지방을 사용하도록 적응할 수 있다. 그러나 이러한 적응은 발달하는 데 시간을 필요로 하고 이미 발생한 손상에 대해 적절하지 못한 지방대사로 바뀌게 된다. 이러한 이유로 저혈당증의 이차적인 치료로 사용된다

- **병태생리**(Pathophysiology). 저혈당증 또는 인슐린쇼크는 높은 인슐린과 낮은 혈당을 나타낸다. 낮은 혈당과 상관없이 인슐린은 거의 모든 남아 있는 혈당을 세포에 의해 사용하도록 만든다. 높은 인슐린 수준으로 인하여 글루카곤은 높은 혈당 수준에 비효과적이 될 수도 있다. 장기간의 단식으로 글루카곤의 반이 포도당신합성으로 인하여 정상적으로 콩팥으로 배출된다. 이러한 작용은 에피네프린으로 자극된다. 콩팥기능부전이 있는 당뇨병 환자는 저혈당증인 성향을 보일 수 있는데, 이는콩팥의 포도당신합성의 부족으로 발생한다.
- **징후 및 증상**(Signs and symptoms). 저혈당증의 징후 및 증상은 많고 다양하다. 정신상태의 변화가 가장 중요하다. 저혈당증의 초기에 환자는 안절부절못함(restless) 또는 과도한 배고픔을 호소하거나 참지 못할 수도 있다. 혈당이 떨어지면 환자는 부적절한 분노 또는 이상한 행동을 보일 수도 있다. 때때로 환자는 자동차 사고와 같은 이상한 행동으로 경찰서에 구금되는 경우도 있다.

  신체적 징후로는 땀남(발함)과 빠른맥이 나타난다. 만약 혈당이 위험한 수준으로 떨어진다면, 환자는 저혈당성 발작 또는 혼수가 발생할 수 있다.

  당뇨병성 케톤산증과 반대로 저혈당증은 빠르게 나타날 수 있다. 정신상태의 명백한 변

화는 예고 없이 발생할 수 있다. 기괴한 행동을 하는 환자와 마주했을 때는 항상 저혈당증을 고려한다.

- **평가 및 처치**(Assessment and management). 저혈당증의 가능한 경우에는 빠른 일차 평가를 수행해야 한다. 의료정보용 팔찌를 확인하고 혈당을 측정한다. 만약 혈당이 80 mg/dL(4.4 mmol/L) 이하라면 생리식염수로 정맥주입로를 확보한다. 다음에 50% 포도당용액을 50 mL(25 g) 투여한다. 만약 환자가 의식이 있거나 삼킬수 있다면 가능한 포도당 연고나 젤과 같은 포도당을 투여하거나 환자가 대답할 수 있다면 오렌지주스나 설탕물을 섭취하도록 한다.

  정맥주입로를 확보할 수 없는 경우에 저혈당 환자는 글루카곤을 투여해야 한다. 이것은 더느린 과정으로 가능한 글루카곤이 충분히 저장되어 있는 경우에만 활동할 것이다. 글루카곤은 투여 바로 전에 용해(재구성)시킨다. 성인용량은 보통 1 mg을 정맥 또는 피부밑으로 주사한다.

I형 당뇨병 환자는 혈당을 조절하기 위해 인슐린이 필요하다. 인슐린은 II형 당뇨병에서도 투여될 수 있다. 인슐린의 공급원은 다음의 네 가지가 있다(표 10-2).

- 소 인슐린(Beef insulin): 소 이자에서 분리(더 이상 미국에서는 사용하지 않음)
- 돼지 인슐린(Pork insulin): 돼지 이자에서 분리(더 이상 미국에서는 사용하지 않음)
- 인체 인슐린(Human insulin): 재조합 DNA 기술로 생산
- 인체 인슐린(Human insulin): 돼지 인슐린을 효소 처리하여 인체 인슐린과 같은 구조로 만듦

표 10-2 인슐린 유형

	작용발현	최고농도	작용지속시간
초단기 작용(Rapid Acting)			
Lipro (Humalog)	<15분	0.5~3.0시간	3~5시간
Aspart (Novolog)	<15분	0.5~3.0시간	3~5시간
Glulisine (Apidra)	<15분	0.5~3.0	3~5시간
Inhaled insulin	30~90분	60분	6~8시간
단기 작용(Short Acting)			
Regular (Novolin R 또는 Humulin R)	0.5~1.0시간	2~4시간	4~8시간
중간 작용(Intermediate Acting)			
NPH(Novolin N 또는 Humulin N)	2~4시간	4~10시간	10~18시간
장시간 작용(Long Acting)			
Glargine (Lantus)	4~6시간	하루 종일 같음	24시간
Detemor (Levemir)	2~3시간	6~8시간	용량 의존적
혼합형(Combinations)			
Humulin 또는 Novolin 70/30	0.5~1.0시간	2~10시간	10~18시간
Novolog Mix 70/30	<15분	1~2시간	10~18시간

사례연구

어느 토요일 밤 21시 30분에 의식과 반응이 없는 환자가 발생하였다는 신고를 상황실을 통해 접수 받았다. 상황실 요원은 신고자가 그의 아내를 깨울 수 없다고 하였다. 응급구조사가 현장 도착 시 환자의 남편을 만났다. 남편은 아내가 당뇨병 환자이며 예전에도 구급대가 몇 번이나 출동했었다고 하였다. 응급구조사는 환자가 방안 침대에 누워 있는 것을 확인하였다. 남편은 아내가 지금 2~3일 동안 아팠고 대부분의 시간 동안 침대에 누워 있었다고 이야기 하였다. 응급구조사는 환자를 부드럽게 흔들어 깨우려고 하지만 아무런 반응을 보이지 않는다. 외상이나 추락의 흔적은 보이지 않는다. 환자는 40세 여성으로 호흡은 있으며 목동맥과 노동맥은 약하게 뛰고 있다.

신체검진

CNS:	환자는 의식이 없고 반응이 없음
Resp:	분당 24회이며 얕음. 폐 양쪽으로 동일하게 공기가 흡입되며 기관은 중앙에 위치하고 있음. 외상 흔적은 없음
CVS:	목동맥과 노동맥에서의 맥박은 약하게 뛰고 있음. 피부는 창백하고 땀이 남
ABD:	복부 4분면 모두 부드럽고 압통이 없음. 구토의 징후는 보이지 않음
Muscl/Skel:	명외관상 손상은 보이지 않으면 요흔성 부종(pitting edema)도 보이지 않음

활력징후

Pulse:	112회/분
Resp:	24회/분, 얕음
BP:	118/78 mmHg
SpO_2:	92%
ECG:	굴빠른맥(동성빈맥)
Past Hx:	환자의 남편은 환자가 평생 동안 당뇨병을 앓고 있다고 말을 하며 응급구조사에게 냉장고에 보관 중인 인슐린 바이알(Humulin N and Humulin R)을 보여준다. 환자는 이틀 동안 열이 낮았으며 메스꺼움 때문에 식사를 하지 못했다고 한다. 또한 그녀는 알콜중독자라고 한다.

치료

응급구조사는 저혈당 진단을 확인하기 위해 혈당측정 검사를 결정한다. 한 응급구조사는 레벨을 확인하기 위해 준비하는 동안, 다른 응급구조사는 코삽입관으로 산소를 투여한다. 정맥로 확보를 위해 18 G 카테터로 준비하며 정맥주사를 연결하기 전에 혈액검사를 위해 혈액을 채혈한다. 또한 바늘 허브를 사용하여 혈당측정 검사를 위한 혈액 샘플을 얻는다. 생리식염수(normal saline)를 정맥 내로 125 mL/hr로 투여한다. 혈당 수치는 40 mg/dL(2.2 mmol/L)이다. 이때 알코올중독의 병력으로 응급구조들은 티아민 IV 100 mg과 $D_{50}W$ 50 mL(25 g)를 투여한다. $D_{50}W$를 투여한 후 생리식염수 20 mL를 정맥주사로 투여한다. $D_{50}W$ 투여 직후 환자는 소리를 내고 움직이기 시작한다. 환자는 깨어나 응급구조사를 보고 놀란다. 몇 분 후, 환자는 정신이 깨어났지만 여전히 무기력하고 둔한 모습이다. 응급구조사는 평가를 위해 병원으로 이송하고 활력징후와 혈당 수치를 모니터링한다. 이송 중 환자는 응급구조사에게 식사는 하지 않았지만, 규칙적인 양의 인슐린을 복용하고 있다고 말을 하였다.

인슐린은 혈류와 만나기 전에 위장관에서 단백질 분자를 분해하기 때문에 경구투여하는 경우는 효과적이지 않다. 그러나 모든 인슐린은 피부밑(SC) 주사로 투여될 수 있다. 피부밑 인슐린의 흡수는 주사 부위와 주사 부위의 혈관분포와 조직비대 정도에 따라 다양하다. 빠른 작용(속효성) 인슐린은 정맥(IV) 또는 근육(IM)으로 주사할 수 있다.

혈류로 흡수된 후에 인슐린 신체 전반에 분포된다. 인슐린반응 조직(insulin-response tissues)은 간, 지방조직 그리고 근육에 위치해 있다. 인슐린은 우선 간에서 대사되고 콩팥과 근육조직에서 더 적은 양이 대사된다. 대사산물들은 대변과 소변으로 배출된다.

발현, 최고농도, 그리고 작용지속의 정확한 시간은 절대적이지 않다. 시간은 환자에 따라 매우 다양할 뿐만 아니라 같은 환자에서도 주사에 따라 다를 수 있다. 만약 인슐린 흡수가 변화된다면 작용발현, 최고농도, 그리고 지속시간 또한 변화된다. 만약 인슐린 흡수가 더 빠르게 발생한다면 작용발현, 최고농도도 더 빠르게 나타난다. 반대로 인슐린 흡수가 연장되면 작용발현, 최고농도가 지연되고 지속시간도 연장된다.

인슐린은 동화작용성 호르몬(anabolic hormon)이다. 포도당을 글리코겐의 형태로 저장하고 단백질 및 지방 합성을 증가시키고 글리코겐, 지방, 단백질의 분해를 억제한다.

인슐린은 I형 당뇨병에 사용된다. II형 당뇨병 환자에서도 다른 약물로 혈당을 유지하는데 효과가 없는 경우에 필요할 수도 있다. II형 당뇨병 환자는 정상적인 혈당 유지를 위한 일반적인 방법이 효과가 없는 경우, 심리적, 신체적 스트레스(수술, 감염)를 받을 때 또는 임신이나 고혈압으로 금기인 경우가 있다. 이러한 환자들은 혈당을 조절하기 위하여 인슐린이 필요할 수 있다. 인슐린은 또한 당뇨병의 합병증인 두 가지 형태의 혼수(당뇨병성 케톤산증과 고삼투성 고혈당성 비케톤성 상태)에서 사용될 수 있다(당뇨병성 케톤산증은 I형 당뇨병에서 더 흔하고, 고삼투성 고혈당성 비케톤성 상태는 II형 당뇨병에서 더 흔하다).

인슐린은 때때로 당뇨병을 앓지 않은 환자에서 처방된다. 인슐린은 칼륨의 세포 흡수를 자극하기 때문에 중증의 고칼륨혈증 환자에게 고장성 포도당을 투여할 수도 있다. 인슐린과 포도당은 혈중 칼륨을 세포 내로 이동시켜서 짧은 시간에 혈중 칼륨농도를 저하시킨다.

모든 인슐린은 체내에서 같은 효과를 갖는다. 특정 인슐린의 장점 및 단점은 작용발현, 최고농도 및 작용지속 시간에 따라 다르다. 많은 인슐린 제제가 가능하며 몇몇은 한 가지 농도 이상 가능한 것도 있다.

Rx 인슐린 Insulin (Humulin, Novolin)

분류 Class 호르몬, 항고혈당제

설명 Description

인슐린은 랑게르한스섬의 β세포에서 분비되는 단백질이다. 이것은 세포의 포도당 흡수를 촉진하는 작용을 맡고 있다. 당뇨병에서는 인슐린 분비가 감소되어 있으므로 인슐린을 주사로 공급해 주어야 한다. 이전의 인슐린은 동물(소와 돼지) 인슐린으로부터 유도되었다. 그러나 동물 인슐린은 인체 인슐린과 동일하지 않으므로 많은 환자에게서 동물 인슐린에 대한 항체가 생성되어 효과를 감소시킨다. 인체 인슐린은 유전공학적 기법에 의하여 제조될 수 있다(재조합 DNA기술). 유전공학적으로 생산된 인슐린(Humulin, Novolin)은 이자에서 분비되는 인슐린과 화학적으로 동일하다. 환자는 인체 인슐린에 대해서는 항체를 생성하지 않는다.

작용기전 Mechanism of Action

인슐린은 투여되면 체내에 분포되어 세포막에 존재하는 인슐린 수용체와 결합한다. 이것은 세포 내로 포도당 유입을 촉진하고 혈중 포도당 농도를 낮추어준다.

약동학 Pharmacokinetics

발현: 0.5~1.0시간 최대효과: 2~3시간
지속시간: 5~7시간 반감기: 13시간

적응증 Indications

당뇨병성 케톤산증, 고혈당증, 고칼륨혈증

금기사항 Contraindications

인슐린은 고혈당증이나 케톤산증이 확실한 경우에만 투여해야 한다. 모든 당뇨병응급 시 혈중 포도당 수치를 얻어야 한다. 응급구조대는 혈중 포도당의 농도를 측정하기 위하여 Dextrostix 시약 또는 전자 포도당측정기를 구비하고 있어야 한다. 혈당측정과 신체검진에 의거하여 일반적으로 저혈당증과 케톤산증 간의 구별이 이루어진다. 만일 당뇨병성 혼수의 병인이 의심되면 포도당을 투여해야 한다. 인슐린은 거의 항상 응급실에서 투여되어야 하며 병원전 단계에서는 투여할 수 없다.

주의사항 Precautions

포도당의 투여를 포함하여 혈당의 반복적 측정이 필요하다.

부작용 Side Effects

인슐린은 저혈당증(hypoglycemia)을 일으킬 수 있다. 동물성 인슐린을 투여한 후에는 가려움, 부종, 발적, 그리고 알레르기 반응이 일어날 수 있다.

약물 상호작용 Interactions

코르티코스테로이드와 같은 약물은 혈당농도를 높일 수 있다. 이런 약물을 투여받고 있는 환자는 고용량의 인슐린을 더 필요로 한다. 베타차단제를 복용하고 있는 환자에게서는 저혈당증의 징후나 증상이 가려질 수 있으므로 항상 혈당을 측정해야 한다.

용법 · 용량 Dosage

당뇨병성 혼수에는 빠른 작용 인슐린 5~10 unit을 정맥주사한 후 0.1 unit/kg/hr으로 주입한다. 인슐린을 즉시 정맥주사할 필요가 없다면 빠른작용 인슐린 5~20 unit을 피부밑 또는 근육주사할 수 있다. 응급상황에서 인슐린은 정맥, 근육 또는 피부밑으로 주사해야 한다.

글루카곤 Glucagon

혈당을 감소시키는 인슐린이나 다른 당뇨병 치료제와 달리 글루카곤은 혈당을 증가시킨다. 이 고혈당제는 랑게르한스섬의 α세포에서 분비된다. 피부밑, 근육 및 정맥으로 투여한 후에 글루카곤은 빠르게 흡수된다. 이것은 단백질로 위장관에서 파괴되므로 경구로는 투여할 수 없다. 글루카곤의 효과는 일차적으로 간에 있지만 전신에 분포된다. 글루카곤의 대사 경로는 정확히 알려져 있지 않으나 간에서 광범위하게 분해된다. 글루카곤은 간과 콩팥에서 배설된다.

글루카곤은 **글리코겐분해(glycogenolysis)**, 포도당신합성(gluconeogenesis) 및 **지방분해(lipolysis)**를 통하여 포도당 생산을 조절한다. 글루카곤 결핍은 저혈당증을 유발한다. 비록 글루카곤은 인슐린 분비를 촉진시키지만, 인슐린은 음성 피드백으로 글루카곤의 작용에 대하여 길항작용을 한다.

글루카곤은 심각한 저혈당증의 응급치료 및 베타차단제의 과용에 대한 해독제로 사용된다. 글루카곤은 영양실조 또는 단식 환자에게는 효과가 없다(표 10-3 참조).

표 10-3 글루카곤 흡수 속도

주사 부위	작용발현	최고농도	작용지속시간
피부 밑(SC), 근육(IM), 정맥혈관(IV)	5~20분	30분	1~2시간

글루카곤 Glucagon

분류 Class Hormone and antihypoglycemic

설명 Description

글루카곤은 이자의 α세포에서 분비되는 단백질이다. 비경구 투여용 글루카곤은 소와 돼지의 이자로부터 추출된다. 이것은 정맥투여를 즉시 시행할 수 없는 저혈당의 경우에 혈중 포도당 농도를 높이기 위하여 사용된다.

작용기전 Mechanism of Action

글루카곤은 저장 글리코겐을 포도당으로의 분해를 촉진시키며, 또한 포도당으로부터 글리코겐의 합성을 억제하는 작용을 하여 순환 포도당의 농도를 증가시킨다. 저혈당증에 글루카곤을 투여하면 혈당 수준이 증가한다. 인슐린유발성 저혈당증의 처치에 있어서 일차 선택약물은 여전히 $D_{50}W$이다. 의식의 회복은 포도당의 투여 후 즉시 나타난다. 글루카곤의 투여에 의한 의식의 회복은 5~20분이 소요된다. 글루카곤은 간에 저장 글리코겐이 충분할 경우에만 효과가 있다. 글루카곤은 심장에 양성 변력작용을 나타내며 콩팥의 혈관저항을 감소시킨다.

약동학 Pharmacokinetics

발현: 5~20분 최대효과: 30분
지속시간: 1~2시간 반감기: 다양

적응증 Indications

저혈당증, 베타차단제 과용

금기사항 Contraindications

이 약에 과민성인 환자에게는 투여해서는 안 된다.

주의사항 Precautions

글루카곤은 간에 저장 글리코겐이 충분한 경우에만 유효하다. 응급상황에서는 정맥용 포도당 투여가 일차 선택약이다. 글루카곤은 심혈관질환이나 콩팥의 병력이 있는 환자에게는 주의하여 투여하여야 한다.

부작용 Side Effects

저혈압, 현기증, 두통, 오심 및 구토가 드물게 일어날 수 있다.

약물 상호작용 Interactions

응급상황에서는 거의 없다.

용법 · 용량 Dosage

초회량으로 0.25~0.5 mg을 정맥주사한다. 정맥주사가 불가능할 때는 1 mg의 글루카곤을 근육주사할 수 있다.

경로 Route

글루카곤은 정맥 내, 근육내 또는 피부밑으로 투여할 수 있다. 최근의 연구에 따르면, 비강내 경로를 통해 투여될 때도 효과가 있음을 보였다.

물속 포도당 Dextrose in Water ($D_{50}W$, $D_{25}W$, $D_{10}W$)

분류 Class 탄수화물

설명 Description

포도당은 6탄당 *D*-**글루코스**로 생체가 이용하는 탄수화물의 기본 형태이다.

작용기전 Mechanism of Action

포도당액은 저혈당의 경우에 공급하는 포도당이다. 저혈당증이 지속되면 심각한 뇌손상이 일어날 수 있다. 따라서 저혈당증에서는 포도당의 신속한 투여가 필수적이다. 저혈당 환자가 혼수상태라면 포도당을 경구로 투여할 수 없으므로 $D_{50}W$를 정맥으로 공급해야 한다. 연구에 따르면 농도가 낮은 포도당액($D_{25}W$ 또는 $D_{10}W$)은 $D_{50}W$만큼 효과적이며 투여 후 불안정한 혈당 수준을 유발하지 않았다. 대부분의 EMS 체계에서 저혈당 치료에서 $D_{10}W$가 $D_{50}W$보다 선호된다(표 10-4 참조)

표 10-4 포도당액(D-Glucose) 농도

용액의 백분율(%)	포도당(g/mL)	포도당(g/100 mL)	표기법
5	0.05	5	D_5W
10	0.1	10	$D_{10}W$
20	0.2	20	$D_{20}W$
30	0.3	30	$D_{30}W$
40	0.4	40	$D_{40}W$
50	0.5	50	$D_{50}W$
60	0.6	60	$D_{60}W$
70	0.7	70	$D_{70}W$

약동학 Pharmacokinetics

발현: <1분
최대효과: 다양
지속시간: 다양
반감기: 적용 안 됨

적응증 Indications

포도당은 저혈당증과 기전이 알려지지 않은 혼수상태에 사용된다.

금기사항 Contraindications

저혈당증이 의심되는 환자에게 $D_{50}W$를 정맥투여하는 데는 금기사항이 거의 없다. 환자가 케톤산증으로 고통 받고 있다 하더라도 50 mL의 $D_{50}W$에 존재하는 포도당의 양은 임상결과에 부작용을 미치지 않는다. $D_{50}W$ 포도당은 뇌부종을 악화시킬 수 있으므로 뇌압이 증가되어 있는 환자에게는 주의하여 사용하여야 한다.

주의사항 Precautions

IV 주입과 50% 포도당을 투여하기 전에 혈당모니터와 혈액샘플을 하는 것이 중요하다. 소정맥이 사용될 때는 국소적인 정맥자극이 일어날 수 있다. 50% 포도당의 침윤은 조직괴사를 일으킬 수 있다.

부작용 Side Effects

주사 부위에 조직괴사와 정맥염(phlebitis)을 일으킬 수 있다.

약물 상호작용 Interactions

응급상황에서는 없다.

용법 · 용량 Dosage

저혈당증에 25 g(50% 용액으로 50 mL)을 정맥주사한다. 초기 용량이 효과가 없으면 25 g을 투여할 수 있다. 소아에게 투여하기 위해서는 50% 포도당을 멸균증류수로 1:1 희석해야 한다(즉, $D_{25}W$). 소아용량은 0.5~1.0 g/kg으로 볼루스로 서서히 투여하여야 한다.

경로 Route

포도당액은 정맥(IV)으로만 투여한다. 농축된 포도당용액을 오랜 기간 투여하는 경우 혈관자극을 일으킬 수 있다.

티아민 Thiamine

티아민은 포도당을 에너지로 전환하는 데 필수적인 비타민이다. 티아민은 일차적으로 각기(beriberi), 베르니케뇌병(Wernicke's encephalopathy) 및 말초신경염(peripheral neuritis)과 같은 티아민결핍증을 치료하는 데 사용된다. 알코올중독, 간경변(cirrhosis) 및 위장관질환자에게는 티아민의 흡수가 떨어져서 티아민 보충이 필요할 수 있다. 티아민 투여는 대부분 부작용이나 독성을 일으키지 않는다. 오심, 불안, 발한 및 발적 등의 비특이적 반응이 보고되어 있다. 비경구투여에 따른 가려움증, 두드러기(urticaria)에서부터 심혈관질환과 사망에 이르기까지의 알레르기 반응이 일어날 수 있다.

티아민 Thiamine

분류 Class 비타민

설명 Description

티아민은 비타민 B_1으로 알려져 있는 중요한 비타민이다. 이것은 피루브산(pyruvic acid)을 아세틸보조효소 A(acetyl coenzyme A)로 변환시키는 데 필요하다.

작용기전 Mechanism of Action

비타민은 생체가 만들 수는 없지만 대사에 필요한 물질이다. 생체가 필요로 하는 대부분의 비타민은 음식으로부터 얻는다. 티아민은 피부르산(pyruvic acid)를 아세킬보조효소

A(acetyl Co-A)로 변환시키는 데 필요하다. 이 과정이 없으면 포도당의 가용 에너지를 상당량 얻을 수 없다. 뇌는 특히 티아민 결핍에 민감하다. 만성 알코올 섭취는 티아민 흡수와 이용을 저해한다. 많은 알코올 환자가 티아민결핍증을 갖고 있다. 장기간 단식 중에는 티아민의 결핍으로 인한 베르니케뇌병과 코르사코프정신병(Korsakoff's psychosis) 등의 신경증상들이 나타날 수 있다. 베르니케뇌병은 급성 가역적 뇌병변으로 불안정한 걸음걸이, 눈근육 쇠약 및 정신이상 등이 특징이다. 코르사코프정신병은 심각한 기억장애로 비가역적인 경우가 있다. 모든 혼수상태의 환자(특히 알코올중독이 의심되는 환자)는 50% 포도당이나 날록손을 투여하기 전에 티아민을 정맥주사 해야 한다.

약동학 Pharmacokinetics

발현: 빠름　　　최대효과: 다양

지속시간: 다양　　　반감기: 적용 안 됨

적응증 Indications

티아민은 원인 불명의 혼수상태일 때, 특히 알코올중독에 의한 진전섬망(delirium tremen) 증세가 있을 때 사용된다.

금기사항 Contraindications

응급상황에서는 없다.

주의사항 Precautions

티아민에 대한 과민성이 드물게 보고되고 있다. 티아민은 "혼수 칵테일(coma cocktail)"의 일부로 투여되어서는 안 된다. "혼수 칵테일(coma cocktail)"은 반응이 없는 환자의 원인을 바로잡고 각성시키기 위해 50% 포도당, 티아민, 날록손(경우에 따라 플루마제닐)을 임상적으로 투여하는 것을 말한다. 병원전 과정에서의 "혼수 칵테일(coma cocktail)"은 사용은 좋지 않다. 치료는 항상 환자 평가 결과와 혈당 측정과 같은 객관적인 데이터에 의해 시행되어야 한다.

부작용 Side Effects

티아민 사용으로 인한 부작용은 거의 없다. 그러나 저혈압, 호흡곤란 및 호흡기능상실이 드물지만 보고되어 있다.

약물 상호작용 Interactions

응급상황에서는 없다.

용법 · 용량 Dosage

응급 시 100 mg을 정맥 또는 근육주사한다.

경로 Route

티아민은 정맥내 또는 근육 내로 투여할 수 있다. 응급의학에서는 정맥 내를 선호한다.

사례연구

목요일 오후 16시 30분 응답이 없는 환자를 확인하기 위해 응급구조사는 교외 거주지로 출동한다. 상황실 요원은 전화를 건 사람이 학교에서 방금 돌아온 9세 소녀로 어머니를 깨우지 못한다고 알려준다.

응급구조사들이 작은 집의 거주지에 도착했을 때 그 어린 소녀와 마주친다. 그녀는 어머니가 당뇨병 환자이며, 구급차를 여러 번 요청한 적이 있다고 응급구조사들에게 말한다. 응급구조사들이 집으로 들어가자 누군가 식사를 준비하고 있었다는 것을 알 수 있었다. 그들은 어머니가 거실 바닥에 누워 있는 것을 발견한다. 소녀는 어머니의 이름이 타냐라고 말한다. 응급구조사들은 타냐를 불러 살며시 어깨를 흔들지만 아무런 반응이 없다. 외상이나 추락의 증거는 없다. 환자는 30세의 여성으로 의식이 없고 반응이 없다. 그녀는 호흡이 적당하고 목동맥과 노동맥이 모두 있다. 그러나 둘 다 약하다.

신체검진

CNS:	환자는 의식이 없고 반응이 없음
Resp:	분당 30회이며 얕음. 폐 양쪽으로 동일하게 공기가 흡입되며 기관은 중앙에 위치하고 있음. 외상 흔적은 없음
CVS:	목동맥과 노동맥에서의 맥박은 약하게 뛰고 있음. 피부는 창백하고 땀이 남
ABD:	복부 4분면 모두 부드럽고 압통이 없음. 구토의 징후는 보이지 않음
Muscl/Skel:	외관상 손상은 보이지 않으며 요흔성 부종(pitting edema)도 보이지 않음

활력징후

Pulse:	112회/분
Resp:	30회/분, 얕음
BP:	118/78 mmHg
SpO_2:	92%
ECG:	굴빠른맥(동성빈맥)
Past Hx:	그녀의 딸은 어머니가 기억나는 한 오랫동안 당뇨병 환자였다고 말한다. 그녀는 또한 응급구조사에게 냉장고에 보관 중인 인슐린 바이알(Humulin N and Humulin R)을 보여준다. 딸은 어머니가 언제 마지막으로 식사를 했는지 모른다고 말한다. 하지만, 보통 오후 5시에 먹는다고 이야기한다.

치료

응급구조사들은 검진소견과 딸에게서 얻은 환자의 병력 및 냉장고에 인슐린이 있다는 것을 근거로 저혈당증이라고 의심한다. 저혈당을 확인하기 위해 혈당측정 검사를 결정한다. 응급구조사 한 명이 혈당측정 검사를 준비하는 동안 다른 응급구조사는 비재호흡마스크로 15 Lpm 산소를 투여한다. 의료통제 프로토콜에 의해 그들은 정확한 전문소생술 절차를 시행할 수 있다. 응급구조사는 정맥로 확보를 위해 18 G 카테터로 준비하며 정맥주사를 연결하기 전에 혈액검사를 위해 혈액을 채혈한다. 또한 바늘 허브를 사용하여 혈당측정 검사를 위한 혈액 샘플을 얻는다. D_5W(생리식염수도 허용됨)를 125 mL/hr 정맥내 투여한다. 혈당 수치는 40 mg/dL(2.2 mmol/L)이다. 이때 $D_{50}W$를 50 mL(25 g)를 투여한다. $D_{50}W$를 투여한 후 생리식염수 25 mL를 정맥주사로 투여한다.

(계속)

사례연구(계속)

$D_{50}W$ 투여 직후 환자는 소리를 내고 움직이기 시작한다. 환자는 깨어나 응급구조사를 보고 놀란다. 그녀는 매우 미안하고 다소 당황스러워한다. 그녀는 이제 괜찮다고 이야기하며 병원으로의 이송을 거부한다. 응급구조사들은 환자가 의식이 있고 정신을 차려서 더 이상의 위험이 없다고 확신한 후에 그녀에게 이송을 거부하는 것의 위험성을 알려준다. 그녀는 위험성을 인정하고 이송거부확인서에 서명한다. 응급구조사는 무균적으로 정맥내 주사를 제거하고 접착형 거즈를 붙인 후 현장을 떠났다.

사례연구

따뜻한 9월의 어느 날 오후 늦게 응급구조사들이 "몸이 좋지 않다."는 신고를 받고 출동한다. 구급상황실 요원은 60세의 남성으로 의식이 있고 정신은 명료하다고 알려준다. 도착하자마자 구급대원들이 그의 아내에 의해 환자의 침실로 안내된다. 환자는 베개 두 개를 받치고 침대에 누워 있다. 환자는 48시간 넘게 아팠다고 말한다. 그는 또한 메스꺼움과 구토를 동반한 다소 심한 복통을 겪었다고 이야기한다. 하지만 그는 약간의 맑은 액체는 참을 수 있었다. 음식은 전혀 먹지 못했다. 그는 어떤 설사나 다른 문제들은 부인하고 독감이라고 확신한다.

신체검진

CNS: 환자는 의식이 있고 정신은 명료하였으며 지남력이 있음
Resp: 분당 32회이며 얕고 힘듦. 폐 양쪽으로 동일하게 공기가 흡입되며 기관은 중앙에 위치하고 있음. 외상 흔적은 없음
CVS: 목동맥과 노동맥 모두 뛰지만 약함. 피부는 약간 창백하고 건조함
ABD: 복부 4분면 모두 부드럽고 압통이 없음. 구토의 징후를 보이지 않음
Muscl/Skel: 외관상 손상은 보이지 않으면 요흔성 부종(pitting edema)도 보이지 않음

활력징후

Pulse: 140회/분
Resp: 32회/분, 얕고 힘듦
BP: 92/54 mmHg
SpO_2: 94%
ECG: 굴빠른맥(동성빈맥)
Past Hx: 과거병력으로는 인슐린 의존성 당뇨병이 있다. 그의 아내는 환자가 아픈 이후로 인슐린을 복용하지 않았다고 말한다.

치료

산소는 2 Lpm에 코삽입관에 의해 투여한다. 빠르고 깊은 호흡은 Kussmaul 호흡과 일치한다. 한 응급구조사는 생리식염수 정맥내 투여를 준비하고, 다른 응급구조사는 16게이지 카테터로 정맥주사를 시행한다. 혈액검사를 위해 혈액을 채혈하고 바늘 허브를 사용하여 혈당측정 검사를 위한 혈액 샘플을 얻는다. 생리식염수는 정맥내 카테너에 연결되고 150 mL/hr로 투여한다. 혈당 수치는 400 mg/dL(2.2 mmol/L)이다. 응급구조사는 환자가 조기 당뇨병성 케톤산증에 있다고 의심한다. 병원으로 이송하는 동안 제공되는 치료는 주로 지지적이며 활력징후 및 수액교체, 모니터링을 포함한다.

사례연구(계속)

응급실에서 환자의 혈당 수치는 880 mg/dL(48.88 mmol/L)으로 나타났다. 그의 혈청 케톤은 1:16 희석에서 양성이다. 동맥혈 가스는 pH 7.16, pCO_2 30 mmHg, pO_2(40% 마스크) 190 mmHg를 나타내며, 일반적으로 부분적으로 보상된 대사산증과 일치한다. 그는 인슐린 주사를 맞고 병원에 입원했다. 흉부 엑스레이를 찍으면 우측 하엽 폐렴이 나타나는데, 응급의학과 의사는 이 폐렴이 당뇨병 케토산증의 발병에 영향을 미친다고 생각한다. 3일간의 항생제 치료와 적극적인 수액치료를 한 후에 환자는 퇴원한다.

CHAPTER REVIEW

요약

당뇨병은 병원전 단계에서 볼 수 있는 가장 일반적인 대사성 내분비 응급상황일 것이다. 저혈당증은 즉시 치료하지 않으면 심각한 영구적 뇌손상을 일으킬 수 있다. 급성 대사성 내분비질환은 특이한 행동부터 혼수상태에 이르기까지 다양한 징후와 증상을 일으킬 수 있다는 것을 기억해야 한다.

병원전 약물투여는 가능한 자료에 의해 따라야 한다. 응급구조사는 항상 혈당농도를 확인해야 한다. 혈당이 낮으면 50% 포도당을 투여하고 알코올중독이 의심되면 티아민을 투여하도록 한다. 마약제 남용의 가능성이 있다면 날록손의 투여를 고려한다. "혼수 칵테일(coma cocktail)"은 과거에 사용되었던 방법이다. 병원전 처치는 신체검진과 환자의 과거 병력 및 의료기록에 기초해야 한다.

주요 용어

diabetes mellitus(당뇨병) 이자의 랑게르한스섬의 β세포로부터 부적절한 인슐린의 생성이 공급이 특징인 내분비질환.

endocrine glands(내분비샘) 호르몬을 직접 혈류로 분비하는 샘.

gluconeogenesis(포도당신합성) 비 탄수화물로부터 포도당을 생산하는 생화학적 과정으로 저혈당증에서 혈당 수준을 높이는 데 기여한다.

glycogenolysis(글리코겐분해) 간과 근육에 존재하는 글리코겐을 에피네프린 또는 글루카곤에 의해 자극하여 포도당으로 분해하는 생화학적 과정.

hormone(호르몬) 다른 분비샘 및 신체의 작용을 조절하기 위하여 분비샘으로부터 유리되는 화학물질.

hyperglycemia(고혈당증) 과도한 혈당이 특징인 당뇨병의 합병증.

hyperglycemic hyperosmolar nonketotic state(HHNKS, 고혈당성 고삼투성 비케톤성 상태) 현저한 케톤산증이 존재하는 심각한 고혈당, 고장성, 탈수가 특징인 당뇨병의 합병증.

hypoglycemia(저혈당증) 낮은 혈당농도가 특징인 당뇨병의 합병증. 인슐린의 과도한 투여나 인슐린 투여 후 식사를 하지 않았을 때 발생. 인슐린쇼크는 응급상황.

ketoacidosis(케톤산증) 인슐린 분비나 흡수가 낮아져서 생기는 당뇨병의 합병증. 혈중 높은 포도당농도와 대사성 산증이 특징이며 더 진행되면 당뇨병성 혼수상태.

Kussmaul respiration(쿠스마울호흡) 당뇨병성 혼수상태에서 나타나는 깊고 빠른 호흡양상.

lipolysis(지방분해) 지방의 에너지로의 생화학적 분해. 종종 물질에 의해 케톤을 생성.

신경계 응급치료에 사용되는 약물

CHAPTER 11

Medications Used in the Treatment of Neurological Emergencies

학습목표

이 장을 학습한 후 다음을 할 수 있어야 한다.

- 둔상 또는 관통상 머리손상 환자에 대한 처치를 설명한다.
- 세 가지 급성 비외상성 신경장애를 열거한다.
- 다음 발작치료에 사용되는 약물의 적응증, 금기사항 및 용법을 설명하고 열거한다: diazepam, lorazepam, midazolam, phenytoin, fosphenytoin, phenobarbital

서론 Introduction

신경계에 대한 응급상황은 신경을 손상시킬 수 있다. 또한 이러한 응급상황을 치료하기는 어렵다. 신경계 질환의 징후와 증상은 단순한 두통에서부터 혼수상태에 이르기까지 광범위하다. 이것은 일시적일 수도 있고 영구적일 수도 있다. 즉각적인 인식과 치료가 필수적이다.

신경계 외상 Neurological Trauma

머리손상은 오토바이 또는 자동차 사고의 가장 흔한 결과이다. 비록 머리뼈(두개골)로 둘러싸여 보호되고 있기는 하지만 뇌는 외상에 매우 민감하다. 머리에 뇌의 외상으로 인한 뇌부종(cerebral edema)은 24시간 이내에 일어난다.

둔상 또는 관통상이 있는 머리손상 환자의 일차적인 처치는 지지요법이다. 기도관리는 가장 중요하며 눈에 보이지 않는 혈액손실을 찾기 위하여 혈압의 지속적인 측정이 필수적이다. 신경계 응급치료에 효과적인 약물은 **만니톨**(*mannitol*)이 있으며 이 약물은 삼투압이뇨제(osmotic diuretic)로 뇌부종을 줄이는 데 또한 유용하다. 그러나 병원전 처치에서는 좀처럼 사용되지 않는다.

과거에 급성 척수손상의 응급치료로 고용량의 메틸프레드니솔론(methylprednisolone [SoluMedrol])이 권장되었다. 이 권장사항은 응급의학에서 더 이상 사용되지 않고 있다.

만니톨 Mannitol (Osmitrol)

분류 Class 삼투압이뇨제

설명 Description

만니톨은 삼투성 이뇨작용을 지닌 6탄당 화합물이다.

작용기전 Mechanism of Action

만니톨은 콩팥에서 나트륨과 물의 흡수를 억제하는 삼투압이뇨제이다. 이것은 세포 내에서 세포 외로의 수분 이동을 촉진시킨다. 또한 뇌조직을 탈수시키므로 뇌부종의 치료에 효과적이며 머리속압력(두개내압)을 감소시킨다.

약동학 Pharmacokinetics

발현: 15분
최대효과: 3~8분
지속시간: 다양
반감기: 100분

적응증 Indications

급성뇌부종
수혈반응(blood trasnsfusion reacton)

금기사항 Contraindications

만니톨은 급성폐부종이나 중증의 폐울혈이 있는 환자에게 사용해서는 안 된다. 현저한 혈량저하가 있는 환자에게 사용해서는 안 된다.

주의사항 Precautions

만니톨의 빠른 투여는 정맥 내 혈액량의 일시적 증가를 일으켜 울혈심장기능상실을 일으킬 수 있다. 만니톨 요법에 의한 이뇨작용은 염분고갈을 유발할 수 있다.

병원전 응급 단계에서 만니톨 사용의 한 가지 문제점은 약물의 결정화이다. 농축된 용액일수록 저온에서 결정이 생성되는 경향이 강하다. 온도가 45℉(7℃)에 이르면 결정화가 시작된다. 농축만니톨(보통 15% 이상)을 사용할 때는 언제나 정맥주입로 내에 필터가 있어야 한다. 육안으로 보이는 결정이 생기기 오래 전에 현미경상에서는 결정이 나타난다는 것을 기억해야 한다. 만일 만니톨 용액이 결정화되면 끓는 물에서 결정이 사라질 때까지 서서히 가열한다. 날씨가 추울 때에는 응급차량에서 따로 분리해서 보관하여야 한다.

부작용 Side Effects

오한, 두통, 현기증, 기면, 정신상태의 변화, 가슴통증, 오심 및 구토를 일으킬 수 있다.

약물 상호작용 Interactions

만니톨은 적혈구에 손상을 줄 수 있으므로 전혈 또는 농축 적혈구와 함께 투여해서는 안 된다.

용법 · 용량 Dosage

만니톨의 전형적인 성인용량은 정맥투여 시 1.5~2.0 g/kg이다. 이것은 볼루스로 천천히 투여하거나 점적주입법으로 투여될 수 있다. 완속주입이 순환계의 과부하나 울혈심장기능 상실의 가능성을 없앨 수 있다. 만니톨은 정맥으로만 투여해야 한다.

비외상성 신경계 응급 Nontraumatic Neurological Emergencies

많은 급성 비외상성 신경계 질환이 존재한다. 약물, 독물 및 대사장애가 신경계 응급을 불러일으킨다. 병원전 응급처치 단계에서 뇌졸중이나 뇌종양에 대한 치료는 거의 없다. 그러나 간질 및 다른 질환에 의한 발작은 처치될 수 있다.

발작 Seizures

가장 흔한 신경계 응급 중 하나이다. 발작의 대부분은 EMS에 도착하기 전에 해결되는 반면에 몇몇 환자들에서 활동성 발작이 계속 발생하여 즉시 치료가 요구된다. 이러한 환자들은 간질이 지속적으로 발생하는 간질지속증(간질지속상태, status epilepticus)을 경험할 수 있고, 이러한 상태는 30분 이상 지속되거나 발작 사이에 완전한 의식의 회복이 나타나지 않는 일련의 발작을 말한다. 그러나 가장 최근의 연구는 5분 이상 지속되는 발작은 신경계 손상을 일으킬 수 있다고 입증하였다. **간질지속증**은 생명을 위협하며 가능하면 빨리 발작을 멈추어야 한다.

발작(seizures)은 뇌의 한 부분(부분발작) 또는 뇌 전체(전신발작)의 과다활동 상태를 말한다. 이것은 경련(convulsions)을 동반하거나 동반하지 않을 수도 있다. 비록 발작의 치료에 사용되는 약물을 보통 항경련제(anticonvulsant)로 명명되었더라도 항발작제(anti-seizure) 또는 항간질제(antiepileptic medications)가 더 적절한 용어일 것이다. 발작 관리의 목적은 치료에 사용되는 약물의 부작용에 대한 발작 제거의 균형을 이루는 것이다. 발작의 조절은 대부분의 환자에게 일생의 과정으로 약물의 복용법을 성실히 따라야 한다.

부분(또는 국소)발작은 특정한 병터(focus)에서 발생하고 의식수준의 변화나 행동의 용어로 서술된다. 이러한 발작들은 병터가 위치한 뇌의 특정 부분에 따라 단순 또는 복합성 부분발작으로 분류할 수 있다. 복합성 부분발작은 또한 정신운동발작(psychomotor seizures)으로도 알려져 있으며 반복적 움직임이 특징이다.

전신발작은 뇌의 양쪽 반구를 포함하고 뚜렷한 운동 활동으로 서술된다. 대발작(grand mal seizures)은 근육의 경축기(강직기)를 거쳐 경련기(간대기) 그리고 무수축기와 점진적으로 의식이 돌아오는 것(발작후기)을 말한다. 소발작(petit mal seizures) 또한 명백한 경련

없이 전신적으로 나타난다. 소발작은 잠깐의 의식소실이 하루에 수백 번 발생한다. 이는 또한 실신발작(seizures)이라고도 불리며 발작의 다른 유형과 달리 치료가 가능하다. 마지막으로 위에서 자세히 설명한 간질지속증은 생명을 위협하는 상태로 30분 이상의 지속적인 대발작 또는 발작 사이에 의식이 없는 강직-간대성 발작이 특징이다. 각각의 발작 유형에 대하여 선호되는 치료법은 다르다.

발작은 몇 가지의 전반적인 기전을 통해 치료된다. 가장 흔한 것은 신경막의 나트륨, 칼슘-인 채널에 직접 작용하는 것이다. 페니토인(phenytoin[Dilantin])과 카르바마제핀(carbamazepine[Tegretol])은 세포로의 나트륨 유입을 억제해서 발작을 전파하는 세포의 능력을 감소시킨다. 발프로산(valproicacid)과 에토숙시미드(ethosuximide)가 유사하게 작용하지만 보통 발작이 시작한 시상의 칼슘채널과 상호작용한다. 이 두 가지 약물은 과다활동을 하는 뉴런에 특수적으로 작용하고 부작용이 적어 유용하다. 벤조디아제핀(benzodiazepine)과 바르비투르염(barbiturate)과 같이 다른 약물들은 GABA 수용체-염소이온통로복합체(GABA receptorchloride ion channel complex)와 상호작용한다.

항발작제는 몇 가지 약물학적 분류를 갖는다.

- 벤조디아제핀(Benzodiazepines): 디아제팜(diazepam[Valium]), 로라제팜(lorazepam [Ativan]), 미다졸람(midazolam[Versed])
- 바르비투르염(Barbiturates): 페노바비탈(phenobarbital[Luminal])
- 히단토인(Hydantoins):페니토인(phenytoin[Dilantin]), 포스페니토인(fosphenytoin[Cerebyx])
- 숙시니마이드(Succinimides): 에토숙시마이드(ethosuximide[Zarontin])
- GABA 제제(GABA analogs): 가바펜틴(gabapentin[Neurontin])
- 여러 가지 종류의 약물: 발프로산(valproic acid[Depakote])

벤조디아제핀은 발작의 치료에 사용하는 가장 흔한 병원전 약물이지만 페니토인[Dilantin]과 페노바비탈 또한 효과적이다.

벤조디아제핀계 약물 Benzodiazepines

벤조디아제핀은 마취전 진정, 수면유도, 불안 및 긴장 감소, 골격근 이완 및 항경련 등 많은 효과를 나타낸다. 병원전 상황에서 벤조디아제핀은 주로 처치전 이완(심장율동전환 등)과 항경련작용을 위한 골격근 이완의 용도로 사용된다.

벤조디아제핀은 위장관으로 흡수가 되어 전신에 분포된다. 정맥투여된 벤조디아제핀은 간에서 대사되어 소변으로 배설된다. 정맥투여 후 작용발현 시간은 1~5분이고 작용 지속시간은 15분 내지 한 시간이다.

벤조디아제핀의 주요 작용점은 대뇌피질과 중추신경계(central nervous system, CNS)의 둘레계통, 시상, 그리고 시상하부이다.

대부분의 경우에 효능과 안전성 면에서 벤조디아제핀 이바르비투르염(barbiturate)보다 선호된다. 벤조디아제핀은 부작용, 남용의 가능성, 약물 상호작용이 적고 치료용량이 넓고,

신체적, 정신적 의존성이 낮은 점 등 많은 장점을 제공한다.

디아제팜 Diazepam (Valium)

분류 Class 항경련제, 진정제

설명 Description

항경련제(anticonvulsant), 진정제(sedative) 및 수면제(hypnotic)로 널리 사용되는 벤조디아제핀계 약물이다.

작용기전 Mechanism of Action

벤조디아제핀은 뇌 안의 GABA A형 수용체에서 특정 부위와 결합한다. GABA는 중추신경계의 신경전달물질의 주요 억제제이다. 벤조디아제핀은 GABA 수용체에 직접적으로 작용하지 못하지만, 뇌안의 GABA의 작용을 강화시킨다. 증가된 GABA는 진정을 유발한다. 이 기전을 통해 벤조디아제핀은 최면제, 항불안제, 항경련제의 효과를 나타낸다. 그러나 이러한 유용성에도 불구하고 저하된 진정성, 실조(ataxia), 기억상실, 알코올 및 바르비투르염의 상승작용, 내성의 발달, 그리고 남용 가능성을 포함한 광범위한 부작용으로 인하여 제한적으로 사용된다.

응급의학에서 디아제팜은 원칙적으로 항경련제로 사용된다. 이것은 뇌의 운동피질을 통한 발작활성의 전파를 억제한다. 그러나 비정상적 방전병소(discharge focus)를 억제하지는 않는 것 같다. 디아제팜은 불안과 스트레스의 치료에 자주 사용된다. 이것은 알코올 금단현상과 관련된 진전과 불안을 치료하는데 효과적이다. 또한 골격근 이완에도 효과가 있어서 정형외과적 손상의 보조제로 효과적이다. 이것은 마취를 유도하기 때문에 경미한 수술이나 제세동 시 예비투약 약물로서 사용된다.

약동학 Pharmacokinetics

발현: 1~5분(정맥), 15~30분(근육) 최대효과: 15분(정맥), 30~45분(근육)
지속시간: 15~60분 반감기: 20~50시간

적응증 Indications

운동성 발작
간질지속증
심장율동전환 시 예비투약
골격근이완제
급성 불안 상태

금기사항 Contraindications

이 약물에 과민성이 있는 사람에게는 투여하지 말아야 한다.

주의사항 Precautions

디아제팜은 상대적으로 단시간 작용형 약물이므로 발작이 재발할 수 있다. 이 경우에는 추가량이 필요할 수 있다. 필요시 벤조디아제핀 길항제인 플루마제닐(flumazenil[Romazicon])을 해독제로 사용한다. 주사용 디아제팜은 국소적인 정맥자극을 일으킬 수 있으므로 되도록 대정맥에 주사하고 1 mL/min 이상의 속도로 주사해서는 안 된다.

부작용 Side Effects

저혈압, 졸음, 두통, 마취, 호흡억제, 흐린시력, 오심 및 구토를 일으킬 수 있다.

약물 상호작용 Interactions

많은 약물과 배합하는 것은 금기이다. 디아제팜과 다른 약물을 함께 정맥주사해야 될 때는 언제나 정맥주입선을 충분히 씻어주어야 한다. 중추신경억제제 및 알코올과 병용사용 시 디아제팜의 약효는 상가적이다.

용법 · 용량 Dosage

발작의 처치 시 디아제팜 5~10 mg을 정맥주사한다. 많은 경우에 발작 때문에 카테터를 삽입할 수 없으므로 디아제팜을 직접 정맥 내로 투여하는 것이 필요할 수 있다. 정맥에 직접 주입할 때는 되도록 팔오금의 대정맥을 사용한다. 극도의 불안 상태에서는 2~5 mg을 근육주사한다.

제세동 전에 마취를 유도하기 위해서는 5~15 mg을 정맥투여한다. 최대효과는 5~10분 후에 나타난다. 디아제팜은 정맥으로 서서히 투여해야 한다. 근육주사도 가능하나 흡수가 변동적이다.

정맥로 확보가 불가능할 때는 주사용 디아제팜을 직장용 약물(diastat)을 투여할 수 있다. 때때로 만성발작의 치료 시 가정에서 투여하도록 처방되기도 한다.

℞ 로라제팜 Lorazepam (Ativan)

분류 Class 항경련제, 진정제

설명 Description

항경련제, 진정제 및 수면제로 사용되는 벤조디아제핀계 약물이다.

작용기전 Mechanism of Action

로라제팜은 디아제팜과 같은 작용기전을 가진 벤조디아제핀계 약물이다. 디아제팜보다 더 짧은 반감기를 가졌으나 발작치료에 사용할 때 작용지속은 더 길다. 불안, 스트레스의 관리에 사용된다. 환자에서 과정의 회상을 감소시키는 기억상실(amnesia)을 유발하기 때문에 간단한 수술적 치료와 심장율동전환 시 사용할 수 있는 좋은 예비투약 약물이다. 로라제팜은 더 짧은 반감기 때문에 종종 항경련제로서 소아에게 사용된다. 디아제팜과 같이 로라제팜은 뇌의 운동 겉질을 통해 발작 활동의 분포를 억제한다. 비정상적인 방전병소를 억제하지는 않는다.

약동학 Pharmacokinetics

발현: 1~5분(정맥), 15~30분(근육)
최대효과: 15~20분(정맥), 2시간(근육)
지속시간: 6~8시간
반감기: 10~20시간

적응증 Indications

운동성 발작
간질지속증
심장율동전환 시 예비투약
급성 불안상태

금기사항 Contraindications

이 약물에 과민성이 있는 환자에게는 투여해서는 안 된다.

주의사항 Precautions

로라제팜은 정맥투여하기 전에 생리식염수나 D_5W로 희석해야 한다. 로라제팜은 상대적으로 단시간 작용형이므로 발작이 재발할 수 있다. 이 경우에는 추가량이 필요할 수 있다. 필요 시 플루마제닐(flumazenil[Romazicon])을 해독제로 사용할 수 있다. 로라제팜은 1~7℃(35~45℉)에서 보관해야만 한다. 냉장보관되지 않은 경우 60~90일 이내에 사용해야 한다.

부작용 Side Effects

저혈압, 졸음, 두통, 마취, 호흡억제, 흐린 시력, 오심 및 구토를 유발할 수 있다.

약물 상호작용 Interactions

중추신경억제제 및 알코올과 병용 시 상가작용을 일으킨다.

용법 · 용량 Dosage

정맥주사 시 로라제팜의 사용량은 0.5~2.0 mg이다. 근육주사 시 1.0~4.0 mg으로 증가할 수 있다. IV가 불가능할 때에는 직장투여할 수 있다. 약물은 주사기로 채취해야 한다. 작은 적색 고무로 된 소아용 투여관이 주사기에 붙어 있는 경우가 있다. 이것을 직장내 2~4 cm쯤 집어넣고 약물을 투여한다.

미다졸람 Midazolam (Versed)

분류 Class 진정제, 항경련제, 수면제

설명 Description

강한 최면 및 마취작용을 지닌 벤조디아제핀계 약물이다.

작용기전 Mechanism of Action

벤조디아제핀은 뇌 안의 GABA A형 수용체에서 특정 부위와 결합한다. GABA는 중추신경계의 신경전달물질의 주요 억제제이다. 벤조디아제핀은 GABA 수용체에 직접적으로 작용하지 못하지만, 뇌 안의 GABA의 작용을 강화시킨다. 증가된 GABA는 진정을 유발한다. 이 기전을 통해벤조디아제핀은 최면제, 항불안제, 항경련제의 효과를 나타낸다. 그러나 이러한 유용성에도 불구하고 저하된 진정성, 실조(ataxia), 기억상실, 알코올 및 바르비투르염의 상승작용, 내성의 발달, 그리고 남용 가능성을 포함한 광범위한 부작용으로 인하여 한정적으로 사용된다.

미다졸람은 진정제 및 수면제로서 광범위하게 사용되며 강력한 단시간 작용형의 벤조디아제핀계의 약물이다. 이것은 디아제팜보다 3~4배 더 강력하다. 작용발현은 정맥투여 후 약 1.5분, 근육주사 시는 1.5분 후이다. 미다졸람은 특이한 마취작용을 지닌다. 다른 벤조디아제핀계 약물과 마찬가지로 이것은 통증에 대해서는 효과가 없다.

약동학 Pharmacokinetics

발현: 3~5분(정맥), 15분(근육) 최대효과: 20~60분
지속시간: <2시간(정맥), 1~6시간(근육) 반감기: 1~4시간

적응증 Indications

제세동 및 다른 통증을 유발하는 시술 전의 예비투약
항경련제

금기사항 Contraindications

과민성, 좁은 압방각녹내장(narrow-angle glaucoma), 쇼크 상태, 활력징후가 억제된 상태, 알코올성 혼수상태인 환자에게 투여해서는 안 된다.

주의사항 Precautions

미다졸람을 투여하기 전에 응급소생장치가 구비되어 있어야 한다. 약물을 투여하는 동안과 투여 후 활력징후를 지속적으로 검사하여야 한다. 미다졸람은 다른 벤조디아제핀계에 비하여 호흡억제와 호흡정지를 일으키는 작용이 강력하다. 필요시 플루마제닐을 해독제로 사용할 수 있다.

부작용 Side Effects

후두경련, 기관지경축, 호흡곤란, 호흡억제 및 정지, 졸음, 마취, 정신상태의 변화, 느린맥, 빠른맥, PVC 및 구토를 일으킬 수 있다.

약물 상호작용 Interactions

중추신경억제제 및 알코올 등에 의하여 효과가 상승된다.

용법 · 용량 Dosage

진정작용을 얻기 위하여 필요한 용량은 개인에 따른 차이가 크므로 진정의 목적으로 쓰일 때는 주의하여 투여해야 한다. 일반적으로 1~2.5 mg을 서서히 정맥주사한다. 보통 정맥투여 전에 미다졸람을 식염수나 D5W로 희석하는 것이 가장 좋다. 0.07~0.08 mg/kg의 용량(성인 용량 5 mg)으로 근육주사할 수 있다. 최근에 찢어진 상처를 봉합하기 전에 미다졸람을 코 또는 입안으로 흡수시켜 소아를 진정시키는데 많이 사용하고 있다.

히단토인 Hydantoins

페니토인(phenytoin)과 페니토인나트륨은 가장 일반적으로 처방되는 항경련제이다. 병원전 처치에서 페니토인은 발작 및 항부정맥제로 2차 선택 약으로 사용된다.

히단토인계 항경련제는 서서히 흡수되어 빠르게 분포되며 단백질 결합작용이 강하다. 주로 간에서 대사되어서 소변으로 배설된다.

대부분의 경우에 히단토인 항경련제는 과흥분에 대하여 신경세포를 안정화시킨다. 히단토인의 일차적 작용 부위는 운동겉질로 발작활성의 전파를 억제한다. 또한 페니토인은 퀴니딘(quinidine)이나 프로카인아마이드(procainamide)와 비슷한 항부정맥 효과를 나타낸다. 그 임상적 효능과 상대적으로 적은 독성 때문에 페니토인은 가장 일반적으로 처방되는 항경련제이다.

Rx 페니토인 Phenytoin (Dilantin)

분류 Class 항경련제, 항부정맥제

설명 Description

장시간 작용형 항경련제이며 자발적 심실탈분극을 억제하는 항부정맥제로도 사용된다.

작용기전 Mechanism of Action

페니토인은 항경련제로서 효과적이다. 그러나 작용발현은 디아제팜보다 상당히 늦다. 대부분의 응급상황에서는 발작을 디아제팜으로 먼저 조절하여야 한다. 발작이 재발하면 페니토인을 투여할 수 있다. 또한 페니토인은 디지탈리스 독성에 의한 부정맥을 치료하는데 사용된다.

약동학 Pharmacokinetics

발현: 3~5분 최대효과: 1~2시간
지속시간: 다양 반감기: 22시간

적응증 Indications

운동성 대발작
간질지속증
디지탈리스 독성에 의한 부정맥

금기사항 Contraindications

과민성이 있거나 고도의 심장차단이 있는 경우는 금기이다. 만성적으로 발작에 대한 약물을 투여받고 있는 환자에게는 혈중농도가 측정될 때까지 투여해서는 안 된다.

주의사항 Precautions

페니토인의 정맥투여는 분당 50 mg을 초과해서는 안 된다. 중추신경계 억제나 저혈압의 징후가 나타날 수 있다. 노인은 약물의 부작용이 발생할 위험이 높다. 침윤을 피해야 한다. 정맥용 페니토인을 투여받고 있는 환자는 계속 활력징후와 심전도를 검사해야 한다.

부작용 Side Effects

졸음, 두통, 저혈압, 부정맥, 가려움, 발진, 오심 및 구토를 유발할 수 있다.

약물 상호작용 Interactions

페니토인은 D_5W 등 포도당 함유 용액으로 희석해서는 안 된다. 식염수나 기타 비당성 교질액(non-glucose crystalloid)으로 희석하여야 한다.

용법 · 용량 Dosage

페니토인의 부하량은 일반적으로 10~20 mg/kg이다. 50 mg/min보다 빠르게 투여해서는 안 된다. 페니토인은 생리식염수로 희석해야 하는데, 이는 5% 포도당으로 희석하는 경우 약물의 침전을 야기할 수 있기 때문이다. 응급의학에서 페니토인은 반드시 정맥으로 투여해야 한다.

포스페니토인 Fosphenytoin (Cerebyx)

분류 Class 항경련제

설명 Description

포스페니토인은 페니토인의 전구약물이다. 이것은 경구투여 후에 페니토인으로 전환된다.

페니토인과 달리 정맥로를 확보할 수 없을 때 근육주사로 투여할 수 있다.

작용기전 Mechanism of Action

포스페니토인은 페니토인과 유사한 작용을 하는 효과적인 항경련제이다. 페니토인과 같이 뇌의 발작활동을 억제한다. 포스페니토인은 페니토인의 전구약물이기 때문에 페니토인과 동등한 약물용량을 투여한다. 이것은 이상적인 페니토인 수준을 얻기 위해서 필요한 포스페니토인의 양을 말한다.

약동학 Pharmacokinetics

발현: <15분(근육)
최대효과: 30분(근육)
지속시간: 다양
반감기: 페니토인으로 전환하는데 15분
(페니토인반감기: 22시간)

적응증 Indications

운동성 발작
디지탈리스 독성에 의한 부정맥

금기사항 Contraindications

페니토인 계열에 과민성이 있는 환자는 사용을 금한다. 포스페니토인은 저혈당증, 느린맥, 완전 또는 부분 심장차단으로 인한 발작에서는 사용해서는 안 된다.

주의사항 Precautions

손상된 콩팥기능, 알코올중독증, 저혈압, 심장차단, 느린맥, 호흡저하, 또는 심각한 심장질환이 있는 환자에서 주의하여 사용한다. ECG 모니터와 맥박산소측정기를 투여할 때마다 사용해야 한다. 활력징후는 보통 투여 동안 측정해야만 한다.

부작용 Side Effects

어지러움, 기면, 느린맥, 심장차단, 흐린시력, 저혈압을 유발할 수 있다. 이러한 부작용은 천천히 투여 시 감소한다.

약물 상호작용 Interactions

알코올은 포스페니토인의 효과를 감소시킨다.

용법 · 용량 Dosage

정맥용 부하량은 15~20 mg PE/kg/day로 분당 100~150 mg의 속도로 투여한다. IV 유지 용량은 4~6 mg PE/kg/day이다. IV가 불가능한 때에는 근육으로 투여할 수 있다.

바르비투르염 Barbiturates

장시간 작용형 바르비투르염인 페노바비탈 역시 널리 사용되는 항경련제이다. 페노바비탈은 간질(epilepsy)의 장기적 치료제이며 간질지속증의 급성치료를 위해 선택적으로 처방된다.

바르비투르염 항경련제는 간에서 대사되며, 대사체 및 비대사체는 소변으로 배설된다. 페노바비탈은 경구투여 후 30분 내에 작용발현되며 최대효과는 8~12시간에 일어난다. 정맥투여 시 작용발현은 5~15분이며 최대효과는 30분 내에 일어난다. 페노바비탈은 2~6일의 긴 반감기를 갖고 있다.

페노바비탈 Phenobarbital (Luminal)

분류 Class 항경련제, 바르비투르염

설명 Description

페노바비탈은 진정제 및 항경련제로 사용되는 **바르비투르염** 약물이다.

작용기전 Mechanism of Action

페노바비탈은 뇌의 GABA의 억제성 신경전달물질의 작용을 증가시킨다. 또한 신경말단의 글루탐산염(glutamate) 유리를 억제한다. 페노바비탈의 진정 및 항경련 효과는 이 기능에 의한다.

바르비투르염은 많은 의학적 용도를 지닌다. 이것은 중추신경억제제로서 항경련제로 사용되고 불면증과 불안에 대한 치료에 사용된다. 페노바비탈은 상대적으로 독성이 낮은 효과적인 항경련제이다. 이것은 감각겉질을 억제하고 운동 활성을 감소시키고 대뇌기능을 변화시키며 졸음, 진정 및 수면을 일으킨다.

약동학 Pharmacokinetics

발현: 5~15분(정맥)
최대효과: 30분(정맥)
지속시간: 4~6시간(정맥)
반감기: 2~6일

적응증 Indications

운동성 발작
간질지속상태
급성 불안상태

금기사항 Contraindications

이 약물에 과민성이 있는 환자에게 투여해서는 안 된다.

주의사항 Precautions

페노바비탈의 정맥투여 후 호흡억제 및 저혈압이 일어날 수 있다. 호흡양식과 혈압을 지속적으로 측정해야 한다. 소아에게 페노바비탈의 투여는 활동항진성 행동(hyperactive behavior)을 일으킬 수 있다.

부작용 Side Effects

졸음, 정신상태의 변화, 혼돈, 저환기, 무호흡, 느린맥, 저혈압, 실신, 두통, 오심 및 구토를 일으킬 수 있다.

약물 상호작용 Interactions

페노바비탈은 알코올, 마취제, 항히스타민 및 항우울제 등 약물의 진정효과를 상승시킨다.

용법 · 용량 Dosage

전간중적 상태의 치료에 100~250 mg을 IV로 서서히 주입한다.

사례연구

14시 30분에 응급구조사들은 소방서 구급대원들과 오토바이 사고 현장에 출동하였다. 현장에 도착했을 때 헬멧을 쓰지 않은 18세 남성 오토바이 운전자를 발견하였다. 목격자의 증언에 따르면 운전자가 코너에서 오토바이를 제어하지 못하고 미끄러지면서 시멘트 옹벽에 머리를 부딪쳤다고 말하였다.

환자는 의식이 없고 심한 통증에도 반응하지 않았다. 목격자에 의하면 환자는 왼쪽으로 누워 있었으며, 머리는 받쳐져 있었다. 응급구조사들이 도착했을 때 환자는 의식이 없고 마무런 반응이 없었다고 말하였다.

신체검진

CNS:	환자는 무반응과 무의식; 동공 양쪽 수축; 비정상 굽힘(양쪽대뇌반구) 양방향
Resp:	호흡은 분당 30회로 깊은 호흡; 폐는 양쪽으로 공기가 동일하게 유입된다; 기관은 중간; 목과 가슴의 외상 징후가 없다.
CVS:	노뼈와 목동맥압은 둘 다 현재 약하고; 피부는 창백하다.
ABD:	복부의 사분면이 부드럽고 연약하다.
Muscl/Skel:	다른 상처는 보이지 않음.

활력징후

Pulse:	50회/분
Resp:	30회/분, 깊음
BP:	160 촉진
SpO_2:	87%
ECG:	동성 느린맥(서맥)
Past Hx:	환자의 병력 알 수 없음

(계속)

사례연구(계속)

치료

응급구조사가 OPA를 삽입하고 백밸브 마스크와 100% 산소로 환자를 환기시키는 동안 소방서 구급대원들은 척추 고정시키는 것을 도와주었다. 환자를 긴 척추고정판 위에 안정과 고정을 시킨 후 ALS(전문소생)구급차에 빠르게 이동한다. 이송 중 환자의 상태는 다음을 제외하고 크게 변하지 않는 상태로 유지된다. (1) 호흡량 분당 36회로 증가, (2) 혈압은 210/120 mmHg으로 증가, (3) 산소포화도(맥박산소 측정) 91% 증가 그리고 (4) 동공은 고르지 못함(오른쪽>왼쪽). 이 환자의 자연적인 상처의 중요성 때문에 다음과 같은 수술(절차)이 완료되었다: c-spine 안정과 함께 기관내삽관 삽입, 정맥주사×2, 14-gauge catheter(외상에 관한 프로토콜), 생리식염수 TKO, 그리고 만니톨 1.5 g/kg. 총 현장에서의 시간은 10분 그리고 병원까지의 이송시간은 8분. 환자 상태에 변화가 없었다. 이송 중에 병원에 도착했을 때 환자는 즉시 CT실로 갔다. 경질막바깥혈종(경막외혈종)이 보였다. 환자는 경질막바깥혈종이 갑압(압력이 감소)이 발생되어 응급수술로 옮겨졌다. 환자는 신경계 집중치료실로 옮겨져 그곳에 남아 있다.

사례연구

09시 00분에 발작증상이 있는 16세 소년을 도와달라고 지역 고등학교에서 구급대원을 호출하였다. Dispatch는 소년이 10분 동안 발작을 일으켰으며 이제 두 번째 발작에 들어갔다고 보고하였다. 소년은 간질 병력이 있어서 약을 복용했었다. 소년은 의식이 없고 반응이 없다. 3분 후에 구급대원이 학교에 도착하였고, 정신없이 서두르는 선생님이 교실로 안내했다. 구급대원들은 환자가 교실바닥에 누워 있는 것을 발견했다. 책상들은 환자 주변으로부터 멀리 옮겨졌고, 환자는 회복 위치에 놓여 있었다. 그 환자는 지금 발작 후의 모습으로 보였다.

신체검진

CNS:	환자 무의식과 무반응
Resp:	호흡 분당 32회 그리고 얕음; 기관지의 중간; 외상의 외적인 징후 없음
CVS:	노뼈와 목동맥압은 둘 다 현재 빠르고 약함; 피부는 창백함과 축축함(식은땀)
ABD:	4개의 4분면이 부드럽고 탄력이 없음; 구토증상 없음; 환자는 소변이 실금(참지 못함)되었다.
Muscl/Skel:	상처가 발견되지 않음

활력징후

Pulse:	120회/분
Resp:	26회/분, 얕음
BP:	124/82 mmHg
SpO_2:	90%
ECG:	동성 빠른맥(빈맥)
Past Hx:	선생님은 환자가 간질을 가지고 있었다고 한다. 그녀는 응급구조사에게 환자의 코트 주머니에서 딜란틴의 처방전을 보여준다. 환자는 첫 번째 발작은 08:50에 그리고 두 번째 발작은 09:00에 시작했다. 그녀는 환자가 아프거나 최근의 외상을 경험했는지 알지 못했다.

(계속)

사례연구(계속)

치료

한 응급구조사가 환자의 입에서 객담과 거품을 제거하기 위해 구강인두 흡입을 수행하였고 이때 환자에게 백밸브 마스크와 함께 100% 산소를 통하여 환기시켰다. 베이스 병원과의 접촉에 의해 또 다른 응급구조사는 로라제팜(아티반) 정맥주사를 투여할 준비를 하고 있었다. 18게이지 정맥주사는 오른쪽 팔꿈치 앞쪽(팔 오금)에서 시작되어 환자가 다른 발작을 겪을 경우 테이프와 롤러 거즈로 고정시킨다. 환자의 혈당 수준은 IV 허브의 혈액에서 확인되며 100 mg/dL(5.6 mmol/L)이다. 그는 발작을 시작하고 응급구조사는 로라제팜 2~4 mg을 정맥주사를 투여한다. 만약 발작이 멈추지 않으면 2~4 mg의 용량을 반복해서 투여할 수 있다. 응급구조사는 먼저 로라제팜을 투여하였고 발작은 1분 안에 진정되었다. 5분 내에 환자는 발작 후 단계이다. 그는 사건이나 발작 없이 병원으로 이송된다. 병원에서는 환자의 페니토인(항경련제) 수치가 너무 낮은지를 확인한다. 혈액에서 얻은 페니토인 수치는 3.4 mg/L이다(치료 수치는 10~20 mg/L이다). 정맥주사로 페니토인이 투여되고, 환자는 중환자실에 입원한다. 그는 추가적인 발작 없이 잘 지내며 매일 증가하는 페니토인을 복용한다.

다른 항경련제 Other Anticonvulsants

새로운 항경련제/항간질제 치료제가 끊임없이 개발되고 있다. 대부분 이것들은 경구 유형이며 그리고 만성치료를 위한 것이다. 그러나 다른 방법으로도 환자의 치료가 가능하다. 비경구 치료를 주사 가능한 형태로 이용할 수 있는 새로운 항경련제 중 가장 일반적으로 사용되는 것은 약물 레베티라세탐(Keppra)이다. 레베티라세탐(Keppra)은 반복적인 발작의 예방과 발작의 위험이 있는 환자에게 사용된다(예: 외상성 뇌손상 및 뇌 내출혈).

레베티라세탐 Levetiracetam (Keppra)

분류 Class 항경련제

설명 Description

레베티라세탐은 새로운 종류의 항경련제에 속한다.

작용기전 Mechanism of Action

레베티라세탐이 항경련 효과를 발휘하는 정확한 메커니즘은 알려져 있지 않다.

약동학 Pharmacokinetics

발현: 15~30분(정맥)

최대효과: 1~2시간(정맥)

작용시간: 8~12시간(정맥)

반감기: 5.2시간

적응증 Indications

레베티라세탐은 사용된다. 부분적 간질 시작, 간대성(근경련) 발작, 그리고 기본적이고 일차의 일반적인 강직성-간헐적(부분)인 발작에 사용된다.

금기사항 Contraindications

레베티라세탐은 레베티라세탐에 과민증이 있는 환자에게 투여해서는 안 된다.

주의사항 Precautions

레베티라세탐은 특히 15세 미만의 환자들을 대상으로 한 정신병을 포함한 몇몇 행동적 이상과 관련이 있다. 졸음과 피로가 보고되었다. 리베티라세탐의 투여에 따르면 혈관부종과 아나필락시스가 보고서에 몇 차례 보고되었다.

부작용 Side Effects

레베티라세탐은 무기력(취약함), 몽롱함, 두통, 현기증, 신경질, 운동실조증을 일으킬 수 있다. ECG에 대한 QT 연장이 보고되었다.

약물 상호작용 Interactions

레베티라세탐은 약물 상호작용은 드물었다. 그러나 다른 항경련제로 투여할 때 역작용을 일으킬 수 있다.

용법 · 용량 Dosage

레베티리아세탐의 표준복용량은 500~1,000 mg 정맥주사 15~30분 이상 주입한다.

CHAPTER REVIEW

요약

급성 머리손상의 치료에 있어서 만니톨은 뇌부종을 효과적으로 감소시킨다. 뇌부종을 최소화하기 위해서는 과환기가 보다 더 중요하다. 목뼈의 안정화, 기도의 유지 및 보조적 산소공급 등이 가장 중요하다.

전신 운동성 발작에 있어서 일차 처치는 환자를 다치지 않게 보호하는 것이다. 대부분의 간질 환자는 이미 경구용 항경련제를 복용하고 있으므로 주사용 항경련제를 적절히 사용하는 것이 필요하다. 응급의사는 발작 환자에게 항경련제를 투여하기 전에 혈액 샘플을 채취하는 것이 바람직하다. 전신 운동성 발작의 발작 환자의 상당수가 약물복용의 지시를 지키지 않은 경우가 많다. 항경련제를 투여하기 전에 채취한 혈액 검사는 진단에 도움이 될 것이다.

주요 용어

amnesia(기억상실) 기억의 손실.

benzodiazepine(벤조디아제핀) 불안과 불면을 경감시키고 진정을 유도하는 약물계열.

central nervous system(중추신경계) 뇌와 척수를 뜻하는 신경계의 중심부.

epilepsy(간질) 발작이 특징인 신경계 질환.

seizures(발작) 신경기능의 갑작스런 변화. 증상은 정신상태의 가벼운 변화로부터 격렬한 근육경축까지 다양.

status epilepticus(간질지속증) 중간에 의식의 회복기간이 없이 계속되는 발작 상태.

산과 및 부인과 응급 치료에 사용되는 약물

CHAPTER 12

Medications Used in the Treatment of Obstetrical and Gynecological Emergencies

학습목표

이 장을 학습한 후 다음을 할 수 있어야 한다.

- 약물학적 중재가 필요한 산과 및 부인과 응급의 세 가지를 열거한다.
- 옥시토신의 적응증과 금기사항 및 용법을 설명한다.
- 임신성 고혈압의 징후와 증상을 열거한다.
- 임신성 고혈압, 자간전증 그리고 자간증을 구별한다.
- 황산마그네슘의 적응증과 금기사항 및 용법을 설명한다.
- 조산 환자의 처치에 대해 설명한다.
- 터부탈린의 적응증과 금기사항 및 용법에 대하여 설명한다.
- 다음의 용어를 정의한다: **전치태반, 자간증, 자궁외임신, 태반박리, 산후출혈, 자간전증, 자연유산**

서론 Introduction

임신 시 특별한 고려사항 Special Considerations in Pregnancy

가임기 여성에게 언제든지 약물을 투여하는 경우가 발생하므로 여성 환자에서 임신 가능성을 먼저 고려해야만 한다. 임신 환자의 치료는 두 명의 환자를 치료하는 것을 의미한다. 주안점은 치료가 적절히 어머니(mother)에게 집중하는 것처럼 보일지라도 어머니뿐만 아니라 태아에게도 영향을 미치는 많은 약물을 알고 있어야만 한다. 모체에 대한 약물의 효과가 태아에 대한 잠재된 위험성보다 명백히 더 커야만 한다. 예를 들면, 심장마비와 같은 일부 상황에서는 태아에게 해로울 수 있는 약물을 모체에 투여하는 것이 정당하다. 왜냐하면 태아에 대한 약물의 잠재적인 피해가 어머니의 사망에 의한 태아의 사망보다 명백히 더 크기 때문이다.

임신은 모체의 해부학 및 생리학적 변화와 태아에게 해를 가하는 약물의 가능성이라는 두 가지 특정 약물학적 문제를 갖는다. 모체는 전반적으로 태아를 지지하기 때문에 모체의 심장박동수, 일회박출량, 그리고 혈액량 모두 증가한다. 이러한 변화된 모체의 생리는 많은 약물에 대한 발현 및 작용지속 시간에 영향을 미칠 수 있다. 임신 제1기 동안 몇몇 약물의 주입(기형발생 약물[teratogenic medications])은 잠재적으로 변형, 손상, 또는 태아의 사망에까지 이를 수 있다. 임신 후기 동안 모체에 투여되는 약물들은 태아에게 원치 않는 결과가

표 12-1 FDA의 임신 중 사용의약품에 대한 분류

분류	설명
A	임부를 대상으로 실시된 임상연구에서 태아에 대한 위험성이 증명되지 않은 경우
B	동물연구에서 태아에 대한 위험성이 증명되지 않았지만 임부에 대한 충분한 연구가 이루어지지 않은 경우 또는 임부에 대한 충분한 연구에서 임신 제1기에서 태아에 대한 위험성이 증명되지 않았고 임신 후기에 위험성이 없지만 동물연구에서는 부작용이 있다는 결과가 나온 경우
C	동물연구에서 부작용이 증명되었으나 임부에 대한 충분한 연구가 없는 경우, 그러나 약물의 이익이 잠재된 위험보다 더 크므로 사용될 수도 있음 또는 충분한 동물연구 또는 충분한 임부에 대한 연구가 시행되지 않은 경우
D	태아의 위험성이 특정 상황에서 증명됨, 약물의 이익이 위험보다 더 큰 경우
X	태아의 위험성이 증명된 경우로 위험성이 임부에 대한 가능한 이익보다 더 큼, 임신 또는 임신 가능성이 있는 환자에서 사용을 금지하는 경우

나타날 수도 있다. 그 밖의 약물들은 독성 누적으로 인하여 대사작용을 하지 않거나 배출되지 않을 수 있다. 게다가 모유수유를 하는 경우 영아에게 몇몇 약물들이 전달될 수도 있다.

물론 몇 가지 상태에서는 임신 동안 약물의 사용으로 모체와 태아에게 건강과 안전을 제공할 수 있다. 그 예로는 임신으로 유발된 당뇨병(임신성 당뇨병), 고혈압, 그리고 발작장애가 있다. 임신 동안 약물이 필요할 때 건강관리제공자가 약물을 선택하는 것을 돕기 위해서 미국식품의약국(the American Food and Drug Administration, FDA)은 표 12-1에서 보이는 것처럼 몇 가지 분류체계를 개발하였다. 이는 또한 캐나다에서도 사용하고 있다. 임신 시 약물의 안전성에 대한 어떤 문제라도 의료감독과 항상 상의한다.

대부분의 산과 및 부인과 응급의 병원전 처치는 지지요법이다. 그러나 세 가지 합병증으로 인하여 약물의 사용을 필요하게 만든다. 세 가지 합병증으로는 임신성 고혈압, 심각한 질출혈, 그리고 조산이 있다. 황산마그네슘은 자간증(eclampsia)과 관련된 경련의 조절에 효과적임이 증명되었다. 옥시토신(oxytocin)은 자궁수축을 일으키는 데 효과적이어서 분만 후 질출혈의 많은 경우를 조절할 수 있다. 터부탈린(terbutaline)은 β_2 작용제로 조산을 억제하는 데 효과적이다.

임신성 고혈압질환 Hypertensive Disorder of Pregnancy

질출혈과 함께 총체적으로 **임신성 고혈압질환**(통상 **임신중독**)이라고 하는 임신과 관련된 문제를 알고 있어야 한다. 이 질환은 고혈압, 체중증가, 부종, 단백뇨와 말기에는 발작이 특징이다. 임신성 고혈압질환은 임산부의 약 5%에 이른다. 이것은 산모의 비정상적 혈관경축에 의해 혈압상승과 다른 관련 증상을 일으킨다고 생각된다. 임신 시 고혈압성 장애에는 일반적으로 다음이 포함된다.

- **임신성 고혈압**(Gestational hypertension, GH). GH는 이전에 정상이었던 환자의 혈압이 임신 상태에서 140/90 mmHg 이상인 것이 특징이다. GH는 질환 과정의 초기 단계이다. 일반적으로 임신 시 혈압이 떨어지고 130/80 mmHg의 혈압측정 결과가 상승

되었다는 것을 기억해야 한다.

- **자간전증(Preeclampsia).** 자간전증 환자는 고혈압, 비정상적 체중증가, 부종, 두통, 단백뇨, 상복부통증 및 때로는 시각장애가 일어난다. 치료받지 않으면 자간전증은 다음 단계인 자간증으로 진행될 수 있다.
- **자간증(Eclampsia).** 자간증은 임신성 고혈압질환으로 가장 심각한 상태이다. 이것은 대발작이 특징이다. 자간증은 종종 눈앞에 빛이나 점이 반짝이는 시각장애가 앞선다. 또한 상복부통증이나 우측 상복부통증의 진행은 발작이 임박했음을 나타낸다. 자간증은 환자의 병력과 신체적 외양에서 구별할 수 있다. 자간증 환자는 보통 부종이 있으며 혈압이 현저하게 상승되어 있다. 반면에 간질은 보통 발작의 전력이 있으며 항경련제를 복용하는 경우가 많다.

임신성 고혈압질환은 첫 번째 임신인 여성에게 가장 자주 일어난다. 또한 이미 고혈압인 환자에게 더 빈번히 발생하는 경향이 있다. 당뇨병 또한 이 질환의 발병률을 증가시킨다.

GH와 자간전증 환자는 뇌출혈, 콩팥기능부전 및 폐부종의 위험성이 높다. 자간전증 환자는 상당량의 체액이 제3의 공간에 있으므로 혈관용적의 고갈이 일어난다. 자간증이 진행되면 모체와 태아의 죽음을 초래한다. 자간증은 확실하게 치료해야 한다. 황산마그네슘은 임신중독과 관련된 경련의 치료에서 일차 선택약이다. 또한 7장에서도 언급했듯이 고혈압 위기의 합병증을 예방하기 위하여 항고혈압제를 투여하는 것이 필요하다. 병원전 단계의 응급의료 처치에서 항고혈압제를 투여하는 것에 대한 결정은 의사의 지시에 따른다. 개인에 따라 개별적으로 처치해야 한다.

황산마그네슘 Magnesium Sulfate

분류 Class 전해질

설명 Description

황산마그네슘은 자간증과 관련된 발작의 처치에 효과적인 중추신경억제제이다. 임신과 관련된 경련의 초기 치료에 사용된다. 발작활동이 멈춘 후에는 다른 항경련제를 투여할 수 있다. 마그네슘은 민무늬근육을 이완시키는 약물로 자간전증과 자간증에서 혈관경련의 상당 부분을 역전시킬 수 있다. 또한 태반관류를 유지하는 데 도움을 준다.

작용기전 Mechanism of Action

황산마그네슘은 투여되면 마그네슘이온(Mg^{2+})과 황산이온으로 분해되는 염이다. 마그네슘은 체내에서 일어나는 많은 생화학적 반응의 필수요소이다.

약동학 Pharmacokinetics

발현: 즉시(정맥), 1시간(근육) 최대효과: 다양
지속시간: 30~60분 반감기: 적용 안 됨

적응증 Indications

자간증(임신에 의한 경련)

조산

자궁수축의 억제

금기사항 Contraindications

심장차단이 있는 환자에게는 투여해서는 안 된다. 쇼크 상태에 있는 환자, 심한 고혈압 환자, 혈액투석을 받고 있는 환자 또는 저칼슘혈증 환자에게는 투여해서는 안 된다.

주의사항 Precautions

황산마그네슘은 저혈압, 순환허탈, 심장 및 호흡 기능의 억제를 일으킨다. 가장 위급한 상황은 호흡억제이다. 호흡억제가 일어날 경우 해독제로 염화칼슘을 정맥으로 투여할 수 있게 준비해야 한다. 황산마그네슘은 부작용을 최소화하기 위해서 천천히 투여해야 한다. 정맥으로 황산마그네슘을 투여받은 모든 환자는 지속적인 심장감시와 빈번한 활력징후 측정을 해야 한다. 만약 가능하다면 무릎과 두갈래근의 깊은힘줄반사(deep tendon reflexes)를 마그네슘 요법 시행 전과 시행 중에 확인한다.

부작용 Side Effects

홍조, 땀남, 느린맥, 깊은힘줄반사 감소, 졸음, 호흡저하, 부정맥, 저혈압, 체온저하, 가려움 및 발진을 일으킬 수 있다.

약물 상호작용 Interactions

디지탈리스와 병용 투여 시 심장전도의 이상을 초래할 수 있다.

용법 · 용량 Dosage

자간증과 관련된 경련의 치료에 대한 표준용량은 4~6 g을 30분에 걸쳐 정맥으로 천천히 주사한다. 종종 1~2 g/hr으로 정맥점적주입으로 시행되기도 한다. 만약 정맥주사를 실시할 수 없다면 4~5 g을 4시간마다 근육으로 주사할 수 있다. 약물의 용량(5~10 mL)이 크므로 반으로 나누어서 각각 다른 부위에 근육주사해야 한다.

심각한 질출혈 Severe Vaginal Bleeding

임신 제1기(초기)에 일어나는 질출혈은 보통 자연유산(spontaneous abortion)이나 자궁외임신(ectopic pregnancy)에 의한 것이다. 임신 제3기(말기)의 질출혈은 대부분 태반조기박리(abruptio placenta)나 전치태반(placenta previa)에 의한 것이다.

출산에 의한 출혈은 일반적이다. 출혈이 500 mL를 넘을 때 저혈량쇼크가 일어날 수 있다.

심각한 질출혈은 생명을 위협하는 응급으로 즉각적인 치료를 요한다. 심각한 질출혈의 치료는 다른 출혈의 경우에 적용되는 것과 비슷하다. 초기 처치는 기도유지, 산소공급과 혈량증량제(volume expanders)의 주입을 포함한다. 또한 분만 후 출혈에 옥시토신을 정맥주사하는 것이 심각한 질출혈을 조절하는 데 효과적이다.

옥시토신 Oxytocin (Pitocin)

분류 Class 호르몬, 자궁수축제

설명 Description

뇌하수체 뒤엽(후엽)에서 분비되는 천연 호르몬이다.

작용기전 Mechanism of Action

자궁수축과 유즙분비를 일으킨다. 이것은 특별한 경우 분만을 유도하는 데 사용되며 또한 분만 후 자궁수축을 일으키는 데도 효과적이므로 분만 후 출혈(postpartum hemorrhage)을 조절하는 데 사용된다. 아기가 젖을 빠는 행동은 뇌하수체 뒤엽을 자극하여 옥시토신의 분비를 촉진한다. 중등도 또는 중증의 분만 후 출혈 환자를 만났을 때 이 고유한 기전을 기억하는 것이 중요하다.

약동학 Pharmacokinetics

발현: 즉시(정맥), 3~7분(근육)	최대효과: 다양
지속시간: 1시간(정맥), 2~3시간(근육)	반감기: 3~5분

적응증 Indications

분만 후 출혈(postpartum hemorrhage)

금기사항 Contraindications

병원전 상황에서 옥시토신은 심한 분만 후 출혈이 있는 환자에게만 투여되어야 한다. 투여 전에 아기와 **태반**이 완전히 밖으로 배출되었는지 자궁 내에 또 다른 태아가 없는지 확인하는 것이 필수적이다.

주의사항 Precautions

과량의 옥시토신은 자궁의 과도한 자극을 일으켜 자궁파열을 유발할 수 있다. 옥시토신 투여에 대하여 고혈압, 심부정맥 및 아나필락시스가 보고되어 있다. 활력징후와 자궁긴장도를 검사하여야 한다.

부작용 Side Effects

산모에게 저혈압, 부정맥, 빠른맥, 발작, 혼수, 오심 및 구토를 유발할 수 있다. 출산 전에 투여할 때 태아에게 저산소증, 질식, 부정맥과 머리속출혈을 일으킬 수 있다.

옥시토신과 항이뇨호르몬(antidiuretic hormone, ADH)은 뇌하수체 뒤엽에서 분비되고 화학적 구조가 유사하다. 이러한 이유 때문에 옥시토신은 ADH의 몇 가지 효과를 갖고 있을 수 있다(특히 고용량 시). 이것은 수분제한과 낮은 정도에서 혈관수축을 나타낸다.

약물 상호작용 Interactions

노르에피네프린과 같은 혈관수축제와 병용 시 고혈압을 일으킬 수 있다.

용법 · 용량 Dosage

다음은 옥시토신을 분만 후 출혈의 치료에 사용하는 두 가지 방법이다.

1. 3~10 단위를 태반유출 후 근육주사할 수 있다.
2. 10~20 단위를 500 또는 1000 mL의 D_5W, 생리식염수 또는 락테이트 링거액(lactated Ringer's solution)에 녹여서 이것을 출혈과 자궁반응의 정도에 따라 적정한다. 옥시토신은 근육주사 또는 정맥점적법으로 천천히 투여한다.

조기분만 Preterm Labor

조기분만은 태아가 성숙되기 전에(보통 36주 전) 시작하는 분만이다. 분만이 일찍 시작되면 산과 의사는 자궁 내 태아발달을 위해 분만을 억제하려고 한다. 조기분만은 자궁수축억제제(tocolytics)를 사용하여 억제할 수 있다. 많은 자궁수축억제제가 사용 가능하지만 그 중에서도 β_2 작용제가 흔히 사용된다. 자궁의 β_2 수용체를 자극하여 자궁을 이완시키고 조기분만을 억제한다. 흔히 사용되는 β_2 작용제는 터부탈린(terbutaline)과 리토드린(ritodrine[Yutopar])이다. 터부탈린은 응급상황에서 더 흔히 사용된다. 위에서 언급했던 황산마그네슘도 또한 조기분만을 억제하는 데 효과적이다. 가장 최근에는 칼슘채널차단제가 조기분만의 치료에 사용되고 있다.

℞ 터부탈린 Terbutaline

분류 Class 교감신경작용제, 자궁수축억제제

설명 Description

β_2 아드레날린성 수용체에 선택적인 합성 교감신경작용제이다.

작용기전 Mechanism of Action

터부탈린은 β_2 아드레날린성 수용체에 대한 효과가 있으므로 최소의 심장효과와 함께 즉각적인 기관지이완을 일으킨다. 또한 조기분만을 억제하는 데 사용된다. 자궁의 β_2 아드레날린성 수용체에 대한 자극은 자궁이완을 일으켜 분만을 억제한다.

약동학 Pharmacokinetics

발현: <15분(피부밑)　　최대효과: 30~60분(피부밑)
지속시간: 1.5~4.0시간(피부밑)　　반감기: 3~4시간

적응증 Indications

조기분만

금기사항 Contraindications

이 약물에 과민성이 있는 환자에게 투여해서는 안 된다.

주의사항 Precautions

교감신경작용제의 효과가 있으므로 환자의 활력징후를 검사해야 한다. 노인이나 심혈관계 질환 또는 고혈압이 있는 사람에게 투여할 때는 주의하여야 한다.

부작용 Side Effects

두근거림, 불안, 현기증, 두통, 신경과민, 떨림, 고혈압, 부정맥, 가슴통증, 오심 및 구토를 유발할 수 있다.

약물 상호작용 Interactions

다른 교감신경성 작용제와 함께 사용하면 부작용이 발생할 가능성이 높아진다. 베타차단제는 터부탈린의 약리적 효과를 둔화시킬 수 있다.

용법·용량 Dosage

초회량은 0.25 mg을 피하주사해야 한다. 필요시 30분~1시간 후에 반복투여할 수 있다. 분만의 진행을 억제하기 위하여 터부탈린 점적법을 사용할 수 있다. 이것은 500 mL의 락테이트 링거액 또는 식염수에 5 mg의 터부탈린을 가하여 제조할 수 있다. 점적속도는 30 mL/hr(5 mcg/min)로 시작하여 최고 80 mcg/min까지 서서히 증가할 수 있다.

사례연구

산부인과 환자를 1시간 거리의 대도시 병원으로 이송하기 위해 농어촌 병원으로 ALS 구급차를 부른다. 구급대원에게 들것과 함께 모니터를 가져오게 한다. 병원에 도착하면, 환자를 돌보는 간호 담당자는 다음의 정보를 제공한다. 환자는 18세 여성, Gravida 1(초임부), Para 0(미만부), 임신 3기임. 집에서 대발작(Grand mal seizure)을 겪은 후 자가용으로 병원에 옴. 발작 과거력은 없으며, 현재까지 임신 상태는 무사했음. 분명 발작 전 진통이 없었음. 현재 환자는 병상에 누워 있으며, 외부 태아 모니터를 토대로 볼 때 진통이 없음. 태아 심장박동수는 안정적임. 병원 진단은 자간증(Eclampsia)임.

신체검진

CNS:	환자는 의식은 있으나 무기력함
Resp:	호흡은 분당 24회이고 얕음. 가슴벽 움직임이 대칭적이고 양측 호흡소리가 명확함
CVS:	목동맥과 노동맥은 양쪽 모두 존재하고 강함. 수축기잡음은 들림. 질에서 최소 실혈이 보임. 목정맥은 팽창되지 않았음. 피부색은 정상이고, 따뜻하고, 땀이 남. 환자는 부종이 심함
ABD:	확실히 진통이 없는 임신 상태임
Muscl/Skel:	명백한 부상 없음
Extremities:	발 및 손가락 부종이 보임

활력징후

Pulse:	100회/분, regular
Resp:	24회/분
BP:	166/112 mmHg
SpO_2:	95%
ECG:	Normal sinus rhythm

병원 치료

환자는 고농도 산소를 투여 받고 있다. 좌측 팔에 굵은 정맥주사를 시작했다. 황산마그네슘을 1 g/hr 속도로 주입하고 있다. 구급병원은 통보를 받았고 환자를 기다리고 있다.

치료

환자를 구급차의 들것을 이용하여 구급차로 옮긴다. 비재호흡 마스크(Non-rebreather mask)를 통해 산소를 15 Lpm으로 투여한다. 맥박산소측정기를 부착했으며, SpO_2가 96%로 나온다. 심장 모니터는 Regular sinus rhythm을 보이고 ECG 변화를 지켜보는 구급대원이 자주 확인한다. 병원에서 시작한 황산마그네슘 IV가 1 g/hr으로 계속되고 있다. 추가 발작 활동을 예방하는데 도움이 되도록 구급차 내부 조명을 어둡게 해 놓는다. 환자가 또 다른 발작을 겪을 경우에 디아제팜의 prefilled syringe를 잠금장치에서 제거한다.

이송 중 환자를 계속해서 평가하고 황산마그네슘 IV에 특히 주의한다. 심부건반사(Deep Tendon Reflex)를 주기적으로 점검하여 마그네슘 효과가 과하지 않도록 한다. 의료시설에 도착하면, 응급 초음파검사를 받는다. 태아 연령이 37주(±2주)로 나왔다. 분만을 유도하고, 환자가 18시간 후 건강한 여아를 출산한다.

CHAPTER REVIEW

요약

대부분의 산부인과 응급은 현장에서 처치할 수 없다. 병원전 처치는 기도의 안정화, 산소의 투여 및 혈관 내 용적의 확보를 포함한다. 심각한 산후출혈에는 옥시토신의 투여가 종종 유효하다. 임신성 고혈압질환에는 경련을 조절하기 위하여 황산마그네슘이 병원전 단계의 응급처치로 사용될 수 있다. 자간전증과 자간증의 최후의 치료는 태아의 분만이다.

주요 용어

abruptio placenta(태반박리) 출산 전에 자궁으로부터 태반의 조기분리. 종종 심각한 출혈을 동반하기 때문에 심각한 상태가 될 수 있다.

eclampsia(자간증) 임신성 고혈압질환의 가장 심각한 증상. 대발작이 특징이다. 눈부심, 눈앞이 어른거림 등의 시각장애가 전조증상이다. 또한 상복부 및 우측 상복부의 통증은 발작의 임박을 나타낸다. 자간증 환자는 보통 부종이 있고 현저한 혈압상승을 나타낸다.

ectopic pregnacy(자궁외임신) 자궁 밖에서 태아가 자라는 질환으로 종종 나팔관에서도 발생한다.

placenta previa(전치태반) 태반이 부분적으로 또는 완전히 자궁목(자궁경부)의 입구를 덮고 있는 상태로 임신 말기에 무통성 출혈의 가장 흔한 원인이다.

postpartum hemorrhage(산후출혈) 출산 후 24시간 내에 500 mL 이상의 출혈 상태.

preeclampsia(자간전증) 임신성 고혈압 질환으로 고혈압, 비정상적 체중증가, 단백뇨, 상복부통증, 시각장애 등의 증상이 나타난다. 적절히 치료받지 않으면 자간증으로 발전할 수 있다.

spontaneous abortion(자연유산) 태아의 손실로 유산이라고 한다. 대부분의 자연유산은 임신 12주 전에 일어나며 임신을 인지하고 2주 후에 일어나는 경우 월경으로 오해하기 쉽다.

CHAPTER 13

독물응급의 치료에 사용되는 약물

Medications used in Toxicological Emergencies

학습목표

이 장을 학습한 후 다음을 할 수 있어야 한다.

- 병원전 처치에서 독물학적 응급의 중요성에 대하여 논의한다.
- 중독 환자의 처치에서 중독센터의 역할에 대하여 논의한다.
- 독물응급 처치에 필요한 주요 정보에 대하여 설명한다.
- 독성물질의 다양한 노출경로를 설명한다.
- 독소에 노출된 환자에 대한 오염제거를 비롯한 일반적 처치를 설명한다.
- 독성증후군(*toxidrome*)을 정의하고 병원전 상황에서 만나는 일반적인 독성증후군을 설명한다.
- 다음 독물(toxic) 노출과 과용에 대한 증상 및 징후, 처치법을 설명한다: 아세트아미노펜, 항콜린제, 신경이완제, 베타차단제, 칼슘채널차단제, 일산화탄소, 시안합물, 삼환계 항우울제, 디곡신/디지탈리스, 에틸렌글리콜, 철, 이소프로필알코올, 리튬, 메탄올, 마약 및 마약길항제, 유기인제 및 카르바메이트, 살리실산, 선택적 세로토닌 재흡수 억제제

서론 Introduction

독성학(toxicology)은 병원전 처치자에게 약물학과 약동학(pharmacokinetics)에 관한 관심을 갖게 하고 빠르게 발전하는 분야이다. 독물노출과 과용의 처치는 병원전 처치에서 중요하고 지속적으로 확장되고 있는 분야이다. 계속해서 신약이 도입되고, 이들은 각각 독특한 독성을 갖고 있으므로 독물응급 환자의 처치에서 임상적 요점을 찾아내는 것은 의미 있는 도전이다. 중독 및 과용 환자에 대한 접근법은 일종의 탐정 작업과도 같다. 환자 처치에 필요한 임상적 열쇠는 종종 포착하기 어려우므로, 어떤 임상적 증상도 독물 문제와 직간접적으로 관련되어 있을 수 있음을 인식해야 한다. 의심하지 않으면 종종 가장 명확한 임상적 실마리를 간과할 수 있다.

이 장에서는 병원전 처치에서 볼 수 있는 처방약물뿐만 아니라 비처방약물의 독성에 대해 논의할 것이다. 대량살상무기로서 테러리스트들이 사용하는 물질과 많은 약물들 사이에 유사점이 있다. 2001년 9월 11일에 미국에서 발생한 공격은 전 세계의 병원전 처치의 방법에 중대한 변화를 일으켰다. 테러는 의료적 처치의 가장 중요한 잘 알려져 있지 않은 화학 및 생물학적 제제로 공격을 가한다. 그 결과 해독제 및 일시적인 처방약물은 현재 일상적으로

구급차와 구조차량에 구비되어 있다. 현대의 EMS 제공자는 흔히 사용되는 해독제와 많은 화학 및 생물학적 무기의 치료법에 대해 잘 알아야 한다.

지역중독센터 Regional Poison Center

일단 중독이나 과용의 가능성이 확인되면 환자 처치에 도움을 줄 수 있는 몇몇 기구에 접촉할 수 있다. 일반적으로 병원의 의료통제부는 독물응급을 치료하기 위한 안내와 지시를 제공하고 있다. 최근에는 각 지역중독센터에서 독물정보와 중독 환자 처치법을 제공하고 있다. 중독정보 전문가는 독성학 훈련을 받은 간호사, 약사이다. 이들은 24시간 근무하며 전화상담을 받는다. 병원전 응급처치자는 이 중독센터에 문의하여 도움을 받을 수 있다. 중독센터들은 병원전 응급처치자들을 관리하는 데에 가치 있는 자원이 될 수 있다. 더 큰 센터로 환자를 이송해야 할지 판단을 내리는 것이 어려운 일이 되는 농촌센터에서 특히 중요하다. 병원전 응급처치자는 지역중독센터와 상호 의뢰하는 것이 도움이 된다는 것을 간과해서는 안 된다.

환자병력 Patient History

환자병력은 중독 환자에 대한 초기 접근법의 중요한 부분을 구성한다. 의심이 원인을 찾는 기본이다. 환자병력을 찾는 것은 중요하지만 종종 불명확하고 일치하지 않을 수 있다. 이는 불법약물 사용, 정신 관련 질환 또는 실제 독물노출이 일어난 환자와 보호자의 의식의 부족으로 인할 수 있다.

정확한 병력은 환자가 노출된 약물의 **종류**, **노출량**, **노출시간**, **노출경로**, **노출장소**와 병원전 처치자에게 도착하기 전까지 받은 **처치법**을 포함한다.

노출약물의 확인은 가장 중요하며, 이에 따라 해당 독물의 오염제거법, 초기 처치법과 예상되는 문제점을 예측할 수 있다. 어떤 독물의 경우에는 현장에서 즉각적인 치료가 필요하고, 다른 약물은 응급실에 도착한 후 치료를 개시할 수도 있다. 후자의 경우에는 병원에 미리 정보를 제공하여 환자 도착 전에 필요한 준비를 할 수 있도록 하는 것이 필요하다. 어떤 물질은 적절하게 사용되면 생명을 구할 수 있는 해독제가 있다. 독물을 확인할 수 없거나 해독제가 불가능할 때의 처치는 지지요법에 한정된다. 현장에서 약병, 독물, 약물남용의 증거, 독성식물 및 동물을 찾는 일이 필요하다. 가능하면 환자 이송 시에 이러한 증거를 병원으로 같이 가져가서 의사에게 검토하게 해야 한다.

노출된 독물의 양은 임상적 증상의 존재와 심각성을 예측하는 데 매우 유용할 수 있다. 이것은 또한 오염제거 및 해독제 투여 여부를 결정하는 데 도움을 줄 수 있다. 처방약물 용기에 있는 날짜와 남아 있는 알약의 수를 기록하면 양을 예측하는 데 도움이 될 수 있다.

노출시간 또한 중요한 요소이다. 먼저 이것은 독성의 정도를 예측할 수 있게 해준다(그러나 많은 독물은 증상발현이 뒤늦게 올 수도 있다). 둘째는 오염제거 및 처치계획을 수립할 수 있게 해준다. 마지막으로 몇몇 약물(아세트아미노펜, 살리실산염)은 치료를 위하여 혈중 약물농도를 측정이 필요하다. 이 혈중 약물농도는 섭취 후 시간에 대한 정보가 필요할 수 있다. 환자의 최근 행동과 증상의 발현시간을 아는데 가족구성원이나 친구가 유용할 수 있다.

노출경로는 구강 섭취, 흡입, 피부흡수, 주사 및 점막흡수가 있다. 노출경로는 치료법을 정하는 기준이 된다(피부흡수 환자에게 위세척은 필요 없다).

노출장소는 물질을 확인하는 데 도움을 줄 수 있다(농약 살포 후 증상을 나타내는 농부 등). 어떤 물질은 공기전파(일산화탄소) 또는 환자와 접촉(유기인제 살충제)에 의하여 전파되므로 처치자의 안전성을 확보하는 데 필요할 수 있다.

의료진 도착 전에 행해진 자가처치법 또한 중요하다. 구토는 이미 잔류 독물을 상당량 제거한 것을 의미할 수 있다. 또한 최근에는 많이 사용되지는 않고 상당히 위험하지만 토근시럽이 사용되었을 가능성도 있다. 만일 토근시럽을 섭취한 경우라면 환자의 구토를 예상하고 흡인을 예방할 조치를 취해야 한다.

중독 환자에 대한 일반적 접근법 General Approach to the Poisoned Patient

중독 환자 처치의 기본은 임상적 의심과 현장에 존재하는 실마리와 환자의 설명에 의해 뒷받침된다. 일반적으로 급성 중독 사망률은 1% 미만이다. 최초의 접근법은 **기도**, **호흡**, **순환**에 대한 주의를 포함한다. 기도유지 후 필요하면 정맥로를 확보한다. 구토는 중독 환자에게서 빈번히 일어나는 일이며 흡인되면 위험하므로 이를 예측하고 막아야 한다. **활력징후**는 독물의 종류와 중독의 중증도에 대한 정보를 제공하므로 초기에 기록해야 한다. 대부분의 독물노출은 심각한 부정맥과 관련되어 있으므로 **심장모니터**는 필수이다. 삼환계 항우울제 과용 시 넓은 QRS군의 존재는 치료방향을 지시해 준다. 종종 저혈당증이 중독 상태로 오인될 수 있으므로 의식이 저하된 모든 환자에 대해서는 **혈당수치**를 측정해야 한다. 이전에도 언급했듯이 환자와 처치자 모두 독물에 더 이상 노출되어서는 안 된다.

중독 환자에서 **오염제거**와 독물의 **제거**를 위한 강조가 병원전 처치의 역할이다. 전통적 접근법은 **토근시럽**(*syrup of ipecac*), **위세척**(*gastric lavage*), 그리고 **활성탄**(*activated charcoal*)을 포함하며 설사제(cathartic agent, 장의 운동과 장을 통한 이동 속도를 증가시키는 약물)는 사용하거나 사용하지 않을 수도 있다. 대부분의 중독 사례에서는 더 이상 권장되지 않는다.

토근시럽은 구토를 유발하고 위장관으로부터 남아 있는 독물의 흡수를 감소시키는 역할을 한다. 토근시럽은 환자의 향상된 결과에 대한 증거의 부족과 안전성에 대한 우려로 최근에 잘 사용하지 않게 되었다. **미국의 임상독성학회**는 토근시럽을 중독 환자의 처치에 일상적으로 투여해서는 안 된다고 발표하였다. 토근시럽이 중독 환자의 결과를 향상시킨다는 임상연구에 따른 증거가 없으므로 응급실에서 일상적인 투여를 금지시켜야만 한다. 독물섭취 후 즉시 토근시럽을 투여하는 것에 대해 지지하거나 배제시켜야 하는 근거가 불충분하다. 토근시럽은 약물투여를 지연시키거나 활성탄, 경구용 해독제, 그리고 장세척의 효과를 감소시킨다.

위세척 또한 더 이상 일상적으로 권장되지 않는다. 미국의 임상독성학회는 위세척에 대하여 성명을 발표하였다. 위세척은 중독 환자의 처치 시 일상적으로 사용해서는 안 된다고 주장하였다. 위세척 후에 향상된 임상 결과에 대하여 확실한 증거가 없으며, 위세척으로 인하여 질환의 이환을 일으킬 수 있다. 위세척은 환자가 잠재적으로 치명적인 독물의 양을 주입받은 경우를 제외하고는 고려해서는 안 되며, 주입 60분 이내에 시행해야 한다. 임상적 이익은 통제된 연구에서 확인되지 않았다. 환자가 기관내삽관을 하지 않는 한 위세척은 기도의 보호반사가 손실된다면 금기한다. 또한 잠재적인 탄화수소의 다량흡인 또는 부식성 물질의 흡수의 경우에도 금기한다. 일반적으로 위세척은 많은 인력을 필요로 하므로 대부분의 병원전 현장에서 비현실적이고, 흡인과 식도파열과 같은 합병증이 발생할 수도 있다.

활성탄은 구강으로 주입되었거나 창자간순환 약물의 독성 감소에 효과적으로 보인다. 그러나 활성탄은 모든 구강으로 주입된 독물에 효과를 나타내지는 않는다. 토근시럽과 위세척처럼 급성독성에 활성탄을 사용하는 경우는 거의 드물다. 미국 임상독성학회는 활성탄의 일회용량을 중독 환자의 처치에서 일상적으로 투여해서는 안 된다고 발표했다. 활성탄의 투여가 임상결과를 향상시키는 것에 대한 증거가 없다. 환자는 자신의 기도를 보호할 수 없는 상황에서는 활성탄의 사용이 금기된다.

비록 설사제가 다소 독물의 제거를 향상시킬 수도 있지만 그에 따라 빈번하고 방대한 장운동이 구급차 내 부적절한 환자 처치 환경에서 일어날 수 있다. 요약하자면 급성중독의 이환율은 1%보다 적으며 대부분의 약물과 이전에 사용된 시술들에서 약간의 이익만이 입증되었다. 특정 해독제가 가능하지 않은 이상 현재 대부분의 영역에서 중독 환자의 처치로는 간단한 지지요법만 시행하고 있다.

독성증후군 Toxidromes

독성증후군(toxidrome)이란 특정 약물 또는 약물군을 진단할 수 있는 일련의 임상적 증상이다. 모든 독물이 각자의 독특한 독성증후군을 나타내지는 않지만, 흔한 독성증후군 인식은 독물의 확인과 환자 처치에 도움을 줄 수 있다. 독성증후군의 임상적 신뢰성은 혼합복용의 경우에는 제한된다.

병원전 처치에서 만나는 가장 일반적인 독성증후군은 마약중독 환자(*narcotic or opiate toxidrome*)일 것이다. 전형적인 의식수준의 저하, 호흡억제, 동공수축(miosis)의 세 가지 증상은 빈번히 나타나며 발견 시 치료를 유도할 수 있다. 이 세 가지 증상은 모르핀, 헤로인, 코데인 등 일반적인 마약에서 나타나지만, 모든 마약이 동공수축을 일으키는 것은 아니라는 것을 기억해야 한다. 메페리딘(meperidine[Demerol])과 펜타조신(pentazocine[Talwin]) 등은 동공수축을 일으키지 않는다.

다른 일반적인 독성증후군의 예는 디멘히드리네이트(dimenhydrinate[Dramamine, Gravol])나 삼환계 항우울제와 같은 **항콜린제**(*anticholinergics*) 독성이다. 이들 환자는 중추 및 말초의 항콜린 증상을 나타낸다. 말초적 증상이 더 일반적이며 건조한 피부와 점막, 갈증, 식욕감퇴, 시각장애, 동공확장, 빠른맥, 성홍열성 발적, 고체온증, 복부팽만, 소변정체 등이 있다. 중추신경계 증상으로는 졸음, 혼돈, 섬망, 환각, 운동실조, 발작 및 심각한 경우에는 심폐허탈 증상이 있다. 이러한 독성증후군을 일으키는 약물로는 디멘히드리네이트와 삼환계 항우울제가 있다. 항콜린제 증상은 '지옥처럼 **뜨겁고**(*hot* as a Hell), 박쥐처럼 **눈멀고**(*blind* as a bat), 뼈처럼 **건조**하고(*dry* as a bone), 홍당무처럼 **빨갛고**(*red* as a beet), 괴짜처럼 **미쳐** 날뛴다(*mad* as a hatter)' 란 구절로 생각하면 기억하기 쉽다.

콜린계 독성증후군(*cholinergic toxidrome*)은 전형적으로 유기인계 살충제 중독에서 나타나는데 콜린신경계의 무스카린계(muscarine), 니코틴계(nicotine) 및 중추신경계에 이르는 일련의 반응을 나타낸다. 무스카린계 증상은 '*DUMBELS*' 로 기억하면 편리하다: 배변(defecation), 소변(urination), 동공수축(miosis), 기관지분비(bronchorrhea), 흥분(excitation), 눈물(lacrimation), 타액 또는 발작(salviation, seizure). 또는 그 대신에 '*SLUDGE*' 로 기억해도 된다: 타액분비(salviation), 눈물(lacrimation), 소변(urination), 배변(defecation), 토사곽란과 구역질(gastointestial upset & emesis) 등. 니코틴계 증상은 요일의 영문표기 '*MTWtHF*' 로서 기억하면 편리하다: 근육약화(muscle weakness)와 마비, 빠른맥(tachycardia), 쇠약(weakness), 고혈압(hypertention) 및 섬유속연축(fasciculation)의 증상이 나타난다.

교감신경작용제증후군(sympathomimetic syndrome)은 약물의 계열에 따라 다양한 증상이 나타날 수 있다. α 아드레날린성 제제로는 페닐에프린(phenylephrine), 메톡사민(methoxamine), 페닐프로판올아민(phenylpropanolamine)이 있고 보통 고혈압(HTN), 반사성 느린맥과 부차적인 혈관저항에 따른 혈관수축이 나타난다. β-아드레날린성 제제로는 테오필린(theophylline), 카페인(caffeine), 메타프로테레놀(metaproterenol)이 있고 보통 고혈압이 동반되거나 동반되지 않는 빠른맥이 나타난다. 부차적으로 동방결절의 과도한 자극 또는 혈관민무늬근의 확장으로 저혈압이 발생할 수 있다.

세로토닌증후군(serotonin syndrome)은 신경전달물질인 세로토닌의 과도한 양으로 발생하는 생명을 위협하는 질환이다. 보통 신체의 세로토닌 수준에 영향을 주는 약물에 의해 대부분 발생한다. 이러한 약물 중에는 선택적 세로토닌 흡수억제제(selective serotonin uptake inhibitors, SSRIs)가 있으며 이는 항우울제인 플루옥세틴(fluoxetine[Prozac]), 설트랄린(sertraline[Zoloft]), 시탈로프람(citalopram[Celexa]), 에스시탈로프람(escitalopram[Lexapro]), 파록세틴(paroxetine[Paxil])을 포함한다. 또한 둘록세틴(duloxetine[Cymbalta])과 벤라팍신(venlafaxine[Effexor])과 같은 선택적 세로토닌/노르에피네프린 흡수억제제(selective serotonin/norepinephrine uptake inhibitors, SNRIs)는 세로토닌증후군과 관련이 있다. 편두통 약물의 트립탄계열(예: Imitrex, Maxalt)은 세로토닌증후군을 일으킬 수 있다. 세로토닌증후군의 징후 및 증상으로는 초조 또는 안절부절못함, 설사, 빠른맥, 땀남, 환각, 혼동, 고체온증, 실조, 오심, 구토, 반사항진 그리고 고혈압 또는 저혈압이 있다.

항정신병약물 악성 증후군(neuroleptic malignant syndrome)은 많은 항정신병약물(예: haloperidol)과 몇몇의 항구토제(예: prochlorperazine)로 인하여 발생하는 질환으로 다른 증후군과 유사하지만 거의 드물다. 그러나 파킨슨병에 사용되는 몇몇 약물과 같은 다른 약물계열에서도 나타날 수 있다. 증후군은 신경전달물질인 도파민의 비정상적인 수준과 관련되어 있다. 징후 및 증상으로는 고체온증, 근육강직, 정신상태의 변화, 빠른맥, 고혈압 또는 저혈압, 땀남, 떨림, 실금, 빠른호흡, 대사성 산증이 있다.

병원전 처치에서 접하는 독성물질 Specific Toxic Agents Encountered in Prehospital Care

다음 부분은 병원전 처치에서 일반적으로 접할 수 있는 독성물질을 요약한 것이다. 이 물질은 전체적인 내용을 다루는 것이 아니라 특수 치료를 요하는 부분만을 강조한 것이다.

아세트아미노펜 Acetaminophen

아세트아미노펜은 일반의약품(over-the-counter, OTC; 의사의 처방 없이도 구매할 수 있는 약물)으로서 일반적인 남용물질이다. 과용의 일차적 문제는 비가역적 간손상이다. 치료는 간독성을 막는 것을 목적으로 하고 있다. 해독제 *N*-acetylcysteine이 가능하나 일반적으로 병원에서만 사용하도록 되어 있다.

노출경로 경구

독성기전 대사는 주로 간에서 일어나고 대사물을 통해 간독성을 일으킨다. 90%는 간의 글루쿠론산이나 황산과 결합하여 소변을 통해서 체외로 배설된다. 2%는 변화없이 소변으로 배설된다. 독성부산물은 간의 글루타티온과 결합하여 소변으로 배설되며 과량복용 시 저장 글루타티온의 부족으로 간독성이 생긴다.

독성량
- **급성 섭취:** 성인 7.5 g 또는 140 mg/kg 이상일 경우 간독성을 일으킬 수 있다. 어린이에게서 간독성은 드물다. 시메티딘(cimetidine)이나 알코올은 아세트아미노펜과 경쟁적으로 작용하므로 급성 과용 시 보호작용을 할 수 있다.
- **만성 섭취:** 저용량(1일 4 g 이상)에서 다양한 독성이 일어날 수 있다. 특히, 만성 알코올섭취자는 아세트아미노펜의 독성대사물을 쉽게 생산할 수 있다. 독성은 혈청농도를 이용하여 정확하게 예측할 수 있다.

증상 및 징후 단계들로 분류된다(표 13-1).

병원전 처치 기도유지와 모니터링 등 지지요법을 제공한다. 가능하다면 흡수시간은 가능한 한 정확하게 결정한다.

병원 처치 조기발견 시 상황에 따라 활성탄 투여를 행할 수 있다. 독성이 확실할 경우 *N*-acetylcysteine(NAC)을 경구 또는 정맥주사한다. 독성과 NAC 치료법은

표 13-1 아세트아미노펜 독성의 단계

단계	섭취 후 경과시간	특징
I	0.5~24시간[a]	식욕부진, 오심, 구토, 권태감, 창백, 땀남
II	24~48시간	복부통증, 간의 압통, 상승된 간효소, 소변감소
III	48~96시간	간효소 비정상, 황달, 저혈당, 응고장애, 뇌병증
IV	4일~2주	간독성 또는 진행성 간부전

[a]몇몇 환자는 1단계에서 완전히 무증상 일 수 있다.

혈중 약물농도 측정에 의하여 결정된다. 혈중농도는 섭취 후 4시간에 측정할 때 가장 유효하며 25시간까지 측정 가능하다. 간독성은 NAC 요법으로 억제 가능하나 일단 발생하면 비가역적이다. NAC 요법은 섭취 후 8시간 내에 시작할 때 가장 효과가 있으나 이후에도 가능하다. 드문 경우에 간이식이 생명구조법으로 수행될 수 있다.

항콜린제 Anticholinergics

항콜린 특성은 처방약 및 남용약물 모두에서 나타나는 증상이다. 항콜린작용을 가진 약물은 삼환계 항우울제, 항히스타민제, 페노티아진(phenothiazine) 파킨슨병 치료제 등이다. 항구토제인 디멘히드리네이트는 흥분제로 사용되는 가장 일반적인 항콜린제이다. 일부 식물(예: 흰독말풀)과 버섯도 항콜린작용을 나타내는 것이 있다.

노출경로 경구, 정맥, 피부흡수

독성기전 중추 및 말초에 걸쳐 콜린억제작용이 나타나고 물질에 따라 무스카린 및 니코틴 수용체에 대해 다른 정도로 나타날 수 있다.

독성량 다양

증상과 징후 초기에 언급했던 항콜린 독성증후군의 증상 및 징후를 참고한다. ('지옥처럼 뜨겁고(hot as Hell), 박쥐처럼 눈 멀고(blind as a bat), 뼈처럼 건조하고(dry as a bone), 홍당무처럼 빨갛고(red as a beet), 괴짜처럼 미쳐 날뛴다(mad as a hatter)'를 **기억**하라.)

병원전 처치 보존적인 지지요법이 치료의 중심이다. 기도, 호흡, 순환계의 모니터와 정맥로를 확보한다. 활성탄이 유용할 수 있다.

병원 처치 병원전 처치 시 지지요법을 제공해야 한다. 발작과 흥분은 벤조디아제핀계 약물로 치료될 수 있다. 부정맥은 Ia군 약물(quinidine, disopyramide, procaineamide)은 피하고 다른 약물로 조절한다. 가역적 cholinesterase 억제제인 physostigmine의 사용에 대해서는 논란이 있다. 그러나 이것은 부정맥과 발작을 악화시킬 수 있고, 특히 이것은 일반적인 처치에 반응하지 않는 심한 중독에 국한해서 사용된다. 적응증은 조절이 안 되는 흥분, 혈역학적으로 불안정한 부정맥, 호흡부전을 동반한 혼수, 악성고혈압, 약물에 반응하지 않는 저혈압 등이다. Physostigmine은 삼환계 항우울제의 과용 시 독성을 가중시키므로 피해야 한다. 독성 증상은 항콜린제의 섭취 후 4~6시간에 뚜렷하며 이 기간에 무증상인 환자는 안전하다.

신경이완제 Neuroleptics

신경이완제는 항정신병약(antipsychotics)과 일부 신경안정제(tranquilizer)를 포함한 광범위한 약물이다. 가장 일반적인 신경이완제는 부티로페논계(haloperidol, droperidol 등)와 페노티아진계(chlorpromazine 등) 약물이다. 이들은 전형적으로 심한 정신질환에 처방되며 종종 과용의 문제를 일으킨다. 정상적 처방용량에서도 심한 부작용이 일어날 수 있다.

노출경로 경구, 정맥, 근육

독성기전 도파민, 아드레날린, 무스카린 및 히스타민 수용체를 차단한다. 치료 및 독성 효과는 약물 종류와 각 수용체의 차단정도에 따라 다양하다.

독성량 다양

증상과 징후 부작용이 흔하며 심지어 치료용량에서도 일어날 수 있다. 이 반응은 다음과 같다.

- **실조반응**(dsystonic reaction): 기운목(사경, torticollis), 얼굴 찡그림, 활모양강직(opisthotonos), 안구운동발작(oculogyric crisis) 및 후두연축(laryngealspasm)이 특징인 비자발적 근육연축. 치료는 디펜히드라민과 벤조디아제핀 약물이다.
- **좌불안석**(akathisia): 불안과 공포, 불면이 특징이며 Benztropine, amantadine,propranolol로 치료될 수 있다.
- **파킨슨유사증상**(pseudoparkinsonism): 떨림, 경직, 가면표정이 특징이며 Benztropine, amantadine으로 치료될 수 있다.
- **지연성 이상운동**(tardive dyskinesia): 입맛을 다시는 행동, 혀를 내밀고 상을 찡그리는 행동, 씹는 행동 등을 나타낸다.
- **항정신병 약물 악성증후군**(neuroleptic malignant syndrome, NMS): 고체온, 경직, 정신상태 변화, 자율신경불안증(autonomic instability) 등이 특징인 위험 상태로 치사율이 10% 정도이다.

급성 과용의 증상은 다양하며 CNS 억제(진정에서 혼수까지), 호흡억제, 저체온증 또는 고체온증, 동공수축, 항콜린 증상, 반사적 빠른맥을 수반하는 저혈압, 심장부정맥, PR 및 QT 간격의 연장(결과적으로 **염전성 심실빠른맥**처럼 심실성 부정맥) 등 모든 증상을 포함한다.

병원전 처치 ABC, 심장모니터, 날록손, 결정질액(생리식염액), 노르에피네프린, 페닐에프린 등으로 치료한다. 심장부정맥은 초기에는 중탄산(1~2 mEq/kg, IV 볼루스)으로 처치 후 리도카인 또는 페니토인으로 치료해야 한다. **염전성 심실빠른맥**(*torsade de point*)은 초기 마그네슘으로 처치 후 이소프로테레놀(isoproterenol)로 치료한다. 발작은 벤조디아제핀, 페니토인 및 페노바비탈로 치료해야 한다.

병원 처치 앞서 언급했던 모든 방법들을 포함한 지지요법을 시행한다. 퀴니딘(Quinidine), 프로케이나마이드(procainamide) 등 Ia군 항부정맥제는 심장독성을 악화시킬 수 있으므로 피해야 한다. 체온변화에 따라 냉각 또는 가온요법을 사용한다. NMS 처치는 벤조디아제핀, 근신경차단제를 이용하여 근육을 이완시킨다. Dantrolen과 bromocriptine은 NMS 치료에 다양한 효과를 갖고 사용된다.

플루마제닐 Flumazenil (Anexate, Romazicon)

분류 Class 벤조디아제핀계 길항제

설명 Description

플루마제닐은 벤조디아제핀계 길항제이다. 이것은 벤조디아제핀의 진정 효과, 특히 호흡억제를 회복시키는 데 사용된다.

작용기전 Mechanism of Action

플루마제닐은 중추신경계에서 벤조디아제핀의 작용을 길항한다. 특히, γ-aminobutyric acid(GABA) 벤조디아제핀 결합체의 작용을 억제한다. 이것은 벤조디아제핀의 진정 효과를 회복시키는 데 사용된다.

약동학 Pharmacokinetics

발현: 1~5분 최대효과: 6~10분
지속시간: 2~4시간 반감기: 54분

적응증 Indications

벤조디아제핀계 약물(diazepam[Valium], midazolam[Versed], lorazepam[Ativan], triazolam[Halcion], temazepam[Restoril], flurazepam[Dalmane], clorazepate[Tranxene], clonazepam[Klonopin], zolpidem[Ambien], estazolam[ProSom], and alprazolam[Xanax])로 인하여 발생하는 중추신경계의 부분 역전, 호흡저하. 플루마제닐이 벤조디아제핀 과용을 진단하는 약물로 사용해서는 안 된다. 벤조디아제핀 중독환자에게 플루마제닐을 사용하는 것은 생명을 위협하는 금단증상을 일으킬 가능성이 있으므로 사용을 권장하지 않는다.

금기사항 Contraindications

플루마제닐은 벤조디아제핀 약물에 과민성인 환자에게는 금기이다. 간질지속증(status epilepticus)과 같은 생명을 위협하는 상황을 조절하기 위하여 벤조디아제핀을 투여받고 있는 환자에게는 투여해서는 안 된다. 삼환계 항우울제 과용에는 사용해서는 안 된다.

주의사항 Precautions

벤조디아제핀에 의존적인 환자에게는 주의하여 투여하여야 한다. 벤조디아제핀 금단이 생길 수 있고 징후 및 증상으로는 빠른맥, 고혈압, 불안, 혼돈, 발작이 있다. 플루마제닐의 효과가 사라지고 진정의 회귀가 일어날 수 있다. 투여 후 환자의 재진정과 호흡억제를 모니터해야 한다. 푸루마제닐은 혼수칵테일 성분의 하나로 사용하면 안 된다. 혼수칵테일이란 50% 포도당, 티아민, 낙록손을 시험적으로 투여하는 것으로 구성되어(몇몇 경우 푸루마제닐을 쓴다) 반응이 없는 환자의 원인을 교정하고 깨우기 위한 시도로 사용되는 것이다. 혼수칵테일은 궁색한 병원전 처치이다. 치료는 항상 혈당치와 같은 환자평가 결과의 객관적인 자료에 근거하여야 된다.

부작용 Side Effects

피로, 두통, 초조, 흥분, 현기증, 발적, 혼란, 경련, 부정맥, 오심 및 구토를 일으킬 수 있다.

약물 상호작용 Interactions

응급상황에서는 없다.

용법 · 용량 Dosage

표준용량은 0.2 mg(2 mL)을 30초에 걸쳐 정맥투여하는 것이다. 만약 30초 후에도 이상적인 의식수준으로 돌아오지 않는다면 0.3 mg(3 mL)을 30초에 걸쳐 추가로 투여한다. 0.5 mg(5 mL)의 추가용량을 1분 간격으로 30초에 걸쳐 투여할 수 있고 누적용량은 3 mg을 초과해서는 안 된다. 플루마제닐은 응급상황에서 정맥으로만 투여해야 한다.

베타차단제 Beta-Blockers

베타차단제의 의도적 과용은 드문 일이지만 베타차단제 독성은 빈번히 일어난다. 그 현저한 혈역학적 영향 때문에 과용은 생명에 위협적이고 조절이 어려운 경우가 많다. 글루카곤 (glucagon)은 일차적 해독제이고 치료에 유용하다.

노출경로 일반적으로 경구, 가끔은 눈

독성기전 일반적으로 아드레날린 수용체의 β_1과 β_2 수용체를 모두 차단한다. 차단은 심혈관계(느린맥, 방실차단, 혈관이완) 및 호흡기계(기관지연축, 울혈심장기능상실)에 현저한 영향을 미친다.

독성량 독성은 기저 심장질환에 따라 다양하다.

증상과 징후 느린맥, 방실차단 및 저혈압이 일반적이다. Practolol, pindolol 및 sotalol 등의 베타차단제에서는 빠른맥이 보고되어 있다. 저혈압은 음성변시성작용(느린맥)과 음성변력성작용(심장수축력 감소)의 결과이다. 혼돈에서부터 발작 및 혼수에 이르는 정신상태의 변화도 보고되어 있다. 기관지연축과 울혈심장기능상실이 일어날 수 있다. 베타차단제는 정상적 아드레날린 증상과 저혈당의 증상을 차폐시킬 수 있다. 또한 저혈당증의 회복에 영향을 줄 수도 있다.

병원전 처치 기도확보 등 지지요법을 행한다. 활성탄이 지시될 수도 있다. 비정상적 활력징후를 갖는 환자는 아트로핀이나 카테콜아민에 반응할 수도 있다. 그러나 일반적으로 글루카곤 요법을 필요로 한다. 글루카곤은 심박동률과 방실전도와 심근수축력을 증가시킨다. 글루카곤 요법의 필요량은 3~10 mg을 볼루스로 투여하는 것이다. 이 요법에 반응하지 않는 경우는 체액요법 또는 경피조율로 보조해야 한다. 발작은 벤조디아제핀계 약물(diazepam, lorazepam) 또는 이에 불응성인 경우는 페니토인, 페노바비탈로 치료해야 한다. 기관지연축은 β_2 작용제로 그리고 심한 경우에는 aminophyllin으로 치료해야 한다.

병원 처치 지지요법을 병원전 처치처럼 제공하기도 한다. 종종 글루카곤 점적요법 및 혈압조절요법(도파민 또는 에피네프린) 등 집중 관리가 필요할 수 있다.

칼슘채널차단제 Calcium Channel Blockers

칼슘채널차단제의 과량은 가장 치명적인 처방약 섭취 중 하나가 되고 있다. 칼슘채널차단제 과용의 임상증상은 약물에 따라 극히 다양할 수 있으나 보통 베타차단제 중독과 임상적으로 유사하다. 칼슘채널차단제 효과로는 말초의 혈관수축, 심장박동수 저하, 수축력 저하, 그리고 감소된 심장전도가 있다. 고혈당증과 산증이 흔하다. 비록 칼슘요법이 유용할지라도, 주요 증상은 변력성 요법(에피네프린 또는 도파민)과 때때로 글루카곤에 의존적이다.

노출경로 경구, 혀밑, 정맥투여

독성기전 모든 칼슘을 이용하는 세포가 영향을 받지만 특히 심근, 동방결절, 방실결절 및 방실결절 전도에 영향을 미친다. 대사는 간에서 일어난다.

독성량 독성량은 다양하다. 심혈관질환이 있는 경우에 증상이 더 심각해진다.

증상과 징후 저혈압, 느린맥, 방실전도차단이 일반적이다. 독성의 정도는 관련된 약물에 따라 다르다. 그 외 기면, 불분명 발음, 오심, 구토, 혼수 및 호흡억제가 있다.

병원전 처치 필요시 지지요법이 제공된다. 심각한 독성의 경우 염화칼슘 또는 글루콘산칼슘 10% 용액 10 cc를 정맥투여할 수 있다. 칼슘요법은 때로 사용되나 일반적인 치료법은 아니다. 심장독성에 대한 다른 선택약은 아트로핀, 이소프로테레놀 및 경피심박조율 등을 포함한다. 정맥용 글루카곤요법도 칼슘이나 혈압상승제에 반응하지 않는 경우에 시도되어 왔다. 저혈압은 점적용 수액제나 변력성 약물(도파민, 노르에피네프린)에 반응할 수 있다.

병원 처치 지지요법을 병원전 처치처럼 제공하기도 한다. 독성의 지속이 일반적이며, 환자에 대한 장기적 관찰이 필요하다. 심한 경우에는 보조환기와 변력성 요법이 필요한 집중 관리를 받을 수 있다.

일산화탄소 Carbon Monoxide

의도적 또는 사고에 의한 일산화탄소(CO) 노출은 흔한 독성문제이다. 죽거나 장기적 신경후유증도 일반적이다. 산소는 치료의 요점으로 심한 경우에는 고압의 산소요법이 필요할 수 있다.

노출경로 흡입은 가장 일반적인 노출경로이며 난로, 굴뚝 또는 자동차 연소시스템의 환기차단에 의하여 일어난다. 일산화탄소 노출은 연기흡입에도 일반적이며 도료 희석제(이염화탄소를 함유하고 있으며 일산화탄소로 대사된다)의 섭취와 흡입으로도 일어난다.

독성기전 일산화탄소는 혈중 헤모글로빈(hemoglobn)에 결합하여 일산화탄소헤모글로빈(carboxyhemoglobin)을 형성한다. 그 결과 산소를 운반하는 헤모글로빈의 가용성을 감소시켜서 저산소증을 유발시킨다. 전자전달사슬(electron transport chain)의 효소와 결합 부위에서 산소와 경쟁함으로써 세포의 산소화를 손상시킬 수 있다. 일산화탄소에 대한 헤모글로빈의 친화력은 산소의 250배이다. 일산화탄소는 직접 심근과 골격근의 myoglobin과 결합하여 수축력을 감소시킨다. CNS에서 일산화탄소는 뇌부종과 뇌백질의 괴사를 유발한다.

독성량 다양

증상과 징후 증상과 징후는 일산화탄소 농도에 따라 다르다.

$<$10%: 보통 증상이 없다. 흡연자는 가끔 10%까지 올라갈 수 있다.

10~20%: 두통과 호흡곤란

20~30%: 두통, 피로 및 시각장애

40~50%: 빠른맥 및 의식상태 변화, 협심증을 촉진할 수 있다.

$>$60%: 혼수, 발작, 선홍색 피부

일산화탄소 농도(일산화탄소 헤모글로빈 농도)는 맥박일산화탄소 측정기나 흡입용 일산화탄소 모니터링으로 측정할 수 있다. 25% 이상 농도는 실질적으로 어떤 장기에나 영향을 미칠 수 있다. 호흡기계는 비심장성 폐부종을 포함하여 울혈심장기능상실과 흡인 등을 포함한다. 중추신경 효과는 근육실조(ataxia), 눈떨림(nystagmus), 청각소실, 이명, 시각신경 유두부종, 망막출혈, 혼수 및 발작이 있다. 심혈관계 효과는 부정맥, 심전도상의 ST 및 T파 변화, 종종 허혈 및 경색을 포함한다. 콩팥 효과는 횡문근병성(rhabdomyolysis) 또는 마이오글로빈뇨증(myoglobinuria) 및 급성신부전을 포함한다. 선홍색 피부는 일산화탄소 중독 설명에서 자주 언급되는 현상이지만, 실제로는 자주 발견되지는 않으므로 선홍색 피부 현상이 없다고 해서 일산화탄소 중독을 배제해서는 안 된다. 창백 또는 청색증이 상대적으로 흔하게 발견된다.

병원전 처치 산소(100% 비재호흡마스크를 통해)투여와 기도유지. 산소는 일산화탄소의 반감기를 감소시킨다.

$t_{1/2}$(실내공기) = 320분

$t_{1/2}$(100% 산소) = 60~80분

$t_{1/2}$(고압산소) = 20~30분

일산화탄소 중독 시 측정된 산소포화도 수치는 일산화탄소헤모글로빈과 산소헤모글로빈을 구별할 수 없기 때문에 믿을 수 없다. 따라서 가성 상승수치를 나타낼 수 있다. 정확한 산소포화도와 산소계측기상으로 잘못 측정하여 상승된 수치의 차이를 포화격차(saturation gap)라고 하며 일산화탄소 중독의 특징이다. 불행히도 정확한 산소포화도 측정은 동맥혈가스를 사용해야 하므로 병원전 상황에서는 가능하지 않다.

병원 처치 지지요법을 병원전 처치처럼 시행한다. 고압산소요법에 대해서는 논란의 여지가 있으나 심각한 증상과 신경독성을 나타내는 환자에게 많은 이로움을 주는 것으로 보인다. 고압산소요법 적응은 심각한 신경손상 또는 임신 환자에게 이루어진다. 일부 연구는 20~25% 수준의 환자에게 고압산소요법을 제시하고 있다. 장기적 신경후유증이 발생할 수 있으므로 신경기능을 모니터하기 위하여 정신과적 검사를 행할 수 있다.

시안화물 Cyanide

시안화물은 많은 산업물질, 약물 및 식물에 존재하며 다소 악명 높은 역사를 가지고 있다. 이것은 많은 공장, 실험실에서 발견되며 플라스틱, 모, 비단, 가구 등의 연소 시 발생한다. 또한 살구, 복숭아, 체리 등 여러 식물에서도 발견된다. 이것은 흔하지는 않지만 강한 독소이다. 시안화물에 노출된 환자에게 초기에 사용되면 생명을 구할 수 있는 해독제 키트(antidote kit)로 치료받을 수 있다.

노출경로 흡입, 섭취, 정맥주사, 피부접촉

독성기전 시안화물은 세포내 효소 시토크롬산화효소(cytochrome oxidase)에 결합하여 세포의 질식(asphyxia)을 일으키고 따라서 모든 기관에 영향을 미친다.

독성량 매우 다양

증상과 징후 노출 후 바로 저혈압과 느린맥을 갖는 무의식, 비청색증을 나타낸다. 몇 초에서 수분 내에 죽음을 초래할 수 있다. 덜 심각한 경우 또는 초기노출 시에는 두통, 호흡곤란, 혼돈 또는 발작이 저혈압과 함께 나타날 수 있다. 응급처치자는 강한 아몬드향을 맡을 수 있다.

병원전 처치 치료를 행할 수 있는 시간대가 매우 짧기 때문에 시안화합물 노출을 인식하는 것이 치료의 열쇠이다. 기도와 순환유지 등 초기 지지요법이 극히 중요하다. 'Lilly Cyanide Antidote Kit'로 알려진 해독제를 사용할 수 있으며 종종 시안화물을 생산하는 현장에 구비되어 있을 수 있다. 이 키트는 세 가지 물질로 이루어져 있다. 흡입을 위한 아질산아밀(amylnitrite), 정맥주사용의 아질산나트륨(sodium nitrite) 용액 및 정맥주사용 티오황산나트륨(sodium thiosulfate)이다. 아질산아밀은 병을 깨서 바로 환자에게 흡입시킬 수 있도록 되어 있고, 아질산나트륨은 정맥로나 골내로 투여된다. 양자의 아질산염은 모두 메트헤모글로빈혈증(methemoglobinemia; 시안화물을 청소하는 헤모글로빈의 형태)을 유도할 수 있다. 티오황산나트륨은 시안화물을 독성이 적고 쉽게 체외배출되는 치오시안화합물(thiocyanide)로 전환시켜 작용한다. 메트헤모글로빈(methemoglobin)은 그 자체가 위험하므로 생명이 극히 위험한 경우에만 사용해야 하며, 만일 증상이 상대적으로 약하다면 티오황산나트륨 단독으로 사용해야 한다.

의료지시나 중독센터에 의뢰하여 시안화물 중독 관리 과정을 조기에 시행해야 한다.

시안화합물 중독에 대한 추가적인 해독제가 현재 사용 가능하다. 이것은 투여하기 쉽고 안전성이 확보되었다. 해독제는 히드록소코발라민(hydroxocobalamin[CyanoKti])이다. 히드록소코발라민은 비타민 B(vitamine B_{12})의 전구물질로 시토크롬산화효소(cytochrome oxidase)로부터 시안화합물 분자를 제거하여 세포의 에너지생성물로 다시 저장된다.

병원 처치 지지요법은 병원전 처치와 같이 제공할 수 있다. 밀폐공간에서의 연소와 관련된 흡입노출은 시안화합물과 일산화탄소 중독이 공존할 수 있으므로 양자를 적극적으로 치료해야 한다. 아질산염요법을 필요로 하는 경우에는 혈중 메트헤모글로빈 농도를 모니터해야 한다. 정맥용 히드로코발라민은 시안화합물과 결합하여 콩팥으로 배출되는 비독성인 시안화코발라민(비타민 B_{12})을 만들기 때문에 유용한 부가물이다. 고압산소는 시안화합물 중독에서의 기능이 증명되지 않았지만 일산화탄소와의 동시 중독 시는 적용된다. 시안화합물 경구 섭취는 활성탄을 적용할 수 있다.

아질산아밀 Amyl Nitrite

분류 Class 혈관이완제/시안화합물 해독제

설명 Description

아질산아밀은 강력한 혈관이완제로 시안화물 중독의 해독제이다.

작용기전 Mechanism of Action

아질산아밀은 화학적으로 니트로글리세린과 관련 있으며 오랫동안 협심증의 치료 및 통증 경감에 사용되어 왔다. 또한 시안화물 중독의 응급치료에도 효과적이다. 이것은 응급 시 병을 깨뜨려 즉시 흡입할 수 있는 유리병으로 공급된다. 아질산아밀은 헤모글로빈을 메트헤모글로빈(methemoglobin)으로 산화시켜서 시안이온과 결합하여 시안메트헤모글로빈(cyanmethemoglobin)을 형성한다. 형성된 화합물은 효소적으로 분해되므로 혈액에서 시안화물을 제거할 수 있다.

약동학 Pharmacokinetics

발현: 10~30초 최대효과: 30초
지속시간: 3~5분 반감기: 적용 안 됨

적응증 Indications

시안화합물 중독

금기사항 Contraindications

응급상황에서 사용 시 금기사항은 없다.

주의사항 Precautions

두통, 저혈압이 보고되어 있다. 아질산아밀은 남용가능성이 있는 약물이므로 격리보관하여야 한다. 썩은 양말 냄새와 같은 지독한 냄새가 난다.

부작용 Side Effects

심각한 두통, 허약, 현기증, 홍조, 오한, 빠른맥, 실신, 기립성 저혈압, 오심 및 구토를 일으킬 수 있다.

약물 상호작용 Interactions

아질산아밀의 저혈압 효과는 항고혈압제, 베타차단제, 항구토제(phenothiazines) 등에 의하여 증강될 수 있다.

용법 · 용량 Dosage

1~2병의 아질산아민 흡입제를 깨뜨려 흡입한다. 환자가 응급실에 도착할 때까지 수분마다 반복 투여한다. 치료효과는 약 20분 후에 감소한다. 아질산아밀은 흡입으로만 투여해야 한다.

아질산나트륨 Sodium Nitrite

분류 Class 아질산염/시안화합물 해독제

설명 Description

아질산나트륨은 Pasadena의 시안화물 해독제 키트의 일부이다. 시안화합물 중독의 처치에 단독으로는 거의 사용되지 않고 티오황산나트륨과 아질산아밀과 함께 사용된다. 단독으로 사용할 때보다 함께 투여할 때 더 효과적이기 때문이다.

작용기전 Mechanism of Action

아질산나트륨은 헤모글로빈을 메트헤모글로빈으로 전환시킨다. 메트헤모글로빈은 시안화물에 친화성이 강하며 메트헤모글로빈-시안화물 결합체를 형성하여 티오황산나트륨에 의하여 약독화된다. 아질산나트륨의 작용기전은 완전히 이해되고 있지는 않다.

약동학 Pharmacokinetics

발현: 2~5분 최대효과: 30~70분
지속시간: 다양 반감기: 적용 안 됨

적응증 Indications

Pesadena 시안화물 해독제키트의 일부로 시안화합물 중독 시

금기사항 Contraindications

아질산나트륨은 시안화물 노출에 따른 증상이 없는 환자에게 투여해서는 안 된다. 고압산소요법이 가능하지 않다면 연기흡입이나 일산화탄소 중독과 시안화물 중독이 함께 있는 환자에게 투여해서는 안 된다.

주의사항 Precautions

소아에게 권장량보다 많은 용량이 투여되면 과도한 메트헤모글로빈이 형성된다 혈관이완 효과에 따른 저혈압이 일반적이므로 천천히 정맥주사함으로써 최소화한다. 투여 중에 혈압을 모니터하고 저혈압이 일어나면 점적속도를 낮춘다.

고압산소요법이 가능하지 않다면 연기흡입이나 일산화탄소 중독과 시안화물 중독이 함께 있는 환자에게 투여해서는 안 된다.

부작용 Side Effects

권장량보다 많은 용량이 투여될 때 과도한 메트헤모글로빈이 생성될 수 있다. 투여속도가 빠를 때 저혈압이 일어날 수 있다.

약물 상호작용 Interactions

시안화물 중독의 치료에 사용되는 경우는 없다.

용법 · 용량 Dosage

- **성인용량:** 정맥주사가 가능할 때까지는 아질산아밀을 흡입한다. 그 후 300 mg(3% 용액의 10 mL)의 아질산나트륨을 정맥주사한다. 필요시 또는 초회량에 반응이 없을 때 30분 후에 150 mg을 추가투여한다.
- **소아용량:** 10 mg/kg을 정맥주사한다. 필요시 초회량의 1/2을 반복투여한다.

티오황산나트륨 Sodium Thiosulfate

분류 Class 시안화합물 해독제

설명 Description

티오황산나트륨은 Pasadena의 시안화물 해독제 키트의 일부이다. 시안화합물 중독의 처치에 단독으로는 거의 사용되지 않고 아질산아밀과 질산나트륨과 함께 사용된다. 단독으로 사용할 때보다 함께 투여할 때 더 효과적이기 때문이다.

작용기전 Mechanism of Action

시안화물의 주요 해독기전은 티오시안화물로 전환되어 콩팥에서 배설되는 것이다.

약동학 Pharmacokinetics

발현: 2~5분　　최대효과: 다양
지속시간: 다양　　반감기: 적용 안 됨

적응증 Indications

Pesadena 시안화물 해독제키트의 일부로 시안화합물 중독 시

금기사항 Contraindications

시안화합물 중독의 치료에 사용될 때 금기사항은 없다.

주의사항 Precautions

티오황산나트륨은 질산염과 함께 사용될 때 해독제로서 가장 효과적이다.

부작용 Side Effects

오심, 구토, 관절통이 일반적이다. 고용량에서 정신병이 보고되어 있다. 시안화물 중독의 위험성과 비교하여 볼 때 부작용은 경미하고 상대적으로 중요하지 않다.

약물 상호작용 Interactions

시안화물 중독의 치료에 사용되는 경우에는 없다.

용법 · 용량 Dosage

- **성인용량:** 아질산나트륨과 아질산아밀을 투여한 후에 투여한다. 초회 용량은 10분간에 걸쳐 12.5 g(25% 용액의 50 mL)을 정맥주사한다. 증상이 재발하면 초회량의 1/2을 투여한다.
- **소아용량:** 초회량은 400 mg/kg을 위의 방법 대로 정맥주사한다.

히드록소코발라민 Hydroxocobalamin (Cyanokit)

분류 Class 시안화물 해독제

설명 Description

히드록소코발라민은 시아노코발라민(비타민 B_{12})으로 화학적 전구체로 시안화물의 해독제이다.

작용기전 Mechanism of Action

히드록소코발라민은 시토크롬 옥시다아제(전자전달체인의 말단효소)로부터 시안화이온 킬레이트 고리를 형성한다. 각 히드록소코발라민 분자는 시안화물의 한 분자와 결합한다. 결과적인 구성물인 사아노코발라민(비타민 B_{12})은 소변으로 배출된다.

약동학 Pharmacokinetics

발현: 2~15분
최대효과: 다양
지속시간: 다양
반감기: 26~31시간

적응증 Indications

시안화물 중독이거나 의심자

금기사항 Contraindications

시안화물 중독의 치료에 사용될 때 금기사항은 없다.

주의사항 Precautions

시안화물 중독치료 시 히드록소코발라민의 추가투여는 적절한 산소화와 수약공급, 심혈관계의 지지와 전신발작의 관리 등 기도개방에 즉각적인 주의가 필요하다.

부작용 Side Effects

착색뇨(붉은 소변), 붉은 피부, 발진, 혈압 상승, 오심, 두통이 보고되었다. 부작용은 일반적으로 경미하며, 시안화물 중독과 관련된 위험과 비교하여 중요하지 않다.

약물 상호작용 Interactions

다른 응급약물은 히드록소코발라민의 투여 경로와 다른 정맥로를 사용해야 한다.

용법 · 용량 Dosage

- **성인용량:** 히드록소코발라민의 초회용량은 5 g(2.5 g 바이알 두 개)을 15분 동안(약 15 mL/분) 정맥로로 투여한다. 중독의 중증도와 임상반응에 따라 두 번째 용량을 5 g 더 투여하여 총 10 g을 정맥투여할 수 있다. 두 번째 약물 투여 속도는 15분(임종에 이르는 환자를 위해)에서 2시간 사이의 범위에서 임상적으로 적용한다.
- **소아용량:** 히드록소코발라민의 안전과 효용성은 어린이에게 확립되어 있지 않다. 미국 이외의 경우, 소아 환자를 치료하기 위해 70 mg/kg을 사용된 적이 있다.

고리형 항우울제(삼환계) Cyclic Antidepressants (Tricyclics)

최근 몇 년간 다양하고 새로운 종류의 항우울제가 도입되었음에도 불구하고, 종종 특정 정신과적 장애 및 일부 비정신과적 상태에 대해 삼환계가 계속 처방되는 경우가 있다. 불행하게도, 이러한 약물의 임상적 이점은 종종 과다복용으로 인한 치사적 잠재력에 의해 상쇄되기도 한다. 주로 치명적인 부정맥의 형태로 나타나는 심장 독성이 임상적인 특징이며, 정맥내 중탄산염 요법은 지속적으로 관리해야 하는 필수 부분이다. 아미트립틸린(Amitriptyline)과 노르트리프틸린(nortriptyline)이 이러한 약물로 분류된다.

노출경로 경구

독성기전 다양한 생리학적 영향으로 인해 임상 독성이 발생한다. 시냅스이전 수용체에서 노르에피네프린, 도파민 및 세로토닌 재흡수의 차단은 결국 노르에피네프린의 고갈로 이어진다. 또한 삼환계는 일부 항콜린성, 칼슘채널차단, α 차단 효과를 갖는다. 심장독성은 심장의 나트륨채널(quinidine 유사 효과)의 길항작용과 관련 있어 QRS군의 연장, 칼륨 유출 차단으로 인한 QT간격이 연장된다. 대사는 거의 간에서 진행되며 약 24시간의 반감기를 갖는다. 과용량 사용 시 반감기는 최대 72시간이다.

독성량 매우 가변적

증상과 징후 현기증, 혼돈, 시력저하, 구강건조 등의 증상이 나타난다. 징후는 심혈관, CNS와 항콜린성의 세 가지로 분류할 수 있다. 심혈관계 징후는 전도차단, 저혈압, 부정맥과 심정지 등이다. CNS 징후는 섬망, 초조, 피라미드바깥길 징후, 간대성 근경련증, 발작 및 혼수 등이다. 항콜린성 징후는 앞에서 기술한 바와 같으며 빠른맥(빈맥), 동공확대, 장음감소, 소변정체, 고체온증, 저체온증 등이다. 고리형 항우울제 과다복용으로 인한 초기 및 가장 민감한 징후는 빠른맥이다. 생명을 위협하는 부정맥은 일반적으로 QRS군의 연장이 선행된다

병원전 처치 기도유지를 포함한 지지요법. 저혈압이 있는 경우 정맥로 확보와 수액요법을 시행한다. 중탄산 나트륨은 저혈압, 심실부정맥, 발작, 심장모니터상 넓어진 QRS군 등의 치료에 주된 역할을 하며 적응증이 된다(중탄산염은 발작에 대한 치료가 가능하지 않지만, 발작으로 심장부정맥을 예측할 수 있으며 중탄산염 치료 시 부정맥을 피할 수 있다) (중탄산염 치료가 필요한 QRS간격은 다소 논란의 여지가 있다. 일부 저자는 0.10초를, 다른 저자는 0.16초 이상에서 필요하다고 한다).

중탄산염의 치료 효과는 몇 가지 기전으로 가정된다. 알칼리성 환경에서 삼환계 항우울제(TCA)의 단백질 결합 증가(심장독성을 유발할 수 있는 유리 TCA가 적음), 나트륨 채널을 묶는 능력이 떨어지는 것으로 보이는 조합 TCA의 양을 늘리는 알칼리화, 심장조직에서 유리 TCA를 배출하는 알칼리화이다. 또한, 중탄산 나트륨의 나트륨 이온이 나트륨 채널차단 억제를 극복하는데 도움이 된다는 증거도 있다.

중탄산염과 IV 수액에 반응하지 않는 저혈압에는 강심제(inotrope) 치료가 필요할 수 있다. 중탄산나트륨 요법에 반응하지 않는 발작은 디아제팜(diazepam)

또는 로라제팜(lorazepam)과 같은 벤조디아제핀계로 치료될 수 있다. 기계적 과호흡(호기말이산화탄소분압 지침)은 심장과 CNS 독성을 감소시키는데 어느 정도 유용할 수 있다.

병원 처치 병원전 처치와 같이 지지요법이 제공되어야 한다. 독성이 의심되는 경우 심각한 후유증을 배제하기 위해 6시간 이상 관찰이 필요하다.

디곡신과 디지탈리스 Digoxin and Digitalis

비록 예전만큼 넓게 사용되지 않지만, 디곡신은 과다 복용 시 심각한 질환과 사망을 유발하는 비교적 흔한 약물로 남아 있다. 특정 해독제인 디지탈리스 특유의 Fab 조각을 사용할 수 있지만 병원 환경에서는 일반적으로 사용되지 않는다. 디곡신은 치료농도가 비교적 좁으며 응급구조사는 환자가 약물을 투약 중인 것으로 알려진 경우 독성에 대한 의심 지수를 높게 유지해야 한다. 이것은 처방약, 식물(foxglove), 특정 두꺼비 독을 포함한 몇 가지에서 발견된다.

노출경로 일반적으로 경구. 식물 노출과 관련(특히 디지탈리스 식물에서 유래)

독성기전 디지탈리스 화합물은 나트륨-칼륨 ATPase를 억제하여 칼륨 유출과 나트륨 및 칼슘이 세포로 유입되도록 한다. 저칼륨혈증, 저혈당증, 고칼슘혈증, 알칼리증 등에서 독성이 증가한다.

독성량 매우 다양함. 심장병, 콩팥기능상실, 갑상샘기능저하증, 저산소증의 기저질환을 가진 환자와 비스테로이드항염증제(NSAIDs)를 복용하는 환자에서 독성이 더 강하게 나타난다.

증상과 징후 증상은 비 특이적이며 피로, 식욕부진, 지남력장애, 혼돈, 섬망, 환각, 위장관장애, 시각적 후광(녹색 또는 노란색), 동방결절 및 방실결절에서의 전도 지연, PR 간격 증가, QT간격 감소, 방실차단, 무수축, ST-T파의 휘어짐, 접합부 리듬 및 혈역학적 불안정 등이 있다.

병원전 처치 저혈압치료를 위해 수액 및 혈압상승제를 사용한 지지요법 시행

병원 처치 병원전 처치와 같은 지지요법 제공. 고칼륨혈증 등의 전해질 이상을 교정해야 한다. 칼슘을 투여해서는 안 된다. 마그네슘투여는 심장 독성을 줄일 수 있다. 페니토인(Phenytoin[Dilantin])은 심실부정맥에 도움이 될 수 있다. 아트로핀(Atropine)과 전기적 심박동조율은 증상이 있는 느린맥에 필요할 수 있다. 프로카인아미드(Procainamide)와 퀴니딘(quinidine)은 전도성과 수축성 문제를 악화시킬 수 있기 때문에 금기이다. Digibind(digoxinspecific Fab 조각) 과용량으로 생명을 구할 수 있다. 이것은 디지탈리스 화합물에 직접 결합하여 불활성화시킴으로써 콩팥을 통해 빠르게 배설된다. Digibind는 섭취량(성인에서 일반적으로 10 mg), 혈중농도(12.8~19.2 mmol/L 이상), 뚜렷한 고칼륨혈증, 악성부정맥, 저항성 느린맥 및 저혈압 등에 기초하여 치명적인 경우 적용한다. 임상적인 반응은 Digibind 투여 후 20~30분 이내 발생할 수 있다.

에틸렌 글리콜 Ethylene Glycol

독성 알코올에는 에틸렌 글리콜, 메탄올, 이소프로필(isopropyl) 알코올이 포함된다. 부동액 성분인 에틸렌 글리콜의 경우 우연히 섭취하는 경우가 많으며, 심한 독성이 발생하기 전까지 인식하지 못할 수 있다. 에틸렌 글리콜 중독은 종종 에탄올 중독으로 오진되는 경우가 있으며 좋지 않은 결과를 초래한다. 에탄올 요법은 독성을 방지하는데 도움이 되지만, 심한 경우 투석이 필요할 수 있다.

노출경로 일반적으로 경구

독성기전 독성 대사물질이 형성되어 산성화와 콩팥 손상의 원인이 된다. 에틸렌 글리콜은 알코올탈수소효소에 의해 글라이콜알데하이드(glycolaldehyde), 글리콜산(glycolic acid), 글라이옥실산(glyoxylic acid), 옥살산염(oxalate) 등 여러 독성 대사물질로 대사된다. 이들 대사물질은 축적되는 데 시간이 걸리기 때문에 섭취 후 6~12시간이 지나야 증상과 징후가 나타날 수 있다. 에탄올을 섭취 시 알코올탈수소효소와 경쟁하여 독성 대사물질의 생성을 지연시키게 된다.

독성량 최소 독성량 1~2 mL/kg

증상과 징후 독성은 때때로 세 단계로 나뉜다.

- 1단계는 1~12시간이며, 일반적으로 에탄올 냄새 없이(병원전 응급구조사는 인지할 수 있는) 중독의 징후를 나타낸다. CNS 증상은 운동실조, 발작, 눈떨림이 나타날 수 있다. 오심과 구토가 흔하게 나타난다.
- 2단계는 섭취 후 12~36시간에 고혈압, 빠른맥(빈맥), 빠른호흡(빈호흡)을 포함한 심폐독성이 나타난다. 심한 중독에서는 폐부종, 울혈심장기능상실, 쇼크로 이어질 수 있다.
- 3단계는 섭취 후 24~72시간에 일어나며 옆구리 통증, 갈비척추각압통, 소변량 감소 및 급성 콩팥기능상실로 급성 콩팥 독성과 관련해서 나타난다.

모든 환자가 이러한 단계를 거치는 것은 아니다. 일부는 초기에(12시간 이내) 매우 심한 증상을 보이기도 한다. 부동액에 포함된 형광 첨가물은 소변에서 배설되는 것을 볼 수도 있다.

병원전 처치 필요에 따라 기도 관리가 포함된 지지요법. 탈수가 일반적이고 콩팥 관류가 손상될 수 있기 때문에 정맥내 수액요법이 시행될 수 있다. 에탄올 요법은 대사로 인한 독성대사물질 생산에 대한 예방책이 된다. 병원전 환경에서 널리 사용되지 않지만, 일부의 경우(긴 이송 시간) 경구 또는 IV를 통한 에탄올 요법이 권장된다. 에탄올을 섭취해 온 환자들은 치료를 시작했다는 이점을 가지기도 한다. 포메피졸(Fomepizole[Antizol])은 에틸렌 글리콜 독성의 해독제이다. 에틸렌 글리콜을 독성 화합물로 분해하는 효소(알코올탈수소효소)와 경쟁하여 독성 부산물의 형성을 늦추거나 막는다.

병원 처치 병원전 처치와 같은 지지요법 제공. 독성 대사물질에 대한 대사는 알코올탈수소효소의 경쟁적 억제제인 에탄올을 투여하므로 억제한다. 이렇게 해서 에탄올은 에틸렌 글리콜을 대사되지 않는 상태로 배출할 수 있게 한다. 에틸렌 글리콜의 반감기는 5시간이나, 치료용 에탄올농도는 약 17시간에 달한다. 에탄올요법의 혈장 에탄올농도는 보통 정맥 투여로 유지하지만, 특별한 경우 경구 투여하기도 한다. 혈액 투석은 콩팥기능상실, 심각한 대사성 산증, 혈액 상태에 따라 적용이 된다. 저칼슘혈증이 나타날 수 있으며, 치료가 필요하다. 마그네슘은 비독성 대사물질로의 변환에 공동인자로 마그네슘 보충이 필수일 때도 있다. 중탄산나트륨은 산증이 심각한 경우 사용된다. 피리독신(Pyridoxine)은 글라이옥실산이 비독성 대사물질인 글라이신(glycine)으로 변환을 촉진하기 위해 사용된다. 포메피졸(Antizol)은 에틸렌 글리콜 독성의 해독제이다. 에틸렌 글리콜을 독성 화합물로 분해하는 효소(알코올탈수소효소)와 경쟁하여 독성 부산물의 형성을 늦추거나 막는다.

철 Iron

철분 과다 복용은 비교적 흔하며 소아 집단에서 가장 빈번하게 나타나는 경향이 있다. 증상은 섭취 후 시간에 따라 매우 다양하다. 특정 해독제인 데페록사민(deferoxamine)을 이용할 수 있지만 일반적으로 병원 내에서 사용된다. 또한 철분은 세포내 독소로 산화적 인사화의 분리를 유발하고, 손상된 ATP 생성과 세포괴사로 이어진다.

노출경로 경구

독성기전 철분은 위와 장내 점막에서 직접 부식작용을 일으켜 출혈이나 천공을 일으킬 수 있다. 위장관의 체액손실이나 혈관 이완은 저혈압을 유발한다.

독성량 독성량은 현재 존재하는 철의 원소량이기 때문에 섭취된 철의 형태에 따라 다르다. 황산 제1철 정제(ferrous sulfate tablets)는 무게당 20%의 철 원소만 함유하고 있는 반면 푸마르산철(ferrous fumarate)의 철분 함량은 무게 기준 33%이다. 이를 고려할 때 20~60 mg/kg은 중등도의 독성을, 60 mg/kg 이상이면 고위험의 독성을 나타낸다.

증상과 징후 연구자에 따라 철분의 독성은 뚜렷한 4단계나 5단계로 분류한다. 여기에서는 4단계에 근거한 분류를 제시한다.

- **1단계(섭취 후 0.5~2시간)**: 심한 구토, 설사(종종 출혈 동반), 졸음증, 혼수, 창백, 빠른맥, 저혈압, 산증, 고혈당증, 저혈량증, 쇼크, 콩팥기능상실, 사망
- **2단계(섭취 후 2~12시간)**: 비교적 무증상 기간
- **3단계(섭취 후 12~48시간)**: 출혈성 구토와 설사, 위장관천공, 혼수, 발작, 쇼크, 간콩팥기능상실, 응고 결함, 저혈당증, 심각한 대사성 산증을 포함한 위장관계 증상 재발
- **4단계(섭취 후 48시간 이상)**: 유문(gastric outlet) 협착. 이 단계서는 사망하거나 회복된다.

병원전 처치 기도 유지와 체액량 감소로 인한 소생용 수액의 지지요법으로 제한

병원 처치 병원전 처치와 같은 지지요법. 철분농도는 도움되나 철분 독성을 완전히 배제하지 않는다. 철분농도는 일반적으로 3~5시간 동안 최고에 달하며, 농도가 측정치를 벗어나는 경우 잘못 판단할 수 있다. 철분 정제는 종종 엑스레이에서 관찰되므로 복부 엑스레이가 도움이 될 수 있다. 활성탄은 철분과 결합하지 않으므로 적용하지 않는다. 위세척은 제한되는데 철분이 응집되거나 결석으로 변해 세척관보다 커져 제거되지 않기 때문이다. 전장관(bowel)을 세척하는 것은 독성 제거를 위한 방법이 될 수 있다. 독성농도에 있거나 임상 증상과 징후가 있는 환자는 데페록사민으로 치료되는데, 철분을 수용성 화합물인 페리옥사민(ferrioxamine)으로 형성해 콩팥으로 배설된다. 데페록사민을 투여 후 소변의 변색(vin-roes, 포도주색)을 보고 철분 독성의 진단에 사용되기도 한다. 활성탄혈액관류와 교환수혈이 종종 치료에 성공하였다. 증상학에서는 철분 과다 복용 의심 사례를 관리하는데 있어 항상 실험결과보다 신중하게 접근했다.

이소프로필 알코올 Isopropyl Alcohol

이소프로필 알코올은 흔히 소독용 알코올로 알려져 있으며, 흔하게 남용되는 독성 알코올이다. 메탄올이나 에틸렌 글리콜에 비해 독성은 훨씬 낮지만, 고용량 복용시 일반적인 치료법에 반응이 없는 저혈압이나 심장 허혈을 일으킨다.

노출경로 경구, 피부 접촉, 흡인

독성기전 이소프로필은 CNS기능을 저하시키고 혈관을 확장시킨다. 이것은 간을 통해 아세톤으로 대사된 뒤 콩팥을 통해 배출된다.

독성량 70% 이소프로필 알코올(일반 농도)의 경우 0.5~1 mL/kg.

증상과 징후 취한 것 같거나 CNS기능 저하의 징후를 보인다. 이것은 에탄올보다 두 배 더 강하다. 심각한 과용에서는 혈관이완에 따른 저혈압이 유발되며 이는 수액이나 혈압상승 요법에 반응하지 않을 수 있다. 심장의 허혈이나 경색이 일어날 수 있다.

병원전 처치 필요에 따라 기도 유지, 환기 보조, 수액요법을 포함한 지지요법. 에탄올요법은 적용되지 않는다.

병원 처치 병원전 처치와 같은 지지요법. 혈압상승제(vasopressor) 요법은 제한적으로 시도해 볼 수 있다. 투석은 거의 필요하지 않지만, 심각하고 반응이 없는 저혈압인 경우 적용될 수 있다.

리튬 Lithium

리튬은 조울증 장애와 같은 특정 정신질환의 치료에서 사용되는 비교적 흔한 약물이다. 과용은 흔하지 않지만 심각할 수 있다. 특정 해독제는 없으며, 치료는 체내 배출을 촉진시키고 지지요법을 제공하는 것에 초점이 맞춰진다.

노출경로 경구

독성기전 리튬은 나트륨을 대체하여 세포과정과 세포막 구조, 호르몬반응 및 에너지 이용을 변화시킨다. 이러한 영향은 CNS에서 영구적인 신경 손상을 초래한다. 리튬은 대부분 콩팥을 통해 배설된다. 리튬은 콩팥기능을 감소시켜 자체 배설을 감소시키고 이로 인해 재흡수율이 높아질 수 있다.

독성량 독성량은 섭취가 급성인지 만성인지에 따라 매우 가변적이다. 만성 섭취의 경우 이미 혈청 리튬 수치가 높아 세포내 유입이(대부분 CNS) 쉽기 때문에 더 위험하다. 독성은 일반적으로 콩팥기능의 저하, 이뇨제 사용, 탈수 상태에서 더 심각하다.

증상과 징후 증상과 징후는 혈중농도에 따라 다양하다.

- **혈중농도 1.5 mEq/L 이하:** 오심, 구토 설사 등의 위장관 증상
- **혈중농도 1.5~3.0 mEq/L:** 요실금과 변실금으로 이어지는 다뇨, 근육허약(간대성경련과 무도병을 동반한 근육강직) 및 신경성 증상(불안, 어지러움, 불분명 발음, 흐린시력, 혼수)
- **혈중농도 3.0 mEq/L 이상:** 발작, 혼수, 심부정맥, 말초혈관협착을 동반한 심부정맥, 근육경련 및 강직

병원전 처치 지지요법. 리튬을 과량투여한 모든 환자는 체액이 고갈되므로 적극적으로, 소생목적의 생리식염수를 적용한다. 염화나트륨의 투여가 리튬 제거에 도움이 되는지는 여전히 불분명하다.

병원 처치 전장관을 세척하는 것이 도움이 되는 것으로 나타났다. 체액고갈로 인한 교정은 필수적이며 상당한 시간이 소요될 수 있다. 혈액투석은 콩팥기능상실, 심혈관과 신경계의 심각한 이상, 높은 혈중농도일 경우 적용된다.

메탄올 Methanol

메탄올은 목정(木精), 세척액, 페인트 용제, 산업 용제 등에 일반적으로 사용된다. 섭취는 대개 사고에 의하며, 소량으로도 치명적일 수 있다. 모든 신체 기관이 영향을 받으며, 실명을 포함한 시각 장애는 임상상적 주요 증상이다. 독성은 독성 대사물질의 형성에 따라 달라지기 때문에 일반적으로 몇 시간씩 지연되어 나타난다.

노출경로 경구가 일반적이나, 피부나 흡인을 통해.

독성기전 독성 대사물질은 주로 알코올탈수소효소에 의해 대사되어 포름알데히드와 포름산이 만들어진다. 이러한 독성 대사물질은 세포 수준에서 직접적인 독성 효과를 가지며, 심각한 산증을 일으켜 독성을 가속시킨다. 섭취된 메탄올의 최대 5%는 변화되지 않고 콩팥과 호흡을 통해 배출된다.

독성량 15~30 mL(1~2테이블스푼)의 소량으로 사망한 사례가 있다.

증상과 징후 섭취 후 6~30시간 사이의 초기에는 취기와 위장관자극 증상이 나타난다. 에탄올을 섭취한 일부 환자에서는 무증상 기간이 길어질 수 있다. 따라서 증상이 없다고 메탄올 중독을 배제해서는 안 된다.

독성 대사물질이 형성되면서 오심, 구토, 복통, CNS 증상(두통에서 혼수)가 나타난다. 메탄올 과다 복용은 눈 독성의 특징적 증상이며 뚜렷한 시력감소가 나타난다(흐릿함 또는 설맹).

사망은 일반적으로 뇌부종을 포함한 심각한 산증, CNS 효과와 관련이 있다. 위염과 위장관 출혈이 나타날 수 있다.

병원전 처치 기도관리를 포함한 지지요법. 에틸렌 글리콜과 같이 경구 또는 IV를 통한 에탄올 요법이 일부 병원전에서 이루어진다.

병원 처치 현시점의 혈중농도가 항상 유효하거나 신뢰할 수 없기 때문에 진단이 어려울 수 있다. 음이온차이와 삼투압차이 실험 결과에서 일반적으로 나타난다. 포메피졸(Fomepizole[anitizol])은 메탄올 중독의 해독제이다. 메탄올을 독성 화합물로 분해하는 효소(알코올 탈수소효소)와 경쟁하여 독성 부산물의 형성을 늦추거나 막는다. 혈액 투석은 시각적 증상, 심각한 산증, 높은 혈중농도 또는 30mL 이상 섭취시에 적용된다. 심각한 산증의 경우 중탄산나트륨을 고려한다. 엽산(folate)은 포름산염을 무독성 부산물로 전환시키는 보조 인자이며 치료 역할을 한다.

마약 및 아편제제 Narcotics and Opioids

마약과 아편은 약용과 치료 목적으로 널리 사용되었다. 오남용은 특히 큰 도시 중심가에서 흔한다. 해독제(날록손[naloxone])를 대부분의 병원전 환경에서 사용 가능하기 때문에 약물 과용에 대한 인지가 중요하다. 병원에서는 지속형 아편 길항제인 Revex를 사용할 수 있다.

노출경로 경구, 정맥, 피하, 피부

독성기전 마약과 아편은 CNS 내의 아편 수용체에 직접 작용하여 CNS를 저하시킨다. 일부 아편제제는 작용제와 길항제의 특성이 혼합되어 있다.

증상과 징후 아편 과용 시 전형적으로 나타나는 세 가지는 동공수축, 호흡 감소, 의식상태 저하이다. 특정 유형의 아편제제(meperidine, morphine, pentazocine)는 동공수축보다 동공산대와 함께 나타날 수 있다. 때로는 발작, 저혈압과 심실부정맥이 나타날 수 있다.

병원전 처치 지지요법, 기도 관리가 날록손 치료보다 우선한다. IV 주사 흔적은 진단에 도움이 되므로 면밀히 조사해야 한다. 평가와 초기 안정화는 빠른 날록손(Narcan) 사용은 침습적인 기도 관리를 피할 수 있다. 아편 과다복용 환자들은 날록손 투여 시 폭력적이고 격렬하게 반응할 수 있으므로 환자나 응급구조사 모두가 부상당하지 않도록 주의가 필요하다. 이런 경우 환자억제대가 예방적으로 이루어질 수 있다. 날록손은 치료뿐만 아니라 진단에도 종종 효과적이다.

병원 처치 지지요법과 날록손 요법. 진정효과가 재발될 수 있으므로 지속 관찰해야 할 경우가 많다. 정맥내의 날록손의 지속시간은 20~120분으로 대부분의 아편제제(3~6시간)보다 상당히 짧다. 아편 중독이 지속되는 심각한 경우에는 날록손 지속투여를 적용한다.

날록손 Naloxone (Narcan)

분류 Class 마약길항제

설명 Description

날록손은 효과적인 마약길항제이다. 이것은 마약 및 합성 마약류의 과용에 의한 증상을 치료하고 회복시키는데 효과적이다.

작용기전 Mechanism of Action

날록손은 화학적으로 마약과 유사하다. 그러나 이것은 길항적 특징만 지닌다. 날록손은 뇌의 아편 수용체에 마약과 경쟁적으로 작용하여 마약분자를 아편 수용체에서 분리시켜 약물 과다 복용으로 인한 호흡억제 작용을 회복시킬 수 있다.

약동학 Pharmacokinetics

발현: <2분(IV/IO), 2~10분(IM, ET) 최대효과: <2분(IV/IO), 2~10분(IM, ET)
지속시간: 20~120분 반감기: 60~90분

적응증 Indications

날록손은 모르핀(morpine), 메페리딘(meperidine[Demerol]), 헤로인(herion), 아편진통제(paregoric), 하이드로몰폰(hydromorphone[Dilaudid]), 코데인(codein), 옥시코돈(oxycodone[Percodan, Percocet]), 펜타닐(fentanyl), 메타돈(methadone) 등의 마약에 의한 신경억제의 완전한 또는 부분적 회복에 사용된다. 또한 날부핀(nalbuphine[Nubain]), 펜타조신(pentazocine[Talwin]), 부토르파놀(butorphanol[Stadol] 등의 합성마약진통제의 완전한 또는 부분적 회복에도 사용된다.

금기사항 Contraindications

날록손에 대한 과민반응이 있는 환자에게 투여해서는 안 된다.

주의사항 Precautions

마약에 의존성이 있거나 의심되는 환자에게는 주의하여 투여해야 한다. 날록손에 의한 갑작스러고 완전한 회복은 금단효과를 일으킬 수 있다. 이것은 마약 의존성이 있거나 의심되는 산모의 신생아도 해당된다.

부작용 Side Effects

날록손과 관련된 부작용은 드물다. 그러나 저혈압, 고혈압, 심실부정맥, 오심, 구토 등이 보고되고 있다.

약물 상호작용 Interactions

날록손은 마약 의존성 환자에게 마약 금단을 일으킬 수 있다. 마약 의존성이 의심되는 경우 호흡억제를 회복할 수 있는 용량만 투여해야 한다.

용법 · 용량 Dosage

마약 또는 합성 마약 과다 복용이 의심되거나 확인된 경우 표준용량인 1~2 mg을 IV나 IO로 투여한다. 코를 통하거나 소량을 분무기로 투여할 수 있다. 효과가 없다면 5분 후에 두 번째 용량을 투여할 수 있다. 2~3회 투여 후에도 회복되지 않는다면 다른 질병이나 비아편계 약물 과다 복용을 의미한다. 정맥주입은 2 mg의 날록손을 D_5W 500 mL에 넣어 준비한다. 이것은 4 mcg/mL의 농도를 가지며, 100 mL/hr을 주입하여 400 mcg/hr를 전달해야 한다. 응급상황에서 날록손은 정맥으로만 투여한다. 정맥로를 확보할 수 없는 경우 근육 내 또는 피하로 주사할 수 있다. 날록손을 기관내로 투여하는 경우 정맥 주사량의 2.0~2.5배까지 투여량을 늘려야 한다. 또한 날록손은 총 10 mL의 생리식염수에 충분히 희석해서 사용해야 한다.

유기인제제 및 카바메이트 Organophosphates and Carbamates

유기인제제와 카바메이트는 상용 살충제에서 흔하게 사용된다. 드물지만 이러한 약물에 대한 노출은 일반적으로 심각하며 치명적이다. 노출과 일반화된 증상의 미묘한 특성 때문에 진단이 어렵기도 하다. 오염된 의류로 인한 독성의 노출 연장은 진단을 더욱 혼란스럽게 한다. 이들 약물에 대한 2차 중독 치료에 아트로핀이 널리 사용되며 매우 효과적일 수 있다.

노출경로 피부, 경구, 눈, 흡인

독성기전 유기인제제와 카바메이트는 아세틸콜린에스테라아제(acetylcoholinesterase) 활성을 억제하여 신경 시냅스에서 아세틸콜린 증가와 초기 과잉 자극으로 이어지며 CNS, 부교감신경 말단, 교감신경 말단, 체성신경세포 말단 및 자율신경절에서 전달장애를 일으킨다.

독성량 매우 다양함. 독성은 최소한의 노출로도 발생할 수 있다. 오염된 의류에 의한 2차 노출은 흔하다.

증상과 징후 CNS 증상으로 흥분, 현기증, 발작, 심폐억제, 혼수, 사망 등이 있다. 콜린과잉의 무스카린 증상과 징후를 DUBMELS 또는 SLUDEG로, 니코틴 특성을 MTWtHF로 기억하면 설명하는데 도움이 된다(앞장의 "중독증후군" 참조). 동공수축은 전형적으로 존재하지만 10%에서는 동공산대가 나타난다. 과거력이 노출을 식별하는데 항상 명확한 것은 아니다. 마늘 냄새가 날 수도 있다.

병원전 처치 모든 독성학적 응급상황과 마찬가지로 즉시 지지요법 시행. 아트로핀 0.5~1.0 mg을 2~5분마다 투여(최대 100mg)하면 콜린성 증상을 개선시킨다. 아트로핀 요법은 분비물 감소, 느린맥의 개선, 동공산대가 되면 종료한다. 아트로핀으로 횡격막 약화는 치료되지 않으므로 호흡을 면밀히 감사하는 것이 중요하다.

오염된 의류를 제거하고 장갑과 가운(가능하다면)을 사용함으로써 응급구조사의 중독을 방지할 수 있도록 세심한 주의를 기울여야 한다.

오염된 의복은 가능한 빨리 제거해야 한다.

발작은 필요에 따라 벤조다이아제핀으로 치료해야 한다.

병원 처치 병원전 처치와 같이 지지요법. 추가요법으로 아세틸콜린에스테라아제를 재생시키는 작용을 하는 프랄리독심(pralidoxime[2-PAM])을 사용한다. 구강섭취 시 활성탄과 위세척을 적용할 수 있다.

아트로핀 황산염 Atropine Sulfate

분류 Class 부교감신경억제제

설명 Description

아트로핀 황산염은 강력한 부교감신경억제제이다(항콜린성). 이것은 아세틸콜린 수용체를 차단하여 유기인제제 독성의 관리를 돕는다. 유기인제제 중독은 콜린테라아제 효소를 억제하여 신경전달물질 아세틸콜린의 증가와 축적을 일으킨다. 종종 아트로핀포화요법(atropinization)을 위하여 대용량의 아트로핀이 필요하다. 특히 마비와 근 수축으로 특징지어지는 심한 독성에는 아트로핀 외에 프랄리독심(2-PAM)이 필요하다.

작용기전 Mechanism of Action

아트로핀 황산염은 강력한 부교감신경억제제로 혈역학적으로 심각한 느린맥에서 심장박동수를 증가시키기 위해 사용된다. 혈역학적으로 심각한 느린맥은 저혈압, 짧은 호흡, 가슴통증, 의식상태 변화, 심장기능상실, 쇼크를 동반한 느려진 심장박동수이다. 아트로핀은 아세틸콜린 수용체를 막아 부교감신경 자극을 억제하는 작용을 한다. 이것은 양성 변시성 효과를 나타내지만 변력성 효과는 거의 갖지 않는다. 아트로핀은 유기인제제 중독의 해독제로서 중요한 기능을 한다.

약동학 Pharmacokinetics

발현: 즉시	최대효과: 2~4분
지속시간: 4시간	반감기: 2~3시간

적응증 Indications

혈역학적으로 중요한 유기인제제 중독으로 인한 느린맥.

금기사항 Contraindications

유기인제제 중독에 관련하여 금기증 없음.

주의사항 Precautions

유기인제제에 중독된 환자의 의복을 모두 제거하고 피부에 존재하는 독성물질을 제거하기 위해 환자를 목욕시킨다. 항상 응급구조사의 안전에 신경 쓴다. 아트로핀은 2도 Mobitz II 및 완전방실차단과 연관된 느린맥에서 증상을 악화시킬 수 있다. 이런 경우 아트로핀 대신에 즉시 경피심박조율을 시도한다.

부작용 Side Effects

아트로핀 황산염은 흐린시력, 동공 확장, 입안건조, 빠른맥, 졸음 및 혼동을 유발할 수 있다.

약물 상호작용 Interactions

병원전 상황에서는 거의 없음.

용법 · 용량 Dosage

환자가 아트로핀에 내성이 있는지 확인하기 위해 초기에 1 mg을 IV/IO로 투여한다. 환자가 이 용량에 반응하는 경우 대부분 중독이 심하지 않거나 아트로핀에 대한 내성이 없는 것이다. 만약 환자가 호전되지 않으면 성인용량 2~5 mg을 투여한다(소아 0.05 mg/kg). 심한 유기인제제 중독을 치료하려면 100 mg을 초과하는 용량이 필요할 때도 있다. 아트로핀은 환자의 임상 상태에 따라 1~5분 간격으로 재 투여한다. 병원전에서 아트로핀의 초기 투여 후에는 즉시 응급실로 이송해야 한다. 심각한 유기인제제 중독의 경우 아트로핀 황산염을 정맥내로 투여한다.

프랄리독심 Pralidoxime (2-PAM) (Protopam)

분류 Class 콜린에스테라아제 재활성제

설명 Description

프랄리독심은 콜린에스테라아제 재활성제이다.

작용기전 Mechanism of Action

프랄리독심은 심각한 유기인제제 중독의 해독제이다. 이것은 유기인제제 중독으로 변형된 콜린에스테라아제로부터 인산염을 화학적으로 제거한다. 콜린에스테라아제가 재활성화되면 아세틸콜린을 비활성화할 수 있다. 또한 프랄리독심은 직접적인 화학 반응에 의해 일부 유기인제제를 해독한다. 이것은 유기인제제 중독으로 인한 호흡억제와 골격근 마비를 회복시킨다.

프랄리독심은 근경련과 마비로 특징지어지는 심각한 유기인제제 중독에 대해 아트로핀 포화요법 다음으로 준비되어야 한다.

약동학 Pharmacokinetics

발현: 다양

최대효과: 5~15분(IV/IO), 10~20분(IM)

작용시간: 다양

반감기: 0.8~2.7시간

적응증 Indications

심각한 유기인제제 중독

금기사항 Contraindications

프랄리독심은 무기인산염이나 카바메이트계의 살충제 중독의 경우에는 사용해서는 안 된다.

주의사항 Precautions

유기인제제 중독의 환자를 처치할 때는 항상 응급구조사 자신과 동료의 보호에 신경 쓴다.

빠른맥, 후두경련, 근육경직 등이 나타날 수 있으므로 정맥내 투여는 천천히 이루어져야 한다. 아트로핀과 함께 사용 시 아트로핀포화요법의 효과가 예상보다 빨리 나타날 수 있다. 이것은 아트로핀 용량이 클수록 그렇다. 몇몇 사례에서 무의식으로부터 회복 직후 흥분과 조증 행동이 보고된다.

부작용 Side Effects

프랄리독심은 빠른맥, 타액분비 증가, 두통, 의식상태 변화, 어지러움, 흐린시야, 오심, 구토를 일으킬 수 있다.

약물 상호작용 Interactions

유기인제제 중독 환자에게 호흡억제제를 사용할 경우 유기인제제 독성을 증가시킬 수 있다. 이것은 마약, 페노티아진계(phenothiazines[antiemetics]), 항히스타민제(antihistamines)와 알코올 등이다. 프랄리독심은 테오필린제제(theophylline[aminophylline 포함])와 함께 사용해서는 안 된다.

용법 · 용량 Dosage

1~2 g을 생리식염수 250~500 mL에 넣어 30분 이상 투여한다. 프랄리독심은 IV나 IM으로 투여할 수 있다. 환자의 임상적 상황에 따라 12시간 내에 재투여가 필요할 수 있다.

살리실산염 Salicylates

살리실산염(ASA) 과용은 흔히 발생하며 적절히 치료하지 않으면 치명적일 수 있다. 이 약물은 처방전 없이 구입할 수 있는 다양한 약품에서 발견되며 종종 이부프로펜(ibuprofen)과 아세트아미노펜(acetaminophen)같은 진통제와 자주 혼동된다. 임상증상은 섭취 후 경과시간에 따라 다양하다. 특정 해독제는 없지만 치료는 배출을 촉진해서 장기적 후유증을 막는 것을 목표로 하고 있다.

노출경로 경구, 가끔 피부를 통해

독성기전 살리실산염은 산화인산화 분리를 통해 세포 독성과 음이온 격차가 있는 대사성 산증을 유발한다.

대사 살리실산염은 간에서 광범위하게 대사되며, 콩팥은 비활성 대사물을 배출한다.

독성량
- **급성:** 경증－중증도＝150~300 mg/kg
  중등도－중증＝ >300 mg/kg
- **만성:** 다양함

증상과 징후
- **경증에서 중등도:** 빠른호흡, 구토, 발한, 이명, 산－염기장애. 빠른호흡은 일반적으로 과다복용 과정의 초기에 발생하며, 초기 호흡성 알칼리증을 유발할 수 있다.
- **중증:** 혼동, 섬망, 뇌부종으로 인한 혼수의 CNS 이상과 저혈당증(드물게), 폐부종, 응고장애와 혈소판 기능장애, 때로는 고체온증. 음이온 격차가 있는 대사성 산증은 중독 후기 단계의 전형적인 산－염기장애이다. 콩팥기능상실의 가능성이 있다.

병원전 처치 기도관리를 포함한 지지요법.

병원 처치 독성 여부는 임상적 기준과 섭취 후 최소 6시간 뒤의 혈중 약물농도를 계측하여 결정된다. 노모그램(nomogram)은 지침일 뿐 만성 독성에는 유용하지 않다. 1회 혈중 살리실산염의 결과는 결정적인 것은 아니며, 반감기를 알기 위해 반복 측정이 필요한 경우도 있다. 과거력과 신체검진상 중독이 의심될 때 혈중농도와 관계없이 치료를 시작한다. 살리실산염의 콩팥 배설은 소변을 알칼리화함으로써 증가된다. 이것은 일반적으로 중탄산나트륨을 D_5W에 혼합하여 IV투여로 이루어진다. 칼륨 보충이 필요한 경우가 종종 있다. 혈액투석은 심각한 독성으로 인한 콩팥기능상실, 심각한 CNS나 심장의 기능저하, 알칼리화 이뇨에 반응하지 않는 심각한 산증에 적용한다.

세로토닌 재흡수억제제 Selective serotonin reuptake inhibitors (SSRIs)

선택적 세로토닌 재흡수억제제는 최신 세대의 항우울제로 현재 기존의 삼환계 항우울제보다 더 많이 처방되고 있다. 약물의 이러한 인기는 과다 복용으로 인한 안전도가 향상되었기 때문이다. 시제품으로는 플루옥세틴(fluoxetine[Prozac]), 트라조돈(trazodone[Desyrel]), 설트랄린(sertraline[Zoloft]), 파록세틴(paroxetine[Paxil]) 등이 있다.

노출경로 경구

독성기전 SSRIs는 시냅스이전 접합부의 세로토닌 재흡수를 차단한다.

독성량 독성량은 다양. SSRIs는 일반적으로 대량의 과용에서도 내성이 있으나 모노아민산화효소억제제(monoamine oxidase inhibitor, MAOI)와 함께 사용하면 치명적인 세로토닌증후군이 발생할 수 있다.

증상과 징후 SSRIs의 과용은 종종 증상이 없다. 증상과 징후는 불안, 불면, CNS 흥분, 빠른맥, 고혈압, ST 분절 하강이 있다. 세로토닌증후군은 세로토닌성 효과로 인해 약물과 MAOI를 함께 사용할 때 나타난다. 세로토닌증후군은 고체온증, 전율, 진전, 발작, 섬망, 불안, 경직, 자율신경불안정, 혼수 및 사망을 포함할 수 있다.

병원전 처치 지지요법, 특정 치료는 이루어지지 않음.

병원 처치 주된 치료는 지지요법. 세로토닌증후군은 적극적인 기도관리, 호흡보조, 약물치료, IV를 통한 단트롤렌(Dantrolene) 또는 경구를 통한 사이프로헵타딘(cyproheptadine)이 필요할 수 있다. 발작에는 벤조디아제핀(benzodiazepines), 고혈압은 니카르디핀(nicardipine) 또는 니트로푸루시드염(sodium nitroprusside)으로 치료할 수 있다.

사례연구

응급구조사가 평일 14시 30분쯤 노인 거주지로 출동한다. 상황실에 의하면 환자는 의식이 없는 4세 여아이다. 현장에 도착하자 60대 후반의 여성이 반응이 없는 4살짜리 아이를 안고 집밖으로 뛰어나왔다.

신체검진

CNS: 반응 없음. 눈동자는 확장되어 빛에 반응하지 않음. 소리와 통증에 반응 없음.

Resp: 호흡은 임종호흡으로 얕고, 분당 4회. 폐음은 이상 없으며 공기 흐름도 양쪽이 같음.

CVS: 목동맥은 약하게 확인. 노동맥은 확인되지 않음. 환자의 피부는 창백하고, 얼굴은 푸르거나 회색을 띠고 차갑고 건조.

ABD: 4/4분면 모두 부드럽고 통증은 없음. 구토나 설사의 징후도 없음.

Muscl/Skel: 손상은 확인되지 않음.

활력징후

Pulse: 40회/분

Resp: 4회/분 얕은 호흡

BP: 측정불가

SpO_2: 오류

ECG: 완전방실차단

Past Hx: 할머니에 의하면 손녀는 14시쯤 낮잠을 잤다고 한다. 14시 30분쯤 그녀는 침실 바닥에 누워 있는 아이를 발견했다. 아이는 의식이 없는 상태였고, 침대 옆에 심장약이 든 열린 병이 있었다. 할머니는 119에 신고를 했다. 처방받은 약은 베라파밀(verapamil [Isoptin]) 120 mg으로 10~12알이 바닥에 있었고 60알짜리 병은 비어 있었다.
아이는 과거력, 복용 중인 약물, 알레르기도 없으며, 건강한 상태였다.

(계속)

사례연구(계속)

치료

OPA를 삽입 후 BVM으로 환자의 호흡을 보조하고, 저장용 주머니를 통해 100% 산소를 공급한다. 심장 모니터 결과 완전방실차단이 보인다. 약한 맥박이 지속되어 전주와(antecubital fossa)에 20 G 카테터로 IV를 시작한다.

응급구조사는 빠르게 독극물통제센터(poison control center)에 연락해 도움을 구한다. 환자에게 20 mL/kg의 수액이 볼루스로 투여된다. 환자는 약 25 kg이므로 500 mL를 투여한다. 볼루스로 관류가 개선되지 않으면 응급구조사는 독극물통제센터와 협의하여 10% 염화칼슘 10~25 mg/kg을 50 mL 수액에 희석해서 5분간 투여한다. 칼슘을 사용할 수 없는 경우, 응급구조사는 에피네프린 0.01 mg/kg을 IV로 느리게 투여할 것을 고려해야 한다.

환자를 위해 경피적심박조율(transcutaneous pacing, TCP)을 대비한다. 이 환자의 몸무게는 15 kg 이상이므로 성인용 패드를 사용한다. 응급구조사는 환자가 약물에 반응하지 않고, 증상이 명확하다면 TCP가 어린이들에게 흔한 상황은 아니지만 적용을 생각해야 한다. 응급구조사는 아트로핀이 완전방실차단에 작용하지 않는다는 것을 알고 있다.

결과

환자는 약물에 반응했고 심장박동수는 접합부 리듬의 100회/분으로 증가했다. 환자는 중환자실로 옮겨졌고 흡인성 폐렴과 간기능상실 치료를 받았다. 환자는 합병증 없이 퇴원하였다.

사례연구

이른 저녁 Waterville EMS는 도시의 고급 지역에 있는 주택으로 출동한다. 상황실에서는 "사람이 쓰러졌다"며 신고가 들어왔고, 무의식, 무반응, 호흡이 없다고 한다. 현장에 도착하자 20대 여성이 응급구조사에게 남자친구가 숨을 쉬지 않는다고 말한다. 응급구조사가 거실에 들어서자 20대 중반의 남성을 발견하였고, 환자 주변에는 구토 흔적이 있었다.

신체검진

CNS:	환자의 의식 없음, GCS 3점, 양쪽 모두 극소 동공
Resp:	호흡은 6회/분으로 매우 얕음. 기도에 구토 잔여물 있음
CVS:	목동맥은 매우 느리며 약함. 노동맥은 느껴지지 않음. 피부는 창백하고 입술은 푸른색
ABD:	4/4분면 모두 부드럽고 통증 없음. 환자는 구토를 함
Muscl/Skel:	외상 흔적 없으며, 오목 부종 없음

활력징후

Pulse:	56회/분
Resp:	6회/분
BP:	70/50 mmHg
SpO_2:	72%
ECG:	굴느린맥(동성서맥)
Past Hx:	처음에 환자의 여자친구는 무슨 일이 일어났는지 모른다고 말했다. 그녀는 남자친구가 매우 건강하고, 의학적 문제도 없으며, 어떤 약도 복용하지 않는다고 한다. 응급구조사가 술이나 마약류에 대해 물었으나 여자친구는 아니라고 강조한다.

(계속)

사례연구(계속)

치료

경찰 지원을 요청한다. ABC로 초기치료를 시작한다. 기도를 흡인 후, OPA를 삽입한다. 저장용 주머니가 달린 BVM을 이용해 100% 산소로 분당 24회 환기한다. 기도는 좋은 상태로 유지된다. 응급구조사는 16 게이지 카테터로 IV를 확보하고 생리식염수 투여를 시도한다. 카테터에 혈액이 맺히는 것을 확인하고 바늘은 혈당을 확인하기 위해 사용된다. 수액백을 카테터에 연결하고 100 mL/hr로 정주한다.

응급구조사가 IV를 시작했을 때, 다른 바늘 자국을 찾았으나 아무것도 보이지 않았다. 바늘자국이 없다고 해서 응급구조사의 평가가 달라지는 것은 아니다. 환자의 나이(숨이 멈추지 않은 20대 중반의 남성), 느린 호흡, 극소 동공을 볼 때 응급구조사는 환자가 마약이나 비슷한 종류의 약을 복용한 것을 확신한다.

환자의 여자친구에게 남자친구가 마약을 사용하는지 다시 묻는다. 응급구조사는 그녀에게 남자친구의 상태가 매우 심각하며 정직해야 한다고 말한다. 결국 여자친구는 환자가 헤로인을 사용한다고 말한다. 그녀가 남자친구의 집에 왔을 때 바닥에 있는 그를 발견하고 마약과 주사기를 숨기고 구급차를 불렀다고 한다.

이때 도착한 경찰이 응급구조사를 돕는다. 환자를 들것으로 옮겨 고정한다. 환자가 혼수상태에서 깨어날 때 공격적이거나 폭력적일 수 있기 때문에 응급구조사는 그들의 안전을 고려한다. 환자의 기도는 유지되고 있으며 현재 기관내삽관은 필요치 않다. Narcan 1.0 mg을 정맥 내로 투여한다. 응급구조사는 호흡수를 증가시키기 위해 조심스럽게 투여량을 적정한다. 들것과 환자는 구급차로 옮겨지고, 경찰관은 응급구조사와 함께 병원으로 이송하는 것에 동의한다. 환자의 여자친구는 응급구조사에게 남은 마약과 주사기를 건넨다.

병원으로 이송하면서 응급구조사는 환자의 활력징후를 면밀히 관찰한다. 호흡은 분당 20회까지 증가하여, 비재호흡 마스크를 통해 분당 15 L의 산소를 투여한다. 맥박은 112회/분, 혈압은 124/82 mmHg로 높아졌다. 혈당 측정값은 125 mg/dL(7.0 mmol/L)이다. Narcan의 반감기는 마약보다 짧은 것 같다. 따라서 환자의 의식수준은 저하될 수 있다. 병원에 도착하자마 환자는 의식이 돌아왔고, 거친 말을 쏟아 냈으나 활력징후는 안정적이다. 혈액검사를 기다리는 동안 환자는 응급실 뒷문을 통해 몰래 사라졌다.

사례연구

지역의 모텔에서 의식이 없는 사람을 발견했다는 경찰의 요청에 응급구조사가 출동했다. 현장에 도착하자 몇 명의 경찰이 응급구조사를 모텔 안으로 안내했다. 방안의 침대에는 42세의 남성이 반듯하게 누워 있었다. 그는 방에 혼자 있었던 것으로 보이며, 침대 옆 바닥에는 빈 위스키 병이 놓여 있었다.

신체검진

CNS:	환자 무반응. 극소 동공으로 빛 반응 없음.
Resp:	분당 4회로 얕은 호흡. 폐음은 깨끗하며 공기 흐름 이상 없음, 기도는 중앙에 위치하고 외상 징후 없음.
CVS:	목동맥은 약하게 느껴짐. 노동맥 없음. 피부는 창백, 차갑고, 건조함. 피부점막 건조함.
ABD:	4/4분면 모두 부드럽고 통증 없음. 구토 설사 징후 없음.
Muscl/Skel:	외상 흔적 보이지 않음.

활력징후

Pulse:	124회/분
Resp:	4회/분 얕음

(계속)

사례연구(계속)

BP: 70/40 mmHg
SpO_2: 80%
ECG: 굴빠른맥(동성빈맥)
Past Hx: 경찰에 의하면 환자가 이른 저녁 아내에게 자살예고를 했다고 한다. 그의 아내는 바로 경찰에 신고를 했고, 경찰은 추적을 통해 환자의 위치를 알아냈다. 환자의 아내는 경찰에게 환자가 지난 몇 개월 동안 우울증으로 고통스러워했고 최근 술을 많이 마시기 시작했다고 말했다. 경찰은 욕실에서 두 개의 약병을 발견했다. 한 개는 아미트리프틸린(amitriptyline [Elavil]), 다른 하나는 메페리딘(meperidine[Demerol]) 병이었다. 모두 최근에 처방받은 것이었다.

치료

OPA를 삽입한 후 저장용 주머니가 달린 BVM으로 100% 산소를 공급한다. 심장모니터를 부착결과 QRS군이 0.16 mm로 넓어진 굴빠른맥이 확인된다. 16게이지 카테터로 IV를 확보하고 생리식염수를 20 mL/kg 볼루스로 투여한다. 이때 중탄산나트륨 100 mEq와 naloxone 2 mg을 함께 투여한다. 경찰의 도움으로 환자는 병원으로 이송이 준비되었다. 중탄산나트륨 투여 후 QRS군 0.12 mm로 좁아졌다. 그러나 환자의 의식수준은 변화되지 않았다. 구급차에서 기관내삽관을 시행한다. 병원으로 이송되는 동안 환자의 상태는 변화하지 않았다. 환자는 병원에 도착 후 치료를 위해 ICU로 중환자실에 입원하였다.

CHAPTER REVIEW

요약

응급구조사는 약물 과다복용으로 의심되는 평가와 치료에 민첩하게 대응해야 한다. 과도하게 생각하지 않으면 명백한 단서조차도 눈치채지 못할 수 있다. 독성학의 일반적인 원칙을 이해함으로써 응급구조사는 이러한 응급상황에 능숙하게 대응할 것이다.

주요 용어

carboxyhemoglobin(일산화탄소헤모글로빈) 일산화탄소가 헤모글로빈의 철 구조와 결합하여 형성된 헤모글로빈복합체.

electron transport chain(전자전달계) 에너지를 추출하는 미토콘드리아의 생화학시스템.

methemoglobin(메트헤모글로빈) 철(iron) 구조가 변형되어 산소를 운반할 수 없는 헤모글로빈 유형.

neuroleptic malignant syndrome(신경이완제악성증후군) 신경이완제에 대한 드문 생명을 위협하는 특이 반응. 발열, 근육경직, 의신변화 및 자율신경기능장애를 특징으로 함.

serotonin syndrome(세로토닌증후군) 신경전달물질 세로토닌의 과다한 양으로 인해 생명을 위협하는 질환.

sympathomimetic syndrome(교감신경흥분증후군) 과도한 교감신경 자극을 일으키는 교감신경흥분 약물의 독성증후군.

toxidrome(독성증후군) 체내 독성 물질의 위험 수준에 의한 증후군.

행동응급 치료에 사용되는 약물

Medications used in the Treatment of Behavioral Emergencies

CHAPTER 14

학습목표

이 장을 학습한 후 다음을 할 수 있어야 한다.

- 행동응급을 정의한다.
- 행동이상의 정신적 원인을 열거한다.
- 행동응급의 대인적 및 환경적 원인을 설명한다.
- 행동응급의 유기적 원인을 설명한다.
- 흥분섬망증후군의 징후 및 증상을 설명한다.
- 흥분섬망증후군이 의심스러운 환자의 조정치료에 대하여 서술한다.
- 행동응급에 사용되는 다음 약물의 적응증, 금기사항 및 용법을 설명한다: haloperidol, chlorpromazine, ziprasidone, olanzapine, diazepam, lorazepam, midazolam, hydroxyzine, ketamine.

서론 Introduction

행동응급은 병원전 단계에서 처치를 위한 약물 사용이 거의 필요하지 않다. 그러나 급성 불안증과 편집증병 등의 상황에서 응급구조사에게 진정제 또는 유사 대체제 투여를 요청할 수 있다. 때로는 중상을 입었거나 최근에 사망한 환자의 가족이나 친구에게 진정제를 투여해야 할 수도 있다.

행동응급의 이해 Understanding Behavioral Emergencies

행동응급은 환자나 다른 사회 구성원이 용납할 수 없는 행동을 초래하는 정신적, 환경적, 상황적 또는 유기적 변화로서 일반적으로 즉각적인 주의가 필요하다.

정신내적 원인 Intrapsychic Causes

행동변화의 정신내적 원인(intrapsychic causes)은 인격의 문제에서 발생한다. 이런 행동변화는 일반적으로 근본적인 정신 상태의 급성 단계에서 일어나며 우울, 위축, 긴장, 폭력, 자살행동, 타살행동, 편집적 반응, 공포, 히스테리 전환, 지남력장애, 혼란 등 광범위한 행동

양식이 나타날 수 있다. 현장에서 정신적 원인에 의한 행동응급은 알코올이나 약물남용과 같은 다른 원인으로 인한 것보다 빈번하지 않다.

대인 관계 및 환경적 원인 Interpersonal and Environmental Causes

행동응급의 대인 관계(interpersonal) 및 환경적 원인(environmental causes)은 외부 자극에 대한 반응으로 발생한다. 이것은 사랑하는 사람의 죽음, 강간 또는 재난과 같은 충격적이고 스트레스가 많은 사건으로 인해 일어난다. 행동의 변화는 종종 특정 사건 또는 일련의 사건과 연결되어 있다. 나타나는 행동 변화의 범위는 광범위하며 환자의 특정 증상은 행동응급을 유발한 사건의 유형과 관련이 있다.

유기적 원인 Organic Causes

행동변화의 유기적 원인(organic cause)은 환자의 신체적 또는 생화학적 상태의 장애로부터 비롯된다. 이러한 장애로는 약물, 약물남용, 알코올 중독, 외상, 질병 및 치매 등이 있다. 장애에 의해 영향 받는 뇌의 영역에 따라 행동변화의 유형이 결정된다. 모든 행동응급에 있어서 유기적 질환의 가능성을 고려해야 한다. 결과적으로 비정상적인 행동을 하는 환자의 신체적 평가는 매우 중요하다. 이를 통해 행동 변화의 예상치 못한 원인인 약물이나 알코올 남용, 저산소증, 저혈당증, 머리손상 또는 뇌수막염 등을 발견할 수 있게 된다. 행동응급의 급성치료에 일반적으로 사용되는 약물은 Haloperidol(Haldol), Chlorpromazine (Thorazine, Largactil), Ziprasidone(Geodon), Olanzapine(Zyprexa, Zyprexa Zydis), Diazepam(Valium), Lorazepam(Ativan), Midazolam(Versed) 그리고 Hydroxyzine (Vistaril, Atarax)이 포함된다.

행동문제가 의심되는 경우 대부분 대사 및 치료 가능한 원인이 있으며 여기에는 저산소증, 저혈당증, 약물중독 또는 약물과용, 뇌졸중, 뇌손상 및 치매가 포함된다. 정신과적 또는 행동적 기원을 확인하기 전에 행동문제를 호소하는 환자의 발생 가능한 의료적 원인을 먼저 고려하는 것이 EMS 종사자에게 중요하다.

흥분 섬망 Excited Delirium

특정 환자가 억제되거나 구속되는 과정에서 사망하는 사실은 오래전부터 인식되어 왔으며 사망하는 대부분의 사람들은 정신질환을 앓거나 주로 약물(자극제)에 중독되어 있었다. 현재 이러한 상태를 흥분섬망증후군(excited delirium sysdrome, ExDS)으로 정의하여 불리고 있다. 흥분섬망증후군은 섬망, 정신운동동요, 그리고 생리적 흥분의 세 가지 특징이 있다. 1985년에 설명되었고 처음에는 코카인 중독으로 인한 것으로 밝혀졌으며 고체온증, 불안을 동반한 섬망, 호흡 정지 및 사망의 네 가지 증상이 있다. 흥분섬망증후군 환자는 상당한 신체적 힘(Phencyclidine[(PCP)-마약성 환각제] 중독과 유사한)을 낼 수 있으며 심폐정지로 진행될 수 있다. 흥분섬망증후군의 위험요인에는 청소년, 남성, 비만 및 자극제 남용 이력(일반적으로 코카인 및 암페타민)이 있다. 그러나 MDMA(Ecstasy) 및 LSD(Acid)를 포함한 모든 자극제는 이 질병을 유발할 수 있다. 흥분섬망증후군과 관련된 다른 질환으로는 정신질환, 알코올 금단, 머리외상 또는 이 질환들이 복합적으로 발생한 상태를 포함한다. 초기에 다소 논란이 되었던 흥분섬망증후군은 최근에 **미국 응급의사협회**(*the American College of Emergency Physicians*, ACEP)에 의해 새로운 질환으로 인정되었다. 진단은 섬망, 정신운동동요, 생리적 흥분의 세 가지 특징이 있는 환자에서 고려될 수 있다. 흥분섬망증후군은 자극제 남용과 함께 가장 흔하게 나타나며 흥분섬망증후군으로 사망한 사람 중 약 8~14%가 이와 관련이 있는 것으로 추정된다.

병원전 처치는 기도관리와 심폐 상태의 안정을 포함한다. 고체온증은 가장 생명을 위협하는 흥분섬망증후군의 합병증으로 빠른 처치를 필요로 한다. 자극제 남용으로 심각한 고체온증이 발생되는 정확한 생리적 원인은 불분명하지만 신경전달물질인 Norepinephrine, Dopamine 그리고 Serotorine의 증가가 고체온증의 근거로 확인된다. 이러한 물질들은 시상하부(체온 조절 중추)를 조절하는데 중요한 역할을 한다. 뇌 및 다른 중요 기관에 대한 영구적인 손상을 방지하기 위해 심부체온의 즉각적인 저하가 필요하다.

흥분섬망증후군에서 발생하는 많은 죽음들은 심각한 부정맥에 의한 것으로 주장되어 왔다. 또한 심각한 산증은 이러한 환자들에서 일반적으로 나타나며 치명적인 부정맥을 일으키는 원인 중 하나일 수도 있다. 기존의 연구에서는 흥분섬망증후군을 앓고 있는 다섯 명의 환자들의 pH가 6.25~6.81(정상: 7.35~7.45)로 나타났으며 이 중 네 명이 사망한 것으로 보고되었다. 산증과 관련하여 상승된 혈청 락테이트(젖산염; 젖산이온)가 종종 흥분섬망증후군에서 나타났다.

비록 차분한 환자들이 흥분된 정신착란 상태로 폭발하듯이 갑작스럽게 발생한다는 몇몇 사례 보고가 있지만, 일반적으로 흥분섬망증후군의 증상은 응급구조사와 경찰이 도착했을 때 계속 진행되고 있다.

환자를 억제할 때 환자가 비상한 힘을 가지고 있다는 것을 발견할 수 있으며 환자를 통제하기 위해서는 여러 명의 경찰관이 협력하여 노력하는 것이 필요할 것이다. 일단 환자가 통제되면 갑작스럽게 평온해지는 시기가 올 수 있다는 것이 주요사항인데, 이는 흔히 호흡정지의 첫 번째 징후이다. 이 경우 환자의 심장리듬과 호흡의 적절성에 즉각적인 주의를 기울여야 한다. 만약 호흡저하 또는 부정맥이 환자에서 관찰된다면 즉시 치료해야 한다.

흥분섬망증후군의 일차 치료는 Ketamine, Diazepam(Valium), Lorazepam(Ativan) 또는 Midazolam(Versed)과 같은 진정제 투여로 흥분성 연쇄반응을 조절하는 것이다. 이 환자 중 다수가 중증 대사성 산증이 발생하는 것으로 보고되었고 중탄산나트륨(Sodium bicarbonate)의 통상적 또는 예방적 사용은 프로토콜의 지침에 따라 필요할 수 있다.

흥분섬망증후군의 중요한 한 가지는 환자가 이 상태를 오래 유지할수록 사망의 위험성은 더 증가한다는 것이다. 따라서 EMS와 경찰이 빠르게 환자를 억제하고 안정화시킨 다음 신속한 이송을 하는 것이 매우 중요하다.

흥분섬망증후군 발생 시 EMS와 경찰이 따라야 하는 다음의 몇 가지 기본적인 절차가 있다.

1. EMS와 경찰관은 통합적인 접근법을 시행해야 한다.

2. 경찰관에 의해 흥분섬망증후군이 발생했다고 하는 상황에서 EMS를 즉시 파견해야 한다.
3. 처음 도착하는 경찰관은 안전한 지역에 환자를 위치시켜야 한다.
4. 충분한 인력(EMS와 경찰관)이 있다면, 환자는 가능한 한 빨리 신체적, 화학적(필요시) 통제와 억제를 실시해야 한다.
5. 경찰관은 다음의 가장 적절한 환자 통제법을 결정한다.
   a. 신체적 억제
   b. 전기충격기(TASER) 사용
6. EMS와 경찰관은 환자를 반듯이 눕히거나 회복자세로 눕히면서 신체적 억제를 시행해야 한다.
7. 환자가 억제되면 EMS는 즉시 환자의 기도, 호흡, 순환을 평가한다.
8. EMS는 필요에 따라 Benzodiazepine계 약물을 사용한 환자의 진정을 포함한 추가적인 환자 치료를 제공할 수 있다.
9. EMS는 환자를 회복 자세로 즉시 이송한다.
10. 경찰은 병원에 환자와 함께 이동한다.
11. 이송 중 EMS는 다음을 실시한다.
    a. 지속적인 환자 평가와 모니터링을 한다.
    b. 환자와 지속적인 의사소통을 한다.
    c. 만약 환자에게 전기충격기(TASER)를 사용했다면 추가적인 전기 충격은 더 이상 없을 것이라 확신시킨다.
    d. 환자가 엎드려 있는 시간을 최소화한다.
12. EMS는 이송 선정 병원이 환자 정보를 확실히 받을 수 있도록 최대한으로 연락(전달)해야 한다.

할로페리돌 Haloperidol (Haldol)

분류 Class 항정신병약, 신경이완제

설명 Description

Haloperidol은 빈번하게 사용하는 강력신경안정제(대정온제, major tranquilizer)이다.

작용기전 Mechanism of Action

Haloperidol은 급성 정신질환의 관리에 효과가 입증된 Butyrophenone계의 강력신경안정제이다. Phenothiazine계의 약리학적 특성(예: Chlorpromazine[Thorazine])과 유사하다. Haloperidol은 기분 및 행동과 관련된 뇌의 Dopamine 수용체를 차단하는 것으로 알려져 있지만 정확한 작용기전은 명확하지 않다. Haloperidol은 약한 항콜린 작용을 갖고 있다.

약동학 Pharmacokinetics

발현: 35~45분 최대효과: 10~20분
지속시간: 다양 반감기: 3~35시간

적응증 Indications

급성 정신질환

금기사항 Contraindications

다른 약물, 특히 진정제가 신체에 존재하고 있는 경우에는 투여하지 않는다. Pentazocine [Talwin])에 의한 불쾌감 또는 신체위화감의 치료에는 진정 및 마취 효과를 촉진시키므로 사용해서는 안 된다.

주의사항 Precautions

Haloperidol은 정신 및 육체적 능력을 손상시킬 수 있다. 가끔 기립성 저혈압이 관찰될 수 있다. 항응고제를 복용하는 환자에게 Haloperidol을 투여할 때는 주의를 기울여야 한다. Haloperidol 투여 후 특히 소아에게는 추체외로증상(ExtraPyramidal Symptoms, EPS) 및 근육긴장이상증(dystonia) 반응이 일어나는 것으로 알려져 왔다. Diphenhydramine (Benadryl)을 즉시 사용할 수 있어야 한다.

Haloperidol이 FDA에 의하여 '블랙박스(복약주의)' 로 지정된 것은 아닐지라도, 응급구조사는 심혈관계 부작용, 특히 연장된 QT/QTc와 torsade de pointes이 발생한 사례가 보고되었음을 알아야 한다. 대부분의 합병증은 병원전 처치에 사용하는 용량보다 많은 용량 투여와 관련이 있었다.

부작용 Side Effects

추체외로증상(EPS), 불면, 안절부절못함, 졸음, 발작, 호흡억제, 입안건조, 변비, 저혈압 및 빠른맥을 일으킬 수 있다.

약물 상호작용 Interactions

항고혈압제와 함께 투여하면 저혈압을 유발할 수 있다. Lithium을 투여 받고 있는 환자에게 Haloperidol을 함께 사용할 때 비가역적인 뇌손상(encephalopathic syndrome)이 보고되어 있으므로 주의하여 사용해야 한다.

용법 · 용량 Dosage

심각한 증상을 동반한 급성 정신질환의 처치에 2~5 mg을 근육주사한다.

드로페리돌 Droperidol (Inapsine)

분류 Class 항구토제, 항정신병약

설명 Description

Droperidol은 Haloperidol과 유사한 구조적, 약리학적 특성을 가진 Butyrophenone계의 파생물이다.

작용기전 Mechanism of Action

Droperidol은 모르핀류 진통제(Morphine-like analgesics) 및 화학수용체 자극영역(Chemoreceptor Trigger Zone, CTZ)에 작용하는 다른 약물의 구토 효과에 길항한다. 약한 α-아드레날린성 차단작용과 혈관이완작용이 있으므로 저혈압을 일으킬 수 있다. Droperidol은 겉질밑(subcortical)에 작용하여 수면유도 없이 불안을 감소시키고 진정작용을 나타낸다.

약동학 Pharmacokinetics

발현: 3~10분 최대효과: 30분
지속시간: 2~4시간 반감기: 2시간

적응증 Indications

1차 항구토제에 불응하는 오심 및 구토의 치료
진정효과 및 항정신병 약물로 사용

금기사항 Contraindications

이 약에 과민성이 있는 환자에게 투여해서는 안 된다. 임신 및 2세 미만의 소아에 대한 안전성은 확보되어 있지 않다.

주의사항 Precautions

Droperidol은 심혈관계에 대한 유해한 작용으로 인하여 미국 FDA로부터 '블랙박스(복약주의)' 지정을 받았다. QT/QTc 연장 및 torsade de point이 발생한 몇몇 사례가 Droperidol의 투여와 관련되어 있다. 대부분의 합병증은 병원전 처치에 사용하는 용량보다 많은 용량 투여와 관련이 있었다.

Droperidol은 파킨슨병, 저혈압, 간질환, 콩팥질환, 심장질환(부정맥 포함)이 있는 노인, 심신쇠약, 기타 쇠약 환자에게는 주의하여 투여해야 한다.

중추신경억제제를 투여 받고 있는 환자에게는 Droperidol의 용량을 감소해야 한다. 활력징후와 ECG를 관찰하고 기립성 저혈압의 발생을 주의 깊게 관찰한다.

부작용 Side Effects

졸음, 추체외로증상(EPS), 근육긴장이상증(dystonia), 현기증, 안절부절못함, 불안, 환각, 우울 등 중추신경계 부작용을 일으킬 수 있다. 심혈관계 부작용은 저혈압, 빠른맥이 있다. 그 외에 오한, 떨림, 성대문연축, 기관지연축 등을 일으킬 수 있다.

약물 상호작용 Interactions

보고되지 않음

용법 · 용량 Dosage

일반적인 투여량으로 2.5~10.0 mg을 정맥 또는 근육주사한다.

클로르프로마진 Chlorpromazine (Thorazine)

분류 Class 항정신병약, 신경이완제

설명 Description

Chlorpromazine은 심각한 정신질환의 처치에 사용되는 Phenothiazine계 항정신병약 및 신경이완제이다.

작용기전 Mechanism of Action

Chlorpromazine은 Phenothiazine계 약물이다. Phenothiazine계 약물은 행동 및 기분과 관계가 있는 뇌의 Dopamine 수용체를 차단하는 것으로 예측된다. 또한 가벼운 알코올 금단증상과 멈추지 않는 딸꾹질의 치료에도 효과적이며 더 적절한 약물이 있긴 하지만 오심과 구토의 치료에도 효과를 나타낸다.

약동학 Pharmacokinetics

발현: 3~5분
최대효과: 30~60분
지속시간: 4~6시간
반감기: 6시간

적응증 Indications

급성 정신질환
멈추지 않는 딸꾹질
오심과 구토

금기사항 Contraindications

혼수상태에 있거나 최근에 많은 양의 진정제를 복용한 환자에게 투여해서는 안 된다. 최근에 환각제(hallucinogen)를 복용한 환자에게는 발작을 일으킬 수 있으므로 투여해서는 안 된다.

주의사항 Precautions

Chlorpromazine은 정신 및 육체적 능력을 손상시킬 수 있다. 간혹 기립성 저혈압이 관찰될 수 있다. 특히 소아에게는 추체외로증상(ExtraPyramidal Symptoms, EPS) 및 근육긴장이상증(dystonia) 반응이 일어나는 것으로 알려져 왔다. Diphenhydramine(Benadryl)을 즉시 사용할 수 있도록 준비해야 한다.

부작용 Side Effects

입안건조, 변비, 흐린 시각, 안구건조, 진정, 두통, 졸음, 저혈압 및 빠른맥을 유발할 수 있다.

약물 상호작용 Interactions

항고혈압제와 Chlorpromazine 투여는 저혈압의 효과를 상승시킬 수 있다.

용법 · 용량 Dosage

급성 정신질환 치료 시 표준 투여량은 25~50 mg이다. 멈추지 않는 딸꾹질에는 25 mg을 투여한다. 응급구조사는 Chlorpromazine을 근육주사로만 투여할 수 있다.

지프라시돈 Ziprasidone (Geodon)

분류 Class 항정신병약

설명 Description

Ziprasidone은 Phenothiazine 또는 Butyrophenone계와는 무관한 항정신병 약물이다. Dopanmine과 Serotonine 수용체에 직접 작용하거나 길항한다. 또한 Serotonine과 Norepinephrine의 흡수를 차단할 수도 있다.

작용기전 Mechanism of Action

Ziprasidone의 작용기전은 알 수 없으나 아마도 Serotonin과 norepinephrine의 시냅스 흡수를 억제하는 것과 관련이 있을 것이다.

약동학 Pharmacokinetics

발현: 15~30분(IM)
최대효과: 60분(IM)
지속시간: 4~8시간(IM)
반감기: 2~5시간(IM)

적응증 Indications

급성정신질환
뚜렛증후군(Tourette's syndrome)

금기사항 Contraindications

이 약에 과민성이 있는 환자에게 투여해서는 안 된다. Ziprasidone은 Butyrophenone계 약물과 같은 정도로 QT/QTc 간격을 연장하는 것으로 보이지는 않지만, QT/QTc가 연장되어 있거나 긴 QT 증후군의 병력이 있는 환자에게는 주의하여 사용해야 한다.

주의사항 Precautions

발작, 뇌졸중, 알츠하이머병 및 심혈관질환이 있는 환자에게는 주의하여 사용하여야 한다.

부작용 Side Effects

근육통(myalgias), 졸음, 현기증, 떨림, 운동이상증, 추체외로증상(근육긴장이상증), 빠른맥, 기립성저혈압, 오심 및 입안건조를 일으킬 수 있다.

약물 상호작용 Interactions

Carbamazepine(Tegretol)은 Ziprasidone의 혈중농도를 저하시킨다. 항부정맥제, 항우울제 및 알코올과 상호작용이 일어날 수 있다.

용법 · 용량 Dosage

2시간마다 10 mg 또는 4시간마다 20 mg을 근육으로 투여할 수 있으며 최대용량은 40 mg이고 구강 투여도 가능하다.

올란자핀 Olanzapine (Zyprexa, Zyprexa Zydis)

분류 Class 항정신병약

설명 Description

Olanzapine은 빠르게 작용하는 경구용 항정신병약으로 Clozapine과 화학적으로 유사하다. Zyprexa Zydis는 경구로 투여하거나 음료에 넣을 수 있는 빠르게 용해되는 웨이퍼(wafer)이다.

작용기전 Mechanism of Action

Olanzapine은 Serotonine 및 Norepinephrine의 시냅스 흡수를 억제하여 항정신병 및 항콜린 효과를 나타낸다.

약동학 Pharmacokinetics

발현: <30분 최대효과: 6시간

지속시간: 다양 반감기: 21~54시간

적응증 Indications

급성 정신질환
알츠하이머병(Alzheimer's disease)

금기사항 Contraindications

이 약에 과민성이 있는 환자에게 투여해서는 안 된다.

주의사항 Precautions

심혈관계 질환의 병력을 가지고 있거나 저혈압의 위험성을 가진 환자에게는 주의하여 사용한다. 경구 분해형 정제(Orally disintegrating tablet)를 블리스터 팩 호일(Blister-pack foil)에서 밀어 꺼내서는 안 된다. 호일을 제거하고 약제를 꺼내야 한다.

부작용 Side Effects

근육통, 졸음, 현기증, 떨림, 빠른맥, 기립성 저혈압, 오심 및 입안건조를 일으킬 수 있다.

약물 상호작용 Interactions

Olanzapine은 항고혈압제의 저혈압 효과를 증가시킬 수 있다.

용법 · 용량 Dosage

(빠르게 녹는 약물) 5~15 mg을 경구로 투여한다. 음료에 넣어 투여할 수 있다. **절대 환자 입에 직접 약물을 밀어 넣지 않는다. 환자가 약물을 입 안에 위치시키도록 한다.** 근육주사 방법은 단기 및 장기 작용 준비 단계에서 모두 사용가능하며 일반적인 근육주사 용량은 2.5~30 mg이다.

디아제팜 Diazepam (Valium)

분류 Class 진정제, 항경련제, 항불안제

설명 Description

Benzodiazepine은 뇌의 Gamma-AminoButyric Acid (GABA) type A receptors의 특정 부위와 결합한다. GABA는 중추신경계의 주요 억제 신경전달물질이다. Benzodiazepine은 GABA 수용체에 직접적인 영향은 없지만 뇌안의 GABA 효과를 강력하게 만든다. 증가된 GABA 수준은 진정을 일으킨다. 이러한 기전을 통해 Benzodiazepine은 수면제, 항불안제, 그리고 항경련제 효과를 일으킨다. 그러나 진정에 대한 불응, 중독성, 기억상실, 알코올과 Barbiturate 강화작용, 내성 증가 및 남용 가능성 등 광범위한 부작용은 약물의 유용성을 제한한다.

디아제팜은 불안과 스트레스의 치료에 사용되며 알코올 금단과 관련된 떨림 및 불안 치료에 효과적이다. 또한 효과적인 골격근이완제로서 정형외과적 손상치료의 보조제로 사용된다. 디아제팜은 유발성 기억상실증이 발생하기 때문에 가벼운 수술과 심장율동전환 시의 예비 투약 약물로도 효과적이다. 응급의학에서 디아제팜은 주로 항경련제로 사용된다. 디아제팜은 뇌의 운동겉질을 통한 발작활성의 확산을 억제한다. 그러나 비정상적인 병소의 방출을 억제하지는 않는 것 같다.

약동학 Pharmacokinetics

발현: 1~5분(IV), 15~30분(IM) 최대효과: 10분(IV), 30~45분(IM)
지속시간: 15~60분 반감기: 20~50시간

적응증 Indications

급성 불안 상태
심장율동전환 시 예비 투약 약물
골격근 이완제
주요 운동성 발작 및 뇌전증 중첩증

금기사항 Contraindications

이 약물에 과민성이 있는 환자에게 투여해서는 안 된다.

주의사항 Precautions

디아제팜은 상대적으로 단기 작용 약물이므로 발작이 재발할 수 있다. 이 경우에는 재투여가 필요할 수 있다. 필요시 Benzodiazepine 길항제인 Flumazenil(Romazicon)을 해독제로 사용한다. 주사용 디아제팜은 국소 정맥자극을 일으킬 수 있으므로 되도록 대정맥에 주사하고 1mL/min 이상의 속도로 주입해서는 안 된다.

부작용 Side Effects

저혈압, 졸음, 두통, 기억상실, 빠른맥, 환각, 호흡억제, 흐린 시각, 오심 및 구토를 일으킬 수 있다.

약물 상호작용 Interactions

많은 약물과 배합금기이다. 디아제팜과 다른 약물을 함께 정맥주사해야 될 때마다 정맥로를 충분히 씻어주어야 한다. 중추신경억제제 및 알코올과 함께 사용되면 디아제팜의 약효는 높아질 수 있다.

용법 · 용량 Dosage

급성 불안 반응에서 표준 복용량은 근육 또는 정맥 내 투여량 2~5 mg이다. 심장율동전환 전 기억상실을 유발하기 위해 5~15 mg의 디아제팜을 정맥주사로 투여한다. 최대 효과는 5~10분 후에 나타난다. 디아제팜은 정맥주사 시 서서히 투여해야 한다. 근육주사 시 약물의 흡수는 가변적이다. 정맥로 확보를 시작할 수 없을 때 비슷한 작용발현 시간을 가진 비경구 디아제팜을 직장 내로 투여할 수 있다. 발작 처치 시 디아제팜의 일반적인 투여는 5~10 mg을 정맥주사하는 것이다. 많은 환자 사례에서 발작으로 인해 체내 Catheter의 삽입이 방해되기 때문에 디아제팜을 정맥에 직접 투여할 필요가 있을 수 있다. 정맥에 직접 투여할 때는 대정맥, 가능하면 팔오금정맥(antecubital fossa)을 사용해야 한다.

로라제팜 Lorazepam (Ativan)

분류 Class 항경련제, 진정제, 수면제

설명 Description

항경련제, 진정제 및 수면제로 널리 사용되는 Benzodiazepine계 약물이다.

작용기전 Mechanism of Action

Benzodiazepine은 뇌의 Gamma-AminoButyric Acid(GABA) type A receptors의 특정 부위와 결합한다. GABA는 중추신경계의 주요 억제 신경전달물질이다. Benzodiazepine은 GABA 수용체에 직접적인 영향은 없지만, 뇌안의 GABA 효과를 강력하게 만든다. 증가된 GABA 수준은 진정을 일으킨다. 이러한 기전을 통해 Benzodiazepine은 수면제, 항불안제, 그리고 항경련제 효과를 일으킨다. 그러나 진정에 대한 불응, 중독성, 기억상실, 알코올과 Barbiturate 강화작용, 내성 증가 및 남용 가능성 등 광범위한 부작용은 약물의 유용성을 제한한다.

Lorazepam은 디아제팜보다 반감기가 짧은 Benzodiazepine계 약물이다. 작용발현 시간은 디아제팜과 거의 같으며 주로 불안 및 스트레스의 치료에 사용된다. Lorazepam은 유발성 기억상실증이 발생하기 때문에 가벼운 수술과 심장율동전환 시의 예비 투약 약물로도 효과적이다. Lorazepam은 반감기가 짧기 때문에 소아의 항경련제로 많이 쓰인다. 디아제팜과 마찬가지로 Lorazepam은 뇌의 운동겉질을 통한 발작활성의 확산을 억제한다. 그러나 비정상적인 병소의 방출을 억제하지는 않는 것 같다.

약동학 Pharmacokinetics

발현: 1~5분(IV), 15~30분(IM)
최대효과: 15~20분(IV), 2시간(IM)
지속시간: 6~8시간
반감기: 10~20시간

적응증 Indications

급성 불안 상태
심장율동전환 시 예비 투약 약물
주요 운동성 발작 및 뇌전증 중첩증

금기사항 Contraindications

이 약물에 과민성이 있는 환자에게 투여해서는 안 된다.

주의사항 Precautions

Lorazepam은 정맥 투여 전에 생리식염수나 5% DW로 희석시켜야 한다. Lorazepam은 비교적 단기 작용 약물이므로 발작이 재발할 수 있다. 이 경우에는 재투여가 필요할 수 있다. 필요시 Benzodiazepine 길항제인 Flumazenil(Romazicon)을 해독제로 사용한다.

부작용 Side Effects

저혈압, 졸음, 두통, 기억상실, 호흡억제, 흐린 시각, 오심 및 구토를 일으킬 수 있다.

약물 상호작용 Interactions

중추신경억제제 및 알코올과 병용 투여 시 Lorazepam의 효과는 상승될 수 있다.

용법 · 용량 Dosage

정맥 또는 비강 내 투여 시 0.5~2.0 mg으로 투여한다. 근육주사 시 1.0~4.0 mg까지 증가시킬 수 있다.

미다졸람 Midazolam (Versed)

분류 Class 진정제, 수면제

설명 Description

강한 수면 및 기억 상실 작용을 가진 Benzodiazepine계 약물이다.

작용기전 Mechanism of Action

Benzodiazepine은 뇌의 Gamma-AminoButyric Acid(GABA) type A receptors의 특정 부위와 결합한다. GABA는 중추신경계의 주요 억제 신경전달물질이다. Benzodiazepine은 GABA 수용체에 직접적인 영향은 없지만, 뇌안의 GABA 효과를 강력하게 만든다. 증가된 GABA 수준은 진정을 일으킨다. 이러한 기전을 통해 Benzodiazepine은 수면제, 항불안제, 그리고 항경련제 효과를 일으킨다. 그러나 진정에 대한 불응, 중독성, 기억상실, 알코올과 Barbiturate 강화작용, 내성 증가 및 남용 가능성 등 광범위한 부작용은 약물의 유용성을 제한한다.

Midazolam은 진정제 및 수면제로서 의학에서 널리 사용되며 강력하지만 단기 작용 Benzodiazepine계 약물로 디아제팜보다 3~4배 더 효과가 강하다. 약물 작용까지의 시간은 정맥 내 투여 시 3~5분, 근육 내 투여 시 15분이 소요된다. Midazolam은 특별한 기억상실 특성이 있다. 다른 Benzodiazepine계 약물과 마찬가지로 통증에는 효과가 없다.

약동학 Pharmacokinetics

발현: 3~5분(IV), 15분(IM) 최대효과: 20~60분
지속시간: <2시간(IV), 1~6시간(IM) 반감기: 1~4시간

적응증 Indications

심장율동전환 및 다른 통증 유발 시술 이전의 투여 약물
항경련제

금기사항 Contraindications

이 약물에 과민성이 있는 환자에게 투여해서는 안 된다. 좁은 앞방각 녹내장(narrow-angle glaucoma), 쇼크, 불안정한 활력징후, 알코올성 혼수상태인 환자에게 투여해서는 안 된다.

주의사항 Precautions

Midazolam을 투여하기 전에 응급소생장치가 구비되어 있어야 한다. 약물을 투여하는 동안과 투여 후 활력징후를 지속적으로 감시해야 한다. Midazolam은 다른 Benzodiazepine계에 비하여 호흡억제와 호흡정지를 일으키는 작용이 강력하다. 필요시 Flumazenil(Romazicon]을 해독제로 사용할 수 있다.

부작용 Side Effects

성대문연축, 기관지연축, 호흡곤란, 호흡억제 및 정지, 졸음, 기억상실, 정신상태의 변화, 느린맥, 빠른맥, PVC 및 구역질을 일으킬 수 있다.

약물 상호작용 Interactions

진정제 및 알코올과 같은 중추신경억제제에 의해 효과가 상승된다.

용법 · 용량 Dosage

진정작용을 얻기 위한 용량은 개인에 따른 차이가 크므로 진정의 목적으로 쓰일 때는 주의하여 투여해야 한다. 통상 1~2.5 mg을 서서히 정맥주사한다. 보통 정맥 투여 전에 Midazolam을 생리 식염수나 5% DW으로 희석하는 것이 가장 좋다. 0.07~0.08 mg/kg의 용량(평균 성인 용량 5 mg)으로 근육주사할 수 있다. 최근에 찢긴 상처(열상)를 봉합하기 전에 Midazolam을 코 또는 입안으로 흡수시켜 어린 아이를 진정시키는 효과로 다수의 의료기관에서 사용하고 있다.

히드록시진 Hydroxyzine (Vistaril, Atarax)

분류 Class 항불안제, 진정제

설명 Description

Hydroxyzine은 진정 효과가 있는 항불안제로 응급의학에서 자주 사용하는 다용도 약물이다.

작용기전 Mechanism of Action

Hydroxyzine은 화학적으로 Phenothiazines과 관련없지만 항히스타민 작용으로 급성 정신병 상태에서 진정 효과를 나타낸다. 또한 효과적인 항구토제이며 근이완제이다. 다른 진통제와 동시에 투여되면 진통 효과를 더 증진시킨다.

약동학 Pharmacokinetics

발현: 15~30분　　최대효과: 1~2시간
지속시간: 4~6시간　　반감기: 20시간

적응증 Indications

오심 및 구토, 불안반응에서 진정제 및 합성 진정제의 효과를 촉진시킬 때

금기사항 Contraindications

이 약물에 과민성이 있는 환자에게 투여해서는 안 된다.

주의사항 Precautions

Hydroxyzine은 근육주사로만 투여 가능하다. 진통제와 동시에 투여할 때 Hydroxyzine의 약물 효능이 증진됨을 염두에 두고 이에 따라 진통제의 총 용량을 조절해야 한다.

부작용 Side Effects

진정, 현기증, 두통, 입안건조 및 발작을 일으킬 수 있다.

약물 상호작용 Interactions

Hydroxyzine의 진정 효과는 마취제, 기타 항히스타민제, 진정제, 수면제, 알코올과 같은 중추신경억제제에 의해 증진될 수 있다.

용법 · 용량 Dosage

급성 불안 상태에서 처치의 표준 투여량은 근육주사 50~100 mg이다. 항구토제로서의 표준 용량은 25~50 mg이다. 근육주사로만 투여할 수 있다. 주사 후에 국소적인 작열감을 주로 호소한다.

케타민 Ketamine (Ketalar)

분류 Class 마취제, 진통제

설명 Description

Ketamine은 진정제, 수면제, 진통제 중에서 독특한 Phencyclidine 파생물이다. 강력한 진정 및 기억 상실 효능을 가진 해리성 약물이다. 현제 EMS에서 진정 및 통증 조절에 일반적으로 사용되고 있다. 특히 약물로 인한 정신질환과 흥분섬망증후군(흔히 Benzodiazepines과 함께 사용됨)에 효과적이다.

작용기전 Mechanism of Action

Ketamine은 대뇌겉질과 변연계 사이에 해리를 일으켜 겉으로 보기에 깨어 있는 환자가 외부 환경으로부터 분리(단절)되는 결과를 초래하는 것으로 알려져 있다. Ketamine은 강력한 진통진정제이다.

약동학 Pharmacokinetics

발현: <1분(정맥), <5분(근육)	최대효과: 다양
지속시간: 10~15분(IV), 20~30분(IM)	반감기: 1~2시간

적응증 Indications

EMS에서 진정효과를 위해 흔히 사용(종종 Benzodiazepine과 같이 사용)

금기사항 Contraindications

혈압의 급격한 상승이 발생한 환자와 약물에 과민성이 있는 환자에게는 금기이다.

주의사항 Precautions

Ketamine은 깨어난 후 환각을 일으킬 수 있으며(emergence hallucinations) 상당히 심각할 수 있다. 환각의 발생률은 어린 아이보다 성인에서 더 높다. 환자가 마취에서 깨어날 때 주위 환경을 조용하게 유지하면 대부분 환각 증상을 겪지 않을 수 있다. Ketamine은 일반적으로 Lorazepam, Diazepam 또는 Midazolam과 같은 Benzodiazepine계 약물을 저용량으로 함께 투여한다. 소생장비는 즉시 사용할 수 있어야 한다. 모든 모니터(ECG, SpO_2, $ETCO_2$)는 투여 전 부착시켜야 하며 활력징후를 면밀히 관찰한다.

부작용 Side Effects

증가된 환각증상, 근골격계의 긴장 증가, 오심 및 구토가 발생할 수 있으며 Ketamine으로 인하여 기도 보호 반사가 강화될 수 있다. 또한 과도한 기관지 분비물을 유발할 수 있다.

약물 상호작용 Interactions

진정제와 Barbiturate를 함께 사용할 경우 회복 시간이 길어질 수 있다.

용법 · 용량 Dosage

일반적인 용법은 30~60초 동안 0.5~1.0 mg/kg을 정맥 내로 투여하는 것이다. 근육주사 시 2~4 mg/kg을 투여할 수 있다.

사례연구

토요일 이른 아침, 자신의 가족들에게 난폭하게 행동하고 있는 40세 남성 환자를 대처하기 위해 구급대원들이 출동하였다. 도착하자마자, 구급대원들은 환자의 아내와 아들을 만나게 되는데 그들은 같이 아침을 먹고 있는 도중 아버지(환자)가 갑자기 "제정신이 아닌 듯"보였다고 한다. 환자는 모든 사람들이 자신을 어떻게든 밖으로 나가게 하려 한다고 계속 이야기하였고 모든 사람들이 자신을 "모함"하려는 음모 집단의 일부라고 생각하는 것 같았다. 아내와 아들은 환자를 진정시키려고 노력했지만, 환자에게 말을 걸 때마다 그들을 점점 더 공격적으로 대하고 있다. 구급차가 도착하기 직전에 환자는 아들에게 주먹을 날리며 "그들(구급대원)이 자신(환자)의 집에서 나(환자)를 밖으로 벗어나게 하려면 나를 죽여야 할 것"이라고 말했다고 한다. 경찰이 구급대원들을 지원하러 오는 중이라고 한다. 몇 분 뒤 경찰이 도착하자 구급대원들이 환자에게 다가간다. 그는 부엌에 서서 모두 "죽이기" 전에 나가라고 소리치고 있다.

신체검진

CNS:	환자는 의식이 있고, 말할 수 있으며, 신체적으로 건강해 보인다.
Resp:	28회/분이며 외상의 명백한 증거는 없었다.
CVS:	피부는 붉은색을 띠었다.
ABD:	평가할 수 없다.
Muscl/Skel:	외상의 증거가 없다.

활력징후

구급대원은 환자의 활력징후를 평가할 수 없다.

Past Hx: 지난 몇 주 동안, 그 환자는 주위의 모든 사람들에게 박해를 받는다고 격분하여 이야기한 적이 몇 번 있었다고 한다. 보통 가족들은 몇 분정도만 견디면 그가 방금 일어났던 사건에 대한 기억 없이 정상으로 돌아온다고 했다. 이번에는 30분이 넘었으며 가족에 대해 폭력적인 것은 이번이 처음이었다고 한다.

치료

구급대원들은 이 사건에 몇 가지 요소들이 있다는 것을 알아차렸다. 첫째, 환자는 40세이고 신체적으로 건강해 보인다. 환자를 물리적으로 억제하려는 시도는 환자와 구급대원 모두에게 위험할 수 있다. 둘째, 비록 구급대원들이 그 폭력의 정도를 확신하지 못하지만, 폭력행위가 발생했다는 사실이 있다. 의료지도를 위해 연락하였을 때 Haloperidol(Haldol) 5 mg과 Lorazepam(Atvan) 2 mg을 같은 주사기에 섞은 다음 근육 투여하라고 지시받았다. 의료지도의사는 구급대원과 경찰이 Haldol-Ativan 혼합약물을 투여하고 환자가 진정되며 약물작용이 발현될 때까지 충분히 오래 억제할 것을 요청하였다. 그 후 환자는 병원으로 이송되었고 도중에 활력징후를 관찰하였다.

(계속)

사례연구(계속)

한 구급대원이 경찰관들에게 상황을 설명했고 그들은 협력을 통해 환자를 억제하고 약을 투여할 수 있었다. 10분 후 환자는 상당히 진정되었으며 예방 차원으로 사용된 억제끈으로 고정되어 들것에 누워 있었다. 이송 중 특이사항 없이 병원에 도착했다. 병원에서 정신과 입원과 치료가 진행되었고 며칠 후 추가적인 감정 폭발을 예방하기 위한 약물치료를 받고 퇴원하였다.

CHAPTER REVIEW

요약

환자의 장애가 정신질환에서 비롯되었다고 판단하기 전에 기괴한 행동에 대한 신체적 원인을 고려하고 배제하는 것이 중요하다. 당뇨병, 머리손상, 알코올 중독은 쉽게 정신질환으로 오인되는 기이한 행동을 유발할 수 있다. 정신질환자는 응급실에서 정신과적 전문성을 가진 의사(전문의)가 가장 잘 처치한다. 그러나 일부 환자들은 이송 전에 약물 투여가 요구될 수 있다.

주요 용어

environmental causes(환경적 원인) 환자의 환경 상태(원인)로 인해 발생되는 행동의 변화.

excited delirum syndrome(흥분섬망증후군) 기괴하고(또는) 폭력적인 행동, 편집증, 공황(panic), 초조, 상승된 신체적 힘, 그리고 고체온증의 갑작스러운 발현이 특징적이다. 이 경우에 흔히 고체온증은 사망의 주요 원인이 된다.

interpersonal cause(대인적 원인) 다른 사람과 관련된 상태(원인)로 인해 발생하는 행동의 변화.

intrapsychic causes(정신재적 원인) 자기 자신의 내적상태(원인)로 인해 발생하는 행동의 변화.

organic cause(유기적 원인) 구조 또는 대사성 질환과정으로 발생하는 행동의 변화.

위장관계 응급치료에 사용되는 약물

CHAPTER 15

Medications Used in the Treatment of Gastrointestinal Emergencies

학습목표

이 장을 학습한 후 다음을 할 수 있어야 한다.

- **항구토제(*antiemetic*)**를 정의한다.
- 다음 약물의 적응증, 금기사항 및 용법을 설명한다: promethazine, dimenhydrinate, prochlorperazine, metoclopramide, ondansetron, dolasetron

서론 Introduction

EMS에서 메스꺼움 및 구토를 흔히 호소한다. 다른 질환과 동반되거나 알 수 없는 원인에 의해 발생한다. 메스꺼움과 구토에 사용되는 약물을 **항구토제**(*antimetics*)라 한다. 과거에는 페노티아진(phenothiazine)계 약물이 일반적으로 사용되었다(예: promethazine). 페노티아진계 약물은 효과가 있었지만 부작용도 있었다. 현재, 세로토닌 길항제(예: ondansetron)를 사용하여 메스꺼움과 구토를 훨씬 쉽게 치료하며 부작용도 적다.

위장관계 약물 Gastrointestinal Medications

소화성궤양, 변비, 설사, 구토 및 소화불량과 같은 위장질환 치료제로 사용되는 약물이 많이 있지만, 병원전 처치에서는 구토만 치료된다. 병원전 치료에 사용되는 위장관계 약물은 **항구토제**(*antiemetic*)이다. 항구토제는 메스꺼움과 구토를 치료하는 데 효과적이다. 또한 많은 약물은 마약과 병행하여 사용하여 약물의 효과를 높이고 마약 사용에 따른 부작용을 감소시키기 위하여 사용된다. 응급의학에 일반적으로 사용되는 항구토제는 프로메타진(Phenergan), 디메틸하이드로네이트(Gravol, Dramamine), 프로클로페라진(Compazine), 메토클로프라미드(Reglan), 온단세트론(Zofran), 돌라세론(Anzemet) 및 트리메토벤즈아미드(Tigan)가 있다.

주요 항구토제는 항히스타민제(antihistamines), 페노티아진(phenothiazines) 및 세로토닌(serotonin)수용체 작용제이다. 항히스타민 구토제는 경구투여 시 위장관에서 잘 흡수된다.

구토는 뇌의 다양한 부분뿐만 아니라 위와 속귀(내이)의 수용체 및 기타 구조들과 관련된 복합과정이다. 뇌와 관련된 두 가지 부분으로는 구토중추(vomiting center)와 화학수용체 자극영역(chemoreceptor trigger zone, CTZ)이 있으며 둘다 연수에 위치해 있다. 구토중추는 직접적으로 구토를 자극하고 CTZ는 간접적으로 자극한다.

구토중추는 구토중추와 속귀의 사이 통로를 통하여 히스타민수용체와 아세틸콜린(Ach)수용체의 활성화를 통해 자극된다. 불안과 두려움에 대한 반응으로 귀와 코(불쾌한 광경과 냄새)와 뇌의 다른 부분에서 감각이 입력되면 CTZ가 자극되어 구토중추를 자극하게 된다.

항구토제 Antiemetics

항구토제를 화학요법과 함께 사용하면 심한 메스꺼움과 구토가 발생할 수 있다. 항구토제는 또한 멀미의 예방 치료에도 사용된다.

다양한 전달물질들은 구토반사에 관여한다. 세로토닌, 도파민, 아세틸콜린 및 히스타민이 포함된다. 이러한 전달물질들을 방해하는 약물은 구역 및 구토를 줄이거나 막을 수 있다. 이것의 기능적 분류에는 세로토닌길항제, 도파민길항제, 항콜린제 및 카나비노이드와 같은 약리학적 하위 분류를 갖는다.

세로토닌길항제 Serotonin Antagonists

세로토닌길항제의 원형은 온단세트론(ondansetron[Zofran])이다. CTZ, 위 및 작은창자(small intestine)에서 세로토닌수용체를 차단한다. 화학요법으로 인한 메스꺼움과 구토 치료에 매우 효과적이며, 도파민길항제와 달리 근긴장이상증(dystonia) 및 운동실조증(ataxia)과 같은 추체외로계 작용을 유발하지 않는다. 가장 흔한 부작용으로는 두통과 설사가 있다. 온단세트론은 병원전 처치로 사용되기도 한다.

도파민길항제 Dopamine Antagonists

페노티아진 및 부티로페논 모두 CTZ에서 도파민수용체를 효과적으로 차단한다. 페노티아진은 프로클로르페라진(Compazine)을 포함하고, 부티로페논은 할로페리돌(Haldol) 및 드롭리돌(Inapsine)을 포함한다. 두 계열의 약물들은 추체외로계 효과와 진정작용의 부작용을 유발한다. 또 다른 도파민길항제인 메토클로프라미드(Reglan)는 페노티아진계와 부티로페논계도 아니다.

항히스타민제 Antihistamines

항히스타민제는 히스타민수용체를 차단함으로써 히스타민 분비의 효과를 억제한다. 항히스타민제의 다른 계열들은 동일한 작용을 하며, 발생하는 진정의 정도와 다른 비히스타민 수용체를 차단하는 능력은 다르다. 여러 항히스타민제는 항콜린성 작용을 가져 멀미를 감소시키는 데 이상적인 약물로 여겨진다. 프로메타진(Phenergan) 및 디멘하이드리네이트(Gravol, Dramamine)가 가끔 사용된다. 이런 약물들의 주요 부작용으로는 진정, 변비 및 구강건조와 같은 무스카린차단 효과가 있다. 기관지 분비물들의 농도가 진해질 수 있으므로 천식 환자에게는 항히스타민제를 사용해서는 안 된다.

카나비노이드 Cannabinoids

카나비노이드는 테트라하이드로칸나비놀(THC)의 유도체이며 화학요법으로 유발된 메스꺼움 및 구토를 치료하는데 사용되는 효과적인 항구토제이다. THC(마리화나의 활성성분)는 마리화나에서 나타나는 효과와 유사한 이상행복감과 같은 부작용을 나타낸다. 이러한 효과는 일부 환자에게는 좋을 수 있지만 다른 환자에게는 불쾌할 수 있다. 카나비노이드는 구역 및 구토의 병원전 치료에 사용되지 않는다. 그러나 응급구조사는 이러한 약물로 환자를 치료할 수 있다.

온단세트론 Ondansetron (Zofran)

분류 Class 항구토제

설명 Description

세로토닌길항제

작용기전 Mechanism of Action

CTZ, 위장, 그리고 작은창자에서 세로토닌수용체를 차단한다.

약동학 Pharmacokinetics

발현: 10~30분　　최대효과: 30~40분
지속시간: 8시간　　반감기: 3시간

적응증 Indications

메스꺼움 및 구토

금기사항 Contraindications

이 약물에 과민반응이 있는 환자에게 투여하지 않는다.

주의사항 Precautions

다른 세로토닌차단제를 복용하는 환자는 주의한다.

부작용 Side Effects

두통, 몽롱함(lightheadedness), 어지러움, 피로, 또는 변비

약물 상호작용 Interactions

리팜핀(rifampin)과 함께 복용하는 경우 온단세트론의 효과를 감소시킨다.

용법 · 용량 Dosage

4~8 mg을 근육, 정맥, 경구로 투여할 수 있다.

돌라세트론 Dolasetron (Anzemet)

분류 Class 항구토제

설명 Description

세로토닌길항제

작용기전 Mechanism of Action

CTZ, 위장, 그리고 작은창자에서 세로토닌수용체를 차단한다.

약동학 Pharmacokinetics

발현: 5~10분 최대효과: 30~40분
지속시간: 8시간 반감기: 7시간 30분

적응증 Indications

메스꺼움 및 구토

금기사항 Contraindications

이 약물에 과민반응이 있는 환자에게 투여하지 않는다.

주의사항 Precautions

Dolasetron은 ECG에서 QT 간격을 연장시킬 수 있다. 다른 세로토닌차단제를 복용하는 환자는 주의한다.

부작용 Side Effects

두통, 몽롱함, 현기증 및 설사

약물 상호작용 Interactions

없음

용법 · 용량 Dosage

30초에 걸쳐 100 mg을 정맥이나 경구로 투여할 수 있다.

프로메타진 Promethazine (Phenergan)

분류 Class 항히스타민제, 항구토제

설명 Description

프로메타진은 강력한 항히스타민과 항콜린성 특성을 지닌 페노티아진 유도체이다.

작용기전 Mechanism of Action

프로메타진은 진정제, 항히스타민제, 항구토제 및 항콜린제의 특징을 지니고 있다. 이것은 히스타민수용체를 경쟁적으로 차단한다. 작용지속 시간은 4~6시간이다. 이것은 효과적이고 자주 사용되는 항구토제이다. 프로메타진은 하이드록시진(hydroxyzine)과 달리 정맥주사할 수 있다. 종종 진통제(특히 마약)의 효과를 증진시키기 위하여 함께 투여된다.

약동학 Pharmacokinetics

발현: 5분(정맥), 20분(근육)	최대효과: 다양
지속시간: 4~6시간	반감기: 10~14시간

적응증 Indications

메스꺼움 및 구토, 멀미, 진통제의 효과 증진, 진정

금기사항 Contraindications

혼수상태에 있는 환자나 많은 양의 억제제를 복용한 환자에게는 금기이다. 또한 이 약물에 과민성이 있는 환자에게는 투여해서는 안 된다.

주의사항 Precautions

프로메타진은 정신 및 신체적 활동을 손상시킬 수 있다. 동맥 내 주입하지 않도록 주의해야 한다. 피부밑주사할 수 없다. 프로메타진 사용 후 추체외로증상(EPS)이 보고되어 있다. 디펜하이드라민(diphenhydramine[Benadryl])을 사용할 수 있게 준비해야 한다.

부작용 Side Effects

졸음, 진정, 흐린시력, 빠른맥, 느린맥 및 현기증을 유발할 수 있다. 프로메타진은 졸음, 진정, 흐린 시력, 빠른맥, 느린맥 및 현기증을 유발할 수 있다. 프로메타진은 혈관 공간에서 유출될 때 조직 손상(괴저)과 관련된다. 현재 FDA에 의해 가장 강력한 경고인 "black box" 경고를 받았으며, EMS 및 응급의학에서는 거의 사용되지 않는다.

약물 상호작용 Interactions

마취제, 진정제, 수면제 및 알코올의 중추신경억제 효과는 프로메타진에 의하여 증강될 수 있다. MAO 억제제를 복용하고 있는 환자에게 프로메타진을 투여할 때 추체외로 증상의 발병률이 증가되는 것으로 보고되었다.

용법 · 용량 Dosage

메스꺼움 및 구토 조절 시 표준용량은 12.5~25 mg을 정맥주사 또는 근육주사할 수 있다. 진통제 사용의 보조제로서의 표준용량은 25 mg이다. 페노티아진은 정맥이나 근육주사로만 투여할 수 있다. 동맥내 주사하지 않도록 주의해야 한다.

디멘하이드리네이트 Dimenhydrinate (Gravol, Dramamine)

분류 Class 항구토제

설명 Description

항히스타민 계열에 속하나 항히스타민제로는 잘 사용되지 않는다. 작용과 작용 부위는 정확히 알려져 있지 않다.

작용기전 Mechanism of Action

디멘하이드리네이트의 작용기전은 정확하게 알려져 있지 않다. 이것은 과도 흥분된 미로기능(labyrinthine function)이나 관련된 신경전달을 억제하는 데 작용한다는 증거가 있다. 항구토제로서 효과적이며 또한 진통제(특히 마약)와 함께 사용된다. 디멘하이드리네이트 두 가지 약물, diphenhydramine과 8-chlorotheophylline의 조합이다. Chlorotheophylline은 테오필린염이며, 테오필린의 자극 효과는 diphenhydramine 진정 효과를 상쇄시킨다. 약물의 항구토 특성은 diphenhydramine과 관련이 있다.

약동학 Pharmacokinetics

발현: 즉시(정맥), 20~30분(근육)　　최대효과: 다양

지속시간: 3~6시간　　반감기: 알려져 있지 않음

적응증 Indications

메스꺼움 및 구토 예방과 감소, 멀미 예방과 경감, 약물에 의한 메스꺼움 및 구토 예방과 감소(특히 마약류)

금기사항 Contraindications

응급상황에서는 금기사항은 거의 없다.

주의사항 Precautions

발작이나 천식이 있는 환자에게는 주의하여 사용하여야 한다. 약물복용자는 운전이나 위험한 기계 조작에 대하여 주의하여야 한다.

부작용 Side Effects

졸음, 현기증, 흐린시력, 입안건조, 코 및 기관지 건조 및 귀울림(이명, tinnitus)을 일으킬 수 있다.

약물 상호작용 Interactions

마약, 진정/수면제 및 알코올의 중추신경억제 효과는 디멘하이드리네이트에 의하여 증강될 수 있다.

용법 · 용량 Dosage

메스꺼움과 구토의 조절을 위하여 12.5~50 mg을 서서히 정맥주사 또는 50~100 mg을 근육주사나 경구로 투여할 수 있다. 필요시 4시간마다 반복투여한다.

프로클로르페라진 Prochlorperazine (Compazine)

분류 Class 항구토제

설명 Description

프로클로르페라진은 페노티아진 유도체로서 심한 오심과 구토의 치료에 효과적이다.

작용기전 Mechanism of Action

프로클로르페라진은 효과적이고 자주 사용되는 항구토제이다. 이것은 다른 페노티아진 약물과 달리 현기증과 멀미를 예방하지는 않는다. 프로클로르페라진은 뇌의 도파민수용체를 차단한다. 또한 약한 항콜린작용을 가지고 있다.

약동학 Pharmacokinetics

발현: 10~20분
최대효과: 다양
지속시간: 4~12시간
반감기: 24~48시간

적응증 Indications

심한 메스꺼움과 구토, 급성 정신병

금기사항 Contraindications

페노티아진계 약물에 과민성 환자에게는 투여해서는 안 된다. 혼수(comatose)나 다량의 중추신경억제제를 복용하고 있는 사람에게는 투여해서는 안 된다.

주의사항 Precautions

프로클로르페라진은 정신 및 신체적 활동에 손상을 줄 수 있다. 국소적인 조직자극이 발생할 수 있기 때문에 피하주사해서는 안 된다. 다른 페노티아진계 약물보다 추체외로 증상의 발생률이 높다. 디펜하이드라민을 즉시 사용할 수 있어야 한다.

부작용 Side Effects

졸음, 진정, 흐린시력, 빠른맥, 느린맥, 현기증 및 저혈압 유발

약물 상호작용 Interactions

마약, 진정/수면제 및 알코올의 중추신경억제 효과는 프로클로르페라진에 의하여 증강될 수 있다.

용법 · 용량 Dosage

5~10 mg을 근육이나 정맥으로 투여한다. 심각한 오심 및 구토 시에는 훨씬 더 빨리 약물의 발현작용이 발생하는 정맥투여가 더 선호된다. 가끔 10 mg의 프로클로르페라진을 1 L의 식염수나 락테이트 링거액에 가하여 투여한다.

메토클로프라미드 Metoclopramide (Reglan)

분류 Class 항구토제

설명 Description

메토클로프라미드는 식도역류(gastroesophageal reflux)와 메스꺼움 및 구토의 치료에 사용된다.

작용기전 Mechanism of Action

메토클로르프라미드는 효과적인 항구토제이다. 이것은 상부위장관의 운동성을 촉진하고 위 공복을 촉진한다. 위와 식도 사이의 밸브(아래식도조임근, lower esophageal sphincter)의 긴장도를 증가시켜서 위 내용물이 식도로 역류하는 것을 막아준다. 메토클로프라미드의 항구토작용은 중추 및 말초의 도파민수용체를 차단함으로써 생기는 결과이다.

약동학 Pharmacokinetics

발현: 1~3분(정맥), 10~15분(근육) 최대효과: 1~2시간
지속시간: 1~3시간 반감기: 2.5~6시간

적응증 Indications

심한 메스꺼움 및 구토, 위식도역류

금기사항 Contraindications

위장관출혈, 장관협착 또는 장천공의 가능성이 있는 환자에게는 투여해서는 안 된다. 이 약물에 과민성이 있는 환자에게는 투여해서는 안 된다.

주의사항 Precautions

메토클로프라미드는 정신 및 신체적 능력을 손상시키고 우울증 및 추체외로 증상을 유발시킬 수 있다. 디펜하이드라민을 즉시 사용할 수 있게 준비해야 한다.

부작용 Side Effects

졸음, 피로, 진정, 현기증, 우울증, 저혈압, 고혈압, 빠른맥, 느린맥 및 설사를 유발할 수 있다.

약물 상호작용 Interactions

메토클로프라미드의 위장관운동에 대한 효과는 아트로핀과 같은 항콜린성 약물에 의해 길항된다. 마약, 진정/수면제 및 알코올의 중추신경억제 효과는 메토클로프라미드에 의하여 증강될 수 있다. MAO 억제제를 복용하고 있는 환자에게 메토클로프라미드를 투여할 때 고혈압이 발생할 수 있다.

용법 · 용량 Dosage

10~20 mg을 근육주사한다. 심한 오심 및 구토에는 정맥주사할 수 있다. 표준 정맥주사량은 10 mg을 1~2분간에 걸쳐서 서서히 투여하는 것이다. 또는 10 mg의 메토클로프라미드를 50 mL의 식염수에 희석하여 15분간에 걸쳐 투여할 수 있다. 심한 메스꺼움 및 구토에는 작용발현이 빠른 정맥투여가 더 선호된다.

다루기 힘든 메스꺼움과 구토 Refractory Nausea and Vomiting

다루기 힘든 메스꺼움과 구토 증상이 있는 환자들에게는 온단세트론(ondansetron) 및 이와 유사한 약물들을 사용한다. 이는 항구토제를 자주 투여하는 환자들에게 가장 흔한 방법이다. 최근에 마리화나 과다투여와 연관된 아주 다루기 힘든 구토증후군이 밝혀졌다. 실제로 마리화나를 저용량 사용할 경우 구토 방지 효과가 있다. 그러나 고용량, 반복적으로 마리화나에 노출된 환자들은 다루기 힘든 구역질과 구토를 일으킬 수 있다. 종종 이것은 계획에 없는 구토로 구어체로는 "레칭(retching)"이라고 한다. 이런 환자들은 치료하기에 매우 힘드며 종종 복통과 관련이 있다. 이들은 지속되는 메스꺼움과 구토로 힘들어한다. 이 증후군은 주기구토증후군(clinical vomiting syndrome, CVS), 또는 대마구토증후군

(cannabinoid hyperemesis syndrome)이라 불린다. 몇몇 사람들은 할로페리돌(haloperidol(diphenhydramine과 가끔씩 공동투여)이 이러한 증상에 효과적인 치료제인 것을 발견했다. 이런 증상과 마찬가지로 치료하기 어려운 유사한 상태는 당뇨병성 위 마비(diabetic gastroparesis)이다. 이것은 당뇨병의 합병증으로 환자가 극심한 메스꺼움과 구토를 하게 된다. 이런 환자들은 흔히 사용되는 구토제에 내성이 있으며, 할로페리돌(haloperidol)이 이런 상태를 치료하는 데 효과적임이 입증되었다. 이러한 모든 증상들은 유사한 심리적 상태가 나타나며, 안티메틱(antimetic effects) 외에 할로페리돌(haloperidol)에 의한 일부 중추신경계 반응으로부터 나타나는 것으로 보인다.

할로페리돌 Haloperidol (Haldol)

분류 Class 항정신병약 및 신경이완제

설명 Description

할로페리돌은 진정제로 주로 사용된다. 이것은 일부 항구토제 성격을 가진다.

작용기전 Mechanism of Action

할로페리돌은 페노티아진계(phenothiazine)의 약물과 유사한 약리학적 특성을 가지고 있다(예: chlorpromazine[Thorazine]). 할로페리돌은 감정 및 행동과 관련된 뇌의 도파민 수용체를 차단하고 구토를 억제할 수 있다. 그러나 정확한 작용기전은 명확하지 않다. 할로페리돌은 약한 항콜린성(anticholinergic) 성질을 가지고 있다.

약동학 Pharmacokinetics

발현: 30~45분
최대효과: 10~20분
지속시간: 다름
반감기: 3~35시간

적응증 Indications

할로페리돌은 내화성 메스꺼움 및 구토(예: 순환구토증후군[cyclical vomiting syndrome, CVS], 당뇨병성 위마비[diabetic gastroparesis] 및 대마구토증후군[cannabinoid hyperemesis syndrome]에 사용된다.

금기사항 Contraindications

할로페리돌은 다른 약물, 특히 진정제를 투여한 경우에는 투여해서는 안 된다. 펜타조신(pentazocine[Talsin])으로 인한 소화불량 조절에 진정 및 마취를 촉진할 수 있으므로 사용해서는 안 된다.

주의사항 Precautions

할로페리돌은 정신적, 신체적 능력을 손상시킬 수 있다. 때때로, 기립성저혈압(orthostatic hypotension)은 할로페리돌 사용과 함께 나타난다. 항응고제를 복용하는 환자에게 할로페리돌을 투여할 때는 주의해야 한다. 추체외로 또는 긴장이상반응(dystonic reactions)은 할로페리돌의 투여 후, 특히 어린이에게서 발생하는 것으로 알려져 있다. 디펜하이드라민(diphenhydramine[Benadryl])은 쉽게 구할 수 있어야 한다.

할로페리돌이 FDA로부터 "black box"경고를 받지는 않았지만, 응급구조사는 심혈관계 부작용, 특히 몇 가지 연장된 QT/QTc 사례 및 일부 토르데(torsade de) 사례가 보고되었다는 것을 알고 있어야 한다. 모든 경우는 아니지만, 대부분의 합병증은 병원전 치료에 사용된 것보다 훨씬 높은 용량을 투여했을 시에 나타났다.

부작용 Side Effects

할로페리돌은 추체외로 외 증상인 불면증, 불안, 졸음, 발작, 호흡억제, 구강건조, 변비, 저혈압 및 빠른맥을 유발할 수 있다.

약물 상호작용 Interactions

항고혈압제는 할로페리돌 투여로 인해 환자가 저혈압을 일으킬 가능성을 증가시킬 수 있다. 할로페리돌은 리튬(lithium)을 복용하는 환자에게 두 약물을 병용할 때는 돌이킬 수 없는 뇌 손상(뇌병증증후군[encephalopathic syndrome])이 보고되었으므로 주의해서 사용해야 한다.

용법 · 용량 Dosage

동맥주사로 투여된 2~5 mg의 용량(때때로 25 mg의 diphenhydramine)은 불응성 구역(refractory nausea) 및 구토에 사용된다.

CHAPTER REVIEW

요약

위장관 응급상황의 병원전 처치에는 약물 복용이 거의 필요하지 않다. 그러나 심한 구역 및 구토는 항구토제를 사용할 수 있다. 항구토제를 병원전 처치에 투여하면 탈수 가능성이 줄어들고, 환자의 고통이 줄어들며 구조대원의 체액 노출이 줄어든다. 항구토제는 종종 마약적 효과인 마취를 강화시키는 데 사용된다. 응급구조사는 항구토제 사용이 익숙해져야 한다.

주요 용어

대마구토증후군(cannabinoid hyperemesis syndrome) 이 증후군은 만성 대마초에 의해 발생하며 반복적인 구토나 구역 그리고 자주 뜨거운 목욕이 특징이다. 이 증상에 대한 기전은 아직 불분명하다.

화학수용체자극영역(chemoreceptor trigger zone, CTZ) 연수에 위치하고, 혈액을 통해 약 또는 호르몬으로부터 신호를 받으며, 구토 중추에서 다른 물질과의 조절을 통하여 구토를 시작하게 만든다.

주기구토증후군(cyclical vomiting syndrome, CVS) 갑작스럽게 심한 메스꺼움, 구토 및 신체적 피로가 뚜렷한 원인 없이 반복한다. 종종 마리화나 사용량이 많은 경우와 관련이 있다

진정 및 통증치료에 사용되는 약물

Sedation and Pain Management

CHAPTER 16

학습목표

이 장을 학습한 후 다음을 할 수 있어야 한다.

- 병원전 처치에서 통증의 치료 역사를 논의한다.
- 병원전 처치를 위한 이상적인 진통제의 특징을 설명한다.
- **진통제**와 **마약** 용어를 정의한다.
- 병원전 처치에서 사용할 수 있는 진통제를 설명한다.
- 통증치료에 사용되는 다음 약물의 적응증, 금기사항 및 용량을 열거한다: morphine sulfate, meperidine, fentanyl citrate, nitrous oxide, nalbuphine, butorphanol tartrate, ibuprofen, acetaminophen, and ketorolac
- 병원전 처치에서 진정제의 역할에 대해 논의하고 각각의 예를 제시한다.
- 신경근차단제로 사용되는 다음 약물의 적응증, 금기사항 및 용량을 열거한다: succinylcholine, pancuronium, vecuronium, atracurium, and rocuronium
- 빠른연속기관삽관(RSI) 시 유도제의 역할을 논의하고 diazepam, midazolam, ketamine, propofol, etomidate의 약리학을 상세히 설명한다.
- 빠른연속기관삽관을 이용한 삽관법의 수행절차를 열거한다.
- 약물보조삽관법(PAI)의 수행절차를 열거한다.

서론 Introduction

사람들이 구급차로 이송되거나 병원 응급실을 내원하는 일차적인 원인은 통증 때문이다. 통증에 대한 실제적인 원인을 알지 못하는 동안 통증이 환자들의 가장 주된 관심사다. 통증의 치료는 약물이 일차 역할을 하고 고대 의술의 뿌리이다. 통증은 불쾌한 감각과 감정의 경험이 실제적인 또는 인식된 조직이나 세포 손상과 관련하여 나타난다. 이것은 초기의 생물학적 반응 중에 하나다. 통증경감의 과정은 **진통**(*analgesia*)이라는 용어로 정의된다. 이것은 약물, 물리적 치료, 그리고 정신 및 감정적인 치료에 의해 이루어질 수 있다. 응급 현장에서 공감과 감정적 지지가 중요한 역할을 할지라도 약물과 물리적 치료(예: 얼음, 부목, 올림, 고정)는 가장 흔히 사용된다. 병원전 환경에서 진통의 제공은 응급처치의 중요한 측면이다.

진통뿐만 아니라 **진정**(*sedation*)이 응급처치에 중요한 부분이 되고 있다. 진정은 환경에 대한 환자의 인식 저하와 외부자극에 대한 반응의 감소를 말한다. 진정은 일반적으로 최소

(minimal), 중간(moderate), 깊은(deep)으로 나타낸다. 깊은 진정 이상의 수준은 실제로 전신마취의 영역에 빠지는 것을 말한다. **최소한의 진정**은 주로 불안이 경감(불안완화)되도록 고안되어 있다. 특정 약물(항불안제, anxiolytics)은 환자의 정신상태에 중요한 영향을 미치지 않고 불안에 대한 완화를 제공할 수 있고 염려를 줄일 수 있다. 반대로 **중간 정도의 진정**은 환자의 의식수준에 실제적인 저하를 나타낸다. 그러나 환자는 언어 또는 촉각자극에 대하여 반응을 할 수 있다. 중등도의 진정에 대하여 일반적으로 말하면, 기도반사와 호흡 및 심장혈관의 기능이 남아 있다. **깊은 진정**은 환자가 흥분할 수 없도록 의식수준의 저하를 일으킨다. 그러나 환자는 반복적이거나 통증과 관련된 자극에 반응할 수 있다. 깊이 진정된 환자는 기도 또는 환기를 유지하지 못할 수 있다. 심혈관계 기능은 보존된다.

이 장에서는 진통 및 진정을 위한 응급처치 시 사용되는 약물에 대하여 논의할 것이다. 이와 함께 근육마비를 일으켜 기도관리 및 기계적 환기를 필요로 하는 신경근차단제의 사용에 대해서도 논의할 것이다.

진통제 Analgesics

통증을 경감시키는 데 효과적인 약물을 진통제(analgesic)라고 한다. 이들은 많은 응급상황에서 투여될 수 있지만 보통 심혈관계와 외상에 관련된 응급치료에 한정하여 사용되고 있다. 병원전 치료에 사용되는 진통제는 다음과 같다.

- 황산모르핀(Morphine sulfate)
- 하이드로모르폰(Hydromorphone[Dilaudid])
- 메페리딘(Meperidine[Demerol])
- 펜타닐(Fentanyl citrate[Sublimaze])
- 아산화질소(Nitrous oxide[Nitronox, Entonox])
- 날부핀(Nalbuphine[Nubain])
- 부토파놀(Butorphanol tartrate [Stadol])
- 케토로락(Ketorolac[Toradol])
- 아세트아미노펜(Acetaminophen[Tylenol])
- 이부프로펜(Ibuprofen[Motrin, Advil])

모르핀은 아편에서 유도된다. 이것은 특징적인 진통 효과를 갖는다. 화학적으로 모르핀과 유사하거나 유사한 효과를 갖는 약물을 아편제제(opiates)라고 한다. 하이드로모르폰, 펜타닐, 그리고 메페리딘과 같은 아편제제가 비록 모르핀과 진통 효과가 유사할지라도 화학적으로 다르고 합성적으로 유도된 약물이다. 아편제제는 신체 전반에 위치한 아편 수용체와 상호작용을 한다. 주요 아편 수용체는 표 16-1에 자세히 설명되어 있다.

모든 아편제는 비슷한 효과를 가지며 같은 종류의 수용체에 작용한다. 이들의 효능은 이들이 영향을 미치는 아편 수용체의 유형에 따라 다르다. 진통제는 약물 강도를 결정할 때 모르핀(아편 약물 중 가장 오래된 약물)과 비교되는 경우가 많다. 이러한 비교는 모르핀 등가

표 16-1 아편 수용체(Opiate Receptors)

수용체	위치	효과
Mu(μ)	뇌 척수 위장관계	μ_1: 척추위 진통, 신체의존 μ_2: 호흡기저하, 이상행복감, 동공수축, 감소된 위장관계 운동, 신체의존 μ_3: 알려지지 않음
Delta(δ)	뇌	진통, 항우울 효과, 신체의존
Kappa(κ)	뇌 척수	척추 진통, 진정, 동공수축, 불쾌감
Nociceptin	뇌 척수	불안, 우울

표 16-2 아편제 전환 도표(주의: 이 전환율은 산출된 것으로 정확한 것은 아님)

약물	경로	동등 진통 투여량(mg)
Morphine	IM	10
Hydromorphone	IM	1
Meperideine	IM	75
Fentanyl	IV	0.1(1 mg=100 mg morphine)
Nalbuphine	IM	12
Butorphanol	IM	1.5~2.5

선량(morphine equivalent dose, MED)으로 보고된다. MED(morphine equivalent dose)는 대부분의 마약을 비교할 수 있는 수치적 표준으로 각 약의 효능을 나란히 비교한다. 달리 말하면, 두 가지 다른 아편제는 약물의 용량이 달라도 동일한 진통 효과를 가질 수 있다. 이것을 동등진통 효과(equianalgesic effect)라고 한다. 표 16-2는 아편제의 전환도표를 보여주고 있다. 이 같은 시스템은 비마약성 진통제에도 적용할 수 있다.

날부핀(nalbuphine[Nubain])과 부토파놀(butorphanol[Stadol])은 작용 및 길항작용이 있는 합성 진통제(아편제 유사)이다. 이 조합은 전하는 바에 따르면 남용에 대한 가능성을 감소시킨다. 아편제처럼 아편 수용체에 제한된 수준으로 작용한다. 그러나 이 계열의 약물들은 생각보다 덜 효과적임이 입증되어 드물게 사용되고 있다. 진통제의 또 다른 계열로는 비스테로이드항염증제(NSAIDs)가 있다.

아스피린(7장에서 논의되었던)은 원형 NSAID이다. NSAID는 cyclooxygenase(COX)로 알려진 효소를 억제한다. COX 수준이 증가함에 따라 통증 및 염증에 대한 다양한 전달물질들(즉, 프로스타글란딘, 트롬복산)도 증가한다(통증 및 염증을 일으킨다). 이러한 물질들의 억제는 통증 및 염증의 완화를 돕는다. 이부프로펜(ibuprofen)은 항염증 작용이 있는 흔한 진통제이다. 아세트아미노펜(acetaminophen)은 항염증 작용이 제한되어 있는 흔한 진통제이다. 이부프로펜과 아세트아미노펜 모두 열(fever)을 치료하는 데 효과적이다.

케토로락(ketorolac[Toradol])은 첫 번째로 주사 가능한 비스테로이드항염증제이다. 케토로락은 환자의 정신상태에 영향을 미치지 않기 때문에 응급의학에서 진통제로 종종 사용된다.

진통제는 효능, 부작용, 통증치료 능력이 다양하다. 표 16-2에서는 약물 간 효능에 대하여 상대적으로 비교하였다.

황산모르핀 Morphine Sulfate

분류 Class 마약성 진통제(ScheduJe II 약물)

설명 Description

모르핀은 중추신경억제제이며 강력한 진통제이다. 모르핀은 EMS와 응급의학에서 흔히 사용된다. 모르핀은 Schedule II 규제약물이다.

작용기전 Mechanism of Action

모르핀은 뇌의 아편 수용체에 작용하여 진통 및 진정 효과를 일으키는 중추신경억제제이다. 모르핀은 말초혈관의 용적을 증가시키고 되돌아오는 정맥혈(venous return)을 감소시킨다. 모르핀은 또한 심근의 산소 요구량을 감소시킨다. 이러한 작용은 전신적인 혈관 저항의 감소와 진정 효과에 기인한다. 환자의 걱정과 불안은 심근의 산소요구도를 현저하게 증가시킬 수 있고 어떤 경우에는 심근경색의 크기를 증가시킬 수 있다.

약동학 Pharmacokinetics

발현: 즉시(정맥), 15~30분(근육)
최대효과: 20분(정맥), 30~60분(근육)
작용지속: 2~7시간
반감기: 1~7시간

적응증 Indications

심한 통증

금기사항 Contraindications

앞에서 언급한 혈역학적 효과 때문에 모르핀은 혈액부족이나 심한 저혈압이 있는 환자에게 사용해서는 안 된다. 모르핀은 약물에 과민성이 있거나 원인을 알 수 없는 머리손상 또는 복부통증이 있는 환자에게 투여해서는 안 된다.

주의사항 Precautions

모르핀은 아편의 마약성 유도체이다. 모르핀은 탐닉과 남용의 경향이 크므로 '1970년의 통제 물질에 관한 법령' 에서 다루고 있다. 이것은 Schedule II 약물로 분류된다. 이 때문에 약물의 취급 시 특별한 고려가 요구된다. 모르핀은 고용량에서 심한 호흡억제를 유발한다. 이것은 특히 이미 어떤 형태든지 호흡기 장애를 가지고 있는 환자에게서 뚜렷하다. 마약 길항제인 날록손(naloxone[Narcan])을 즉시 사용할 수 있게 준비해야 한다.

부작용 Side Effects

모르핀은 오심, 구토, 복부경련, 흐릿한 시야, 동공축소, 정신상태 변화, 두통 및 호흡억제를 유발할 수 있다.

약물 상호작용 Interactions

모르핀과 관련된 중추신경억제는 항히스타민제, 진정제, 수면제, 바르비투르산염 및 알코올과 함께 투여 시 증가될 수 있다.

용법 · 용량 Dosage

모르핀의 투여 방법에는 여러 가지가 있다. 초기용량 2~10 mg의 정맥주사가 표준방법이다. 매 분마다 2 mg씩, 통증이 감소되거나 호흡억제가 나타날 때까지 추가 투여할 수 있다.

근육주사는 환자의 체중에 따라 5~15 mg을 투여한다. 그러나 응급의학에서는 일반적으로 모르핀은 정맥 내로 투여되며 가끔은 온단세트론(ondansetron[Zofran])과 같은 항구토제와 함께 투여된다. 이것은 모르핀 투여에 따른 오심과 구토를 예방하는데 도움이 된다.

하이드로모르폰 Hydromorphone (Dilaudid)

분류 Class 마약성 진통제(Schedule II 약물)

설명 Description

하이드로모르폰은 중추신경억제제로 강력한 진통제이다. 하이드로모르폰은 Schedule II 관리물질이다.

작용기전 Mechanism of Action

하이드로모르폰은 뇌의 μ 아편 수용체에서 진통과 진정작용을 하는 중추신경억제제이다.

약동학 Pharmacokinetics

발현: 15~30분(정맥/뼈속)　　최대효과: 30~90분(정맥/뼈속)

지속시간: 4~5시간　　반감기: 2.6시간

적응증 Indications

하이드로모르폰은 심한 통증에 사용된다.

금기사항 Contraindications

약물에 과민성이 있거나 진단받지 않은 머리손상 또는 복부통증이 있는 환자에게는 하이드로모르폰 사용을 금한다.

주의사항 Precautions

하이드로모르폰은 강력한 아편제제이다. 이것은 탐닉과 남용의 경향이 크므로 '1970년의 통제물질에 관한 법령'에서 다루고 있다. 이것은 Schedule II 약물로 분류된다. 이 때문에 약물의 취급 시 특별한 고려가 요구된다. 하이드로모르폰은 고용량에서 심한 호흡억제를 유발한다. 이것은 특히 이미 어떤 형태든지 호흡기 장애를 가지고 있는 환자에게서 뚜렷하다. 마약 길항제인 날록손(naloxone[Narcan])을 즉시 사용할 수 있게 준비해야 한다.

부작용 Side Effects

하이드로모르폰은 오심, 구토, 복부경련, 흐릿한 시야, 동공축소, 정신상태의 변화, 두통 및 호흡억제를 유발할 수 있다.

약물 상호작용 Interactions

하이드로모르폰과 관련된 중추신경억제는 항히스타민제, 항구토제, 진정제, 수면제, 바르비투르산염 및 알코올과 함께 투여 시 증가될 수 있다.

용법 · 용량 Dosage

1~2 mg을 정맥주사한다. 이 용량은 통증이 감소되거나 호흡억제가 나타날 때까지 추가 투여할 수 있다.

근육주사는 원하는 효과를 얻기 위해 보통 환자의 체중에 따라 2~4 mg을 투여한다. 하이드로모르폰은 일반적으로 응급의학에서 정맥으로 투여되고 가끔은 온단세트론(ondansetron[Zofran])과 같은 항구토제와 함께 투여된다. 이것은 오심 및 구토를 예방하는 데 도움을 줄 수 있고 종종 모르핀과 함께 투여되기도 한다.

메페리딘 Meperidine (Demerol)

분류 Class 마약성 진통제(Schedule II 약물)

설명 Description

메페리딘은 중추신경억제제이며 강력한 진통제이다. 이것은 중등도에서 심한 통증에 이르기까지 광범위하게 사용된다. 이것은 모르핀보다는 진통 효과가 적다. 메페리딘 60~80 mg은 10 mg의 모르핀의 작용과 동등하다. 메페리딘은 Schedule II 관리물질이다.

작용기전 Mechanism of Action

메페리딘은 뇌의 μ와 κ 아편수용체에 작용하여 진통 및 진정 효과를 일으키는 중추신경억제제이다. 메페리딘은 모르핀보다 κ-수용체에 대한 친화력이 높아 이질감이 더 크다. 이러한 부작용들 때문에 응급의학에서는 거의 사용하지 않는다.

약동학 Pharmacokinetics

발현: 5분(정맥), 10분(근육)	최대효과: 1시간
지속시간: 2시간(정맥), 2~4시간(근육)	반감기: 3~5시간

적응증 Indications

메페리딘은 중등도 내지 심한 통증에 사용된다.

금기사항 Contraindications

메페리딘은 약물에 과민성이 있는 환자에게는 투여해서는 안 된다. 또한 메페리딘은 원인을 알 수 없는 복부통증이나 머리손상이 있는 환자 또는 MAO 억제제(예: Nardil, Parnate, Eutron)를 복용하고 있거나 최근에 복용한 환자에게는 투여해서는 안 된다. 이 약물을 복용하고 있는 환자에게서는 가끔 치료용량에서도 치명적인 반응을 일으킬 수 있다.

주의사항 Precautions

메페리딘은 호흡억제를 일으킬 수 있다. 호흡억제가 계속되면 날록손을 사용할 수 있도록 준비해야 한다. 모르핀과 마찬가지로 메페리딘은 안전한 장소에 보관해야 한다. 나이든 환자와 간 또는 콩팥의 기능상실이 있는 환자에게는 주의하여 사용해야 한다.

부작용 Side Effects

메페리딘은 오심, 구토, 복부경련, 흐릿한 시야, 동공축소, 정신상태 변화, 환각, 두통 및 호흡억제를 유발할 수 있다.

약물 상호작용 Interactions

메페리딘은 MAO 억제제(예: Nardil, Parnate, Eutron)를 복용하고 있거나 최근에 복용한 환자에게는 투여해서는 안 된다. 이 제제는 특정 유형의 우울과 행동장애에 사용된다. 이 제제를 복용하고 있는 환자에서는 메페리딘의 치료용량에서도 치명적인 반응을 일으킬 수 있다.

용법 · 용량 Dosage

심한 통증의 치료에 사용되는 일반적인 용량은 25~50 mg을 정맥주사하는 것이다. 근육주사할 때는 50~100 mg이 표준용량이다. 메페리딘은 항구토제인 온단세트론(Zofran)과 함께 자주 투여된다. 이것은 메페리딘 투여에 의한 오심과 구토를 막아준다. 메페리딘은 정맥 또는 근육주사로 투여될 수 있다.

℞ 구연산 펜타닐 Fentanyl Citrate (Sublimaze)

분류 Class 마약성 진통제(Schedule II 약물)

설명 Description

펜타닐은 화학적으로 모르핀과 무관하지만 모르핀과 비슷한 정도의 약리 효과와 진통 효과를 일으킨다. 하지만 체중을 기준으로 비교해 보았을 때 펜타닐은 모르핀보다 50~100배 더 강력하다. 그러나 작용지속 시간은 모르핀이나 메페리딘보다 훨씬 짧다. 펜타닐 100 mcg은 모르핀 10 mg, 메페리딘 75 mg의 진통 효과와 비슷하다. 펜타닐은 일차적으로 뇌의 μ 아편 수용체에서 작용한다.

작용기전 Mechanism of Action

치료적 가치가 있는 주요 작용은 진정과 진통이다. 펜타닐은 작용발현이 빠르고 지속시간이 짧은 마약성 진통제이다. 호흡속도와 허파꽈리(폐포) 환기에 대한 영향은 진통 효과보다 오래 지속된다. 과용량은 무호흡을 일으킬 수 있다. 펜타닐은 다른 마약성 진통제에 비하여 구토 작용은 약하다.

약동학 Pharmacokinetics

발현: 즉시
최대효과: 3~5분(정맥)
지속시간: 30~60분
반감기: 6~8시간

적응증 Indications

펜타닐은 진통 유지, 빠른연속유도삽관 시 그리고 심한 통증을 위해 사용된다.

금기사항 Contraindications

심한 출혈과 쇼크, 이 약물에 과민성인 환자에게 사용해서는 안 된다.

주의사항 Precautions

활력징후를 일정하게 모니터해야 한다. 펜타닐은 느린맥을 유발할 수 있는데 이는 아트로핀으로 치료할 수 있다. 그러나 펜타닐은 심장성 느린맥이 있는 환자에게는 주의하여 투여해야 한다.

펜타닐은 간이나 콩팥기능상실이 있는 환자에게는 약물의 대사와 배출에서 이들 장기가 중요하기 때문에 주의하여 사용해야 한다. 다른 중추신경억제제처럼 펜타닐을 투여받은 환자는 적당한 감시를 해야 한다. 무호흡을 관리하기 위해 인공호흡 장비와 날록손과 같은 마약 길항제를 준비해야 한다.

부작용 Side Effects

다른 마약성 진통제와 마찬가지로 펜타닐에서 발생하는 가장 심각한 반응은 호흡억제, 무호흡(apnea), 근육경직, 느린맥을 일으킬 수 있다. 이러한 부작용을 치료하지 않고 방치하면 호흡정지, 순환억제, 심정지 등이 발생할 수 있다.

약물 상호작용 Interactions

다른 중추신경억제제(바르비투르산염, 진정제, 마약, 전신마취제)는 펜타닐의 효과를 상승시킨다. 이러한 약물들을 복용하고 있는 환자는 펜타닐의 용량을 상용량보다 다소 적게 투여해야 한다. 마찬가지로 펜타닐의 투여 후에는 다른 중추신경억제제를 감량해야 한다.

마약성 진통제에 의한 MAO 억제제의 심한 상승이 보고되어 있다. 이 점에서 펜타닐의 안전성은 확립되어 있지 않으므로 14일 내에 MAO 억제제를 투여받은 환자에게는 사용하지 말아야 한다.

용법 · 용량 Dosage

성인용량은 25~100 mcg을 정맥주사로 최소 1분에 걸쳐, 이상적으로는 2~3분간에 걸쳐(희석하는 것이 필요치 않으나 투여를 촉진시키기 위해서 희석할 수 있다) 투여한다. 희석 시 100 mcg/2 mL병을 3 mL의 식염수에 희석하여 20 mcg/mL의 농도가 되게 한다. 빠른 정맥투여는 가슴벽(흉벽)의 경직을 일으킬 수 있다. 이 경우는 성인에서 드물고 영아나 신생아에서 더 흔하다.

펜타닐은 점막분무장치(MAD)를 통해 코안(비강)으로 투여될 수 있다. 이것은 정맥주입선을 확보하지 않고 효과적인 진통 효과를 보인다. 코의 점막을 통한 약물의 흡수는 예측 가능하고 안전하다. 이 경로는 특히 어린이에게 유용하다.

2~12세의 소아용량은 1.7~3.3 mcg/kg이며 아주 어리거나 노약자 및 고위험 환자의 경우 용량을 줄여야 한다.

아산화질소 Nitrous Oxide (Nitronox, Entonox)

분류 Class 진통 및 마취 가스

설명 Description

니트로녹스는 강력한 진통 효과가 있는 50% 산소와 50% 아산화질소의 혼합물이다.

작용기전 Mechanism of Action

아산화질소는 진통 효과를 지닌 CNS 억제제이다. 병원전 처치에서는 50% 아산화질소와 50% 산소의 혼합물로서 투여된다. 이것은 흡입되었을 때 강력한 진통 효과를 나타낸다. 그러나 투여를 중지하면 2~5분 만에 빨리 소실된다. 니트로녹스는 하나의 산소와 하나의 아산화질소 실린더로 이루어져 있다. 이 기체가 적당한 농도로 결합하는 블렌더(blender) 속으로 들어간다. 혼합기체는 환자에게 투여하기 위하여 변형된 공급 밸브로 전달된다. 니트로녹스는 자가투여가 가능하다. 이것은 다양한 유형의 외상으로 인한 통증을 포함하여 병원전 환경에서 발생하는 많은 종류의 통증을 치료하는 데 효과적이다. 아산화질소와 함께 투여되는 고농도의 산소는 혈중 산소압을 증가시켜서 저산소증을 개선한다.

약동학 Pharmacokinetics

발현: 2~5분 최대효과: 2~5분
지속시간: 2~5분 반감기: 알려지지 않음

적응증 Indications

아산화질소는 근골격 기원의 통증 특히 골절, 화상, 허혈성 가슴통증(흉통)이 의심되는 경우 과호흡을 포함한 심한 불안 상태에 사용된다.

금기사항 Contraindications

니트로녹스는 구두지시를 이해할 수 없고, 알코올이나 다른 약물에 중독된 환자에게 투여해서는 안 된다. 또한 정신상태의 변화를 보이는 머리손상 환자에게 투여해서는 안 된다. 니트로녹스는 고농도의 산소(50%)가 오히려 호흡억제를 일으키는 만성폐쇄폐질환(COPD) 환자에게 투여해서는 안 된다. 아산화질소는 밀폐된 공간에서는 이산화탄소나 산소보다도 더 빨리 확산된다. 많은 COPD 환자는 폐에 공기가 차 있는 기포(bleb)를 갖고 있는데, 아산화질소는 이 기포를 팽창시킨다. 팽창된 기포는 파열되어 공기가슴증(기흉, pneumothorax)을 일으킬 수 있다. 기체가 공기가슴증에 축적되어 그 크기를 증가시킬 수 있으므로 공기가슴증을 의심하는 흉부손상 환자에게 니트로녹스를 투여해서는 안 된다. 또한 장 폐쇄로 의심되는 심한 복부통증이나 팽만이 있는 환자에게 니트로녹스를 투여해서도 안 된다. 아산화질소가 협착된 장관의 낭에 축적되어 파열을 일으킬 수 있다.

주의사항 Precautions

니트로녹스는 환기가 잘 되는 장소에서만 사용해야 한다. 기체가 구급차 내부에서 사용될 때는 가스 배기 시스템이 있어야 한다. 아산화질소는 실린더 내부에서는 액체 상태로 존재한다. 공기, 실린더 벽 또는 다양한 조절기와 선에 존재하는 열은 액체를 기화시킨다. 이 기화 과정에서 실린더 탱크와 선이 냉각되고 계속해서 사용하면 실린더, 조절기 또는 선에 서리가 생길 수 있다. 일반적으로 6℃(21°F) 미만의 매우 추운 환경에서는 액체가 천천히 기화되므로 투여가 불가능하다.

부작용 Side Effects

아산화질소-산소 혼합물은 현기증, 가벼운 두통, 정신상태의 변화, 환각, 오심 및 구토를 유발할 수 있다.

약물 상호작용 Interactions

아산화질소는 마약, 진정제, 최면제 및 알코올 등의 중추신경억제제의 효과를 강화시킨다.

용법 · 용량 Dosage

니트로녹스는 자가투여해야만 한다. 통증이 현저히 감소되거나 환자가 마스크를 떨어뜨릴 때까지 계속 투여할 수 있다. 약물 투여 기간 중에는 환자의 경과기록지를 작성해야 한다.

날부핀 Nalbuphine (Nubain)

분류 Class 합성 진통제

설명 Description

날부핀은 mg 대 mg 대응에서는 모르핀과 동등한 효력이 있는 합성 진통제이다.

작용기전 Mechanism of Action

마약과 마찬가지로 날부핀은 중추신경계의 아편 수용체에 결합하여 중추 진통작용(작용제/길항제)을 한다. 작용발현은 모르핀보다 훨씬 빨라서 정맥투여 후 2~3분 이내에 나타난다. 작용지속 시간은 3~6시간인 것으로 보고되어 있다.

비록 날부핀은 최대 10 mg의 용량에서 일부 호흡 억제를 유발하지만, 10 mg을 초과하여도 악화되지는 않는 것으로 보고 있다. 날록손(Narcan)은 효과적인 길항제이므로 날부핀을 투여할 때는 준비해야 한다.

아편수용체에 대한 작용 외에도 날부핀은 날록손과 비슷한 마약길항 효과를 갖고 있다. 이 특징은 약물의 남용 가능성을 최소화하고 심한 호흡억제의 가능성을 감소시켜 준다. 현재 날부핀은 1970년의 통제물질에 관한 법령의 제제를 받고 있지 않다. 현재 연구로는 신체적 의존성 및 남용의 경향이 최소인 것으로 보고 있다. 그러나 최근의 연구에 따르면 날부핀은 진통제 측면에서 다소 예측할 수 없는 것으로 나타나 병원전 환경에서의 사용을 권장하지 않는다.

약동학 Pharmacokinetics

발현: 2~3분(정맥), 15분(근육) 최대효과: 30분
지속시간: 3~6시간 반감기: 5시간

적응증 Indications

날부핀은 중등도에서 중증의 통증에 사용된다.

금기사항 Contraindications

원인을 알 수 없는 머리손상 환자나 복부통증 환자에게 날부핀을 투여해서는 안 된다.

주의사항 Precautions

날부핀 사용 시 일차적으로 주의해야 하는 대상은 호흡기능 장애가 있는 환자이다. 소량의 날부핀은 현저한 호흡억제를 유발할 수 있다. 날록손을 즉시 사용할 수 있어야 한다. 날부핀은 또한 마약길항제제의 특징을 지니고 있다. 따라서 마약에 의존성이 있는 환자에게는

금단현상을 일으킬 수 있으므로 주의하여 투여해야 한다. 효과를 예측하기 어렵기 때문에 노인 환자에게는 날부핀의 용량을 감소해야 한다. 소량의 반복된 볼루스 투여가 1회의 많은 양 투여보다 더 안전하다.

부작용 Side Effects

날부핀은 두통, 정신상태의 변화, 저혈압, 느린맥, 흐린시력, 발진, 호흡억제, 오심 및 구토를 유발할 수 있다.

약물 상호작용 Interactions

날부핀은 마약, 진정제, 수면제 및 알코올의 중추신경계 억제작용을 상승시킬 수 있다. 마약 길항적 특성 때문에 마약에 중독된 환자에게 투여하면 금단 증상을 일으킬 수 있다. 날부핀은 마약길항적 특성 때문에 특정 유형의 마취제(니트로녹스/마약)의 작용을 방해할 수 있다.

용법 · 용량 Dosage

날부핀 투여의 일반적 방법은 5 mg을 정맥주사하는 것이다. 필요한 경우 2 mg을 추가 투여할 수 있다. 날부핀은 정맥주사나 근육주사로 투여할 수 있다.

Rx 주석산 부토파놀 Butorphanol Tartrate (Stadol)

분류 Class 합성 진통제(Class IV 약물)

설명 Description

부토파놀은 진통제 및 길항제의 특성을 갖는 합성 진통제이다. 부토파놀 2 mg은 모르핀 10 mg의 효과에 상당하는 강한 진통 효과를 갖고 있다.

작용기전 Mechanism of Action

부토파놀은 중추신경계의 아편 수용체에 결합하여 중추신경억제와 진통작용을 일으키는 진통제이다. 이것은 날부핀과 같은 약간의 길항적(날록손 유사) 특징을 지닌다. 부토파놀은 호흡억제를 일으킬 수 있지만 이 효과는 약 4 mg을 투여한 후에 최고에 이른다. 현재 부토파놀은 일부 주에서는 약물에 제한이 있지만 1970년 법령에 따라 제한을 받지 않는다.

약동학 Pharmacokinetics

발현: 10~15분(근육), 2~3분(정맥)
최대효과: 0.5~1.0시간(근육), 4~5분(정맥)
지속시간: 3~4시간
반감기: 3~4시간

적응증 Indications

부토파놀은 중등도 내지 중증 통증에 사용한다.

금기사항 Contraindications

부토파놀은 약물에 과민증이 있는 환자에게 투여해서는 안 된다. 또한 마약 효과를 역전시키는 작용이 다소 있으므로 마약에 의존성이 있는 환자에게 투여해서는 안 된다. 머리손상이나 원인을 알 수 없는 복부통증이 있는 환자에게 투여해서는 안 된다.

주의사항 Precautions

부토파놀은 현저한 호흡억제를 일으키므로 그 효과를 역전시키기 위해서 날록손을 투여할 수 있다. 강력한 진통제 투여는 다른 징후나 증상을 차단시킬 수 있다. 모든 진통제는 철저한 신체검진 후에 투여해야 한다. 부토파놀은 뇌압을 증가시킬 수 있으므로 머리손상이 있는 환자에게 투여해서는 안 된다. 노인 환자에게는 효과를 예측하기 어렵기 때문에 부토파놀의 용량을 감소해야 한다. 소량의 반복된 볼루스 투여가 1회에 대량을 투여하는 것보다 안전하다.

부작용 Side Effects

부토파놀은 두통, 정신상태의 변화, 저혈압, 느린맥, 흐린시력, 발진, 호흡억제, 오심 및 구토를 유발할 수 있다.

약물 상호작용 Interactions

날부핀과 같이 부토파놀은 마약길항적 특성을 지니고 있다. 마약 의존성이 있는 환자에게는 금단 증상을 유발할 수 있으므로 주의하여야 한다.

용법 · 용량 Dosage

부토파놀의 표준용량은 1 mg을 3~4시간마다 정맥주사하는 것이다. 근육내투여 시 표준용량은 2 mg이다. 부토파놀은 정맥 및 근육 내로만 투여 가능하다.

케토로락 Ketorolac (Toradol)

분류 Class 비스테로이드항염증제

설명 Description

케토로락은 미국에서 구입 가능한 최초의 주사용 비스테로이드소염제이다. 이것은 경증 내지 중등도의 통증을 치료하는 데 사용된다.

작용기전 Mechanism of Action

케토로락은 비스테로이드항염증제이다. 이것은 소염, 진통 및 해열 작용을 지닌다. 중추신경계에 작용하는 마약과 달리 케토로락은 말초적으로 작용하는 진통제이다. 이 때문에 이것은 마약의 진정작용을 갖지 않는다. 케토로락은 부작용 없이 모르핀 및 메페리딘과 병용되어 사용되고 있다. 치과학에서도 케토로락은 매우 유용한 진통제이다. 최근 연구에 따르면 저용량 케토롤락(10 mg)이 콩팥 손상과 같은 부작용이 적고 고용량(30~60 mg)과 동등한 진통 효과가 있는 것으로 나타났다.

약동학 Pharmacokinetics

발현: 30분 최대효과: 45~60분
지속시간: 다양 반감기: 4~6시간

적응증 Indications

케토롤락은 경증에서 중등도의 통증에 사용된다.

금기사항 Contraindications

케토롤락은 약물에 과민증이 있는 환자에게 투여해서는 안 된다. 아스피린이나 비스테로이드항염증제에 알레르기가 있는 사람이나 현재 아스피린이나 비스테로이드항염증제를 복용 중인 환자에게 투여해서는 안 된다.

주의사항 Precautions

NSAID 치료로 인하여 위장관계의 자극과 출혈을 일으킬 수 있다. 장기간 사용은 심한 위장관 부작용을 증가시킨다. 케토로락은 콩팥에서 제거되므로 장기간 사용은 콩팥손상을 일으킬 수 있다. 콩팥기능상실 환자에게는 주의해서 사용해야 한다.

부작용 Side Effects

케토로락은 부종, 고혈압, 발진, 가려움증, 오심, 가슴 쓰림(heartburn), 변비, 설사, 위장관출혈, 졸음 및 현기증을 일으킬 수 있다.

약물 상호작용 Interactions

케토로락은 다른 NSAID(아스피린 등)과 함께 투여하면 이 계열의 약물 부작용을 악화시킬 수 있다. 근육주사용 케토로락은 푸로세미드(furosemide[Lasix])의 이뇨작용을 감소시키는 것으로 밝혀졌다.

용법 · 용량 Dosage

케토로락의 전형적 용량은 30~60 mg을 근육주사하는 것이다. 초회량의 반량을 6시간마다 반복투여할 수 있다. 정맥주사 용량은 30 mg이다. 노인 환자는 복용량을 절반으로 줄여야 한다.

이부프로펜 Ibuprofen (Motrin, Advil)

분류 Class 비스테로이드항염증제

설명 Description

이부프로펜(Motrin, Advil)은 전 세계에서 통증 및 항염증에 가장 흔히 사용되는 약물 중 하나이다. 이것은 경미한 통증부터 중등도의 통증치료에 유용하다. 또한 열의 치료에도 효과적이다.

작용기전 Mechanism of Action

이부프로펜은 비스테로이드항염증제(NSAID)이다. 이것은 진통, 항염증, 그리고 해열 작용을 한다. 중추신경계에 작용하는 마약과 달리 이부프로펜은 말초에 작용하는 진통제이다. 따라서 마약의 진정작용은 갖고 있지 않다.

약동학 Pharmacokinetics

발현: 30~60분　　최대효과: 1~2시간
지속시간: 6~8시간　　반감기: 2~4시간

적응증 Indications

이부프로펜은 경증 내지 중등도의 통증에 사용된다.

금기사항 Contraindications

이 약물에 과민성이 있는 환자에게 투여해서는 안 된다. 아스피린이나 비스테로이드항염증제에 알레르기가 있거나 현재 복용 중인 환자에게 투여해서는 안 된다.

주의사항 Precautions

NSAID 치료로 인하여 위장관계의 자극과 출혈을 일으킬 수 있다. 장기간 사용은 심한 위장관 부작용을 증가시킨다. 이부프로펜은 콩팥에서 제거되므로 장기간 사용은 콩팥손상을 일으킬 수 있다.

부작용 Side Effects

이부프로펜은 부종, 고혈압, 발진, 가려움증, 오심, 가슴쓰림, 변비, 설사, 졸음 및 현기증을 일으킬 수 있다.

약물 상호작용 Interactions

이부프로펜은 다른 NSAID(아스피린 등)과 함께 투여하면 이 계열의 약물 부작용을 악화시킬 수 있다.

용법 · 용량 Dosage

이부프로펜의 표준용량은 200~800 mg을 경구투여하는 것이다. 표준용량의 범위는 200~400 mg을 6시간마다 투여하거나 200~800 mg을 8시간마다 투여하는 것이다.

아세트아미노펜/파라세타몰 Acetaminophen, Paracetamol (Tylenol, OFIRMEV)

분류 Class 아닐린계 진통제 및 해열제

설명 Description

아세트아미노펜(Tylenol)은 경증 내지 중등도의 통증치료에 유용하다.

작용기전 Mechanism of Action

아세트아미노펜은 미국에서 가장 널리 사용되는 진통제이다. 아스피린처럼 효소 cyclooxygenase를 억제하는 것으로 보인다. NSAID와 유사한 진통 및 해열 작용을 하는 반면에 항염증 작용은 거의 없다. 이 약물은 아스피린의 혈소판응집을 억제하지 않는다.

약동학 Pharmacokinetics (oral)

발현: 15~30분　　최대효과: 30~120분

지속시간: 3~4시간　　반감기: 1~3시간

적응증 Indications

아세트아미노펜은 경증 내지 중등도의 통증 및 열(fever) 치료에 사용된다.

금기사항 Contraindications

이 약물에 과민성이 있는 환자에게 투여해서는 안 된다. 간 질환이 있는 환자에게는 투여하지 않는다.

주의사항 Precautions

아세트아미노펜은 간에서 대사되고 과량투여는 간에 독성을 일으킬 수 있다. 실제로 급성 간기능 장애의 가장 흔한 원인이 되는 약물이다.

부작용 Side Effects

권장용량범위 내에서는 부작용이 적다.

약물 상호작용 Interactions

만성적인 알코올 섭취는 아세트아미노펜의 간독성을 증가시킬 수 있다.

용법 · 용량 Dosage

- PO: 325~650 mg을 매 4~6시간마다 경구로 투여한다(때때로 해열제로서 1 g을 경구투여한다). 어린이의 경우 10~15 mg/kg/용량
- IV: 성인의 경우 650~1000 mg, 2~12세 어린이의 경우 12.5 mg/kg

진정제 Sedatives

진정제는 불안의 치료, 초조 완화, 수면 촉진을 위해 사용되는 약물이다. 중추신경계의 신경전달물질을 조절하고 환자의 의식수준에 영향을 미칠 수 있다.

- 벤조디아제핀(benzodiazephines): dizepam, midazolam, lorazepma 등
- 바르비투르산염(barbiturates): amobarbital, thiopental sodium, phenobarbital
- 기타제제: 응급의학에서 사용되는 다양한 유형의 진정제는 독특한 계열로 분류된다. 여기에는 propofol, ketamine, etomidate, dexmedetomidine을 포함한다.

진정제는 심장 및 폐 기능을 유지하는 데 필요한 중추신경계의 통제체계를 억제한다. 대부분의 진정제는 중독 가능성이 있으므로 주의하여 사용해야 하며 적절하게 보관해야 한다.

디아제팜 Diazepam (Valium)

분류 Class 항경련제, 진정제(Schedule IV 약물)

설명 Description

항경련제(anticonvulsant), 진정제(sedative) 및 수면제(hypnotic)로 널리 사용되는 벤조디아제핀계 약물이다.

작용기전 Mechanism of Action

벤조디아제핀은 뇌의 GABA A 수용체의 특정 부위에 작용한다. GABA(gamma-aminobutyric acid)는 중추신경계의 주요 억제성 신경전달물질이다. 벤조디아제핀은 GABA 수용체에 직접 결합하지 않고 뇌의 GABA 작용을 증강시킨다. 증가된 GABA 농도는 진정작용을 일으킨다. 이 작용기전을 통하여 벤조디아제핀은 수면, 불안 완화 및 항 경련 작용을 나타낸다. 그러나 진정, 운동실조, 기억상실 등 광범위한 부작용과 금단현상 및 남용의 문제 등으로 인하여 그 사용은 제한된다.

응급의학에서 디아제팜은 주로 항경련제 및 진정제로 사용된다. 이것은 뇌의 운동겉질을 통한 발작활성의 전파를 억제한다. 그러나 비정상적 방전 병소(discharge focus)를 억제하지는 않는 것 같다. 미국에서 가장 자주 처방되는 약 중의 하나인 디아제팜은 불안과 스트레스의 치료에 자주 사용된다. 이것은 알코올 금단현상과 관련된 떨림과 불안을 치료하는 데 효과적이다. 또한 골격근이완에도 효과가 있어서 정형외과적 손상의 보조제로 효과적이다. 이것

은 마취를 유도하기 때문에 경미한 수술이나 심장율동전환 시 예비투약 약물로서 사용된다.

약동학 Pharmacokinetics

발현: 1~5분(정맥), 15~30분(근육)	최대효과: 15분(정맥), 30~45분(근육)
지속시간: 15~60분	반감기: 20~50시간

적응증 Indications

디아제핀은 주요 운동발작, 간질지속증, 통증유발 시술 전의 예비투약(진정제), 골격근이완제, 급성 불안 상태에 사용된다.

금기사항 Contraindications

이 약물에 과민성이 있는 사람에게는 투여하지 말아야 한다.

주의사항 Precautions

디아제팜은 상대적으로 단시간 작용 약물이므로 발작이 재발할 수 있다. 이 경우에는 추가량이 필요할 수 있다. 필요시 벤조디아제핀 길항제인 푸로세미드(flumazenil[Romazicon])를 해독제로 사용한다. 디아제팜 주사는 국소 정맥의 자극을 유발할 수 있다. 자극을 최소화하기 위해서는 큰 정맥에 주사하고 1 mL/분 이상의 속도로 주사해서는 안 된다.

부작용 Side Effects

디아제팜은 저혈압, 졸음, 두통, 기억상실, 호흡억제, 흐린시력, 오심 및 구토를 일으킬 수 있다.

약물 상호작용 Interactions

디아제팜은 많은 약물과 배합금기이다. 디아제팜과 다른 약물을 함께 정맥주사해야 될 때는 언제나 정맥주입 선을 충분히 씻어 주어야 한다. 중추신경억제제 및 알코올과 병용 시 디아제팜의 약효는 상가적이다.

용법 · 용량 Dosage

발작의 처치 시 디아제팜의 일반적인 용량은 5~10 mg을 정맥주사한다. 많은 경우에, 발작 때문에 유치카테터를 삽입할 수 없으므로 디아제팜을 직접 정맥 내로 투여하는 것이 필요할 수 있다. 정맥에 직접 주입할 때는 되도록 팔오금(전완와)의 대정맥을 사용한다. 극도의 불안 상태에서는 2~5 mg을 근육주사한다.

심한 통증이 있는 시술 전 마취를 유도하기 위해서는 5~15 mg을 정맥투여한다. 최고 효과는 5~10분 후에 나타난다. 디아제팜은 정맥으로 서서히 투여해야 한다. 근육주사도 가능하지만 이 경로를 통한 흡수는 가변적이다. 정맥투여가 불가능할 때는 주사용 디아제팜을 곧창자로 투여할 수 있다.

미다졸람 Midazolam (Versed)

분류 Class 진정제, 수면제(Schedule IV 약물)

설명 Description

미다졸람은 강한 최면 및 마취 작용을 지닌 벤조디아제핀계 약물이다.

작용기전 Mechanism of Action

벤조디아제핀은 뇌의 GABA A 수용체에 작용한다. GABA는 중추신경계의 주요 억제성 신경전달물질이다. 벤조디아제핀은 GABA 수용체에 직접 결합하지 않고, 뇌의 GABA 작용을 증강시킨다. 증가된 GABA 농도는 진정작용을 일으킨다. 이 작용기전을 통하여 벤조디아제핀은 수면, 항불안 및 항경련 작용을 나타낸다. 그러나 이들의 유용성은 진정, 운동실조, 기억상실 등 광범위한 부작용과 금단현상 및 남용의 문제 등으로 인하여 그 사용은 제한된다.

미다졸람은 진정제 및 수면제로서 광범위하게 사용되는 강력한, 그러나 단시간 작용형의 벤조디아제핀계 약물이다. 이것은 디아제팜보다 3~4배 더 강력하다. 작용발현은 정맥투여 후 약 1.5분, 근육주사 시는 15분 후이다. 미다졸람은 특이한 마취작용을 지닌다. 다른 벤조디아제핀계 약물과 마찬가지로 이것은 통증에 대해서는 효과가 없다.

약동학 Pharmacokinetics

발현: 1.5분(정맥), 15분(근육) 최대효과: 20~60분
지속시간: <2시간(정맥), 1~6시간(근육) 반감기: 1~4시간

적응증 Indications

미다졸람은 통증유발 시술 전의 예비투약(진정제)으로 사용된다.

금기사항 Contraindications

미다졸람은 과민증이 있거나, 협우각 녹내장(narrow-angle glaucoma), 쇼크, 활력징후가 억제된 상태, 알코올성 혼수상태인 환자에게는 투여해서는 안 된다.

주의사항 Precautions

미다졸람을 투여하기 전에 응급소생 장비가 구비되어 있어야 한다. 약물을 투여하는 동안과 투여 후 활력징후를 지속적으로 검사하여야 한다. 미다졸람은 다른 벤조디아제핀계에 비하여 호흡억제와 호흡정지를 일으키는 작용이 강력하다. 필요시 벤조디아제핀 길항제인 플루마제닐(flumazenil[Romazicon])을 해독제로 사용할 수 있다.

부작용 Side Effects

미다졸람은 후두경련, 기관지연축, 호흡곤란, 호흡억제 및 정지, 졸음, 마취, 정신상태의

변화, 느린맥, 빠른맥, PVC 및 재발을 일으킬 수 있다.

약물 상호작용 Interactions

미다졸람은 중추신경억제제 및 알코올 등에 의하여 효과가 상승된다.

용법 · 용량 Dosage

진정작용을 얻기 위하여 필요한 용량은 개인에 따른 차이가 크므로 진정의 목적으로 쓰일 때는 주의하여 투여해야 한다. 일반적으로 1~2.5 mg을 서서히 정맥주사한다. 보통 정맥투여 전에 미다졸람을 식염수나 D_5W으로 희석하는 것이 가장 좋다. 미다졸람은 0.07~0.08 mg/kg의 용량(성인 상용량 5 mg)으로 근육주사할 수 있다. 최근에 찢어진 상처를 봉합하기 전에 미다졸람을 코 또는 입 안으로 흡수시켜 어린이를 진정시키는 데 많이 사용하고 있다.

케타민 Ketamine (Ketalar)

분류 Class 마취제, 진통제

설명 Description

케타민은 진정, 수면 및 진통제 중에서 독특한 작용을 가진 펜시클리딘(phencyclidine) 유도체이다. 이것은 빠른연속기관삽관(RSI)/삽관의 마취유도제 및 진정제로 사용된다. 케타민은 강력한 마취유도제로 특히 외상 상황에서 병원전 치료를 위한 안전하고 효과적인 진통제다. 낮은 용량(0.1~0.5 mg/kg)에서 케타민은 해리 기능이 없는 상당히 강력한 진통 효과를 나타낸다.

작용기전 Mechanism of Action

케타민은 대뇌겉질과 변연계 사이의 해리작용을 일으켜 환자가 주변 환경과 유리된 채로 깨어 있게 한다. 이것은 강력한 진통 및 진정 효과를 나타낸다.

약동학 Pharmacokinetics

발현: <1분(정맥), <5분(근육) 최대효과: 다양

지속시간: 10~15분(정맥), 20~30분(근육) 반감기: 1~2시간

적응증 Indications

케타민은 RSI(특히 어린이) 시 진정작용 및 마취유도제(특히 소아)로 사용된다.

금기사항 Contraindications

케타민은 혈압이 상승되어 있거나 이 약에 과민증이 있는 사람에게 투여해서는 안 된다.

주의사항 Precautions

케타민은 의식회복 후에 환각작용을 일으킬 수 있다. 특히 소아보다 성인에게서 발생률이 높다. 이것은 환자가 마취에서 깨어날 때 주변 환경을 조용히 유지시켜 줌으로써 어느 정도 피할 수 있다. 케타민은 보통 로라제팜, 디아제팜 및 미다졸람 등 소량의 벤조디아제핀계 약물과 병용투여한다. 따라서 응급소생장비가 구비되어 있어야 한다. 케타민을 투여하기 전에 ECG, SpO_2, $EtCO_2$ 등 모든 모니터를 구비하여야 한다. 활력징후를 면밀히 모니터한다.

부작용 Side Effects

케타민과 관련된 부작용으로는 환각 및 골격근 긴장도의 증가, 오심, 구토를 일으킬 수 있다. 케타민은 과도한 기관지 분비물을 유발할 수 있다.

약물 상호작용 Interactions

마약이나 바르비투르산염을 함께 사용할 경우 회복 시간이 지연될 수 있다.

용법 · 용량 Dosage

- 진통(subdissociative dosing): 일반적으로 0.1~0.3 mg/kg 정맥주사
- 진정(dissociative dosing): 0.5~1.0 mg/kg을 30~60초 동안 정맥주사, 근육주사 시는 2~4 mg/kg을 투여

에토미데이트 Etomidate (Amidate)

분류 Class 진정제, 수면제

설명 Description

에토미데이트는 초단시간 작용형, 비바르비투르산염, 비벤조디아제핀계 수면제이다. 진통작용은 나타내지 않는다. 빠른연속기관삽관(RSI)에 사용되는 진정제 중 최고의 안전성을 가지고 있다.

작용기전 Mechanism of Action

에토미데이트는 최소한의 호흡기 및 심혈관 효과로 빠르게 마취를 유도한다. 다른 유형의 진정 및 수면제와는 달리 에토미데이트는 히스타민 방출을 일으키지 않는다.

약동학 Pharmacokinetics

발현: 10~20초	최대효과: <1분
지속시간: 3~5분	반감기: 30~70분

적응증 Indications

빠른연속기관삽관(RSI)을 위한 유도제로 사용된다.

금기사항 Contraindications

이 약에 과민증이 있는 환자에게는 투여해서는 안 된다.

주의사항 Precautions

저혈압, 중증의 천식 또는 심혈관질환이 있는 환자의 경우 주의하여 투여하여야 한다.

부작용 Side Effects

간대성 근육운동, 무호흡, 과호흡 또는 호흡저하, 성대문연축(laryngospasm), 고혈압 또는 저혈압, 빠른맥 또는 느린맥, 구역, 구토를 일으킬 수 있다. 주사부위에 통증이 흔하게 나타난다. 여러 연구에 따르면 부신억제 효과가 일부 밝혀져 있으나 임상적으로 문제가 되지 않는다.

약물 상호작용 Interactions

에토미데이트는 장기간 호흡억제 및 무호흡을 유발할 수 있다.

용법 · 용량 Dosage

0.1~0.3 mg/kg을 15~30초에 걸쳐 정맥주사한다.

프로포폴 Propofol (Diprivan)

분류 Class 진정제, 수면제

설명 Description

프로포폴은 진정작용과 마취를 유도하는 초단시간 작용형 비바비투레이트, 비벤조디아제핀 수면제이다.

작용기전 Mechanism of Action

프로포폴은 빠른 마취를 유도하며 작용기전은 불분명하다.

약동학 Pharmacokinetics

발현: 9~36초 최대효과: 3~5분

지속시간: 6~10분 반감기: 5~12시간

적응증 Indications

프로포폴은 진정작용과 삽관을 위한 유도제로 사용된다.

금기사항 Contraindications

이 약물에 과민성이 있는 환자에게는 투여해서는 안 된다. 콩과 계란 제품으로 만든 유탁액으로 두개압이 상승된 환자에게는 투여해서는 안 된다.

주의사항 Precautions

프로포폴은 강력한 진정제이다. 환자를 지속적으로 모니터해야 하고 기도개방성, 인공환기, 산소투여, 기타 소생장비의 유지에 필요한 기구들을 항상 이용할 수 있어야 한다.

부작용 Side Effects

통증이 흔한 부작용이다. 호흡저하에 대비해야 한다. 다른 부작용으로는 저혈압, 느린맥, 유도 중 일시적인 무호흡, 회복단계 동안 구역 및 구토, 두통이 있다.

약물 상호작용 Interactions

약리학적 비호환성이 발견되지 않았다.

용법 · 용량 Dosage

유도를 위해서는 2 mg/kg을 정맥으로 투여하고, 필요에 따라 25~75 mcg/kg/min으로 점적투여한다. 절차상의 진정에서는 보통 더 적은 양(0.5~1.0 mg/kg)이 필요하다.

덱스메데토미딘 Dexmedetomidine (Precedex)

분류 Class 진정제, 수면제

설명 Description

덱스메데토미딘은 삽관 및 비삽관 환자의 진정에 사용되는 진정제이다.

작용기전 Mechanism of Action

덱스메데토미딘은 선택적 α_2-아드레날린수용체 작용제로 진정에 효과가 있다.

약동학 Pharmacokinetics

발현: 30~60초
최대효과: 3~6분
지속시간: 6분
반감기: 2시간

적응증 Indications

덱스메데토미딘은 삽관 및 비삽관 환자의 진정유도에 사용된다.

금기사항 Contraindications

이 약물에 과민성이 있는 환자에게는 투여해서는 안 된다.

주의사항 Precautions

덱스메데토미딘은 강력한 진정제이다. 환자를 지속적으로 모니터해야 하고 기도개방성, 인공환기, 산소투여, 기타 소생장비의 유지에 필요한 기구들을 항상 이용할 수 있어야 한다.

부작용 Side Effects

느린맥, 동정지, 고혈압, 일시적 고혈압, 진정 중 각성이 기록되어 있다.

약물 상호작용 Interactions

약리학적 비호환성이 발견되지 않았다.

용법 · 용량 Dosage

- **진정시작:** 1 mcg/kg을 10분에 걸쳐 투여
- **진정유지:** 0.2~0.7 mcg/kg(65세 이상 환자에서는 복용량 감소)

신경근차단제 Neuromuscular Blockers

기도의 확보와 보호는 응급처치에서 가장 우선적인 일이다. 환자가 의식이 없는 경우에는 기도유지가 매우 어렵고 기관내삽관이 필요할 수 있다. 이 상황은 약물과다복용 환자, 간질상태 환자 및 폐쇄성 머리부상을 입은 외상환자에서 가장 흔하게 발생한다. 그러나 구토반사, 이 악물기 등의 상황으로 삽관이 어려운 경우가 많다. 이 경우, 신경근차단제를 투여한 후에 기관내삽관을 수행할 수 있다.

신경근차단제는 근육이완을 일으키는 약물이므로 기관내삽관을 용이하게 해 준다(표 16-3 참조). 호흡근육을 포함한 모든 골격근이 이 약물에 반응한다. 투여 후 환자는 무호흡 상태가 되므로 기계적 환기를 필요로 한다. 신경근차단제는 환자의 의식수준이나 통증감각에 대해서는 영향을 미치지 않는다. 신경근육차단 약물은 작용 기전에 따라 **탈분극**(*depolarizing*)과 **비탈분극**(*nondepolarizing*)으로 분류할 수 있다. 가장 일반적으로 사용되는 탈분극 약물은 숙시닐콜린(succinylcholine)이고, 베쿠로늄(vecuronium) 및 판쿠로늄(pancuronium)은 가장 많이 사용되는 비탈분극제이다.

1. 숙시닐콜린(Succinylcholine [Anectine]). 숙시닐콜린은 응급의학에서 일반적으로 사

표 16-3 빠른연속기관삽관에 흔히 사용하는 신경근차단제

일반명	상품명	계열	성인용량	소아용량	발현	지속시간
Succinylcholin	Anectine	탈분극성	1.0~1.5 mg/kg	1.0~2.0 mg/kg	30~60초(정맥) 2~3분(정맥)	2~3분(근육) 10~30분(근육)
Pancuronium	Pavulon	비탈분극성	0.04~0.1 mg/kg	0.04~0.1 mg/kg	35~45초	30~60분
Vecuronium	Norcuron	비탈분극성	0.08~0.10 mg/kg	≥1년: 성인용량	<1분	25~40분
Atracurium	Tracrium	비탈분극성	0.4~0.5 mg/kg	1개월~2년: 0.3~0.4 mg/kg	1~2분	60~70분
Rocuronium	Zemuron	비탈분극성	0.6 mg/kg	>2년: 성인용량 0.6 mg/kg	30~60초	30~60분

용되는 탈분극성 신경근차단제이다. 이것은 약 60~90초 내에 작용하며 약 3~5분간 지속된다. 숙시닐콜린은 가로막(diaphragm)의 마비를 포함하여 총체적 마비로 진행된다.

2. 판쿠로늄(Pancuronium [Pavulon]). 판쿠로늄은 장시간 작용형 비탈분극성 신경근차단제이다. 이것은 30~45초 내에 작용하며 30~60분 동안 지속된다.
3. 베쿠로늄(Vecuronium [Norcuron]). 베쿠로늄은 작용발현이 빠르고 단시간 지속형의 비탈분극성 신경근차단제이다. 이것은 숙시닐콜린보다 심혈관계 부작용이 적고 근섬유다발 수축을 일으키지 않는다.
4. 아트라쿠늄(Atracurium [Tracrium]). 아트라쿠늄은 작용발현이 빠르고 단시간 내지 중간 작용형의 비탈분극성 신경근차단제이다.
5. 로쿠로늄(Rocuronium [Zemuron]). 로쿠로늄은 용량 및 작용 지속시간에 따라 급속 또는 중간 정도의 작용발현을 갖는 비탈분극성 신경근차단제이다. 동일한 투여용량에서 베쿠로늄과 임상적으로 거의 같은 정도의 효과적인 작용지속 시간을 갖는다.

탈분극성 차단제 Depolarizing Blocking Agents

숙시닐콜린은 유일한 치료용 탈분극성 차단제이다. 치료 효과면에서 비탈분극성 차단체와 유사하지만 작용기전은 다르다. 숙시닐콜린을 위장관으로 잘 흡수되지 않기 때문에 바람직한 투여경로는 정맥투여이다. 숙시닐콜린은 가성콜린에스테라제(pseudocholinesterase) 효소에 의해 일차적으로 혈액에서 주로 대사되고 나머지는 간에서 대사되어 콩팥(신장)으로 배출된다.

약력학 Pharmacodynamics

숙시닐콜린은 2단계 효과를 나타낸다. 1단계는 아세틸콜린처럼 작용하여 근육의 시냅스막의 탈분극을 일으킨다. 그러나 숙시닐콜린은 아세틸콜린에스테라제(신경근 접합부에서)에 저항성이 있기 때문에 탈분극이 지속되어 근육자극(근육섬유다발수축)에 의해 나타나는 짧은 자극 기간이 발생하고, 근육 마비 및 이완이 뒤따른다. 2단계는 약물농도가 고농도인 경우를 제외하고는 보통 관찰되지 않는다. 숙시닐콜린은 기관내삽관과 같이 단기적 근육이완에 선택되는 약물이다. 숙시닐콜린의 주요 부작용은 비탈분극성 차단제와 같다:

지속적인 무호흡 및 심혈관계 변화. 환자는 일반적으로 1단계에서 일어나는 근육수축으로 인한 근육통을 경험한다.

숙시닐콜린 Succinylcholine (Anectine)

분류 Class 탈분극성 신경근차단제

설명 Description

숙시닐콜린은 기관내삽관을 용이하게 하기 위하여 사용되는 단시간 작용, 탈분극 골격근 이완제이다.

작용기전 Mechanism of Action

숙시닐콜린은 단시간 작용형 탈분극 골격근 이완제이다. 아세틸콜린과 유사하게 운동신경의 콜린성수용체와 결합하여 탈분극을 일으킨다. 따라서 신경근 전달이 억제되어 근육이 아세틸콜린에 의해 자극될 수 없게 된다. 정맥주사 후 30~60초 내에 완전한 마비가 이루어지며 약 2~3분 동안 지속된다. 그 다음 효과가 사라지기 시작하고 6분 내에 정상으로 회복된다. 눈꺼풀과 턱에서 근육이완이 시작된다. 다음으로 사지, 복부 및 가로막과 갈비사이(늑간)로 진행된다. 의식에는 영향을 미치지 않는다.

약동학 Pharmacokinetics

발현: 30~60초(정맥), 2~3분(근육) 최대효과: 1~3분
지속시간: 2~3분(정맥), 10~30분(근육) 반감기: 5~10분

적응증 Indications

기관내삽관이 적용되고 근육긴장도 또는 발작이 이를 방해할 때 일시적인 마비를 얻기 위해 사용된다.

금기사항 Contraindications

숙시닐콜린은 이 약물에 과민성이 있는 환자에게는 금기이다. 눈에 관통상이 있거나 좁은 앞방각녹내장 병력이 있는 환자에게 사용해서는 안 된다. 이 약물은 사용 경험이 없는 사람이 투여해서는 안 된다.

주의사항 Precautions

기관내삽관에 숙련된 사람이 없고 절차를 수행할 준비가 되지 않은 경우 숙시닐콜린을 투여해서는 안 된다. 모든 응급소생약물과 장비와 함께 산소요법 장비를 즉시 이용할 수 있어야 한다. 강력하고 지속적인 근육다발수축으로 인해 탈분극성 신경근차단제가 사용된 어린이에서 골절이 보고되었다. 심한 화상과 심한 으깸손상을 입은 환자에게 숙시닐콜린을 투여

했을 때 심정지와 심실부정맥이 보고된 적이 있다. 약리학적 비호환성은 발생하지 않았다.

부작용 Side Effects

천명, 호흡곤란, 무호흡, 흡인, 부정맥, 느린맥, 동정지, 고혈압, 저혈압, 고칼륨혈증, 안압 증가 및 머리속압력 증가를 일으킬 수 있다. 악성 고열이 보고된 적 있다.

약물 상호작용 Interactions

리도카인, 프로카인아미드, 베타차단제, 황산마그네슘 및 기타 신경근차단제는 숙시닐콜린의 신경근차단 작용을 증강시킬 수 있다.

용법 · 용량 Dosage

1~1.5 mg/kg을 정맥주사한다. 정맥주사 경로가 선호되나 필요한 경우 근육주사할 수 있다.

비탈분극성 차단제 Nondepolarizing Blocking Agents

비탈분극성 차단제는 경쟁제(competitive agent) 또는 안정화제(stabilizing agents)라고도 불리며 쿠라레 알칼로이드와 그 합성유도체이다. 이 장에서는 브롬화 판쿠로늄, 브롬화 베쿠로늄, 아트라쿠늄, 브롬화 로쿠로늄의 네 가지 약물에 대하여 논의한다. 이 약물은 수술 중 기관내삽관 및 환기에 필요한 중간에서 장기간의 근육이완을 일으킨다. 비탈분극성 차단제는 위장관으로 흡수가 잘 되지 않기 때문에 정맥투여가 바람직하다. 상당량의 비탈분극제가 소변으로 배출된다. 판쿠로늄이나 베쿠로늄과 같은 일부 약물은 간에서 일부 대사된다.

약력학 Pharmacodynamics

비탈분극성 차단제는 골격근 막의 콜린성 부위에서 아세틸콜린과 경쟁한다. 이 작용은 아세틸콜린의 신경전달 물질 작용을 차단하여 근육 막의 탈분극을 막는다. 이 효과는 아세틸콜린을 파괴하는 효소인 아세틸콜린에스테라아제의 반응을 억제하는 네오스티그민(neostigmine)이나 피리도스티그민(pyridostigmine)과 같은 항콜린에스테라아제(anti-cholinesterase) 약물에 의해서 임상적으로 효과가 상쇄될 수 있다.

약물에 의해 생성된 초기 근육 허약은 특정 순서로 근육에 영향을 미치는 이완성 마비로 빠르게 변한다. 이완성마비를 타나내는 최초의 근육은 뇌섬유의 운동신경 부분과 눈, 얼굴, 목의 빠르게 움직이는 근육이다. 다음은 팔다리, 복부, 몸통의 근육이 약해진다. 마지막으로 갈비사이근육과 가로막이 마비된다. 마비의 회복은 일반적으로 반대 순서대로 일어난다.

이 약물은 혈액-뇌장벽(BBB, blood-brain barrier)을 통과하지 않기 때문에 의식이나 통증 인식의 변화가 일어나지 않는다. 따라서 환자는 자신에게 무슨 일이 일어나고 있는지 알고 있으며 극심한 불안과 고통을 경험할 수 있지만 자신의 감정을 전달할 수는 없다. 비탈분극성 차단제는 중등도 또는 지연성 근육이완에 사용된다. 기관내삽관을 촉진시키고 필요한 마취제의 양을 줄이고 조작을 쉽게 하기 위하여 사용된다. 또한 환기 지원이 필요하지만 기관내튜브와 환기보조에 거부하는 환자의 환기보조를 위해 환자를 마비시키는 데 사용된다.

브롬화판쿠로늄 Pancuronium Bromide (Pavulon)

분류 Class 비탈분극성 신경근차단제

설명 Description

판쿠로늄은 큐라레의 유도체이며 기관내삽관을 용이하게 하기 위한 근육이완을 일으키는데 사용된다.

작용기전 Mechanism of Action

판쿠로늄은 신경근 접합부의 후시냅스 막의 콜린성 수용체 부위에서 아세틸콜린과 경쟁한다. 따라서 신경근 접합부에서 근육섬유의 마비를 초래한다. 숙시닐콜린과 같이 초기 탈분극을 일으키지 않는다. 작용발현은 30~45초이며 효과는 최대 60분 동안 지속될 수 있다. 35~45분이 지나면 효과가 약해지기 시작한다.

약동학 Pharmacokinetics

발현: 30~45초	최대효과: 3~5분
지속시간: 30~60초	반감기: 2시간

적응증 Indications

기관내삽관이 적용되고 근육긴장도, 발작 또는 성대문연축이 이를 방해할 때 일시적인 마비를 얻기 위해 사용된다.

금기사항 Contraindications

이 약물에 과민성이 있는 환자에게는 금기이다. 이 약물에 사용 경험이 있는 사람이 아니면 투여해서는 안 된다.

주의사항 Precautions

기관내삽관에 숙련된 사람이 없고 절차를 수행할 준비가 되어 있지 않은 경우 판쿠로늄을 투여해서는 안 된다. 모든 응급소생 약물 및 장비와 함께 산소요법 장비를 갖추고 있어야 한다. 저혈압이 발생할 수 있다. 따라서 활력징후를 지속적으로 모니터해야 한다. 판쿠로늄은 머리속압력을 증가시킬 수 있으므로 머리손상 환자에서 종종 베쿠로늄이 선호된다.

부작용 Side Effects

천명, 호흡곤란, 무호흡, 흡인, 부정맥, 느린맥, 동정지, 고혈압, 저혈압, 안압 상승 및 머리속압력 증가를 일으킬 수 있다. 판쿠로늄은 미주신경을 선택적으로 차단하며 빠른맥, 심장부정맥 및 고혈압을 유발할 수 있다.

약물 상호작용 Interactions

리도카인, 프로카인아미드, 베타차단제, 황산마그네슘, 특정 항생제(아미노글리코사이드, aminoglycosides) 및 기타 신경근차단제는 판쿠로늄의 작용을 증강시킬 수 있다.

용법 · 용량 Dosage

성인 및 소아용량은 0.04~0.1 mg/kg를 정맥주사하는 것이다. 필요시 20~40분마다 0.01~0.02 mg/kg 반복투여할 수 있다.

베쿠로늄 Vecuronium (Norcuron)

분류 Class 비탈분극성신경근차단제

설명 Description

베쿠로늄은 판쿠로늄의 유도체이며 기관내삽관을 용이하게 하기 위한 근육이완을 일으키기 위해 사용된다.

작용기전 Mechanism of Action

베쿠로늄은 판쿠로늄과 유사한 작용 기전을 가지고 있다. 그러나 효력은 1/3 정도이고 지속시간도 짧다. 베쿠로늄은 후접합부 막의 콜린성 수용체 부위에 대해 아세틸콜린과 경쟁한다. 따라서 신경근 접합부에서 근육섬유의 마비를 초래한다. 숙시닐콜린과 같이 초기 탈분극을 일으키지 않는다. 작용발현은 <1분이며, 삽관에 효과적인 시간은 2.5~3분 내이다.

약동학 Pharmacokinetics

발현: <1분
최고 효과: 3~5분
지속시간: 25~40분
반감기: 30~80분

적응증 Indications

기관내삽관이 적용되고 근육긴장도나 발작이 이를 방해할 때 일시적 마비를 얻기 위하여 사용된다.

금기사항 Contraindications

이 약물에 과민증이 있는 환자에게는 금기이다.

주의사항 Precautions

기관내삽관에 숙련된 사람이 없고 절차를 수행할 준비가 되어 있지 않은 경우 베쿠로늄을 투여해서는 안 된다. 모든 응급소생 약물 및 장비와 함께 산소요법 장비를 즉시 이용할 수 있어야 한다.

부작용 Side Effects

천명, 호흡억제, 무호흡, 흡인, 부정맥, 느린맥, 동정지 및 고혈압을 유발할 수 있다.

약물 상호작용 Interactions

리도카인, 프로카인아미드, 베타차단제, 황산마그네슘 및 기타 신경근차단제는 베쿠로늄의 작용을 증강시킬 수 있다.

용법 · 용량 Dosage

- **성인용량:** 0.08~0.10 mg/kg을 정맥주사하는 것이다. 신경근차단은 25~30분 동안 지속된다.

아트라쿠늄 Atracurium (Tracrium)

분류 Class 비탈분극신경근차단제

설명 Description

아트라쿠늄은 기관내삽관을 용이하게 하기 위한 근육이완을 위해 사용된다.

작용기전 Mechanism of Action

아트라쿠늄은 베쿠로늄과 유사한 작용기전을 가지고 있다. 아트라쿠늄은 접합 후 막의 콜린성 수용체 부위에서 아세틸콜린과 경쟁한다. 따라서 신경근 접합부에서 근육섬유의 마비를 초래한다. 숙시닐콜린과 같이 초기 탈분극 파를 일으키지 않는다. 작용 발현은 2분이고, 삽관에 효과적인 시간은 2.5~3분이다.

약동학 Pharmacokinetics

발현: 2분 최대효과: 3~5분
지속시간 : 60~70분 반감기: 20분

적응증 Indications

기관내삽관이 적용되고 근육긴장도나 발작이 이를 방해할 때 일시적으로 마비를 얻기 위해 사용된다.

금기사항 Contraindications

이 약물에 과민성이 있는 환자에게는 금기이다.

주의사항 Precautions

기관내삽관에 숙련된 사람이 없고 절차를 수행할 준비가 되지 않은 경우 아트라쿠늄을 투여해서는 안 된다. 모든 응급소생 약물 및 장비와 함께 산소요법 장비를 즉시 이용할 수 있어야 한다. 천식에 주의하여 사용해야 한다.

부작용 Side Effects

천명, 호흡곤란, 무호흡, 흡인, 부정맥, 느린맥, 동정지, 고혈압, 저혈압, 안압 상승 및 머리속압력의 증가를 유발할 수 있다

약물 상호작용 Interactions

리도카인, 프로카인아미드, 베타차단제, 황산마그네슘 및 기타 신경근차단제는 아트라쿠늄의 신경근차단 작용을 증강시킬 수 있다.

용법 · 용량 Dosage

- **성인용량:** 0.4~0.5mg/kg을 정맥주사한다. 신경근차단은 60~70분 동안 지속된다.

로쿠로늄 Rocuronium Bromide (Zemuron)

분류 Class 비탈분극신경근차단제

설명 Description

로쿠로늄은 용량의존적으로 속효성 내지 중등도의 작용발현을 갖고 중등도의 지속시간을 갖는 비탈분극신경근차단제이다.

작용기전 Mechanism of Action

로쿠로늄은 운동종말판(motor end plate)에서 콜린성 수용체에 경쟁적으로 결합하여 아세틸콜린의 작용을 억제한다. 그 효과는 네오스티그민(neostigmine), 에드로포니윰(edrophonium)과 같은 아세틸콜린에스테라아제(acetylcholinesterase) 억제제의 존재 시 가역적이다.

약동학 Pharmacokinetics

발현: 30~60초	최대효과: 1~3분
지속시간: 30~60분	반감기: 14~18분

적응증 Indications

로쿠로니움은 빠른기관내삽관(투여 후 60~90초에 시작)이나 일상적인 기관내삽관을 용이하게 하고 수술 또는 기계적 환기 중에 골격근을 이완시키기 위해 전신마취의 보조제로 사용된다.

금기사항 Contraindications

이 약물에 과민증이 있는 환자에게는 금기이다.

주의사항 Precautions

로쿠로늄은 이 약의 작용과 가능한 부작용에 대해 익숙한 숙련된 임상의의 감독하에 용량을 조심스럽게 맞추면서 투여해야 한다. 로쿠로늄 심장박동수와 혈압의 약간의 상승을 일으킨다. 소아에서는 빠른맥이 일어날 수 있다.

부작용 Side Effects

로쿠로늄의 드문 부작용으로 기관지연축(bronchospasm)이 일어날 수 있다.

약물 상호작용 Interactions

숙시닐콜린, 전신마취(흡입), 리도카인, 퀴니딘, 프로카인아미드, 베타-아드레날린차단제, 칼륨소실이뇨제 또는 마그네슘의 예비투약에 의하여 마비의 강도와 지속 시간이 연장될 수 있다.

용법 · 용량 Dosage

빠른연속기관삽관 시 용량은 600 mcg(0.6 mg/kg)이다. 유지용량은 100~200 mcg(0.1~0.2 mg/kg)을 지속적으로 주입한다.

마취유도제 Induction Agents

신경근차단제는 의식에는 영향을 미치지 않는다. 따라서 빠른연속기관삽관(RSI)을 수행할 때 의식이 없는 환자를 제외하고는 먼저 진정제나 수면제 등 마취유도제를 투여해야 한다. 의식이 있는 환자에게 신경근차단제를 투여하는 것은 움직일 수 없거나 숨을 쉴 수는 없으면서 의식을 유지하고 전 과정을 견뎌야 하기 때문에 공포감을 줄 수 있다.

전형적인 마취유도제는 바르비투르산티오펜탈(barbiturate thiopental sodium)이 있다. 응급의학과 병원전 상황에서 벤조디아제핀 다이아제팜(benzodiazepines diazepam [Valium])과 미다졸람(midazolam[Vered])이 때때로 사용되지만 에토미데이트(etomidate[Amidate])와 케타민(ketamine[Ketalar])이 자주 사용된다. 케타민은 호흡과 기도반사에 영향을 미치지 않는 약물이다. 이것은 노인 환자에게는 환각을 일으키는 경향이 있기 때문에 일차적으로 소아에게 투여된다. 에토미데이트는 EMS에서 사용되는 초단시간 작용형 비바비투르산염, 비벤조디아제핀 진정수면제이다.

빠른연속기관삽관 Rapid Sequence Induction (RSI)

RSI 과정은 다음과 같다. 환자를 바로 누운 자세로 눕힌다. 삽관하기 전에 100% 산소로 5분 동안 산소화시키거나(자발적 호흡) 또는 백-밸브 마스크(bag-valve-mask)로 100% 산소를 최소 일회호흡량의 5배 투여한다. 이 과정은 3~5분간의 무호흡 동안 심각한 저산소증을 겪지 않게 해 준다.

1. 정맥로를 확보하고 구경이 큰 카테터로 생리식염수를 투여한다(시간과 인력이 가능하다면 2개의 정맥로가 좋다).
2. 절차 전반에 걸쳐 ECG, SpO_2 및 활력징후를 가능한 한 면밀히 모니터한다.
3. 철저한 신경학적 검사를 수행한다.
4. 펜타닐(fentany), 미다졸람(midazolam), 리도카인, 트로핀 및 숙시닐콜린의 빠른 투여를 준비한다.
5. 장비를 조립하고 준비한다(흡인기, 기관내튜브, 기관내과 속침, 주사기, 윤활제, 반지방패연골절개[cricothyrotomy] 및 PTTV 키트).
6. 다음의 경우에는 아트로핀(atropine) 1.0 mg을 정맥투여한다.
   - 느린맥(펜타닐이 느린맥을 일으킬 수 있다.)
   - 목뼈-척추 부상
   - 16세 미만의 환자(소아용량은 0.02 mg/kg 정맥투여)
7. 마비제(paralytic agents)를 준비한다.
8. 유도 전 약물로 펜타닐을 고려한다.
9. 유도약물을 투여한다(예: 에토미데이트[etomidate], 미다졸람[midazolam], 케타민[ketamine] 또는 프로포폴[propofol]).
10. 환자가 충분히 진정되었음을 확인한 후 1.5 mg/kg의 숙시닐콜린 또는 0.01 mg/kg의 베로쿠로늄을 정맥주입하고 환기를 중단한다.
11. 무호흡 및 턱의 이완은 환자가 기관내삽관을 할 수 있을 정도로 충분히 이완되었음을 나타낸다. 환자가 충분히 이완되지 않은 경우, 아트로핀을 투여하고 두 번째 용량의 숙시닐콜린 1.5 mg/kg을 투여한다.
12. 머리를 잡고 후두가 보이게 하고 삽관한다.
13. 폐의 팽창을 확인하고 기관내튜브가 뿌옇게 흐려지는 것을 확인하고 폐음을 청진한다. 100%의 산소로 분당 16~20회 환기시킨다(효과적인 환기속도를 측정하기 위하여 $EtCO_2$를 이용한다).
14. 기관내튜브의 커프를 팽창시킨다.
15. 환자의 활력징후를 재평가한다.
16. 숙시닐콜린의 효과는 3~5분이 지나면서 약해진다(베쿠로늄은 25~30분에 사라진다).

17. 지속적인 마비가 필요한 경우 의료통제부 또는 내부 규정은 판쿠로늄 또는 베쿠로늄 투여를 지시할 수도 있다.
18. 판쿠로늄과 베쿠로늄의 유지용량은 0.01 mg/kg이다.
19. 환자의 진정도를 평가한다. 장거리 이송을 위해서는 펜타닐, 미다졸람 또는 프로포폴을 더 투여해야 할 수도 있다.

약물보조삽관법 Pharmacologically Assisted Intubation (PAI)

급속유도법의 대체법은 마비제를 사용하지 않고 같은 약물을 많이 사용하는 것이다. 이 과정을 약물보조삽관법(Pharmacologically-Assisted Intubation, PAI)이라고 한다. 이 방법의 장점을 마비제가 사용되지 않고 호흡억제제의 효과회복이 날록손(Narcan)의 투여로 가능하다는 점이다. 이 방법의 단점은 입벌림장애(trimus)가 있거나 이를 악무는 환자에게서 일어난다. PAI 약물의 투여에도 불구하고 기관내튜브를 넣을 수 없을 때에는 외과적 기도절개가 이루어질 수 있다.

약물보조삽관법의 과정은 다음과 같다. 환자를 바로 누운 자세(앙와위)로 누인다. 삽관하기 전에 질소세척을 촉진하기 위하여 100%의 산소로 5분간 산소화시키거나 또는 백-밸브 마스크(bag-valve-mask)로 100% 산소를 최소 5배 투여한다. 이 과정은 3~5분간 무호흡 동안 심각한 저산소증을 겪지 않게 해준다.

1. 정맥로를 확보하고 구경이 큰 카테터로 생리식염수를 투여한다. 가능하면 전체 시술 동안 ECG, SpO_2, $EtCO_2$ 및 활력징후를 모니터한다.
2. 펜타닐, 미다졸람 및 아트로핀의 빠른 투여를 준비한다. 장비(흡인기, 기관내튜브, 기관내튜브 속침, 주사기, 윤활제, 반지방패연골절개[cricothyrotomy] 및 PTTV 키트).
3. 다음의 경우에는 아트로핀(atropine) 1.0mg을 정맥투여한다.
   - 느린맥(펜타닐이 느린맥을 일으킬 수 있다.)
   - 목뼈-척추 부상
   - 16세 미만의 환자(소아용량은 0.02 mg/kg 정맥투여)
4. 펜타닐 1.0 mcg/kg을 투여한다. 또는 성인 환자에게는 초기에 100 mcg을 투여한 다음 필요에 따라 최대 50 mcg 또는 0.5 mcg/kg, 최대 4 mcg/kg까지 증량하여 재투여한다.
5. 미다졸람 0.09~0.3 mg/kg을 서서히 주입한다. 환자가 음성이나 통증에 반응하고 수축기 혈압이 100이 넘는다면 2.5~5.0 mg/kg 투여한다. 필요시 1 mg boluse 3회 투여한다.
6. 미다졸람 투여 후 약 1~2분 후에 환자가 이완되어 편안해지면 반지연골압력을 적용한다.
7. 진정도를 확인하고 필요하면 펜타닐과 미다졸람을 추가 투여한다.
8. 머리를 잡고 후두를 보이게 하고 리도카인 분무제를 뿌린 후 삽관한다. 폐의 팽창을 확인하고 기관내튜브가 뿌옇게 흐려지는 것을 체크하고 폐음을 청진한다. 100%의 산소로 분당 16~20회 환기시킨다. 활력징후, SpO_2를 3~5분마다 모니터한다.

사례연구

14시 30분, 응급구조사는 축구를 하다가 다리를 다친 16세 남성을 돕기 위해 축구장으로 출동 요청을 받았다. 출동 도중에 응급의료전화상담원은 구급대원들에게 16세의 남성이 의식이 있고 호흡을 하고 있으며 왼쪽 다리에 골절이 있을 가능성이 있다고 말한다. 응급구조사는 도착하자마자 선수와 코치들이 서 있는 경기장의 중심부로 향한다. 그들은 환자가 왼쪽 발목이 변형된 채 땅에 누워 있는 것을 발견한다. 그는 축구 장비를 착용하고 있었고 응급처치제공자는 환자의 신발, 양말, 헬멧을 제거하였다. 환자는 그가 필드의 작은 구멍에 발을 들여 놓았을 때 공을 가지고 달리고 있었다고 말한다. 발목에 '팝'이 느껴지고 극심한 통증이 느껴졌다. 그는 일어나려고 했지만 고통 때문에 일어날 수 없었다고 말한다.

신체검진

CNS:	환자는 의식은 명료하고, 지남력×4, 극심한 통증
Resp:	호흡은 24; 기관은 중간선에 있음. 외상의 징후는 없음. 양측 폐음은 깨끗함
CVS:	목동맥 및 노동맥의 맥박이 강하게 만져짐; 피부는 핑크색이며 따뜻함
ABD:	부드럽고 만졌을 때 통증 없음
Extremities:	팔과 오른쪽 다리는 좋은 맥박, 감각 및 힘으로 손상되지 않았다. 왼쪽 발목 부위 변형 및 외회전되어 있음, 왼발의 말단 맥박은 촉지되지만 오른발보다 차갑다.

활력징후

Pulse:	96회/분, 규칙적임, 강함
Resp:	24회/분, 얕음
BP:	122/80 mmHg
SpO_2:	99%
ECG:	규칙적인 동성리듬
Hx:	환자는 어떤 약물도 복용하지 않고, 알려진 알레르기가 없으며 건강한 상태라고 말한다.

치료

응급구조사는 환자를 철저하게 검사하고 손상의 기전 때문에 척추고정은 필요가 없다고 판단한다. 환자의 왼쪽 발목은 심하게 외회전하여 각이져 있다. 그의 왼발은 차갑지만 맥박은 강하고 핑크색을 띠고 있다. 발목에 부목을 적용하려고 시도하는 동안 환자는 극심한 통증을 호소했고, 응급구조사는 환자에게 더 견딜 수 있도록 부목을 적용하기 전에 진통제를 투여하기로 결정한다. 오른쪽 팔뚝에 18게이지 카테터를 사용하여 정맥투여를 시작한다. 생리식염수로 정맥로를 유지한다(TKVO, To keep vein open). 응급구조사는 정규처방에 따라 모르핀 5 mg을 2분에 걸쳐 정맥투여한다. 베개부목에 발목을 고정하고 환자를 구급차로 이동시킨다. 환자는 여전히 상당한 통증을 호소하고 있어 모르핀 5.0 mg을 다시 투여한다. 환자의 활력징후, 특히 호흡과 혈압을 면밀히 관찰한다. 병원으로 가는 도중 환자가 메스꺼움을 호소함에 따라 25 mg의 디멘하이드리네이트(dimen-hydrinate[Gravol])를 정맥투여하고 병원 도착까지 다른 이상은 없었다. 병원에 도착하자마자 환자는 왼쪽 발목의 심각한 탈구 골절로 평가되고 치료된다.

사례연구

가을 저녁 7시에 응급구조사는 어깨를 다친 축구선수를 돕기 위해 고등학교 축구 경기장으로 갔다. 도착하자마자, 그들은 코치들과 선수들이 있는 사이드라인으로 향했다. 그 선수는 어깨 패드를 착용하지 않고 오른쪽으로 몸을 구부리고 있었다.

신체검진

CNS: 환자의 의식은 명료하고, 지남력×4; 중등도 통증
Resp: 호흡은 24회이고 기도는 적당함
CVS: 목동맥 맥박은 존재하며, 피부는 따뜻하고 건조함
ABD: 부드럽고 만졌을 때 통증 없음
Extremities: 오른쪽 어깨 탈구

활력징후

Pulse: 88회/분, 규칙적임
Resp: 18회/분, 얕음
BP: 118/72 mmHg
SpO_2: 96%
Hx: 환자는 어떤 약도 복용하지 않고, 알려진 알레르기도 없으며, 자신이 건강한 사람이라고 말한다. 코치들은 그 축구선수가 팀의 공격수라고 응급구조사에게 말한다.

치료

평가 결과, 응급구조사는 어깨가 앞쪽으로 탈구된 것을 발견한다. 그들은 환자에게 아산화질소로 호흡하게 하였다. 아산화질소를 몇 분 정도 호흡한 후 환자는 통증이 심하지 않다고 말한다. 응급구조사는 팔과 어깨를 잡고 환자를 구급차로 옮긴 후 왼쪽 어깨세모근에 하이드로모르폰(hydromorphone) 2 mg을 근육주사로 투여한다. 아산화질소와 하이드로모르폰은 환자에게 거의 완전한 통증 완화 효과를 준다. 특별한 일이 없이 병원으로 이송한다.

CHAPTER REVIEW

요약

응급구조사는 통증을 호소하는 대부분의 환자를 안정적으로 관리할 수 있다. 진통제에 대한 폭넓은 이해, 의료 지시에 의한 관리 및 비판적 사고기술을 통해 응급구조사는 많은 환자가 겪는 고통을 완화시킬 준비가 되어 있다.

주요 용어

analgesic(진통제) 통증 완화에 사용되는 약물

equianalgesic(등전위차트) 진통제의 등가용량을 나열하는 변환 차트. 이 차트는 서로 다른 진통제 간의 등가용량(동일한 양의 진통제를 제공하는 용량)을 계산하는 데 사용된다.

morphine equivalent dose(MED)(모르핀 등가용량) 선택된 모르핀 투여량에 대해 동일한 진통효과를 주기 위해 필요한 진통제의 양

narcotic(마약) 중추신경계에서 작용하는 물질로 통증의 감각을 감소시키거나 완화시킨다. 마약성 진통제(진통제)는 아편으로 만들어지거나 인위적으로 만들어진다.

대량살상무기
Weapons of Mass Destruction

CHAPTER 17

학습목표

이 장을 학습한 후 다음을 할 수 있어야 한다.

- **대량살상무기(WMD)**와 *CBRNE* 제재의 용어를 정의한다.
- WND 현장에서 개인보호장비 사용의 중요성을 이해한다.
- 일반적인 CBRNE 제재와 이에 대한 병원전 치료를 설명한다: 신경작용제, 발포제, 혈액작용제, 바이러스, 독소, 세균, 방사능작용제

서론 Introduction

2001년 9월 11은 미국인들에게 너무나 충격적인 날이었다. 테러리스트는 그날 미국을 공격했고, 그날의 실제 상황이 텔레비전을 통해 안방까지 생생하게 전달되어, 많은 사람들이 9. 11 테러 공격을 직접 목격하는 상황이 되었다. 그러나 시민을 대상으로 하는 이러한 공격은 대량살상무기를 이용한 테러리스트에게는 처음 공격이 아니었다.

테러리스트들의 공격 방법이 종전과는 다른 무기를 이용하고 있고, 그들의 능력을 명확히 보여주고 있다. 1984년 Bhagwan Shree Rajneesh를 추종하는 자들은 레스토랑의 샐러드바에서 751명의 사람들이 살모렐라에 감염되도록 하였다. 그들의 목적은 지방 선거 동안 질병이 널리 퍼지게 함으로써 지방위원회와 장관을 무력화시키기 위해서이다. 1955년에는 Aum Shinrikyo의 종교 신도들이 도쿄의 지하철에 사린(sarin) 신경가스를 살포하여 5,500명이 넘는 환자들이 병원에 이송되었고, 13명은 사망하였다. 이 환자들 중 1,038명은 사린으로 인한 증상을 겪었다. 2001년 9. 11 테러 사건 후 얼마 지나지 않아 탄저균이 담긴 편지들이 뉴스 매체와 정부에 배달되었다. 이러한 편지들로 5명이 사망하였고 17명이 감염되었다. 지금까지 테러리스트들은 **'자살 폭탄 테러**(*homicide bombing*)' 라고 불리는 드문 유형의 테러를 실시하였다. 자살 폭탄 테러 경우 테러리스트들이 폭발성 물질을 몸이나 차에 숨기고 있다가 원하는 때에 발화시키고 이는 수많은 사람들(보통 시민들)을 다치게 한다. 이라크에서는 염소(chlorine)를 실은 대형 트럭에 폭탄을 설치하여 독성 화학물질을 폭파시켜 독성물질의 위해에 폭발로 인한 손상까지 더욱 가중되었다. 테러리스트가 이와 같이 비전형적인 무기를 사용하게 됨에 따라 국가나 시민은 이에 대한 방비가 더욱 어려워졌다.

EMS 종사자들은 업무의 특성상 테러리스트 공격의 일선에서 주요한 역할을 하게 된다. 따라서 EMS 종사자들은 **대량살상무기**(*weapons of mass destruction*, WMD)로 알려진 것들을 잘 알고 있어야 한다. 대량살상무기에는 **화학, 생물, 방사능, 핵 및 고폭탄**(*chemical, biological, radiological, nuclear, and explosive*, CBRNE) 제제가 포함되고 이는 다양한 기전을 통해 전파될 수 있다. CBRNE 제제는 함유된 특정 성분에 따라 피부를 통하거나 주사, 흡입을 통해 체내로 흡수되거나 매개체 또는 무기를 통해 전파될 수 있다. 일반적으로 개인보호장비(personal protective equipment, PPE)가 이들 물질의 체내 유입을 막는데 사용된다. 이러한 많은 제제들에 대해 해독제와 치료제가 가능하다.

이 장에서는 병원전 약리학에 관점을 두고 WMD에 대하여 설명할 것이다. WMD 현장은 다양하고 복잡하며 이 책의 범위 내에서 전반적으로 다루기는 불가능하다. 대신에 EMS 종사자들은 테러리스트 공격에 적용할 수 있는 흔히 접하는 약물에 집중하여 설명할 것이다.

개인보호장비 Personal Protective Equipment

WMD 공격에 대처할 때 개인과 팀의 안전이 최우선시되어야 한다. CBRNE 제제의 특성상 EMS 종사자는 노출의 위험을 줄이고 질병을 막기 위해 개인보호장비(personal protective equipment, PPE)를 사용하는 것이 필수적이다. PPE는 특수복, 장갑, 장화 및 호흡보호장비를 포함한다. 적절한 예방을 위해 우리가 취급하는 의심되는 CBRNE 제제에 대하여 이해하는 것이 필요하다. 항상 지역지침과 권장사항을 따른다. WMD 공격 시 소집되는 모든 요원은 필요한 보호수단에 대하여 훈련을 받아야 한다. 당신이 희생된다면 다른 사람을 구할 수 없다는 것은 명심해야 한다.

화학작용제 Chemical Agents

대량살상무기(WMD)로 사용되는 화학작용제는 다양한 방법으로 사람들에게 영향을 끼친다. 신경작용제(nerve agent)는 부교감신경계를 자극하고, 결국 이완마비를 일으키는 자율신경계와 수의신경계에 영향을 미친다. 발포제(vesicants)는 피부, 눈, 그리고 점막의 손상을 일으킨다. 혈액작용제(blood agents)는 세포의 산소 이용에 막대한 악영향을 끼쳐 세포에 저산소증과 급성 세포사가 일어난다. 질식작용제(choking agents)는 폐의 손상을 일으키고 결국 폐부종을 일으킨다. 화학작용제들은 증기, 연무, 또는 액체로 존재할 수도 있고 재래식 또는 비재래식 무기로 운반될 수도 있다.

신경작용제 Nerve Agents

신경작용제는 신경계에 영향을 미치는 강력한 화학물질로서, 주로 유기인산 화합물이지만 농업에서 사용하는 상업용 살충제보다 훨씬 더 독성이 강하다. 신경작용제는 타분(tabun), 사린(sarin), 소만(soman) 및 신경독(VX)이 있다.

신경작용제는 액체, 증기 또는 두 가지 형태 모두 존재할 수 있고 피부를 통한 흡수나 호흡기관을 통해 흡입하여 흡수될 수 있다. 이러한 작용제는 효소 아세틸콜린에스테라아제(acetylcholinesterase)와 매우 높은 친화성을 가진 화합물이다. 아세틸콜린에스테라아제는 자율신경계와 신경근접합부의 신경전달물질인 아세틸콜린(acertylcholine)을 분해하는 역할을 한다. 신경작용제가 아세틸콜린에스테라아제와 결합하면, 아세틸콜린에스테라아제는 더 이상 아세틸콜린을 대사하지 못함으로써 아세틸콜린 수용체 부위는 끊임없이 자극받게 된다. 이것은 환자에게 부교감신경자극의 증상이 나타나게 하는 원인이 되고, 부교감신경계의 직접적인 작용(동공수축, 증가된 창자수축)과 부교감신경계에 의한 샘 자극(증가된 침분비, 증가된 위산, 콧물, 눈물, 땀남)의 원인이다. 또한 골격근도 영향을 받는다. 초기에는 약간의 연축이 발생할 것이고 근섬유다발수축으로 이어질 것이다. 이것은 발작(seizure) 또는 완전운동마비를 일으킬 수도 있다. 독성물질에 대한 노출은 일련의 징후 및 증상을 일으키고 노출량과 노출경로에 따라 다음의 다양한 증상이 나타날 수 있다.

- **경도 증상:** 동공수축(miosis), 콧물(rhinorrhea), 숨참, 흉부의 긴장감, 위장관계 문제, 땀남(발한), 근섬유다발수축(muscle fasciculations)
- **중등도 증상:** 쌕쌕거림(천명음), 다량의 기도 분비물, 호흡곤란(respiratory distress), 근쇠약, 구토, 설사
- **중증 증상:** 무의식, 발작, 이완마비(flaccid paralysis), 청색증, 무호흡

증상을 기억하기 위하여 "*SLUDGEM*"이라는 단어를 기억하면 도움이 된다: 침분비(*s*alivation), 눈물(*l*acrimation), 배뇨(*u*rination), 배변(*d*efecation), 위장장애(gastroin-testinal upset), 구토(*e*mesis), 동공수축(*m*iosis)

증상발현이 빠를수록 노출의 정도가 심각하다. 가끔 증상발현이 18시간 이상 지연될 수도 있다는 것을 기억해야 한다. 지연된 증상은 살충제를 자살 목적으로 섭취하였을 때와 같이 물질의 섭취 시에도 볼 수 있다.

신경작용제 중독의 치료는 특정 해독제(antidotes)의 투여가 가능하다. 해독제는 황산아트로핀과 프랄리독심(2-PAM)이다. 이 두 해독제가 Mark I kit라는 키트로 공급되기도 한다(그림 17-1). Mark I kit는 각각 자동주사기에 담긴 2 mg의 황산아트로핀과 600 mg의 프랄리독심으로 구성되어 있다. 아트로핀은 근신경접합부에서 아세틸콜린 수용체와 결합함으로써 아세틸콜린의 효과를 차단한다. 이것은 일시적으로 유용하다. 신경계 중독의 경우에는 일반적인 용량보다 많은 용량이 필요하다는 것을 기억하여야 한다. 2-PAM은 신경제와 상경적으로 결합함으로써 효소로부터 신경제를 유리시키고 재활성화시킨다. 환자가 중등도의 증상을 나타낸다면 1~2개의 Mark I kit를 투여하고 호흡이 개선될 때까지 매 5분마다 추가로 투여해야 한다. 심각한 증상의 경우 2~3개의 키트로 시작하고 발작예방을 위하여 디아제팜 투여를 고려한다. 소아 환자는 용량을 줄인다. 아트로핀은 2세 이하의 소아에게는 0.5 mg을 근육주사한다. 2~10세의 소아는 1 mg을 근육주사하고 10세 이상은 2 mg 투여한다. 2-PM은 체중 20 kg 이하 소아에게 15 mg/kg을 정맥주사한다. 20 kg 이상 소아는 성인 용량인 600 mg을 근육주사한다. 더 새로운 것은 군에서 사용하는 Mark I kit는 디아제팜이 포함되어 있다.

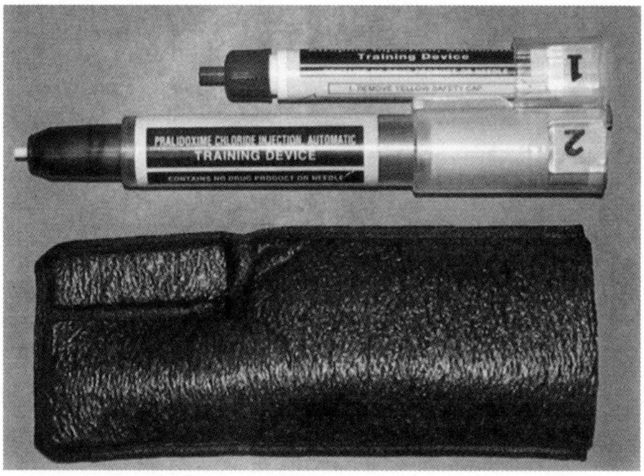

그림 17-1 Mark I kit 자동주사기
출처: Scott Metcalf/Pearson Education

발포제 Vesicants

발포제(vesicants)는 수포작용제(blistering agents)라고도 불리며 국제협정에 의하여 사용이 금지되기 전까지는 주요 화학적 무기였다. 지금도 일부 국가에서 WMD로 사용되고 있다.

발포제는 보통 진한 갈색을 띠는 기름 같은 액체로서 제거하기 어렵고, 오랜 시간 동안 대기에 남아 있는 지속성 작용제이다. 이것은 피부나 접촉한 신체 부위에 화상을 입히고 물집이 생기게 한다. 발포제가 의심될 때는 호흡기계를 보호할 수 있는 적당한 보호장비를 착용해야 한다. 주요 세 가지 발포제는 다음과 같다.

겨자 Mustard

겨자가스는 광범위한 유전적 손상을 일으키는 강력한 알킬화제로 다양한 조직에 영향을 미칠 수 있다. 발포제가 이미 호흡기관과 눈을 통해 흡수되었을지라도 피부에 닿은 액체 겨자가 가장 위험하다. 겨자가스는 마늘 같은 냄새가 나고 노출 시 후각신경을 둔감하게 만들기 때문에 빨리 인식하지 못한다.

겨자가스에 노출 시 즉각적인 증상은 없다. 그러나 4~8시간 후에 피부의 발적이 나타난다. 또한 결막의 발적과 눈의 가려움 및 통증이 나타난다. 코곁굴 통증, 기침, 후두부의 껄끄러움 등 상부호흡기 증상을 나타낼 수 있다. 나중에는 작은 수포가 생기게 된다. 그러나 겨자가스는 실제 발포제가 아니고 결국에는 세포 죽음을 초래한다.

겨자가스 중독의 특정 해독제는 없다. 초기 방법은 가능한 한 빨리 오염을 제거하는 것이다. 겨자가스 노출 5분 후 오염원의 제거는 독성 효과를 막을 수는 없지만 교차오염으로 인한 다른 사람을 보호할 수는 있다.

루이사이트 Lewisite

루이사이트의 위험은 다른 발포제들과 유사하다. 그러나 그 증기는 눈과 점막에 즉각적인 통증과 발열을 일으킨다. 루이사이트에 접촉 후 수분 이내에 피부는 손상된 조직이 회색으로 변한다. 그리고 그 후에 피부, 눈, 기도의 심한 손상이 나타날 수도 있다. 폐의 부종은 겨자가스보다 더 현저하고 흔히 가슴막삼출액(pleural fluid)을 동반한다. 고농도로 흡입한 경우에는 10분이라는 짧은 시간 내에 사망할 수도 있다. 루이사이트는 전신의 모세혈관에서 체액을 유출시켜 저혈량증이 발생되고, 결국에는 저혈압을 발생시킨다.

EMS 종사자는 기도를 보호할 수 있도록 준비하여야 한다. 가능한 한 빨리 오염원을 제거하여야 한다. 피부병소에는 화상에 사용하는 실바딘(silvadene)이나 네오스포린(neosporin)을 처치할 수 있다. 인공눈물이나 국소점안용 항생제가 눈에 도움을 줄 수 있다. 기도손상은 후두부종을 일으킬 수 있다. EMS 종사자는 환자에게 삽관하고 기계적 환기를 제공할 수 있어야 한다. British anti-Lewisite(BAL)라고 하는 해독제가 있다. 이것은 내부손상을 어느 정도 감소시켜 주지만 피부, 기도 및 눈에 대해서는 도움이 되지 않는다.

포스겐옥심 Phosgene Oxime

포스겐옥심은 특정 제조작업 공정에서 사용되는 화학물질로서 루이사이트의 작용과 비슷하다. 포스겐옥심은 눈 및 피부점막의 발열 및 통증 등 즉각적인 작용을 한다. 피부는 수분 내에 조직파괴로 회색빛을 나타낸다. 그후에 피부, 눈, 기도의 심각한 손상이 나타난다.

가능한 한 빨리 오염원을 제거해야 한다. 포스겐옥심의 해독제는 없다. 칼라민로션을 피부에 바를 수 있다. 인공눈물이나 국소점안용 항생제가 눈에 도움을 줄 수 있다. 기도손상은 후두부종을 일으킬 수 있다. EMS 종사자는 환자에게 삽관하고 기계적 환기를 제공할 수 있어야 한다. 진통제 투여를 고려한다.

혈액작용제 Blood Agents

혈액작용제는 세포의 산소대사를 방해하는 화학물질이다. 가장 일반적인 침입 경로는 흡입이다. 가장 흔한 혈액작용제는 시안화물(cyanid)이다.

시안화물은 많은 화학물질 과정의 부산물로 몇몇 식품에서 자연적으로 발생한다. 또한 특정 물건이 탈 때 연소에 의해 발생한다. 두 가지 유형의 시안화물은 시안화수소(hydrogen cyanide)와 염화시안(cyanogen chloride)이다. 시안화물은 호흡기계관, 주사, 또는 피부를 통해 신체로 들어갈 수 있다. 혈액을 통해 빠르게 분포된다. 일단 체내에 들어가면 독성은 직접적으로 호흡기전의 세포를 오염시킨다. 이것은 세포성 저산소증을 유발하고 결국에는 사망에 이른다.

시안화물은 **시토크롬(*cytochrome*)** *a*3 효소를 비활성화한다. 이 효소는 세포호흡의 중요한 부분으로 이 효소의 불활성은 세포의 저산소증을 일으킨다. 산소를 투여한다고 해도 세포의 저산소증을 해결할 수 없다.

노출 후에 환자들은 15~30초 내에 증상을 보이기 시작한다. 초기에는 호흡수가 증가한다. 그 다음에 어지러움, 허약감, 불안 및 오심이 발생한다. 결국, 환자는 의식상실과 호흡정지를 보일 것이다. 이러한 증상의 진전은 매우 빠르다. 실제로 시안화물 독성으로 인한 희생자들은 치료를 받기 전에 사망한다. 때때로 구조자들은 시안화물 희생자들에게서 약간의 아

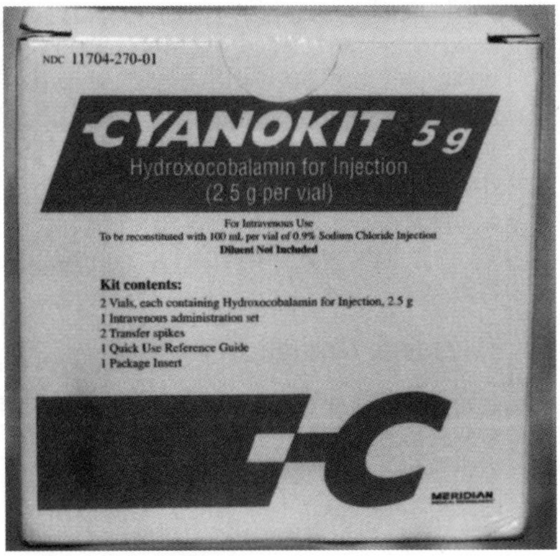

그림 17-2 시안화물 해독제 키트
출처: Bryan E. Bledsoe

몬드 냄새가 난다고 보고하고 있다.

처치로는 기도 및 호흡의 유지와 해독제의 투여를 포함한다. 모든 시안화물에 노출된 희생자들은 필요시 고유량 및 고농도의 산소로 기계적 환기를 실시해야 한다. 해독제는 가능하면 즉시 투여해야 한다. 선호되는 해독제는 히드록소코발라민(hydroxocobalamin [CyanoKit])이다(그림 17-2). 그러나 만약 히드록소코발라민의 투여가 불가능하다면 예전 방법인 시안화물 키트(Lilly, Pasadena)를 사용할 수 있다. 이 키트에는 아질산아밀(amyl nitrite), 아질산나트륨(sodium nitrite), 그리고 티오황산나트륨(sodium thiosulfate)이 들어 있다. 아질산염(nitrite)은 헤모글로빈의 철이 메트헤모글로빈(methemoglobin)이라는 형태로 변화하도록 만든다. 메트헤모글로빈은 시안화물과 높은 친화성이 있어, 실제로 시안화물을 **시토크롬** a_3 효소에서 떼어내고 세포 밖으로 제거된다. 일단 제거되면, 티오황산나트륨을 투여하여 해독시킨 후 콩팥으로 배출된다. 메트헤모글로빈은 자연적인 생화학 과정을 통해 점차 정상 헤모글로빈으로 변한다.

아질산아밀은 흡입용 앰플로 제공된다. 이것은 정맥로를 확보하는 동안 흡입하거나 백-밸브 마스크를 통해 즉시 투여할 수 있다. 일단 정맥로가 확보되어 있다면 아질산나트륨을 정맥으로 투여할 수 있다. 필요시 초기용량의 절반을 30분 후에 재투여할 수 있다. 마지막으로 아질산염 치료 후에 독성을 제거하기 위해 티오황산나트륨을 정맥으로 투여하여 시안화물을 제거한다. 해독제는 일련의 투여와 비교하여 개별적으로 투여하는 것이 훨씬 효과가 적다.

질식작용제 Choking Agents

질식작용제는 주로 호흡기계에 영향을 미친다. 암모니아(ammonia), 염소 및 포스겐(phosgene: 포스겐옥심과는 다른 제제)이 이에 해당한다. 보통 눈의 자극과 관련이 있다. 암모니아와 염소는 보통 2~24시간에 걸쳐 폐부종을 일으킬 수 있다. 이러한 작용제들은 신체적으로 폐의 막을 손상시키고 사이질 공간으로 체액이 유입되어 결과적으로 폐부종을 일으킨다. 환자는 결국 저산소증이 된다. 초기 증상은 보통 호흡곤란이 나타나고 점진적으로 더 악화된다.

희생자를 오염물에서 격리시키는 것이 중요하고 고유량 및 고농도의 산소를 투여한다. 필요시 기계적 환기를 제공해야 한다. 특별한 해독제는 없다. 질식작용제에 의해 발생한 폐부종은 기원이 심장이 아니고, 이뇨제는 제한적으로 사용할 수도 있음을 기억하는 것이 중요하다. 보충산소와 흡입용 기관지확장제가 유용하다. 폭동진압제(Riot control agent)가 질식작용제와 같은 효과를 많이 발생시킬 수 있고 때때로 이 둘 사이를 구분하는 것이 어려울 수 있다.

생물학적 작용제 Biological Agents

생물학적 무기는 바이러스, 세균, 곰팡이 등에서 유래된 물질이다. 특정 경우에는 생물학적 무기 자체가 감염원이지만 세균에서 생성된 독소가 관련되기도 한다. 균류는 주로 식물을 공격하므로 농업체제에만 실제적인 위협을 가한다. WMD로 사용되는 일반적인 생물학적 무기는 다음과 같다.

바이러스 Viruses

바이러스는 초현미경적인 감염제제의 한 그룹으로 극히 단순한 미생물이나 복잡한 분자로 이루어진 것으로 간주한다. 전형적인 유전물질의 RNA 또는 DNA 핵으로 덮인 단백질을 포함하지만 반투막성 막은 갖고 있지 않다. 이들은 살아 있는 세포에서만 성장과 증식이 가능하다.

천연두 바이러스 Smallpox

천연두는 variola 바이러스에 의해 발생하며, 1980년에 WHO는 지구상에서 박멸되었다고 선언하였다. 러시아와 미국의 두 곳의 실험실에서 바이러스를 보존하기 위한 허가를 받았다. 구소련의 멸망으로 vector 센터의 세균 바이알의 행방이 불명확한 가운데 천연두 바이러스도 1999년에 모두 파괴되었다고 추정되지만 남아 있을 가능성에 대한 우려도 있다.

천연두의 잠복기간은 약 12일이고 감염의 증상과 징후는 권태감, 발열, 오한, 구토, 두통, 등통 등이다. 일부 환자는 진전섬망을 나타낸다. 발병 후 약 2~3일에 얼굴, 손, 팔에 발적이 나타나고 전신으로 번진다. 병소는 후에 반점이 나타나고 고름집이 형성된 후 그 위에 딱지가 앉게 된다.

천연두에 대한 백신은 존재하지만, 질병이 모두 사라진 후에 백신투여도 중단되었다. 천연두의 예방은 백신에 의하며 백신은 3~10년간 효능이 있다. 필요시 추가량을 투여할 수 있다. 감염 환자에 대한 치료는 백신 면역글로블린이며 이것은 노출 후 24시간 내에 투여 시 가장 효과가 있다.

에볼라 바이러스 Ebola

에볼라 바이러스는 알려진 가장 치명적인 바이러스이며, 출혈열(hemorrhagic fever)을 일으킨다. 감염자의 50~90% 정도가 사망하게 되고, 감염자의 혈액, 소변, 분변 또는 기생충과의 접촉 및 호흡에 의해 감염된다. 잠복기는 2~21일이다. 갑자기 열이 발생하고 근육통, 두통, 인후통과 함께 출혈열이 시작된다. 그 후 오심, 구토, 설사 및 발적으로 진행된다. 콩팥, 간과 같은 기관의 기능 손실은 내출혈 및 외출혈에 의해 이차적으로 발생한다. 출혈은 보통 5일째 시작된다. 에볼라 바이러스는 WMD의 강력한 후보물질이다. 백신이 없으며 항바이러스 치료도 불가능하다. 치료는 격리와 보조요법에 의존한다.

마르부르그 바이러스 Marburg

마르부르그 바이러스는 에볼라 바이러스와 밀접한 관련이 있다. 이 병은 독일에서 아프리카 초록원숭이 수입 이후 출혈열의 발생으로 확인되었다. 증상은 에볼라 바이러스와 유사하다. 치사율은 25%이다. 마르부르그는 분무제로 만들 수 있으므로 효과적인 무기이다. 백신이나 치료법은 알려지지 않았다.

독소 Toxins

독소는 살아 있는 생명체에서 만들어지는 독성물질이며, 인체 조직으로 들어오면 일반적으로 매우 불안정하고 독성이 강하며, 항체생성을 유도할 수 있다.

보툴리눔 독소 Botulism

보툴리눔 독소는 인간에게 가장 치명적인 화학물질 중의 하나이며 세균 **클로스트리듐보툴리눔**(*Clostridum botulinum*)에 의하여 생성된다. *Clostridum* 종들은 포자를 생성한다. 포자(spores)는 특정 세균에서 발생하는 중요한 생식세포이다. 보툴리눔 독소는 통조림이나 세균이 함유된 식품의 불완전한 가열로 인하여 생성된다. 세균 자체는 해가 없고, 세균이 생산한 독소는 전염성은 없으나 독성이 강하다. 예방과 적절한 치료가 없으면 환자는 사망에 이를 수 있다.

7종 이상의 보툴리눔 독소가 있다. 독소는 근신경차단제와 같이 근신경접합부에 영향을 미친다. 처음 증상은 노출 후 1~12시간 후에 일어나며 눈꺼풀의 처짐, 입안건조, 삼키거나 말하기의 곤란, 흐린 시력, 겹보임이 발생한다. 마비는 얼굴에서 목, 가슴, 복부, 그리고 사지로 진행된다. 결국 호흡기 근육이 완전히 마비되어 죽음에 이른다. 치료는 호흡보조와 항독소의 투여이다.

보툴리눔 중독이 의심되면 항독소(trivalent botulinum antitoxin)를 가능한 한 빨리 투여하여야 한다. 신속한 치료가 이루어지지 않으면 마비가 진행되어 회복하는 데 수개월 이상 걸릴 수 있다. 현재는 보툴리눔 종류에 따라 백신이 가능하다.

피마자기름 Ricin

리신(ricin)은 피마자(*Ricinus communis*)의 가공 과정에서 생성되는 독소로 단백질의 합성을 억제하며, 만들기 쉽고 안전하다. 리신은 섭취, 주사 또는 흡입으로도 가능하다. 흡입 시 증상은 약 3시간 후에 시작되며 기침, 가슴압박, 열, 호흡곤란, 오심, 근육통이 일어난다. 섭취 후 증상은 오심, 구토, 내출혈 및 간기능부전이 일어난다. 주사 시 리신은 주사 부위의 근육세포 및 림프절의 괴사를 일으킨다. 이것은 결국 기관부전과 죽음을 초래한다.

리신에 대한 가능한 백신과 항독소는 없다. 치료는 지지적이고 무엇보다도 수액대책요법이 중요하다. 섭취 시는 활성탄으로 세척하는 것이 도움이 될 수 있다.

세균 Bacteria

세균은 핵물질(nuclear material), 세포질(cytoplasm), 세포막(cell membrane)으로 구성된 살아 있는 생명체를 말한다.

야생토끼병 Tularemia

야생토끼병은 **토끼열**(*rabbit fever*) 또는 **사슴파리열**(*deer fly fever*)이라고도 알려져 있으며, 세균 *Francisella tularensis*에 의하여 발생한다. 세균은 감염성이 매우 높아서 한 마리의 세균이라도 인체를 감염시킬 수 있다. 이것은 흡입 또는 상처 부위를 통하여 침입하며 두 가지 형태의 질병을 일으킨다: 궤양샘 야생토끼병(ulceroglandular tularemia)과 흡입성 야생토끼병(inhalational tularemia). 생물학적 화학무기로써 야생토끼병은 대부분 분무제 형태일 것이다. 야생토끼병은 백신이 가능하며 치료는 독시사이클린(doxycycline), 시프로플록사신(ciprofloxacin), 겐타마이신(gentamicin), 스트렙토마이신(streptomycin)으로 한다.

궤양샘 야생토끼병은 정상 상태에서 감염된 동물의 피부나 점막에 접촉되거나, 감염된 파리, 모기, 빈대에 물려서 감염이 된다. 감염 부위에 궤양이 생긴다. 후에 궤양 부위에서 가까운 림프절이 부풀고 딱딱해진다. 환자는 고열과 권태감으로 진행될 수 있다.

흡입성 야생토끼병은 갑작스런 오한, 열, 두통, 근육통, 피로감, 기침, 체액손실이 특징이다. 잠복기간은 1~21일이고 평균 3일이다. 증상은 3주까지 지속된다. 치사율은 약 30%에 이른다.

탄저병 Anthrax

탄저병은 세균 *Bacillus anthracis*에 의하여 발생한다. 이 세균은 인간에게는 드물지만 척추동물에서 종종 발견된다. 이 세균의 포자는 온도변화와 습기 및 척박한 환경에서 내성이 강하다. 사실 탄저균 포자는 햇빛이나 약 158℃의 고온에서도 수일간 살 수 있으며 토양이나 물에서도 수년간 생존한다. 탄저균은 흡입, 섭취, 피부의 상처 부위를 통하여 체내로 침입한다. 잠복기는 전형적으로 1~6일이다. 탄저병은 인간 대 인간으로는 감염되지 않는다. 탄저병에 대한 백신은 가능하다.

탄저병은 피부, 폐, 위장관에 영향을 미친다. 탄저병이 피부에 국한될 때 **피부 탄저병**(*cutaneous anthrax*)이라고 한다. 이것은 보통 감염된 동물(양, 염소, 소)의 조직에서 시작된다. 피부 탄저병은 페니실린, 독시사이클린, 시프로플록사신 등 항생제로 치료할 수 있다.

포자를 박멸하는 데 오랜 시간이 걸리기 때문에 치료는 보통 60일 이상이 걸린다.

흡입 탄저병(*inhalational anthrax*)은 탄저 포자가 폐로 흡입되어 발생하며, 일반적으로 소에 발생한다. 이것은 노출 후 1~7일 내 고열, 피로감(감기와 같은 증상)이 생긴다. 나중에 갑작스러운 호흡기질환(기침, 호흡저하, 빠른맥), 쇼크 및 죽음에 이르게 된다. 흡입 탄저병을 치료하지 않으면 치사율은 90% 이상에 이른다. 항생제(종종 항생제의 혼합으로 사용)를 투여할 수 있다. 탄저균에 노출된 사람은 즉시 항생제요법을 시작해야 하며 검사 결과가 음성으로 나오거나, 감염이 완치될 때까지 치료요법을 지속해야 한다.

새로운 약물인 락시바쿠맵(raxibacumab)은 흡입 탄저균에 대한 인간의 단일 클론항체 약물이다. 항생제는 탄저병 세균을 사멸할 수 있는 반면에 세균에서 생산된 독소에는 효과적이지 않다. 락시바쿠맵은 세균에서 유리된 탄저병 독소를 목표로 한다. 흡입 탄저병 경우 독소가 이미 인체 혈 중에 순환을 하고 있어도 사람들은 탄저병에 감염된 것을 알지 못할 수도 있다. 이 시점에서는 항생제의 효과가 너무 늦을 수도 있다.

내장 탄저병(*intestinal anthrax*)은 복통, 구토 및 혈변을 일으킨다. 내장 탄저병은 대량의 포자에 노출되어야 걸리나 패혈증에 의해 죽음이 초래될 수 있다.

페스트 Plague

페스트는 **흑사병**(*Black Death*)이라고도 불리며 항생제가 발견되기 전에는 수백만 명이 죽음에 이르게 했으며 WMD로서 위협적인 존재이다. 페스트는 세균 *Yersinia pestis*에 의하여 발생한다. 두 가지 유형의 흑사병은 림프절페스트(bubonic plague)와 폐렴페스트(pneumonic plague)이다.

림프절페스트는 가장 일반적이며 벼룩에 물리는 경우 설치류에서 인간으로 전염된다. 감염은 림프계를 통하여 퍼지며 샅굴 부위의 림프절이 붓는다(known as *buboes*). 또한 혈류를 타고 침입하여 패혈증을 일으킨다.

폐렴페스트는 패혈증, 또는 미생물의 흡입으로 일어난다. 세균은 폐를 통해 빨리 퍼지고 출혈성 폐렴을 일으킨다. 이러한 특징이 페스트를 생물학전쟁에서 사용하기 유리한 작용제가 되는 이유이다. 잠복기는 2~10일이다. 페스트 환자는 감염성이 극히 높다. 질환은 보통 1~2일 지속된다. 증상은 권태감, 고열, 림프절부종, 피부병변, 오한, 두통, 객혈, 폐렴, 순환장애 및 죽음이다.

페스트에 노출된 사람은 독시사이클린이나 사이프로플록사신으로 치료해야 한다. 백신은 없다. 폐렴페스트는 증상 발병 후 24시간 내에 항생제 요법을 시작하면 잘 치료될 수 있다. 폐렴페스트에 사용되는 항생제는 스트렙토마이신(streptomycin), 독시사이클린, 클로람페니콜(chloramphenicol) 및 시프로플록사신이다.

브루셀라증 Brucellosis

브루셀라증은 파상열(undulant fever)이라고도 하며, *Brucella* 종의 세균(*Brucella suis, Brucella melitensis, Brucella abortus*)에 의하여 발생한다. 포자 형태가 아니며, 감염은 흡입을 통해서 발생한다. 잠복기는 5~21일이나 2개월까지 걸릴 수도 있다. 브루셀라증은 죽음보다는 기능상실을 일으키는 경우가 많다. 초기에 환자는 감기와 같은 증상(열, 오한, 두통, 식욕감퇴, 우울, 극심한 피로, 관절통증, 발한, 오심, 구토 등)을 보인다. 브루셀라증은 항생제 독시사이클린, 리팜핀(rifampin)으로 치료한다. 치료는 보통 최소 6주가 걸리며 재발률이 높다.

천연두, 페스트, 에볼라 등에 감염된 환자는 전염성이 강하다. 노출방지를 위하여 응급구조대에서 사용하는 개인보호장비를 사용하는 것이 필요하다.

방사능작용제 Radiological Agents

방사능작용제는 이온화된 방사선(전리방사선)이 방출되는 물질로 살아 있는 생명체에 해로우며 고체, 액체, 또는 기체로 존재할 수도 있다. 방사능작용제는 핵무기, 방사성 물질을 퍼뜨리는 고전적 폭발물(일명 '더티밤' 이라고도 함) 또는 방사선 물질을 수동으로 퍼뜨리는 방법을 통해 전달될 수도 있다. 노출은 세 가지 경로로 오염되거나, 조사되거나, 체내로 방사성 물질이 들어와서 발생할 수 있다.

오염(contamination)은 방사성 물질이 신체 또는 희생자의 옷에 노출되었을 때 발생한다. 제거는 오염원 제거와 옷의 철저한 제거를 통해 이루어진다. 방사성 오염제거는 지역지침을 따른다. 오염을 제거하기 위한 시도로써 오염을 확산시킬 수 있는 샤워는 하지 않는다.

조사(irradiation)는 사람들이 방사성 근원에 가까이 있고, 그 방사성 근원에서 발생한 에너지가 인체 세포를 파괴한다. 핵방사선은 느끼거나 볼 수 없거나 다른 감각으로도 감지할 수 없다. 그러나 핵방사선은 인체를 통과함으로써 인체의 세포를 손상시킨다. 방사선에 폭로됨으로써 방사선의 에너지가 세포까지 전달되어 세포의 필수 성분을 변화시킨다. 손상된 세포는 스스로 치유되거나 죽고, 변형되거나 손상된 세포로 생성된다. 방사성 물질에 오염되지는 않고 방사성 물질에 조사만 된 사람이 있을 수 있고 이러한 환자들은 다른 사람들에게 위험을 초래하지 않는다.

만약 방사성 물질을 흡입, 주사 또는 피부에 침투(더티밤의 파편)되었다면, 환자의 체내까지 방사성 물질이 침투한 것이다. 체내 피폭(internal exposure)은 체외 피폭보다 훨씬 더 치명적이며, 이는 신체조직으로 더 높은 수치의 방사능이 침투된다.

방사선작용제로부터의 보호는 다음과 같이 간단하고 쉽다.

- **시간**(time). 방사선 영역에서 보내는 시간을 줄이는 것은 방사성 물질로부터 조사되는 양을 줄일 수 있다.
- **거리**(distance). 방사선의 효과는 방사선의 근원에서 멀어질수록 감소한다. 이것은 역제제곱법칙이 적용되는데, 만약 방사선에서 두 배 멀어지면 방사선으로부터 조사되는 양은 1/4이다.
- **차폐**(가림, shielding). 보호용 장벽과 옷은 방사성 물질이 신체에 도달하는 조사량을 감소시킬 수 있다. 보호용 장비는 방사선의 유형에 적절한 것으로 선택하는 것이 중요하다.

방사선의 유형으로는 네 가지 주요 유형(알파, 베타, 감마, 그리고 중성자)이 있다.

알파입자는 입자들의 이동경로를 따라서 높은 농도의 이온화를 형성하는 크고 무거운 원자로 구성된 입자이다. 1 cm의 적은 공기, 한 장의 종이 또는 피부의 바깥층에 침투하지 못한다. 이러한 제한된 침투력 때문에 신체 외부에 있는 알파원(alpha sources)은 해를 입히지 않는다. 그러나 입자가 체내로 침투되었다면 내부방사선위해(internal radiation hazard)가 되어 심각한 손상을 입힐 수 있다.

베타입자는 작고 가벼운 원자로 구성된 입자로 알파입자보다 조직 더 깊이 침투할 수 있다. 충분한 에너지를 보유한 베타방사선은 피부의 바깥층을 뚫고 더 깊이 조직으로 침투할 수 있다. 그러나 이것은 보통 내부 장기까지는 침투하지 못한다. 베타입자는 일반적으로 합판이나 플라스틱을 침투하지 못한다.

감마방사선은 전자파로 공기 중에 먼 거리를 이동할 수 있는 에너지가 있고 매우 침투력이 강하다. 감마선은 물체를 통과할 때 산란되고 또는 흡수될 수 있다. 근본적으로 침투할 수 있는 강한 에너지는 있지만 이들의 경로를 통해 원자와 상호작용을 할 때는 그 에너지가 빠르게 없어진다. 신체 세포와 상호작용하는 경우 피부 또는 내부 조직까지 손상시킬 수 있다. 납, 콘크리트 및 기타 중금속 물질들은 감마방사선 차폐에 이용된다.

중성자방사선은 다양한 핵반응으로부터 발생할 수 있다. 이것은 보통 원자로 주위나 핵무기 폭발 후에 발견된다. 중성자는 방전된 입자로 피부와 내부 장기를 통해 침투할 수 있다. 중성자방사선은 콘크리트, 물, 또는 파라핀 장벽을 침투할 수 없다.

방사선 중독의 증상은 다양할 수 있으나 오심, 구토, 심한 화상, 피로, 그리고 사망을 포함한다. 방사선에 피폭된 사람들은 표준절차를 따라 가능하면 즉시 오염을 제거해야 한다. 방사선 내부 피폭(주사 또는 흡입)된 환자들의 경우 오염은 제거할 수 없다.

CHAPTER REVIEW

요약

응급구조대와 응급구조사는 일반적인 WMD에 익숙해져야 한다. WMD 공격 시 침착함을 유지하면서 개인보호장비를 착용하고 접근할 수 있을 정도로 현장이 안전해질 때까지 바람이 불지 않는 쪽 위에서 대기하고 있어야 한다. 사용한 물질이 확인되면 적절한 치료를 적용한다. 응급구조사는 필요시 해독제 투여를 할 수 있어야 하므로 일반적인 WMD에 대한 치료법을 알아야 한다. 개인과 동료의 안전이 항상 우선시되어야 하는 것을 명심한다.

주요 용어

antidote(해독제) 독소의 기능을 약화시키는 치료제.

contamination(오염) 방사성 물질이 신체나 희생자의 옷에 침투될 때 발생한다.

irradiation(조사) 사람이 방사성 근원에 가까이 있고, 방사성 근원에서 나오는 에너지가 인체세포를 파괴할 때 발생한다.

spore(포자) 특정 세균 종에서 생성되는 원형체, 환경조건이 열악한 상황에서 세균세포가 휴지기에 들어가는 형태를 말한다.

vesicant(발포제) 물집을 발생시키는 약물이나 제제.

GLOSSARY OF STREET DRUG NAMES

APPENDIX A

CENTRAL NERVOUS SYSTEM STIMULANTS

A
Amp
Bam
Batu (methcathinone)
Beans (MDMA)
Bennie (Benzedrine)
Bennies
Black and white
Black beauties
Black birds
Blue angels
Blue beauties
Bombido (injectable amphetamine)
Bombita (Spanish-speaking community)
Candy
Cartwheels
Cat (methcathinone)
Chalk
Cherry meth (GHB)
Chicken powder
Chocolate
Chris
Christine
Christmas eve
Christmas trees
Christy (smokable meth)
Coast to coast
Coke (cocaine)
Copilot
Crack (cocaine)
Crank
Crink
Cris
Crisscross
Crissroads
Croak (meth and crack)
Crystal (methamphetamine)
Dexies
Disco pellets
Dominoes
Double cross
Easy lay (GHB)
Ever clear (GHB)
Eye openers
Fire (meth and crack)
Flake (cocaine)
Footballs
Georgia horse (GHB)
Glass
Go-fast
Gold dust (cocaine)
Granulated orange
Green and clears
Greenies
Hanyak
Head drugs
Hearts
Hiropon (smokable methamphetamine or methcathinone)
Ice
Inbetweens
Jam
Jelly baby
Jolly baby
Jugs
Kaksonjae
LA (long-acting amphetamines)
LA glass (smokable LA)
LA turnarounds
Leapers
Lid poppers
Lid proppers
Liquid (GHB)
Little bomb
Max (dissolved gammahydroxybutyrate mixed with amphetamine)
Meth
Mexican crack
Mini bennie
Nugget
Oranges
Peaches
Pep pills
Pink and green
Pinks
Quartz
Rippers
Rock (cocaine)
Rosa (Spanish-speaking community)
Roses
Shabu (methcathinone)
Snap
Snow (cocaine)
Speed
Speedball (heroin plus cocaine)
Toot
Truck drivers
Turnarounds
Uppers
Ups
Wake-ups
Whiffle dust
Whites
X
XTC
Yellow jackets

PHENCYCLIDINE (PCP)

A Beam me up Scotty (PCP and crack)
Ace
Ad
Amoeba
Angel dust
Animal tranquilizer
Aurora
Black acid (PCP and LSD)
Bush
Bust bee
Cheap cocaine
Cosmos
Criptal
Devil's dust
Dipper
DOA
Domex (PCP and ecstasy)
Dummy mist
El Diablito (for combination of PCP, marijuana, cocaine, and heroin in Spanish-speaking community)
Frios (marijuana laced with PCP in Spanish-speaking community)
Goon
Green
Guerrilla
Hog
Jet
K
Kools (marijuana laced with PCP)
Lemon 714
Lovely
Magic dust
Mauve
Mist
Monkey tranquilizers
Mumm dust
Niebla (Spanish-speaking community)
Octane (PCP laced with gasoline)
Ozone
Peace pill
Purple
Rocket fuel
Shermans
Sherms
Special LA coke
Superacid
Supercoke
Supergrass
Superjoint
Trangs
Tranq
Wack

HEROIN

Aunt Hazel
Big H
Black pearl
Black tar
Brown
Brown sugar
China white
H
H and stuff
Heroina
Horse
Junk
Mexican mud
Scat
Shit
Skag
Smack
Snow
Stuff
Tango and Cash

OTHER ANALGESICS

Black (opium)
Blue velvet (paregoric plus amphetamine)
Dollies (methadone)
M (morphine)
Microdots (morphine)
PG or PO (paregoric)
Pinks and grays (propoxyphene hydrochloride)
Poppy (opium)
Tar (opium)
Terp (terpin hydrate or cough syrup with codeine)

CENTRAL NERVOUS SYSTEM DEPRESSANTS

Blue birds
Blue devil
Blue heaven
Blues
Bullets
Dolls
Double trouble
Downs
Goofballs
Green and whites (chlordiazepoxide)
Greenies
Ludes
Nembies
Peanuts
Peter (chloral hydrate)
Rainbows
Red Devils
Roaches (chlordiazepoxide)
Seccy
Seggy
T-birds
Toolies
Tranqs
Wallbangers
Yellow jackets
Yellows

HALLUCINOGENS

Acid (LSD)
Blue dots (LSD)
Cactus (mescaline)
Crystal
Cube (LSD)
D (LSD)
Mesc (mescaline)
Mexico mushroom (psilocybin)
Owsleys (LSD)
Pearly gates (morning glory seeds)

CANNABINOLS

Acapulco gold
Bhang
Brick
Charas
Colombian
Gage
Ganja
Grass
Hash
Hay
Hemp
J
Jane
Jive
Joint
Key or Kee
Lid
Locoweed
Mary Jane
Mexican
MJ
Muggles
Pot
Reefer
Roach
Rope
Sativa
Stick
Sweet Lucy
Tea
Texas tea
Weed
Yesca

SOLVENTS AND INHALANTS

Air blast
Ames
Amies
Aroma of men
Bang
Boopers
Bullet
Buzz bomb
Climax
Honey oil
Huff
Huffing
Jac aroma
Kicks
Laughing gas (nitrous oxide)
Locker room (isobutyl nitrate)
Medusa
Moon gas
Oz
Pearls (amyl nitrite)
Poppers (isobutyl or amyl nitrate)
Rush
Snappers
Sniffers
Whiteout

INHALANTS

Air blast
Ames
Amies
Amys
Aroma of men
Bang
Boppers
Bullet
Buzz bomb
Climax
Honey oil
Huff
Laughing gas (nitrous oxide)
Locker room (isobutyl nitrate)
Medusa
Moon gas
Oz
Pearls (amyl nitrite)
Poor man's pot
Poppers (isobutyl or amyl nitrate)
Whiteout

STREET DRUG LINGO

Abe's cape: $5 bill
Agonies: withdrawal symptoms
All star: user of many types of drugs
Amped out: fatigue after using methamphetamine
Baby habit: occasional user of drugs
Bad go: bad reaction to a drug
Bagging: using inhalants
Batt: hypodermic needle
Bedbugs: fellow addicts
Bender: drug party
Bone: $50 piece of crack
Boulder: $20 worth of crack
Cooker: one who manufactures methamphetamine
Deck: 1–15 g of heroin
Demo: sample size of crack
Deuce: $2 worth of drug
Eight ball: 1/8 ounce of any type of drug
Gluey: one who sniffs or inhales glue
Huffer: one who uses inhalants
Hype: an addict, most frequently refers to IV drug users
Lid: 1 ounce of marijuana
Meth head: regular meth user
Meth monster: one who gets a violent reaction to methamphetamine
Rolling: getting high on Ecstasy
Snot: residue left after smoking amphetamines
Snotball: rubber cement rolled into balls and burned so that the fumes can be inhaled
Speed freak: regular meth user
Spike: hypodermic needle

정맥내 약물투여 지침

Emergency Intravenous Fluids Quick Reference Guide

APPENDIX B

혈장단백액 Plasma Protein Fraction (Plasmanate)

분류 단백 콜로이드(protein colloid)

작용 혈장증량제

적응증 혈량저하 상태. 특히 화상쇼크(burn shock)

금기사항 생명이 위급한 상황에서는 없음

주의사항 고혈압, 보존기간 짧음

부작용 부종

용법·용량 환자의 혈역학적 반응에 따라 용량을 적정하여야 함. 화상쇼크 치료에 있어서는 공식을 따름

성인: 250~500 mL(12.5~25 g protein), 10 mL/min을 초과하지 않음

경로 정맥내주입

소아용량 10~30 mL/kg, 5~10 mL/min

덱스트란 Dextran

분류 모방 단백(당) 콜로이드(Imitation protein [sugar] colloid)

작용 혈장증량제

적응증 저혈량쇼크

금기사항 약물에 대한 과민반응 환자

콩팥기능상실

심장기능상실

출혈장애

주의사항 심한 아나필락시스반응이 나타난 것으로 알려짐

순환 과부하를 감시

덱스트란 분자가 적혈구 표면을 덮어 정확한 혈액형 판별 방해; 덱스트란 투여 전 혈액형검사를 위한 혈액채취

부작용 구역, 구토, 발진, 가려움

용법·용량 환자의 혈역학적 반응에 따라 용량을 적정하여야 함

성인: 15~30분 이상에 걸쳐 500 mL

경로 정맥내주입

소아용량 성인과 같음

헤타스타치 Hetastarch (Hespan)

분류 인공콜로이드(artificial colloid)
작용 혈장증량제
적응증 저혈량쇼크 상태, 패혈쇼크
금기사항 응급치료 사용 주요 금기사항 없음
주의사항 순환과부하 감시
대량의 헤타스타치는 응고기전을 변화시킬 수 있음
부작용 구역, 구토
용법·용량 환자의 혈역학적 반응에 따라 용량을 적정하여야 함
500~1,000 mL, 20 mL/kg/hr을 넘지 않도록; 총량은 24시간에 1,500 mL를 넘지 않도록 함
경로 정맥내주입
소아용량 소아에서의 안전성은 확립되어 있지 않음

폴리젤린 Polygeline (Haemaccel)

분류 인공콜로이드(artificial colloid)
작용 혈장증량제
적응증 저혈량쇼크 상태
금기사항 약물에 대한 과민반응 환자
주의사항 알레르기 반응(두드러기)
부작용 가려움증, 빠른맥, 느린맥, 호흡곤란
용법·용량 환자의 혈역학적 반응에 따라 용량을 적정하여야 함
경로 정맥내주입
소아용량 환자의 혈역학적 반응에 따라 용량을 적정하여야 함

락테이트 링거액 Lactated Ringer's Solution

분류 등장성 결정질 용액(isotonic crystalloid)
작용 혈액의 전해질 농도와 거의 유사
적응증 저혈량쇼크 상태
금기사항 울혈심장기능상실, 콩팥기능상실
주의사항 순환 과부하 감시
부작용 두드러기
용법·용량 **저혈량성 쇼크(수축기혈압 90 mmHg 이하):** 수축기혈압이 100 mmHg에 도달할 때까지 넓은 범위로 주입; 수축기혈압 100 mmHg에 도달하면 100 mL/hr 이하로 유지
기타: 치료 중인 환자의 상태나 상황에 따라 적용
경로 정맥내주입
소아용량 혈역학적 반응에 따라 필요시 20 mL/kg을 반복적 투여

5% 포도당 5 Percent Dextrose in Water (D_5W)

분류 포도당 용액(sugar solution)
작용 포도당 영양 용액

적응증 응급상황에 IV로 투여
IV 주입용 농축약물의 희석용으로 사용

금기사항 저혈량상태에서 용액대체용으로 사용할 수 없음
머리손상이나 뇌졸중에서 피함

주의사항 순환 과부하 감시
당뇨병 환자에게 투여 전 혈액검사를 위한 혈액채취

부작용 드묾

용법·용량 일반적으로 TKO(to keep open)를 유지

경로 정맥내주입

소아용량 성인과 같음

10% 포도당 용액 10 Percent Dextrose in Water ($D_{10}W$)

분류 고장성 포도당 용액(hypertonic sugar solution)

작용 혈중 포도당 대체제

적응증 저혈당증
신생아 소생
정맥내점적으로 사용하기보다 필요에 따라 대량(bolus) 주입

금기사항 저혈량 상태를 위한 대체용액으로 사용해서는 안 됨
머리손상과 뇌졸중 환자에게는 피함

주의사항 순환 과부하 감시
당뇨병 환자에게 투여 전 혈액검사를 위한 혈액 채취

부작용 드묾

용법·용량 치료 중인 환자의 상태와 상황에 따라 다름

경로 정맥내주입

소아용량 <3개월, 2~6 mL/kg IV/IO

0.9% 염화나트륨액(생리식염수) 0.9 Percent Sodium Chloride (Normal Saline)

분류 등장성 전해질액(isotonic electrolyte)

작용 체액과 나트륨 대체제(fluid and sodium replacement)

적응증 열질환(열피로, 열사병)
담수익사
혈량저하증
당뇨성 케톤산증

금기사항 울혈심장기능상실

주의사항 생리식염수의 과량 투여에 따라 전해질 고갈(K^+, Mg^{2+}, Ca^{2+}, 기타)이 발생할 수 있음

부작용 갈증

용법·용량 치료 중인 환자의 상태와 상황에 따라 다름; 담수익사자와 열질환자에게는 빠르게 투여

경로 정맥내주입

소아용량 환자의 체격과 상태에 따라 용량이 결정됨

0.45% 염화나트륨액(반식염액) 0.45 Percent Sodium Chloride (One-Half Normal Saline)

분류 저장성 전해질액(hypotonic electrolyte)
작용 느린 탈수회복
적응증 콩팥과 순환기능이 감퇴되어 빠른 수분보충을 적용할 수 없는 환자
금기사항 빠른 재수화가 나타나는 경우
주의사항 1/2 생리식염수의 과량 투여로 전해질 고갈이 발생할 수 있음
부작용 드묾
용법·용량 치료 중인 환자의 상태와 상황에 따라 다름
경로 정맥내주입
소아용량 환자의 체격과 상태에 따라 용량이 결정됨

5% 포도당 락테이트 링거액 5 Percent Dextrose in Lactated Ringer's Solution (D_5LR)

분류 고장성 포도당 전해질 용액(hypertonic sugar and electrolyte solution)
작용 전해질과 포도당 대체제
적응증 저혈량성 쇼크
출혈성 쇼크
산증의 특정 유형
금기사항 콩팥과 순환기능이 감퇴한 환자에게 투여하지 말 것
머리손상이나 뇌졸중 환자에게 사용하지 말 것
주의사항 순환 과부하 감시
당뇨병 환자에게 투여 전 혈액검사를 위한 혈액 채취
부작용 드묾
용법·용량 치료 중인 환자의 상태와 상황에 따라 다름
경로 정맥내주입
소아용량 환자의 체격과 상태에 따라 용량이 결정됨

5% 포도당의 0.9% 염화나트륨액 5 Percent Dextrose in 0.9 Percent Sodium Chloride (D_5NS)

분류 고장성 포도당 전해질 용액(hypertonic sugar and electrolyte solution)
작용 전해질과 포도당 대체제
적응증 열질환자
담수익사자
혈량저하증
복막염
금기사항 콩팥이나 순환기능이 저하된 환자에게 투여하지 말 것
머리손상이나 뇌졸중 환자에게 사용하지 말 것
주의사항 당뇨병 환자에게 투여 전 혈액검사를 위한 혈액 채취
부작용 드묾
용법·용량 치료 중인 환자의 상태와 상황에 따라 다름
경로 정맥내주입
소아용량 환자의 체격과 상태에 따라 용량이 결정됨

5% 포도당의 0.45% 염화나트륨액 5 Percent Dextrose in 0.45 Percent Sodium Chloride ($D_5$1/2NS)

분류 약한 고장성 포도당 전해질 용액(slightly hypertonic sugar and electrolyte solution)

작용 전해질과 포도당 대체제

적응증 열피로
당뇨이상
콩팥이나 순환기능상실인 환자에게 TKO를 유지하는데 사용

금기사항 빠른 수액 보충을 적용해야 하는 경우
머리손상이나 뇌졸중 환자에게 사용하지 말 것

주의사항 당뇨병 환자에게 투여 전 혈액검사를 위한 혈액 채취

부작용 드묾

용법·용량 치료 중인 환자의 상태와 상황에 따라 다름

경로 정맥내주입

소아용량 환자의 체격과 상태에 따라 용량이 결정됨

소아 응급 수액 Pediatric Fluid Resuscitation

대량주입(Bolus) #1 20 mL 생리식염수(normal saline) 혹은 락테이트 링거액(lactated Ringer' s solution)

대량주입(Bolus) #2 20 mL 생리식염수(normal saline) 혹은 락테이트 링거액(lactated Ringer' s solution)

대량주입(Bolus) #3 10 mL/kg의 콜로이드(colloid) 혹은 혈액(blood)

약물 가이드

Quick Medication Reference

APPENDIX C

서론 Introduction

이 부록은 일반적으로 사용되는 응급 약물을 빠르고 쉽게 찾아볼 수 있는 가이드를 제공한다. 복용량과 적응증은 미국심장협회(American Heart Association)의 최근 ACLS(Advanced Cardiac Life Support) 가이드라인을 참조하였고, ACLS에 포함되지 않은 약물은 미국의학협회(American Medical Association)의 **의약품 평가**를 참조하였다. 그리고 특정 약물, 복용량, 적응증 및 경로는 지역마다 다를 수 있음을 기억해야 한다. 응급구조사는 위와 같은 부분을 잘 알고 있어야 하며, 지도의사의 지침을 잘 따라야 한다.

악시시맘(리오프로) Abciximab (ReoPro)

분류 당단백질 IIB/IIIA 억제제

작용 당단백질 IIA/IIIB 수용체를 차단하여 혈소판응집억제

적응증 경피적관상동맥중재술(PCI)에 적용

금기사항 내부출혈(6주 이내), GI/GU 출혈, 뇌졸중(2년 이내), 출혈장애, 최근의 주요 수술(6주 이내)

주의사항 예방차원의 abciximab은 출혈 위험이 높은 환자에게 주의
abciximab 알레르기 반응이 있을 수 있다고 보고됨

부작용 출혈, 메스꺼움, 구토, 복통, 빈혈, 통증 및 발한 위험 증가

용법·용량 **UA/NSTEMI에게 PCI 적용<24시간:** 0.25 mg/kg
PCI 10~60분 전 IV 일시 투여
12시간 연속주입: 0.125 mcg/kg/min(최대용량 10 mcg/min)

경로 정맥

소아용량 사용하지 않음

아세트아미노펜, 파라세타몰(타이레놀, OFIRMEV)
Acetaminophen, Paracetamol (Tylenol, OFIRMEV)

분류 비마약성진통제, 해열제

작용 사이클로옥시제나제 억제작용

적응증 중등도의 통증, 열

금기사항 약물에 대한 과민반응 환자

주의사항 3세 미만의 어린이 및 간질환자에게 주의해서 사용

부작용 최소 권장 복용량

용법·용량 4~6시간마다 325~650 mg(해열제로 최대 1 g 사용)
IV: 성인의 경우 650~1000 mg, 아동(2~12세)의 경우 12.5 mg/kg

경로 경구, 정맥

소아용량 4~6시간마다 10~15 mg/kg

아데노신 Adenosine (Adenocard)

분류 항부정맥

작용 방실 전도를 느리게 함

적응증 규칙적인 빠른맥(좁거나 넓은 QRS)

금기사항 **다형심실빠른맥**(*Torsade de pointes*), 심방세동, 2도 또는 3도 방실차단, 약물에 대한 과민반응 환자

주의사항 방실차단을 포함한 부정맥은 심조율(Cardioversion)을 시도할 때 흔하게 발생할 수 있음
천식 환자에게 주의해서 사용

부작용 안면홍조, 두통, 호흡곤란, 어지러움, 구역질

용법·용량 6 mg을 1~2초의 기간에 걸쳐 빠른 정맥 내(IV) 한 번에 투여, 1~2분 후에 심전도가 변화하지 않으면 12 mg을 1~2초에 걸쳐 재투여

경로 정맥: 정맥에 직접 투여하거나 가까운 수액라인에 투여 후 추가수액을 투여해 줌

소아용량 **<50 kg**: 0.05~0.1 mg/kg IV; 최대용량: 0.3 mg/kg/용량-최대 12 mg
>50 kg: 성인 복용량과 동일

알부테롤 Albuterol (Proventil)

분류 교감신경학(β_2 선택적)

작용 기관지 확장

적응증 천식
만성과 관련된 가역적 기관지 경련
폐쇄폐질환

금기사항 약물에 대한 과민반응 환자, 증상을 보이는 빠른맥

주의사항 혈압, 맥박, 심전도 모니터링해야 함
심장병을 동반하는 환자에게 주의하여 사용해야 함

부작용 두근거림, 불안, 두통, 어지러움, 발한

용법·용량 **흡입기**: 1~2회 스프레이(스프레이당 90 mcg)
소량 분무기: 0.5 mL~2.5 mL(2.5~5.0 mg)를 식염수와 혼합하여 5~15분에 걸쳐서 투여
Rotahaler: 200 mcg Rotacap 1개를 흡입기에 넣고 환자가 호흡하도록 함

경로 흡인

소아용량 **<1세**: 4~6시간마다 0.05~0.15 mg/kg
1~5세: 4~6시간마다 1.25~2.5 mg/kg
5~12세: 4~6시간마다 2.5 mg/kg
>12세: 6시간마다 2.5~5.0 mg/kg

알테프레이즈, 조직플라스미노겐 활성제(r-tPA)

Alteplase, Recombinant Tissue Plasminogen Activator (r-tPA) (Activase)

분류 섬유소용해제

작용 혈전용해

적응증 관상동맥증후군

금기사항 절대적 금기증

1. 과거 머리속출혈(두개내출혈)
2. 구조적 뇌혈관병변(예: AVM)
3. 악성 머리속신생물(원발성 또는 전이성)
4. 3시간 이내의 급성 허혈성 뇌졸중을 제외한 3개월 이내의 허혈성 뇌졸중
5. 의심되는 대동맥박리
6. 활동성 출혈 또는 출혈 체질(월경 제외)
7. 3개월 이내의 현저한 폐쇄성 머리외상 또는 얼굴외상

상대적 금기증(위험성이 이득에 비하여 높은 경우)

1. 만성, 중증의 잘 조절되지 않는 고혈압 병력
2. 중증의 조절되지 않는 고혈압 또는 현재 혈압이 수축기혈압 >180 mmHg 또는 이완기혈압 >110 mmHg인 경우, 심근경색증이 있는 저위험 환자에서는 절대적 금기
3. 3개월 이상의 과거 허혈성 뇌졸중 병력, 치매, 또는(금기사항에서 회복되지 않은) 머리속 병리
4. 외상성 또는 지연성(10분 이상) CPR이나 3주 이내의 주요 수술력
5. 최근(2~4주 이내)의 속출혈
6. 비압박성 혈관천자
7. 스트렙토키나아제/아니스트레플라아제에 대해 과거에 노출(5일 이상)되었거나 과거에 알레르기 반응이 발생할 수 있지만 매우 드묾

폐색된 동맥이 열려 재관류되면 부정맥이 흔히 발생할 수 있음
항부정맥제를 즉시 사용할 수 있어야 함
응급약물 및 장비를 즉시 이용할 수 있어야 함.

부작용 출혈, 알레르기 반응, 아나필락시스, 열, 오심 및 구토

용법·용량 15 mg의 용량은 1~2분에 걸쳐 정맥투여로 한 번에 투여
이후 처음 30분 동안 0.75 mg/kg(최대 50 mg) IV 주입 후 60분 동안 0.5 mg/kg(최대 35 mg) IV 주입
주입은 IV 펌프를 이용하여 신중하게 투여해야 함

경로 정맥(천천히)

소아용량 권장하지 않음

아미노필린 Aminophylline

분류 크산틴 기관지 확장제

작용 민무늬근육 이완제
기관지 확장을 유발
가벼운 이뇨제 특성

심장박동수 증가

적응증 기관지 천식
만성 기관지염과 폐공기증이 연관된 가역성 기관지 연축
울혈심장기능상실
폐부종

금기사항 약물에 대한 과민반응 환자
저혈압
소화성 궤양 환자

주의사항 지속적 부정맥 및 혈압을 모니터링해야 함
테오필린 혈중농도가 결정될 때까지 만성 테오필린 제제를 투여하지 않도록 한다.

부작용 경련, 두근거림, 불안, 어지러움, 구토, 두근거림, PVC, 부정맥

용법·용량 **방법 1:** D_5W 90 mL 또는 80 mL에 250~500 mg 가해서 20~30분 동안 줌(약 5~10 mg/kg/hr)
방법 2: D_5W 20 mL에 250~500 mg(5~7 mg/kg)을 가해서 20~30분에 걸쳐 주입

경로 정맥(천천히)

소아용량 6 mg/kg을 20~30분에 걸쳐 주입, 12 mg/kg을 초과하지 않음(최대용량)

아미오다론 HCl Amiodarone HCl (Cordarone)

분류 항부정맥제(클래스 III)

작용 활동 전위 및 재박동 속도를 느리게 함
PR 및 QT 간격 증가 말초혈관저항 감소(α- 및 β- 아드레날린 차단)

적응증 심실빠른맥 및 심실잔떨림 등 생명이 위급한 심부정맥

금기사항 현저한 굴느린맥, 2도 및 3도 방실차단, 혈역학적으로 중요한 느린맥

주의사항 심장기능상실

부작용 저혈압, 오심, 식욕상실, 불쾌감, 떨림, 폐독성, 심실이소성박동

용법·용량 **심실세동 또는 무맥성심실빠른맥(성인):** 300 mg
재발성 또는 불응성 부정맥: 150 mg 반복투여
QRS가 좁은 빠른맥: 10분에 걸처 150 mg을 IV/IO투여 및 필요시 반복투여
유지량은 처음 6시간은 1 mg/min, 그 이후는 0.5 mg/min으로 투여
총용량은 24시간에 2.2g을 초과하지 않아야 함

경로 정맥

소아용량 5 mg/kg IV 또는 IO 30분에 걸쳐 투여. 최대 2회까지 반복투여. 최대단일용량 300 mg

아밀 아질산염 Amyl Nitrite

분류 질산염

작용 관상동맥 혈관 확장의 원인
복잡한 기전을 통해 시안화물 이온을 제거

적응증 시안 중독(호흡 시 아몬드 냄새)

금기사항 시안화 중독 관리에 사용되는 경우 없음

주의사항 학대하는 경향

부작용 두통, 저혈압, 반사성 빠른맥, 오심
용법·용량 깨뜨려서 흡인, 응급실 이송 전까지 필요시 반복투여, 20분 후 효과 감소
경로 흡인
소아용량 깨뜨려서 흡인, 응급실 이송 전까지 필요시 반복투여

아니스트레플라아제 Anistreplase (Eminase)

분류 섬유소용해제
작용 활성화되는 불활성 유도체
적응증 급성 관상동맥증후군
금기사항 절대적 금기증

1. 과거 머리속출혈(두개내출혈)
2. 구조적 뇌혈관병변(예: AVM)
3. 악성 머리속신생물(원발성 또는 전이성)
4. 3시간 이내의 급성 허혈성 뇌졸중을 제외한 3개월 이내의 허혈성 뇌졸중
5. 의심되는 대동맥박리
6. 활동성 출혈 또는 출혈 체질(월경 제외)
7. 3개월 이내의 현저한 폐쇄성 머리외상 또는 얼굴외상

상대적 금기증

1. 만성, 중증의 잘 조절되지 않는 고혈압 병력
2. 중증의 조절되지 않는 고혈압 또는 현재 혈압이 수축기혈압 >180 mmHg 또는 이완기혈압 >110 mmHg인 경우, 심근경색증이 있는 저위험 환자에서는 절대적 금기
3. 3개월 이상의 과거 허혈성 뇌졸중 병력, 치매, 또는(금기사항에서 회복되지 않은) 머리속 병리
4. 외상성 또는 지연성(10분 이상) CPR이나 3주 이내의 주요 수술력
5. 최근(2~4주 이내)의 속출혈
6. 비압박성 혈관천자
7. 스트렙토키나아제/아니스트레플라아제에 대해 과거에 노출(5일 이상)되었거나 과거에 알레르기 반응이 있는 환자

주의사항 아니스트레플라아제는 12개월 이전에 스트렙토키나아제나 아니스트레플라아제 요법을 받은 경우에는 효과가 없는 경우 많음
항부정맥제를 즉시 사용할 수 있어야 함
부작용 출혈, 알레르기 반응, 아나필락시스, 고열, 오심, 구토
용법·용량 30단위를 1회량으로 4~5분간에 걸쳐 서서히 주입하며, 프로토콜을 따름
경로 정맥
소아용량 권장하지 않음

아스피린 Aspirin

분류 혈소판 억제제 및 항염증제
작용 혈소판 응집 억제
적응증 급성심근경색을 암시하는 새로운 가슴통증(흉통)

최근 뇌졸중(뇌혈관사고)을 암시하는 징후 및 증상

금기사항 약물에 대한 과민반응 환자

주의사항 위장관출혈과 상복부통

부작용 가슴쓰림, 오심, 구토, 천명

용법·용량 160 또는 325 mg을 씹어서 구강투여

경로 구강

소아용량 4~6시간마다 10~15 mg/kg/용량

아트라쿠리움 Atracurium (Tracrium)

분류 비편광 신경근 차단제

작용 호흡기 근육을 포함한 골격근 마비

적응증 기관내삽관(RSI)에서 급속 마취

금기사항 약물에 대한 과민반응 환자

주의사항 기관내삽관에 숙련된 사람이 사용
산소 및 응급소생약물을 사용할 수 있어야 함
마취는 2분 내에 발생되며 35~70분 동안 지속됨

부작용 장기간마비, 저혈압, 느린맥

용법·용량 0.4~0.5 mg/kg IV

경로 정맥

소아용량 <2년: 0.3~0.4 mg/kg
>2년: 0.4~0.5 mg/kg

아트로핀 Atropin

분류 부교감 신경억제제(항콜린성)

작용 아세틸콜린 수용체 차단
심장박동수 증가
위장 분비 감소

적응증 혈역학적 느린맥
유기인산염(organophosphate) 중독

금기사항 응급치료 사용 시 주요 금기사항 없음

주의사항 유기인산염 중독을 제외하고 3 mg을 초과하면 안 됨

부작용 빠른맥, 고혈압, 심계항진, 두통, 어지러움, 불안, 구강건조, 동공확장, 흐려진 시야, 요산염 정체(특히 노인)

용법·용량 **느린맥**: 3~5분마다 0.5 mg~최대 3.0 mg
유기인산염 중독: 2~5 mg 이상

경로 정맥, 기간내(IV 용량의 2~2.5배)

소아용량 **느린맥**: 0.02 mg/kg(최소용량 0.1 mg)
최대 단일 용량: 소아, 0.5 mg

부메타니드 Bumetanide (Bumex)

분류 강력한 이뇨제

작용 염화나트륨의 재흡수 억제

신속한 이뇨 촉진
약간의 혈관 확장

적응증 울혈심장기능상실
폐부종

금기사항 탈수, 임신

주의사항 빛으로부터 보호, 탈수

부작용 응급 사용 시 드물게 나타남

용법·용량 0.5~1.0 mg

경로 정맥, 근육

소아용량 **6개월 이상의 소아:** 0.015~0.1 mg/kg/용량

부토파놀 Butorphanol (Stadol)

분류 합성 진통제

작용 중추신경계 억제제
통증에 대한 민감도 감소

적응증 중증의 통증

금기사항 약물에 대한 과민반응 환자, 머리손상, 호흡기 장애가 있는 환자

주의사항 호흡 억제(날록손 사용 가능)
마약에 의존하는 환자

부작용 마약에 의존하는 사람에게 투여 시 금단 증상, 오심, 의식 수준 변화

용법·용량 **정맥내투여:** 1 mg
근육내투여: 2 mg

경로 정맥, 근육

소아용량 드물게 사용

염화칼슘 Calcium Chloride

분류 전해질

작용 심장 수축성 증가

적응증 급성 고칼륨혈증(칼륨 수치 상승)
급성 저칼슘혈증(칼슘 수치 감소)
칼슘채널차단제(예: 니페디핀, 베라파밀) 과다 복용
거미 물기와 포르투갈의 맹독과 관련된 복부근육 경련
황산마그네슘에 대한 해독제

금기사항 디지탈리스 복용 환자

주의사항 염화칼슘 투여와 중탄산나트륨 투여할 경우 IV line(정맥로)은 달라야 함
혈관 외 유출은 조직 괴사를 유발할 수 있음

부작용 부정맥(느린맥 및 수축기), 저혈압

용법·용량 2~4 mg/kg의 10% 용액; 10분 간격으로 반복투여

경로 정맥

소아용량 5~7 mg/kg의 10% 용액

캡토프릴 Captopril (Capoten)

분류 안지오텐신전환효소(ACE) 억제제
작용 말초 민무늬근육(평활근) 이완제, 수축기 및 이완기 모두 혈압을 낮추어 줌
적응증 고혈압, 울혈심장기능상실
금기사항 임신, 혈관부종(혀와 입의 부종), 약물에 대한 과민반응
주의사항 저혈압
부작용 기침, 두통, 어지러움, 현기증
용법·용량 12.5~25 mg
경로 혀밑
소아용량 병원전 투여 권장하지 않음

클로프로마진 Chlorpromazine (Thorazine, Largactil)

분류 주요 진정제(phenothiazine)
작용 기분과 행동이 관련된 뇌의 도파민 수용체 차단
적응증 급성정신병적 증세
알코올성 금단증후군
멈추지 않은 딸꾹질
오심, 구토
금기사항 코마토스, 진정제, 환각제 또는 phencyclidine 유사 화합물의 존재
주의사항 기립성 저혈압
특히 어린이들에서 피라미드바깥길 반응(파킨슨)을 유발할 수 있음
부작용 신체적 및 정신적 장애, 졸음
용법·용량 25~100 mg
경로 근육
소아용량 0.5 mg/kg

클레비디핀 Clevidipine (Cleviprex)

분류 칼슘채널차단제
작용 혈관 민무늬근육 이완 감소
말초혈관 저항 및 혈압
적응증 고혈압 응급상황
금기사항 저혈압 환자 또는 알려진 환자
약물에 대한 과민반응 환자
주의사항 혈압이 떨어질 수 있음
베타차단제를 사용금지
부작용 오심, 구토, 어지러움, 두통
용법·용량 원하는 BP를 달성하기 위한 초기 사용량은 적정된 1~2 mg/hr
복용량은 90초마다 두 배가 될 수 있음
BP가 도달함에 따라 클레비디핀 적정 속도가 느려질 수 있음
목표는 복용량과 함께 5~10분마다 1~2 mg/hr의 비율로 증가
복용량은 이용 가능한 연구에 기초하여 32 mg/hr를 초과해서는 안 됨
경로 정맥

소아용량 권장하지 않음

클로피도그렐 Clopidogrel (Plavix)

분류 혈소판응집 억제제(ADP inhibitor)
작용 아데노신이인산(ADP) 혈소판응집 억제제
적응증 급성관상동맥증후군
뇌졸중
말초혈관성 질환
금기사항 혈액응고장애, 소화궤양성 출혈, 약물에 대한 과민반응 환자
주의사항 비스테로이드항염증제 약물을 복용하는 환자에서 주의
부작용 출혈성 위험, 열, 알레르기 반응, 근육통, 피부발진
용법·용량 **비ST분절상승(NST), 급성 관상동맥증후군**(acute coronary syndrome, ACS), **불안정협심증**(UA), **심근경색증**(NSTEMI): 300 mg의 용량부하와 하루에 한 번 75 mg을 아스피린(75~325 mg, 하루 한 번)과 함께 병용
STEMI: 하루 한 번 75 mg을 아스피린(75~325 mg 하루 한 번)과 함께 투여(부하용량과 혈전용해제가 있거나 없을 수 있음)
최근 발병한 MI, 뇌졸중 또는 진단받은 말초혈관성 질환: 하루 한 번 75 mg 투여
경로 구강
소아용량 권장하지 않음

덱사메타손 Dexamethasone (Decadron, Hexadrol)

분류 코르티코스테로이드, 항염증제
작용 항염증작용이 있는 강력한 코르티코스테로이드
알레르기 반응에서 면역억제
적응증 아나필락시스(에피네프린 및 디펜이드라민 사용 후), 천식, COPD(만성폐쇄폐질환)
금기사항 응급치료 사용 시 주요 금기사항 없음
주의사항 열로부터 보호되어야 함
작용시작은 2~6시간이 될 수 있으므로 아나필락시스 반응 후 첫 1시간 동안은 반응이 나타나지 않는 것을 고려해야 함
부작용 위장관출혈, 장기간 상처치료
용법·용량 4~24 mg
경로 정맥, 근육
소아용량 0.2~0.5 mg/kg

덱스메데토미딘 Dexmedetomidine (Precedex)

분류 진정제와 최면
작용 진정작용을 촉진하는 선택적 알파$_2$-아드레날린 작용제
적응증 기관삽관 및 비삽관 환자의 마취
금기사항 약물 과민반응 환자
주의사항 강력한 진정제
응급의료 장비가 항상 준비되어 있어야 함

부작용 느린맥, 동정지, 고혈압, 각성

용법·용량 **유도:** 10분에 걸쳐 1 mcg/kg

유지: 0.2~0.7 mcg/kg/hr(65세 이상 환자의 경우 감소)

경로 정맥

소아용량 0.2~1.0 mcg/kg/hr

포도당, 덱스트로오스(50%) Dextrose (50 Percent)

분류 탄수화물

작용 혈당 수준을 빠르게 높임

적응증 저혈당증

금기사항 응급치료 사용 시 주요 금기사항 없음

주의사항 사용 전에 혈액 샘플을 채취하도록 함

부작용 국소 정맥 자극

용법·용량 25 g(50 mL)

경로 정맥

소아용량 0.5 g/kg 느린 IV; 멸균수로 1:1 희석하여 25% 용액 형성

디아제팜 Diazepam (Valium)

분류 진정제(benzodiazepine)

작용 항경련제

골격근 이완제

진정제

적응증 주요 운동발작

간질발작 상태

심장율동전환 전 예비약물투여

근육이완으로 사용

급성 불안상태

금기사항 약물과민성 환자

주의사항 국소정맥자극 유발

효과 지속기간이 짧음

다른 약물과 혼용금지

필요시 벤조디아제핀 길항제인 플루마제닐(Flumazenil[Romazicon])을 해독제로 사용가능

부작용 졸음, 저혈압, 호흡억제

용법·용량 **간질 상태:** 5~10 mg IV

급성 불안: 2~5 mg IM 또는 IV

심조율전환 전: 5~15 mg IV

경로 정맥(1 mL/분보다 빠르게 투여되지 않도록 주의), 근육

소아용량 간질 상태: 0.1~0.2 mg/kg

디곡신 Digoxin (Lanoxin)

분류 강심배당체

작용 심장수축력 증가
심박출량 증가
울혈심장기능상실 부종 감소
방실전도 늦춤

적응증 울혈심장기능상실
빠른 심방 부정맥(심방세동, 심방조동)

금기사항 디지탈리스 독성 징후 및 증상이 있는 환자 투여금지
심실세동

주의사항 디지탈리스 중독에 지속적인 모니터링이 중요
심근경색 환자에게 디지탈리스 독성이 나타나기 쉬우므로 주의
칼슘을 투여하면 안 됨

부작용 오심, 구토, 부정맥, 황달

용법·용량 0.25~0.50 mg

경로 정맥

소아용량 병원전에서 드물게 사용

딜티아젬 Diltiazem (Cardizem)

분류 칼슘채널차단제

작용 방실모드를 통한 전도 속도 저하, 심실반응 속도 감소, 심근산소요구량 감소

적응증 심실위빠른맥이 있거나 아데노신이나 미주신경조작으로 리듬이 회복되지 않는 안정형 좁은 QRS빠른맥
심방잔떨림 또는 심방된떨림이 있는 환자의 심실 속도 조절

금기사항 저혈압, 넓은 QRS빠른맥, 전도장애

주의사항 베타차단제(β-blockers)를 투여 받은 환자에게 사용금지
저혈압주의, 반드시 냉장보관

부작용 오심, 구토, 저혈압, 어지러움

용법·용량 15~20 mg을 한 번에 0.25 mg/kg으로 2분에 걸쳐 투여
필요시 추가 투여량은 20~25 mg(0.35 mg/kg)을 15분간 투여
5~15 mg/hr의 유지 주입을 수행(이상적인 속도)

경로 정맥, 정맥내점적(IV drip)

소아용량 드물게 사용

디멘하이드리네이트 Dimenhydrinate (Gravol, Dramamine)

분류 항히스타민

작용 항구토제

적응증 오심, 구토, 멀리, 진통제 효과강화

금기사항 의식 혼수 상태 환자, 많은 양의 우울증 약물 복용 환자(알코올 포함)

주의사항 발작장애 환자는 주의해서 사용
천식

부작용 정신적, 육체적 손상
졸음

용법·용량 정맥내주입(천천히): 12.5~25.0 mg

근육내 또는 경구투여: 50~100 mg

경로 정맥, 근육, 구강

소아용량 해당 없음

디펜히드라민 Diphenhydramine (Benadryl)

분류 항히스타민

작용 항히스타민 수용체차단
진정 효과

적응증 아나필락시스, 알레르기 반응, 페노타이아진으로 인한 긴장이상반응

금기사항 천식, 수유

주의사항 저혈압

부작용 진정, 기관지 분비물 감소, 흐려보임, 두통, 두근거림

용법·용량 25~50 mg

경로 정맥(천천히), 근육(깊숙이)

소아용량 2~5 mg/kg

도부타민 Dobutamine (Dobutrex)

분류 교감신경작용제

작용 심장 수축력 증가
작은 연대기 활동

적응증 울혈심장기능상실의 단기치료

금기사항 적절한 심장박동수를 가진 환자에게만 사용

주의사항 심실 과민성
심근경색 환자에게 사용주의
알칼리성 용액으로 비활성화할 수 있음

부작용 두통, 고혈압, 두근거림

용법·용량 2.5~20 mcg/kg/min
방법: 250 mg을 500 mL의 D_5W에 희석, 0.5mg/mL의 농도로 제공

경로 정맥(점적법)

소아용량 2~20 mcg/kg/min

돌라세트론 Dolasetron (Anzemet)

분류 구토제

작용 CTZ, 위 및 작은창자에서 세로토닌 수용체를 차단

적응증 오심, 구토

금기사항 약물과민성 환자

주의사항 세로토닌차단제를 복용하는 환자에게 주의해서 사용

부작용 두통, 현기증, 어지러움

용법·용량 100 mg을 30초에 걸쳐 투여

경로 정맥, 구강

소아용량 병원전에서 드물게 사용

도파민 Dopamine (Intropin)

분류 교감신경작용제

작용 심장수축력 증가
말초혈관수축 증가

적응증 저혈량으로 혈역학적으로 불안한 저혈압(수축기혈압 70~100 mmHg)
아트로핀에 불응성 느린맥

금기사항 저혈량증인 경우는 혈액 보충이 이루어질 때까지는 단독으로 사용금지
크롬친화세포종(pheochromocytoma; 부신샘의 종양) 환자에게 사용금지

주의사항 심한 빠른맥성 부정맥이 있을 경우, 심실세동이 있는 경우, 심실성 부정맥 가능성이 있을 경우, 복용량이 20 mcg/kg/min을 초과하면 악화시킬 수 있음

부작용 심실성빠른맥부정맥, 고혈압, 가슴두근거림

용법·용량 **초기용량**: 2~5 mcg/kg/min; 필요에 따라 증가
방법: 800 mg을 D_5W 500 mL에 희석하고 1,600 mcg/mL의 농도를 제공

경로 정맥(IV drip only)

소아용량 2~20 mcg/kg/min

드로페리돌 Droperidol (Inapsine)

분류 항구토제, 항정신병약

작용 모르핀류 진통제 및 화학수용체자극영역(chemoreceptor trigger zone, CTZ)에 작용하는 다른 약물작용에 길항
불안을 감소시키고 진정작용

적응증 급성정신질환
오심, 구토

금기사항 약물과민성 환자

주의사항 QT 간격 연장에 관한 "블랙 박스"경고
노인 및 파킨슨병, 신경쇠약 환자에게는 주의하여 투여

부작용 졸음, 추체외로(EPS) 증상, 어지러움, 불안, 저혈압, 빠른맥

용법·용량 2.5~10.0 mg

경로 정맥

소아용량 0.088~0.165 mg/kg IV (소아 >2세)

에드로포늄 Edrophonium (Tensilon)

분류 항콜린에스테라제

작용 콜린에스테라제의 작용을 억제하며 아세틸콜린을 강화
부교감신경을 증가시킴

적응증 미주신경조작이나 아데노신에 불응인 PSVT
베라파밀 또는 아데노신의 2차 작용제로 사용

금기사항 약물과민성 환자

주의사항 투여 중이나 투여 후에는 호흡양상을 주의 깊게 관찰해야 함

부작용 어지러움, 실신

용법·용량 5 mg

경로 정맥
소아용량 0.1~0.2 mg/kg

에날라프릴렛(바소텍) Enalaprilat (Vasotec)

분류 안지오텐신전환효소(ACE) 억제제
작용 말초혈관 이완제로 혈압을 낮추어 줌(수축기 및 이완기)
적응증 고혈압, 울혈심장기능상실
금기사항 임신, 혈관부종, 약물과민성 환자
주의사항 저혈압
부작용 기침, 두통, 어지러움, 실신
용법·용량 1.25~5.0 mg(일반적으로 1.25 mg)
경로 정맥
소아용량 권장하지 않음

에녹사파린 Enoxaparin (Lovenox)

분류 항응고제(분자량 헤파린)
작용 효과적인 항응고제 역할
적응증 불안정협심증
비Q파 심근경색
폐색전증
심정맥혈전증
금기사항 약물 및 헤파린 과민성 환자
주의사항 출혈이 심하거나 출혈 위험이 높은 환자에게 금지
부작용 정신혼돈, 어지러움, 부종, 출혈 합병증
용법·용량 성인(STMEMI): 에녹사파린의 권장용량은 단일 정맥볼루스 30 mg과 1 mg/kg SC를 투여하고 매 12시간마다 1 mg/kg을 SC로 투여(첫 번째 및 두 번째에서만 최대 100 mg)
성인(불안정협심증/NSTEMI): 에녹사파린의 권장용량은 1 mg/kg SC로 매 12시간마다 투여와 함께 경구용 아스피린 요법(하루 한 번 100~325 mg)을 병행
경로 피하, 정맥
소아용량 1 mg/kg SQ

에피네프린 1 mg/1 mL Epinephrine 1 mg/1 mL

분류 교감신경작용제
작용 기관지 확장제
적응증 기관지 천식, 만성폐쇄폐질환, 알레르기 반응, 소아 심정지(초기 에피네프린 투여 후)
금기사항 심혈관질환이 있는 환자, 고혈압, 임신, 빠른 부정맥 환자
주의사항 약물은 빛으로부터 보호해야 함. 혈압 맥박 및 심전도를 지속적으로 모니터링해야 함
부작용 가슴두근거림, 빠른맥, 불안, 두통, 떨림
용법·용량 0.3~0.5 mg

경로 근육
소아용량 0.01 mg/kg~0.3 mg

에피네프린 1 mg/10 mL Epinephrine 1 mg/10 mL

분류 교감신경흥분제
작용 심장박동수와 심장의 자동성 증가
심근의 수축력 증가
심근의 전기적 활성도 증가
정맥의 혈관저항도 증가
혈압 상승
기관지 확장
적응증 심정지
아나필락시스성 쇼크
중증 알레르기성 기도장애 시
금기사항 에피네프린 1 mg/10 mL 정맥주사 혹은 기관내 주입용
광범위한 소생술의 필요성이 없는 환자에게 사용하지 말 것
주의사항 차광
알칼리성 용액에 불활성될 수 있음
부작용 빠른맥
불안감
진전
오심, 구토
용법·용량 **심정지 시:** 1 mg을 매 3~5분 간격으로 투여함. 높은 용량을 사용 시 의사의 처방과 감독에 따름
중증아나필락시스성 쇼크 시: 0.05~0.1 mg(심정지 시의 5~10%의 용량을 사용한다) 정맥주사, 골강내 주사. 에피네프린 점적이 사용될 수도 있음
경로 정맥주사, 기관내점적법(기관내점적 시 정맥주사 용법의 2~2.5배)
소아용량 시작 용량 0.01 mg/kg; 3~5분 간격으로 주입

엡티피바티드 Eptifibatide (Integrilin)

분류 당단백질 IIB/IIIA 억제제(glycoprotein IIB/IIIA inhibitor)
작용 당단백질 IIA/IIIB 수용체를 차단하여 혈소판 응집을 제한
적응증 경피적관상동맥중재술(Percutaneous Coronary Intervention, PCI)이 예정되어 있는 급성관상동맥증후군 ACS(Acute Coronary Syndrome) 환자
금기사항 위 약물에 대해 과민증이 있는 환자, 30일 이내에 출혈이 있던 환자 혹은 출혈 병력이 있는 환자, 중증도의 고혈압 환자(수축기혈압 >200 mmHg 혹은 이완기혈압 >110 mmHg), 6주내 수술 계획 시, 출혈성 뇌졸중 병력 혹은 30일 이내에 뇌졸중 경험이 있는 환자, 다른 당단백질 IIA/IIIB 수용체 길항제 동시 사용 시, 혈소판 수 <100,000/mm^3, 중증도의 신장장애 혹은 투석 중인 환자
주의사항 출혈의 위험성이 높은 환자에게 투여 시 주의
부작용 출혈 위험성 증가, 저혈압
용법·용량 **급성관상동맥증후군(ACS):** 1회 투여용량으로 180 mcg/kg, 잇달아 2 mcg/kg/

min 수술적 중재(72시간까지) 혹은 퇴원까지

경피적관상동맥중재술(PCI): PCI 직전에 180 mcg/kg 1회 투여용량으로 주입 후 잇달아 2 mcg/kg/min로 유지함. 초회 용량 주입 10분 후에 180 mcg/kg로 2차 용량을 주입함. 약물 주입은 18~24시간 혹은 퇴원할 때까지 중단되면 안 됨(최소 12시간).

경로 정맥주사

소아용량 소아에게 주로 사용되지 않음

에스모롤 Esmolol (Brevibloc)

분류 베타차단제(β_1 선택적)

작용 심장박동수 감소
방실 간의 전도 감소

적응증 안정적이고, QRS군이 좁은 빠른맥
심방세동 및 심방조동의 심장박동수 조절
다형성 심실빠른맥

금기사항 동성 느린맥
1도 방실차단
심인성 쇼크
울혈심장기능상실
기관지 경련성 질병(천식)

주의사항 주로 저혈압과 관련 있으며 용량과 관계 있음
울혈심장기능상실 환자의 증상을 더 악화시킬 수 있음
기관지 경련성 질병을 더욱더 악화시킬 수 있음

부작용 어지러움
발한
저혈압
오심

용법·용량 **약물 혼합방법:** 2.5 g 2 vial을 D_5W 500 mL에 혼합하여 10 mg/10 mL의 농도로 혼합

초기용량: 1분간 500 mcg/kg/min 주입 후 유지용량 유지

유지용량: 50 mcg/kg/min; 4분에도 효과가 없을 시 초기용량을 추가 투여 후 유지용량을 100 mcg/kg/min으로 증량. 필요하다면 위의 과정을 반복하며 유지용량이 300 mcg/kg/min까지 증량할 수 있음

경로 정맥주사만 허용

소아용량 초기용량 1분간 100~500 mcg/kg/min으로 주입 후 25~50 mcg/kg/min으로 유지한다.

에토미데이트 Etomidate (Amidate)

분류 진정제/수면제

작용 초속효성의 진정 및 수면

적응증 급속마취유도의 보조약물

금기사항 이 약에 과민증 환자

주의사항 혈압이 낮은 경우
중증도의 천식
중증도의 심혈관질환
부신기능 저하

부작용 간대성 근경련
무호흡
후두경련

용법·용량 15~30초 이상의 속도로 0.1~0.3 mg/kg을 정맥주사

경로 정맥주사

소아용량 10세 이상부터 성인과 동량 투여함. 10세 이하는 사용되지 않음

펜타닐 시트레이트 Fentanyl Citrate (Sublimaze)

분류 마약성 진통제

작용 중추신경억제로 인한 통증의 민감도 경감

적응증 중증도의 통증
급속마취유도의 보조약물
마취의 유지

금기사항 쇼크
중증도의 출혈
항고혈압 약물을 복용하고 있는 환자

주의사항 호흡저하(naloxone을 예방적으로 준비)
저혈압
오심

부작용 어지러움
의식저하
느린맥

용법·용량 25~100 mcg

경로 정맥주사, 근육내주사

소아용량 2~12세: 1~2 mcg/kg/dose

플루마제닐 Flumazenil (Romazicon)

분류 벤조디아제핀 길항제(benzodiazepine antagonist)

작용 benzodiazepine 기능의 길항

적응증 중추신경계에 대한 benzodiazepines의 작용을 길항

금기사항 benzodiazepine 남용 환자의 진단적 목적으로의 사용
이 약물 또는 약물 성분에 과민증 및 그 병력이 있는 환자

주의사항 benzodiazepine의 의존성 환자에게 사용 시 주의를 요함. 중단 시 생명에 지장을 줄 수 있음.
혼수 칵테일의 목적으로 사용하면 안 됨(혼수 칵테일: 혼수의 원인이 아직 알려지지 않았을 때 혼수상태에 있는 사람에게 응급으로 투여되는 물질들의 조합).

부작용 피로
두통

떨림
어지러움

용법·용량 30초간 0.2 mg을 정맥주사함. 최대용량 1.0 mg까지 반복 주입할 수 있음.
경로 정맥주사
소아용량 0.01 mg/kg(최대용량=0.2 mg)

포스페니토인 Fosphenytoin (Cerebyx)

분류 항경련제(anticonvulsant)
작용 페니토인으로의 전환
경련의 억제
적응증 강직간대발작
항경련성
금기사항 이 약물 혹은 페니토인에 과민성 환자
주의사항 콩팥기능저하 환자에게 투여 시
알코올 중독
저혈압
각 차단(심방)
부작용 어지러움
기면
저혈압
각 차단(심방)
용법·용량 15~20 mg PE/kg 정맥주사/근육내주사 (phenytoin equivalent, PE)
경로 정맥주사, 근육내주사
소아용량 15~20 mg PE/kg 정맥주사/근육내주사

푸로세미드 Furosemide (Lasix)

분류 이뇨제
작용 나트륨 재흡수 억제
이뇨 촉진
혈관확장
적응증 울혈심장기능상실
폐부종
금기사항 임신
탈수
주의사항 차광
탈수
부작용 응급상황 시 부작용이 나타날 수 있음
용법·용량 40~80 mg
경로 정맥주사
소아용량 0.5~2.0 mg/kg

글루카곤 Glucagon

분류 호르몬제제(항저혈당제[antihypoglycemic agent])
작용 글리코겐을 글루코스로 분해 촉진
글리코겐 합성 억제
혈당상승
심근 수축력 증가
심장박동수 증가
적응증 저혈당
베타차단제 남용
금기사항 이 약물에 과민한 환자
주의사항 간에 충분한 글리코겐이 있을 시에만 작용 가능함
심혈관 혹은 콩팥질환자에게 사용 시 주의
투약 전에 혈당검사를 진행한다.
부작용 응급상황 시 부작용이 나타날 수 있다.
용법·용량 **정맥주사 시:** 0.25~0.5 unit
근육내주사 시: 1.0 mg
경로 정맥주사, 근육내주사
소아용량 0.03 mg/kg

할로페리돌 Haloperidol (Haldol)

분류 신경안정제(butyrophenone)
작용 뇌에서 기분(mood)을 담당하는 도파민수용체 차단 및 항구토 효과
적응증 급성 정신이상 증세
난치성 구토(예: 주기성 구토증, 당뇨성 위마비)
금기사항 다른 진정제를 이미 투여 중인 환자에게의 사용
진통제의 불쾌감을 경감시키기 위한 목적으로의 사용
주의사항 기립성 저혈압
부작용 신체적 및 인지적 장애
어린아이에게서 파킨슨 증상이 나타나기도 함
용법·용량 2~5 mg
경로 정맥주사, 근육내 주사
소아용량 거의 사용되지 않음

헤파린 Heparin

분류 항응고제(anticoagulant)(미분획[unfractionated])
작용 트롬빈의 직접적 억제
적응증 급성관상동맥증후군
폐색전
금기사항 이 약물 또는 소고기 및 돼지고기 제품에 과민성이 있는 환자
주의사항 혈소판감소증이 있는 환자 혹은 출혈이 있는 환자에게 투여 시
고령의 환자 혹은 출혈 경향이 있는 환자에게 투여 시
부작용 혼돈, 부종, 어지러움, 출혈

용법·용량 **성인 투여용량(급성심근경색 혹은 불안정협심증):** 60 U/kg 정맥주사(최대 4,000 units까지) 후 12 U/kg/hr로 주입한다(최대 1,000 U/hr). 주로 혈전용해제(rtPA)와 같이 사용된다.
성인 투여용량(심근경색 혹은 불안정협심증): 초기용량 60~70 U/kg(최대 5,000 U)로 정맥주사 후 12~15 U/kg/hr로 주입한다.

경로 정맥주사

소아용량 50 units/kg 정맥주사

히드랄라진 Hydralazine (Apresoline)

분류 항고혈압제제(혈관확장제)

작용 혈관 민무늬근육 이완
동맥압 감소(수축기압을 이완기압보다 낮춤)
심박출량 증가

적응증 고혈압성 응급상황 시 즉시 혈압강하가 필요한 상황
고혈압을 동반한 임신

금기사항 심혈관질환 병력자
승모판이 침범된 류마티스성 심장병
고혈압 치료를 받고 있는 환자

주의사항 협심증을 야기할 수 있음
심장 허혈과 심전도 변화를 야기할 수 있음
혈압, 심장박동수, 심전도를 지속적으로 감시해야 함

부작용 두통
오심
구토
빠른맥
심계항진
설사

용법·용량 20~40 mg 1회 주사로 천천히 줌. 필요시 반복투여할 수 있음

경로 정맥주사

소아용량 소아에게의 사용이 안전하다는 연구결과가 없음

히드로코르티손 Hydrocortisone (Solu-Cortef)

분류 스테로이드(steroid)

작용 항염증(anti-inflammatory)
면역반응의 억제(특히 아나필락시스성 및 알레르기성 반응에서)

적응증 중증도의 아나필락시스
천식 및 만성폐쇄폐질환(COPD)
소양감

금기사항 응급상황 시 외

주의사항 즉시 사용해야 함
약물의 작용 시작 시간은 2~6시간으로 급성 아나필락시스 쇼크같은 응급상황에서의 약물효과는 기대할 수 없음

부작용 위장관계 출혈
상처치유지연
자연성 스테로이드의 억제

용법·용량 100~250 mg

경로 정맥주사, 근육내주사

소아용량 30 mg/kg

하이드로모르폰 Hydromorphone (Dilaudid)

분류 마약

작용 중추신경계 억제
통증의 민감성 감소

적응증 중증도의 통증

금기사항 쇼크
중증도의 출혈
이 약물에 과민성이 있는 환자

주의사항 호흡억제(naloxone을 예방적으로 준비)
저혈압
오심

부작용 어지러움
의식저하
느린맥

용법·용량 1~4 mg

경로 정맥주사, 근육내주사, 경구투여

소아용량 0.015 mg/kg 정맥주사

히드록소코발라민 Hydroxocobalamin (Cyanokit)

분류 시안화물(cyanide)의 해독제(cyanide antidote)

작용 사이토크롬 산화효소로부터의 킬레이트 시안화물 이온

적응증 시안화물 중독 혹은 의증

금기사항 시안화물의 중독 외에는 사용하지 않는다.

주의사항 알레르기성 반응과 일시적 고혈압

부작용 혈압상승, 홍조, 적색소변

용법·용량 초기용량으로 5 g을 15분 이상 정맥주사한다. 필요시 총 10g까지 줄 수 있다.

경로 정맥주사

소아용량 몇 건의 성공적인 투여사례가 있으나 정해진 투여용량은 없음

히드록시진 Hydroxyzine (Vistaril)

분류 항히스타민제(antihistamine)

작용 항구토제
항히스타민제
항불안제
마약성 제제의 약효 증가

적응증	마약 및 합성마약 제제의 약효 증가 오심, 구토 불안
금기사항	이 약물 또는 약물 성분에 과민증 및 그 병력이 있는 환자
주의사항	기립성 저혈압 위 약물투여 시 진통제의 용량을 감소해야 함 배뇨장애
부작용	졸림
용법·용량	50~100 mg
경로	근육내주사(깊게)
소아용량	1 mg/kg

이부프로펜 Ibuprofen (Motrin, Advil)

분류	비스테로이드항염증제(NSAID)
작용	항염증제, 프로스타글란딘 억제제(prostaglandin inhibitor)
적응증	경증의 통증 고열
금기사항	이 약물에 과민성이 있는 환자 다른 NSAIDs를 복약 중인 환자
주의사항	위장관계 출혈 및 속쓰림
부작용	속쓰림 오심, 구토 기관지 천명음
용법·용량	200~800 mg
경로	경구투여
소아용량	매 6시간마다 5~10 mg/kg

인암리논 Inamrinone (Inocor)

분류	강심제
작용	심장 수축력 강화 정맥확장
적응증	울혈심장기능상실의 단기 치료제
금기사항	이 약에 과민한 환자
주의사항	심근허혈 혈압, 맥박, 심전도를 감시 인암리논은 생리식염수에만 희석함. 당제제에 희석하지 말 것 Furosemide(Lasix)는 Inamrinone을 주입 중인 경로로 투약 금지
부작용	혈소판 오심, 구토 부정맥
용법·용량	초기용량으로 0.75 mg/kg을 2~5분 간격으로 천천히 투여 후 약물주입펌프를 통해 2~15 mg/kg/min 유지

경로 1회 투여 혹은 약물펌프로 주입
소아용량 소아 투여용량은 정해지지 않음

인슐린 Insulin (Humulin, Novolin, Iletin)

분류 호르몬제제(hypoglycemic agent)
작용 글루코스를 세포 내로 넣음
혈당 감소
혈당 저장 촉진
적응증 고혈당
당뇨병성 케톤산증
금기사항 혈당의 과보상 상태; 환자가 응급실에서 체류 중인 경우 좀 더 살펴보고 투약
주의사항 과용량은 저혈당을 야기하기에 주의가 필요함
부작용 응급상황 시 부작용이 나타날 수 있음
용법·용량 10~25 units 일반 인슐린을 정맥으로 0.1 units/kg/hr의 속도로 약물주입펌프로 주입
경로 정맥주사, 피하주사
소아용량 혈당에 근거하여 투여

이페칵 Ipecac

분류 최토제
작용 구토중추를 흥분시켜 구토를 유발
적응증 의식이 있는 중독 환자
금기사항 의식의 저하가 있는 환자에서 사용금지
강산, 강염기 혹은 석유, 항구토제 중독, 특히 phentothiazine계 중독 환자에게 사용
주의사항 환자의 기도를 반드시 확보
흡인위험성이 높아짐
부작용 거의 드묾
용법·용량 30 mL(1 oz)의 약물을 15 mL/kg의 따뜻한 물과 함께 경구투여
경로 경구
소아용량 **1세 이하:** 10 mL
1~12세: 15 mL
12세 이상: 30 mL

이프라트라피움 Ipratropium (Atrovent)

분류 항콜린제제(anticholinergic)
작용 기관지 확장
기관의 분비물 억제
적응증 기관지 천식
만성 기관지염 및 폐기종과 관련된 가역성 기관지 경련
금기사항 이 약물 또는 약물 성분에 과민증 및 그 병력이 있는 환자
기관지 경련의 초기치료 목적으로 사용하지 말 것
주의사항 활력징후 감시

부작용 심계항진
어지러움
불안
두통
떨림

용법·용량 소형 네뷸라이저를 통해 500 mcg(일반적으로 베타 길항제[β-agonist]로 사용)

경로 흡입

소아용량 350~500 mcg/dose

이소에타린 Isoetharine (Bronkosol)

분류 교감신경흥분제(sympathomimetic)(β_2 selective)

작용 기관지 확장
심장박동수 증가

적응증 천식
만성 기관지염 및 폐기종과 관련된 가역성 기관지 경련

금기사항 이 약물 또는 약물 성분에 과민증 및 그 병력이 있는 환자

주의사항 혈압, 맥박, 심전도를 지속적으로 확인

부작용 심계항진
빈백
불안
손떨림
두통

용법·용량 **휴대용 네뷸라이저:** 4번 흡입
소형 네뷸라이저: 0.5 ml(1:3비율의 생리식염수)

경로 흡입만 가능

소아용량 0.25~0.5 mL/4 mL(Isoetharine/생리식염수)

이소프로테레놀 Isoproterenol (Isuprel)

분류 교감신경흥분제

작용 심장박동수 증가
심근 수축력 증가
기관지 이완

적응증 atropine에 효과가 없는 난치성 느린맥(경피적 조율이 불가할 때)
중증의 천식 지속상태

금기사항 심인성 쇼크에서 혈압상승 목적으로의 사용

주의사항 심실장애를 일으킬 수 있음
알칼리성 용액에 의해 약효가 약해질 수 있음
근래에 발생된 심근경색 환자에게 사용 시 주의
가능하다면 isoproterenol 대신 조율 패드를 이용

부작용 빈박성 부정맥
진전
심계항진

두통

용법·용량 1 mg을 D_5W 500 mL에 희석 후 2~10 mcg/min 속도로 주입 후 원하는 속도로 조절하거나 조기심실수축이 발생하면 조절

경로 정맥주사로만 주입

소아용량 0.1 mcg/kg/min

케타민 Ketamine (Ketalar)

분류 진정제, 최면제, 진통제

작용 해리성 상태 유도

적응증 급속마취유도의 보조약물

금기사항 이 약에 과민성이 있는 환자
상당히 높아진 혈압
통증(외상환자에서)

주의사항 응급상황 시 환각이 나타날 수 있음
응급상황 시 기도유지를 위한 장치가 준비되어야 함

부작용 환청
근골격계 긴장도 증가

용법·용량 **해리성 보조용량(마취):** 0.1~0.3 mg/kg
해리성 용량(진정): 정맥주사 시 1.0~4.5 mg/kg, 근육내주사 시 3.0~8.0 mg/kg
(해리: 감각을 잃는 상태이며 현실감이 없는 상태)

경로 정맥주사, 근육내주사

소아용량 0.5~3.0 mg/kg을 정맥주사 혹은 근육내주사

케토로락 Ketorolac (Toradol)

분류 비스테로이드항염증제(NSAIDs)

작용 항염증
국소적 진통제

적응증 약하거나 일반적 통증

금기사항 이 약물에 과민성이 있는 환자 혹은 aspirin에 알레르기 반응이 있는 환자

주의사항 위장관계 불편 혹은 출혈

부작용 부종
발적
가슴쓰림

용법·용량 **정맥주사 시:** 15~30 mg
근육내주사 시: 30~60 mg

경로 정맥주사, 근육내주사

소아용량 0.5 mg/kg/dose(최대용량=30 mg)

라베탈롤 Labetalol (Trandate, Normodyne)

분류 교감신경차단제

작용 α_1-receptors 차단 및 비선택적 β-receptors 차단

적응증 고혈압성 응급상황

금기사항 기관지 천식
울혈심장기능상실
심장의 각 차단
느린맥
심인성 쇼크

주의사항 혈압, 맥박, 심전도를 지속적으로 감시
예방적으로 atropine을 준비

부작용 느린맥
심장의 각 차단
울혈심장기능상실
기관지 경련
체위성 저혈압

용법·용량 2분간 20 mg을 천천히 정맥주사함. 10분 내에 원하는 혈압을 얻기 위해 40 mg을 추가 투여하거나 최대 300 mg까지 투여할 수 있음
200 mg을 D_5W 500mL에 희석하여 2 mg/min의 속도로 주입

경로 1회 투여 혹은 약물자동주입펌프를 이용

소아용량 소아에서 안전한 투여용량이 정해지지 않음

레바부테롤 Levalbuterol (Xopenex)

분류 교감신경작용제(β_2 selective)

작용 기관지 확장

적응증 천식
COPD(만성폐쇄폐질환) 환자의 가역적 기관지 천식

금기사항 이 약물에 과민성이 있는 환자
유증상의 빠른맥

주의사항 혈압, 맥박, 심전도를 지속적으로 확인해야 함

부작용 심계항진
불안
두통
어지러움

용법·용량 0.63 mg/3.0 mL(생리식염수)을 6~8시간 간격으로 투여

경로 흡입

소아용량 0.31 mg/3.0 mL 하루 세 번

리도카인 Lidocaine (Xylocaine)

분류 항부정맥제(Class IB)

작용 심실외 활동 억제
심실세동의 역치 증가
유도계의 전기 자극 속도를 낮춤

적응증 심실성 빠른맥/amiodarone에 반응하지 않는 난치성 세동

금기사항 각차단
느린맥과 같이 있는 조기심실성 수축

주의사항 투여용량 300 mg/hr을 초과하지 않음
중추신경계 독성이 나타날 수 있으니 주의함
70세 이상의 고령 혹은 간질환이 있는 환자는 약물용량을 반으로 줄여 투여
심정지 시 1회 주사로 투여

부작용 불안
어지러움
현기증
혼란
오심, 구토
경련
QRS군의 연장

용법·용량 **1회 용량:** 1회 용량으로서 1.0~1.5 mg/kg, 추가적으로 0.5~0.75 mg/kg을 부정맥이 멈출 때까지 5~10분 간격으로 반복하거나 3.0 mg/kg의 양까지 약물을 주입 할 수 있음. 70세 이상의 환자 투여 시 50%의 용량을 줄임
유지용량: 부정맥이 진정된 후 적절한 혈중 약물농도 유지를 위해 2~4 mg/min의 속도로 약물을 주입

경로 정맥주사, 약물주입펌프를 통해

소아용량 1 mg/kg

로라제팜 Lorazepam (Ativan)

분류 진정제(benzodiazepine)

작용 항경련제
진정제

적응증 주요 근육경련
간질중첩증
제세동전 약물
급성불안

금기사항 이 약물 또는 약물 성분에 과민증 및 그 병력이 있는 환자

주의사항 약물의 지속시간이 짧음
다른 약물과 혼합 금지
Flumazenil(Romazicon)를 준비
생리식염수 혹은 D_5W에 희석 사용

부작용 어지러움
저혈압
호흡억제 및 무호흡

용법·용량 0.5~2.0 mg을 정맥주사(정주); 1.0~4.0 mg까지 증량 주입

경로 정맥주사, 근육내주사, 직장내투여

소아용량 0.05~0.10 mg/kg(최대용량 4 mg)

마그네슘 설페이트 Magnesium Sulfate

분류 항경련 및 항부정맥제

작용 중추신경계 억제

항경련
항부정맥

적응증 **산모:** 자간증(임신성 중독)
심혈관계: *Torsade de pointes*(불규칙적, 다형성 심실 빠른맥)

금기사항 쇼크
각차단

주의사항 강심제(digitalis)를 사용하는 환자에게 주의해야 함
저혈압
호흡억제가 나타날 수 있으므로 calcium chloride를 해독제로 준비
콩팥질환이 있는 환자에게 주의하여 투여

부작용 홍조
호흡억제
어지러움

용법·용량 1~4 g

경로 정맥주사, 근육내주사

소아용량 소아에게 투여하지 않음

만니톨 Mannitol (Osmitrol)

분류 삼투성 이뇨제

작용 세포성 부종의 감소
소변배출 증가

적응증 급성 대뇌 부종
수혈 부작용

금기사항 폐부종
탈수 환자
이 약물 또는 약물 성분에 과민증 및 그 병력이 있는 환자

주의사항 급하게 투여하면 순환계에 부하를 줄 수 있음
저온에서 약물이 결정화될 수 있음
필터가 들어간 수액세트 사용

부작용 폐울혈
나트륨 부족
일시적 볼륨 과부하

용법·용량 1.5~2.0 g/kg

경로 천천히 정맥주사

소아용량 0.25~0.5g/kg의 용량으로 한 시간 이상 정맥주사

메페리딘 Meperidine (Demerol)

분류 마약성 진통제

작용 중추신경 억제
통증 경감

적응증 약하거나 일반적인 통증

금기사항 모노아민계 억제제를 투여 중인 환자

진단되지 않은 복통
이 약물 또는 약물 성분에 과민증 및 그 병력이 있는 환자

주의사항 호흡억제(해독제인 naloxone을 준비한다)
저혈압
오심

부작용 어지러움
의식저하

용법·용량 **정맥주사 시:** 25~50 mg
근육내주사 시: 50~100 mg

경로 정맥주사, 근육내주사

소아용량 1 mg/kg

메타프로테레놀 Metaproterenol (Alupent)

분류 교감신경흥분제(β_2 selective)

작용 기관지 확장
심장박동수 증가

적응증 기관지 천식
만성 기관지염 및 폐기종과 관련된 가역성 기관지 경련

금기사항 빠른맥 혹은 부정맥이 있는 환자

주의사항 혈압, 맥박, 심전도를 지속적으로 확인해야 함. 때때로 오심 및 구토가 보고되었음

부작용 심계항진
불안
두통
오심 및 구토
어지러움
진전

용법·용량 **정량흡인기를 통해:** 두 번 혹은 세 번 흡입하며 필요시 3~4시간 간격으로 반복
저용량 분무기를 통해: 0.2~0.3 mL의 metaproterenol을 생리식염수 2~3 mL에 희석하여 5~15분간 흡입

경로 흡입용으로만 사용

소아용량 0.05~0.3 mL의 metaproterenol을 4 mL의 생리식염수에 희석

메칠프레드니소론 Methylprednisolone (Solu-Medrol)

분류 스테로이드제(steroid)

작용 항염증(anti-inflammatory)
면역반응 억제(특히, 알레르기성 작용)

적응증 중증도의 아나필락시스
천식, 만성폐쇄폐질환

금기사항 응급상황 시 외에 없음

주의사항 약물혼합 후 즉시 사용
약물의 작용시작 시간은 2~6시간으로 급성 아나필락틱 쇼크같은 응급상황에서의 약물효과는 기대할 수 없음

부작용 위장관계 출혈
상처회복의 지연
자연성 스테로이드의 억제
용법·용량 **일반사용용량:** 125~250 mg
경로 정맥주사, 근육내주사
소아용량 7.5 mg/kg

메토클로프라미드 Metoclopramide (Reglan)

분류 항구토제
작용 항구토
위식도의 역류 감소
적응증 오심 및 구토
위식도의 역류
금기사항 위장관계 출혈
장폐색 혹은 장천공
이 약물 또는 약물 성분에 과민증 및 그 병력이 있는 환자
주의사항 추체외로(실조성) 증상이 보고됨
부작용 신체적 혹은 정신적 결손을 야기할 수 있음
어지러움
용법·용량 **근육내주사 시:** 10~20 mg
정맥주사 시: 10 mg의 용량을 1~2분의 속도로 정맥주사
경로 정맥주사, 근육내주사
소아용량 거의 사용되지 않음

메토프롤롤 Metoprolol (Lopressor)

분류 교감신경차단제(β_1 selective), 항부정맥제(antiarrhythmic)(Class II)
작용 β_1-adrenergic receptors의 선택적 차단(심장 보호 목적의)
적응증 혈역학적으로 안정적인 확실한 급성심근경색 환자 혹은 의증 환자
안정적인 narrow-complex 빠른맥 혹은 미주신경자극에 돌아오지 않거나 조절되지 않는 심실상성 빠른맥의 재발
심방세동 또는 심방조동 환자의 심실 속도 조절
확실한 단형성 심실빠른맥(급성허혈, 긴 QT간격증후군, 카테콜라민성)
금기사항 심장박동수가 분당 45회 미만인 환자
수축기혈압 <100 mmHg
각차단
쇼크
천식 병력자
주의사항 혈압, 맥박, 심전도를 지속적으로 감시
Atropine 혹은 조율패드를 준비
부작용 느린맥
각차단
울혈심장기능상실

우울
기관지 경련

용법·용량 초기용량으로서 5 mg을 천천히 주입
활력징후가 안정되면 5분 내에 5 mg를 추가 투여
활력징후가 안정되면 10분 내에 5 mg을 추가 투여

경로 천천히 일시정맥투여

소아용량 소아 투여 시 안전성이 확보되지 않음

미다졸람 Midazolam (Versed)

분류 신경안정제(benzodiazepine)

작용 최면제
진정제

적응증 전기적 심율동 전환의 전처치
급성 불안

금기사항 이 약물 또는 약물 성분에 과민증 및 그 병력이 있는 환자
녹내장
쇼크

주의사항 응급상황을 대비해 소생장비를 준비
Flumazenil(Romazicon)을 해독제로 준비
생리식염수 혹은 D_5W에만 희석 사용
호흡억제가 midazolam보다 다른 benzodiazepines계의 약물에서 더 자주 발생

부작용 졸음(기면)
저혈압
건망증
호흡억제 및 무호흡

용법·용량 1.0~2.5 mg(정맥주사 시)

경로 정맥주사, 경구, 비강내투여

소아용량 0.03 mg/kg

밀리논 Milrinone (Primacor)

분류 강심제

작용 심장수축력 증가
혈관확장제

적응증 중증 울혈심장기능상실의 단기치료 목적

금기사항 이 약물 또는 약물 성분에 과민증 및 그 병력이 있는 환자

주의사항 심근허혈을 증가시킬 수 있음
혈압, 맥박, 심전도를 지속적으로 감시
milrinone은 생리식염수에만 단독 희석 사용
Furosemide (Lasix)를 주입 시 milrinone을 주입 중인 line에 투여하지 않음

부작용 혈소판 감소
오심 및 구토
부정맥

용법·용량 50 mcg/kg의 용량을 정맥주사 혹은 골강내주사 후 10분 뒤 0.375 mcg/kg/min의 용량으로 유지
경로 일시 정맥투여 혹은 약물주입 펌프
소아용량 소아에게 투여된 기록이 적음

모르핀 Morphine

분류 마약성 진통제
작용 중추신경계 억제제
말초혈관 확장
통증에 대한 민감도 감소
적응증 심한 통증
금기사항 머리손상
체액소실
진단되지 않은 복통
약물의 과민성 병력이 있는 환자
주의사항 호흡억제(날록손 사용 가능)
저혈압
오심(욕지기, 구역)
부작용 어지러움
의식수준의 변화
용법·용량 **정맥**: 2~5 mg, 수 분마다 2 mg의 추가량으로 증가될 수 있으며 통증이 경감되거나 호흡억제의 징후가 나타날 때까지 투여
근육: 환자의 체중에 따라 5~15 mg
경로 정맥, 근육
소아용량 0.1~0.2 mg/kg(정맥)

날부핀 Nalbuphine (Nubain)

분류 합성 진통제
작용 중추신경계 억제제
통증에 대한 민감도 감소
적응증 중증도의 심한 통증
금기사항 약물의 과민성 병력이 있는 환자
주의사항 호흡기능장애가 있는 환자에서는 주의해서 사용
호흡억제(날록손 사용 가능)
마약에 의존성이 있는 환자에게는 금단현상을 일으킬 수 있음
오심
부작용 어지러움
의식수준의 변화
용법·용량 5~10 mg
경로 정맥, 근육
소아용량 드물게 사용

날록손 Naloxone (Cardene)

분류 마약길항제

작용 마약의 효과를 되돌림

적응증 다음과 같은 마약 과다 복용: 모르핀(morphine), 하이드로 몰폰(hydro morphone), 펜타닐(fentanyl), 데메롤(demerol), 아편진통제(paregoric), 메타돈(methadone), 헤로인(heroin), 하이드로 코돈(hydrocodone), 옥시코돈(oxycodone)

다음과 같은 합성 마약 과다 복용: 날부핀(Nubain), 부토르파놀(Stadol), 펜타조신(Talwin), 다르본(Darvon) 등 출처를 알 수 없는 마약류

금기사항 약물의 과민성 병력이 있는 환자

주의사항 마약에 의존하는 환자에게는 금단 효과를 일으킬 수 있음
단기효과를 얻기 위해 5분마다 추가적으로 투여해야 함
절대 "혼수 칵테일(coma cocktail)"의 일부로 사용해서는 안 됨

부작용 드묾

용법·용량 1~2 mg

경로 정맥, 근육, 기관(기관내 용량은 정맥내 용량의 2~2.5배)

소아용량 **5세 미만:** 0.1 mg/kg
5세 이상: 2.0 mg

네시리티드 Nesiritide (Natrecor)

분류 나트륨뇨배설촉진제

작용 혈관확장
나트륨 배설
이뇨

적응증 급성 울혈심장기능상실(CHF)

금기사항 판막성 심장질환에 이차적인 울혈심장기능상실 환자
약물에 과민성이 있는 환자

주의사항 안지오텐신 전환효소 억제제(ACE)를 복용하고 있는 환자에게는 주의하여 투여
투여하기 전에 모든 생리학적 모니터를 부착해야 함

부작용 두통
허리통증
주사 부위 통증
발열
다리 경축

용법·용량 초기용량 2 mcg/kg을 60초에 걸쳐 투여한 후 0.01 mcg/kg/min을 점적 투여

경로 정맥

소아용량 별도의 용법 없음

니카르디핀 Nicardipine (Cardene)

분류 칼슘채널차단제

작용 민무늬근육을 이완하여 동맥혈관 확장
말초혈관의 이완

적응증 고혈압응급

금기사항 약물의 과민성 병력이 있는 환자
저혈압

주의사항 혈압을 지속적으로 모니터링해야 함
울혈심장기능상실을 악화시킬 수 있음
정맥 내 베타차단제를 투여받고 있는 환자에게는 투여해서는 안 됨

부작용 어지러움
홍조
오심
구토
두통
쇠약

용법·용량 정맥펌프를 통해 5 mg/hr 투여. 필요에 따라 매 5~15분마다 최대용량 15 mg/hr이 되도록 점적 속도를 25mg/hr로 증가시킴

경로 경구, 혀밑

소아용량 0.5~3.0 mcg/kg/min

니페디핀 Nifedipine (Procardia)

분류 칼슘채널차단제

작용 민무늬근육을 이완하여 동맥혈관 확장
말초혈관 저항 감소

적응증 만성고혈압
협심증

금기사항 약물의 과민성 병력이 있는 환자
저혈압

주의사항 혈압을 지속적으로 모니터링해야 함
울혈심장기능상실을 악화시킬 수 있음
정맥 내 베타차단제를 투여받고 있는 환자에게는 투여해서는 안 됨

부작용 어지러움
홍조
오심
구토
두통
쇠약

용법·용량 혀밑 10 mg, 캡슐에 몇 개의 작은 구멍을 내어 액체가 혀밑으로 흡수되도록 함

경로 경구, 혀밑

소아용량 0.25~0.5 mg/kg

니트로글리세린 Nitroglycerin (Nitrostat)

분류 항협심증제

작용 민무늬근육 이완제
심장의 작업을 감소

관상동맥 확장
전신동맥 확장

적응증 협심증
심근경색과 관련된 가슴통증

금기사항 12세 미만의 어린이
저혈압

주의사항 혈압을 지속적으로 모니터링해야 함
실신이 발생할 수 있음
약물을 빛으로부터 차단해야 함
약물은 개봉하면 빨리 변질됨

부작용 두통
어지러움
저혈압

용법·용량 1정을 3~5분 간격으로 최대 3회 반복투여

경로 혀밑
투여용량 별도의 용법 없음

니트로글리세린 연고 Nitroglycerin Paste (Nitro-Bid)

분류 항협심증제

작용 민무늬근육 이완제
심장의 작업을 감소
관상동맥 확장
전신동맥 확장

적응증 협심증
심근경색과 관련된 가슴통증

금기사항 2세 미만의 소아
저혈압

주의사항 혈압을 지속적으로 모니터링해야 함
실신이 발생할 수 있음
약물을 빛으로부터 차단해야 함
약물은 개봉하면 빨리 변질됨

부작용 어지러움
저혈압

용법·용량 1/2~1인치(1.25~2.50 cm)의 연고를 적용

경로 국소

소아용량 별도의 용법 없음

니트로글리세린 분무제 Nitroglycerin Spray (Nitrolingual Spray)

분류 항협심증제

작용 민무늬근육 이완제
심장의 작업을 감소
관상동맥 확장

전신동맥 확장

적응증 협심증
심근경색과 관련된 가슴통증

금기사항 저혈압

주의사항 혈압을 지속적으로 모니터링해야 함
실신이 발생할 수 있음

부작용 어지러움
저혈압
두통

용법·용량 혀 밑으로 1회 분무한다. 3~5분마다 반복할 수 있는데, 15분 동안 3회 이상 분무하지 않음(분무를 흡입하지 말 것)

경로 혀밑 점막에 적용

소아용량 별도의 용법 없음

아산화질소 Nitrous Oxide (Nitronox, Entonox)

분류 가스

작용 중추신경계 억제제

적응증 근골격계 통증(골절, 화상)
허혈성 가슴통증
과다환기를 포함하는 중증의 불안상태

금기사항 구두지시를 이해할 수 없는 환자
알코올이나 약물에 중독된 환자
정신상태의 변화를 보이는 머리손상 환자
COPD 환자(고농도의 산소가 오히려 호흡억제를 유발)
공기가슴증이 의심되는 흉부손상 환자
장협착이 의심되는 심한 복부통증이나 팽만이 있는 환자

주의사항 환기가 되는 장소에서만 사용해야 함
가스제거 체계가 있어야 함
저온에서는 제대로 작동하지 않을 수 있음

부작용 두통
어지러움
현기증
오심
구토

용법·용량 고정된 50% 아산화질소와 50% 산소만 사용해야 함

경로 흡입만 가능

소아용량 자가투여만 가능

노르에피네프린 Norepinephrine (Levophed)

분류 교감신경작용제

작용 말초혈관 수축을 일으킴

적응증 저혈량과 관련 없는 저혈압(수축기혈압 <70 mmHg)

금기사항 저혈량으로 인한 저혈압 환자

주의사항 알칼리용액에서 불활성화될 수 있음
지속적인 혈압 모니터링이 필수적임
혈관외로 유출되면 국소조직의 괴사를 일으킬 수 있음

부작용 불안
두근거림
두통
고혈압

용법·용량 0.5~30 mcg/min 방법: 희석액은 500 mL의 D_5W에 8 mg의 노르에피네프린을 넣어서 제조, 이것은 16 mcg/mL의 농도를 제공함

경로 정맥점적투여

소아용량 0.01~0.5 mcg/kg/min(드물게 사용됨)

올란자핀 Olanzapine (Zyprexa, Zyprexa Zydis)

분류 항정신병약

작용 진정제
항정신병약

적응증 급성 정신병

금기사항 약물에 과민성이 있는 환자

주의사항 심혈관질환이 있는 환자

부작용 근육통
졸음
어지러움
기립성 저혈압

용법·용량 5~15 mg(경구)

경로 경구(빠르게 용해)

소아용량 별도의 용법 없음

온단세트론 Ondansetron (Zofran)

분류 항구토제

작용 화학수용체방아쇠영역(CTZ), 위장, 작은창자에서 세로토닌 수용체를 차단

적응증 오심, 구토

금기사항 약물에 대한 과민반응 환자

주의사항 다른 세로토닌차단제를 복용하는 환자는 주의

부작용 두통, 몽롱함, 어지러움

용법·용량 4~8 mg

경로 정맥, 근육, 구강

소아용량 0.15 mg/kg(정맥)

산소 Oxygen

분류 가스

작용 세포대사에 필요

적응증 저산소증

금기사항 비저산소증 환자

주의사항 고산소증 주의
만성폐쇄폐질환(COPD) 환자에게 주의하여 투여
높은 유량을 제공할 때 가습되어야 함

부작용 장시간 투여 시 점막을 건조하게 함

용법·용량 **심정지:** 100%
다른 위급 환자: 100%
기타: 저산소증을 교정할 수 있을 정도로 투여

경로 흡입

소아용량 용량에 따라 24~100%

옥시토신 Oxytocin (Pitocin)

분류 호르몬(자궁수축제)

작용 자궁수축을 일으킴
유즙분비를 일으킴
분만 후 출혈을 조절함

적응증 분만 후 출혈

금기사항 분만 후 심한 출혈이 있는 환자에게만 투여되어야 함
제왕절개

주의사항 투여 전에 자궁 내에 또 다른 태아가 없는지 확인하는 것이 필수적임
과다투여는 자궁파열을 유발할 수 있음
고혈압

부작용 아나필락시스
심부정맥

용법·용량 **정맥:** 10~20 단위를 500 mL 또는 D_5W 자궁반응의 정도에 따라 적정 투여
근육: 3~10 단위

경로 정맥 점적투여, 근육

소아용량 별도의 용법 없음

브롬화 판쿠로니움 Pancuronium Bromide (Pavulon)

분류 비탈분극형 근신경차단제

작용 골격근 이완
호흡기 근육을 포함한 골격근 마비

적응증 기관내삽관을 시행하기 위한 일시적 마비를 얻기 위하여

금기사항 약물에 과민성이 있는 환자에게는 금기

주의사항 기관내삽관에 숙련된 사람이 없으면 투여해서는 안 됨
기관내삽관 장비를 사용할 수 있어야 함
응급처치용 약물과 장비, 산소요법 장치를 갖추고 있어야 함
마비의 작용발현은 3~5분 내에 발생하며 약 60분까지 지속됨

부작용 장시간 마비
저혈압

느린맥

용법·용량 0.04~0.1 mg/kg의 용량을 정맥주사, 필요시 매 20~40분마다 0.01~0.02 mg/kg을 반복투여할 수 있음

경로 정맥

소아용량 0.1 mg/kg

페노바비탈 Phenobarbital (Luminal)

분류 항경련제, 바르비투르염

작용 감각겉질을 억제하고 운동 활성을 감소시킴
중추신경 억제

적응증 운동성 발작
간질지속상태
급성 불안상태

금기사항 약물에 과민성 병력이 있는 환자

주의사항 호흡억제
저혈압
소아에서는 과잉행동을 일으킬 수 있음
혈관 외 유출은 조직괴사를 유발할 수 있음

부작용 졸음
소아에서는 과잉행동을 일으킬 수 있음

용법·용량 100~250 mg

경로 천천히 정맥투여, 근육

소아용량 10 mg/kg

페니토인 Phenytoin (Dilantin)

분류 항경련제, 항부정맥제

작용 감각겉질을 억제하고 운동 활성을 감소시킴

적응증 운동성 발작 및 디지탈리스 독성에 의한 부정맥

금기사항 디지탈리스 중독으로 인한 부정맥을 제외한 모든 부정맥
고도의 심장차단이 있는 경우
약물에 과민성 병력이 있는 환자

주의사항 포도당 함유 용액으로 희석해서는 안 됨
저혈압
지속적인 활력징후와 심전도를 관찰해야 함

부작용 정맥자극
가려움
중추신경계(CNS) 억제

용법·용량 **간질상태**: 150~250 mg(10~15 mg/kg)으로 50 mg/min을 초과하면 안 됨
디지탈리스 독성: 100 mg을 5분에 걸쳐 부정맥이 사라질 때까지 또는 최대용량 1000 mg을 투여하였거나 또는 중추신경계 억제 증상이 나타날 때까지

경로 정맥(식염수로 희석)

소아용량 **간질상태**: 8~10 mg/kg(정맥)

디지탈리스 독성: 3~5 mg/kg(100분에 걸쳐 정맥으로)

피조스티그민 Physostigmine (Antilirium)

분류 콜린에스테라아제 억제제
작용 콜린에스테라아제를 억제하여 아세틸콜린을 강화
적응증 삼환계 항우울제 과다복용 [엘라빌(Elavil), 토프라닐(Tofranil), 트리아빌(Triavil), 노르프라민(Norpramin)]
아트로핀 과다복용
금기사항 천식 및 만성폐쇄폐질환
괴저
당뇨병
심혈관질환
주의사항 기관지 연축 및 후두경련을 관찰해야 함
발작
부작용 과도한 타액분비
느린맥
구토
용법·용량 0.5~2.0 mg
경로 정맥
소아용량 0.5~1.0 mg(5분에 걸쳐)

프랄리독심 Pralidoxime (2-PAM, Protopam)

분류 콜린에스테라아제 재활성제
작용 유기인계 중독의 경우 콜린에스테라아제를 재활성화시킴
화학반응으로 콜린에스테라아제의 인산기를 제거함
적응증 심각한 유기인계 중독으로 인한 근육 경련, 호흡 억제 및 마비
금기사항 무기인제제로 인한 중독
유기인계 이외의 중독
주의사항 유기인계 중독 환자를 처치할 때는 항상 구조자 자신을 보호하기 위하여 노력해야 함
빠른맥, 성대문연축 및 근육강직이 일어나기 때문에 정맥주사 시 서서히 투여해야 함
아트로핀포화요법에만 따라함
부작용 흥분
조증행동
용법·용량 250~500 mL 생리식염수에 1~2 g 프랄리독심을 30분에 걸쳐 점적주입
경로 정맥점적투여
소아용량 20~40 mg/kg(동일한 방법으로)

프로카인아마이드 Procainamide (Pronestyl)

분류 항부정맥제(Class IA)
작용 심근을 통한 전도속도 저하
심실세동의 역치를 증가
심실이소성 활동을 억제

적응증 맥박이 있는 심실빠른맥
조기흥분성 심방잔떨림

금기사항 고도의 심장차단
심실조기수축(PVC)과 동반된 느린맥

주의사항 용량이 17 mg/kg을 초과해서는 안 됨
지속적인 모니터링이 필요함

부작용 불안
오심
경련
QRS 너비 확장

용법·용량 **초기용량**: 20 mg/min(부정맥이 억제되었을 때, 저혈압이 발생할 때, QRS 너비가 원래 너비의 50% 넓어졌을 때, 총 17 mg/kg의 약물이 투여되었을 때)
유지용량: 1~4 mg/min

경로 정맥볼루스로 천천히 투여, 정맥점적투여

소아용량 드물게 사용

프로클로르페라진 Prochlorperazine (Compazine)

분류 페노티아진 항구토제

작용 항구토제

적응증 오심 및 구토
편두통

금기사항 혼수상태의 환자
다량의 우울증 약물 복용 환자(알코올 포함)
약물에 과민한 병력이 있는 환자

주의사항 다른 페노티아진계 약물보다 추체외로 증상의 발생률이 높음

부작용 정신 및 신체적 활동을 손상시킬 수 있음
졸음

용법·용량 5~10mg 천천히 정맥 또는 근육내 투여

경로 정맥, 근육

소아용량 별도의 용법 없음

프로메타진 Promethazine (Phenergan)

분류 페노티아진 항구토제(H_1 길항제)

작용 항콜린성 작용
항구토제
진통제의 작용을 증진시킴

적응증 오심 및 구토
멀미
진통제의 효과 증진
진정

금기사항 혼수상태의 환자
다량의 우울증 약물 복용 환자(알코올 포함)

주의사항 동맥 내로 주입하지 않도록 주의해야 함
혈관외로 유출은 조직 손상을 유발할 수 있음

부작용 정신 및 신체적 활동을 손상시킬 수 있음
졸음

용법·용량 12.5~25.0 mg

경로 정맥, 근육

소아용량 0.5 mg/kg

프로포폴 Propofol (Diprivan)

분류 진정제, 수면제

작용 작용기전은 불분명하지만 뇌에서 신경전달 활동을 억제

적응증 진정 유도 및 유지

금기사항 약물에 과민성이 있는 환자나 콩과 달걀 제품에 알레르기가 있는 환자

주의사항 프로포폴은 강력한 진정제로 환자를 지속적으로 모니터링해야 하고 적절한 소생 장비가 항상 준비되어 있어야 함

부작용 통증유발
저혈압
무호흡
두통
오심 및 구토

용법·용량 25~75 mcg/kg(필요에 따라)

경로 정맥, 구강

소아용량 1 mg/kg 정맥내

프로프라놀롤 Propranolol (Inderal)

분류 교감신경차단제

작용 β-아드레날린 수용체를 비선택적으로 차단

적응증 안정형 좁은복합성 빠른맥(stable narrow-complex tachycardia)
심방잔떨림 또는 심방된떨림 환자의 맥박 속도 조절 시
다형성 심실빠른맥의 특정 형태

금기사항 천식병력, 만성폐쇄폐질환자
교감신경작용제에 의존하는 환자
울혈심장기능상실 환자

주의사항 베라파밀과 동시에 투여해서는 안 됨
아트로핀과 경피적 심장박동조율기를 즉시 사용가능하도록 준비해 놓아야 함

부작용 느린맥
심장차단
울혈심장기능상실
기관지 경련

용법·용량 1~3 mg을 10~30 mL D_5W에 희석하여 정맥 내로 천천히 투여

경로 천천히 정맥 내로 투여

소아용량 0.01 mg/kg

라세미산 에피네프린 Racemic Epinephrine (Micronefrin)

분류 교감신경작용제

작용 기관지 이완
심장박동수 증가
심장 수축력 증가

적응증 크룹(후두기관기관지염)

금기사항 후두덮개염
약물 과민 환자

주의사항 활력징후를 지속적으로 모니터링해야 함
병원전 단계에서는 한 번만 사용해야 함

부작용 두근거림
불안
두통

용법·용량 2.0 mL의 식염액(2.25%)에 희석된 약물 0.25~0.75 mL

경로 흡입으로만 투여(소형 분무기)

소아용량 2.0 mL의 식염액(2.25%)에 희석된 약물 0.25~0.75 mL

레테플라제 Reteplase (Retavase)

분류 섬유소용해제

작용 플라스미노겐을 플라스민으로 전환을 증가시킴

적응증 급성심근경색

금기사항 레테플라제는 다음과 같은 경우에는 절대적 금기

1. 과거 머리속출혈(두개내출혈)
2. 구조적 뇌혈관병변(예: AVM)
3. 악성 머리속신생물(원발성 또는 전이성)
4. 3시간 이내의 급성 허혈성 뇌졸중을 제외한 3개월 이내의 허혈성 뇌졸중
5. 의심되는 대동맥박리
6. 활동성 출혈 또는 출혈 체질(월경 제외)
7. 3개월 이내의 현저한 폐쇄성 머리외상 또는 얼굴외상

다음과 같은 경우는 상대적 금기사항(즉 위험성이 이점에 비하여 높은 경우)

1. 만성, 중증의 조절되지 않는 고혈압 병력
2. 중증의 조절되지 않는 고혈압 또는 현재 혈압이 수축기혈압 >180 mmHg 또는 이완기혈압 >110 mmHg인 경우, 심근경색증이 있는 저위험 환자에서는 절대적 금기이다
3. 3개월 이상의 과거 허혈성 뇌졸중 병력, 치매 또는 머리속 병리
4. 외상성 또는 지연성(10분 이상) CPR이나 3주 이내의 주요 수술력
5. 최근(2~4주 이내)의 속출혈
6. 비압박성 혈관천자
7. 스트렙토키나아제/아니스트레플라아제에 대해 과거 노출(5일 이상)되었거나 과거 알레르기 반응이 있는 환자
8. 임신

주의사항 응급처치용 약물과 장비를 즉시 사용할 수 있어야 함
항부정맥제를 즉시 사용할 수 있어야 함

부작용 출혈
알레르기 반응
발열
오심 및 구토

용법·용량 10 units을 2분에 걸쳐 정맥투여, 30분 내에 반복투여할 수 있음(총 20 units)

경로 정맥

소아용량 별도의 용법 없음

로쿠로니움 Rocuronium Bromide (Zemuron)

분류 비탈분극형 근신경차단제

작용 아세틸콜린의 작용을 억제하여 신경근 전달을 차단
골격근 마비

적응증 골격근 이완 유도

금기사항 약물에 대한 과민증

주의사항 심혈관질환
탈수 또는 전해질 이상

부작용 기관지 경련

용법·용량 **빠른연속기관삽관 시 용량:** 600 mcg/kg
유지용량: 100~200 mcg/kg을 지속적으로 주입

경로 정맥, 정맥점적투여

소아용량 **초기용량:** 600 mcg/kg
유지용량: 75~125 mcg/kg을 지속적으로 주입

살부타몰 Salbutamol (Ventolin)

분류 교감신경작용제(β_2-선택적)

작용 기관지 확장

적응증 천식
만성폐쇄폐질환과 관련된 가역성 기관지 경련

금기사항 약물에 대한 과민성 병력이 있는 환자
증상이 있는 빠른맥

주의사항 혈압, 맥박, 심전도 모니터링을 해야 함
심혈관질환이 있는 환자에서는 주의해서 사용해야 함

부작용 두근거림
불안
두통
어지러움
발한

용법·용량 **계량흡입기:** 1~2회 분무(1회에 90 mcg)
소형 연무기: 2.5 mg(생리식염수 2.5 mL에 희석한 0.5% 용액 0.5 mL)을 5~15분에 걸쳐 흡입

	로타홀러: 200 mcg의 로타캡 1개를 흡입기에 넣고 환자에게 흡입
경로	흡입
소아용량	소용량 분무기에 0.15 mg/kg(0.03 mL/kg)을 2.5 mL 생리식염수에 희석하여 흡입

중탄산나트륨 Sodium Bicarbonate

분류	알칼리화 약물
작용	체내의 과도한 산과 결합하여 완충시킴으로써 pH를 증가시킴
적응증	삼환계 항우울제 과다복용 과호흡에 의한 중증의 산증
금기사항	알칼리증
주의사항	pH의 과도한 보상을 피하려면 올바른 용량이 중요함 카테콜아민이 불활성화될 수 있음 칼슘과 함께 투여하면 침전이 생길 수 있음 나트륨 과부하가 발생할 수 있음
부작용	알칼리증
용법·용량	1 mEq/kg 투여 후 혈액검사에 따라 10분마다 0.5 mEq/kg 투여
경로	정맥
소아용량	1 mEq/kg 투여 후 매 10분마다 0.5 mEq/kg 투여

아질산나트륨 Sodium Nitrite

분류	질산염/시안화합물 해독제
작용	시안화물 중독치료를 위해 헤모글로빈을 메트헤모글로빈으로 전환시킴
적응증	시안화합물 중독
금기사항	시안화물 노출에 따른 증상이 없는 환자에게 투여해서는 안 됨
주의사항	빠르게 정맥투여를 하면 저혈압이 발생할 수 있음
부작용	과도한 메트헤모글로빈 저혈압
용법·용량	300 mg 정맥투여, 필요시 또는 초회량에 반응이 없을 때 30분 후에 절반 추가투여
경로	정맥
소아용량	10 mg/kg 정맥투여, 필요시 또는 초회량에 반응이 없을 때 30분 후에 절반 추가투여

니트로푸르시드 나트륨 Sodium Nitroprusside (Nipride, Nitropress)

분류	혈관이완제
작용	말초동맥 및 말초정맥을 모두 이완시킴 혈압 감소 울혈심장기능상실 환자의 심박출량 증가
적응증	고혈압 응급
금기사항	고혈압위기의 치료에 사용할 때는 없음
주의사항	빛을 차단하기 위하여 병을 호일로 싸두어야 함 병원전 상황에서 임산부나 어린이에게 사용해서는 안 됨 노인에게는 용량을 다소 감소해야 함

혈압, 맥박 및 심전도는 지속적으로 모니터링해야 함

부작용 오심
구역질
구토
두근거림
발한
빠른맥
어지러움
투여량을 줄이면 부작용이 줄어듦

용법·용량 0.5 mg/kg/min

경로 정맥주입만

소아용량 병원전 단계에서는 별도의 용법 없음

티오황산 나트륨 Sodium Thiosulfate

분류 시안화합물 해독제

작용 시안화합물이 티오시안화합물로 전환되어 체내에서 배출시킴

적응증 시안화합물 중독

금기사항 시안화합물 중독치료에 사용될 때 금기사항 없음

주의사항 시안화합물 중독치료에 사용될 때 금기사항 없음

부작용 오심
구토
관절통
정신병

용법·용량 12.5 g 정맥투여, 필요시 초회량 1/2을 반복투여

경로 정맥

소아용량 400 mg/kg 정맥투여, 필요시 초회량 1/2을 반복투여

염산소타롤 Sotalol HCl (Betapace, Sotacor)

분류 항부정맥제(Class II), 비선택적 베타차단제

작용 β_1(심근)과 β_2(폐, 혈관, 자궁) 아드레날린성 수용체를 모두 차단
부정맥을 억제

적응증 안정형 단형성 심실빠른맥
빠른맥

금기사항 중증 울혈심장기능상실 환자
폐부종
심장성 쇼크
느린맥 또는 방실차단

주의사항 콩팥 손상
간 손상

부작용 피로
쇠약
불안

어지러움
졸음
불면
기억력감퇴
신경쇠약
의식상태 변화
악몽

용법·용량 5분에 걸쳐 1.5 mg/kg을 점적주입

경로 정맥, 경구

소아용량 별도의 용법 없음

스트렙토키나아제 Streptokinase (Streptase)

분류 섬유소용해제

작용 혈전용해

적응증 급성 관상동맥증후군

금기사항 내부 출혈이 있는 환자
대동맥 박리 의심 환자
외상성 심정지 환자
중증 고혈압
최근에 발생한 머리 손상 또는 머리 내 종양
6개월 이내 발병한 뇌졸중
임신

주의사항 12개월 이전에 스트렙토키나아제나 아니스트레플라아제 요법을 받은 경우에는 효과가 없는 경우가 많음
응급처치용 약물과 장비를 즉시 사용할 수 있어야 함

부작용 출혈
알레르기 반응
아나필락시스
열
오심 및 구토

용법·용량 150만 단위를 1시간에 걸쳐 투여

경로 정맥점적투여

소아용량 별도의 용법 없음

숙시닐콜린 Succinylcholine (Anectine)

분류 탈분극형 근신경차단제

작용 골격근 이완제
호흡기 근육을 포함한 골격근 마비

적응증 기관내삽관을 위한 일시적 마비를 얻기 위하여

금기사항 약물에 과민성 병력이 있는 환자

주의사항 기관내삽관의 기술이 있는 사람이 있고 이 과정을 수행할 준비가 되어 있지 않은 상황에서는 숙시닐콜린을 투여해서는 안 됨

모든 응급처치용 약물 및 장비와 함께 산소요법 장치를 갖추고 있어야 함
1분 내에 완전한 마비가 일어나며 약 8분 동안 지속됨

부작용 장시간 마비
저혈압
느린맥

용법·용량 1~1.5 mg/kg(성인의 경우 40~100 mg)

경로 정맥

소아용량 1 mg/kg

터부탈린 Terbutaline (Brethine)

분류 교감신경작용제

작용 기관지 확장제
심장박동수 증가

적응증 기관지 천식
만성폐쇄폐질환과 연관된 가역적 기관지 연축
조산

금기사항 약물에 과민성이 있는 환자에게는 투여해서는 안 됨

주의사항 혈압, 맥박 및 심전도를 지속적으로 모니터링해야 함

부작용 두근거림
빠른맥
심실조기수축
불안
떨림
두통

용법·용량 **계량흡입기:** 1분 간격으로 2회 흡입
피하주사: 0.25 mg, 필요시 15~30분 후에 반복투여

경로 흡입, 피하주사, 정맥점적투여(조산의 경우)

소아용량 0.01 mg/kg(피하)

티아민 Thiamine (Vitamin B_1)

분류 비타민

작용 포도당을 에너지로 전환시킴

적응증 원인불명의 혼수
알코올중독
진전섬망

금기사항 응급상황에서는 없음

주의사항 드물게 아나필락시스 반응이 보고되고 있음
"혼수 칵테일"의 일부로 사용해서는 안 됨

부작용 드물게 나타남

용법·용량 100 mg

경로 정맥, 근육

소아용량 드물게 사용됨

티로피반 Tirofiban (Aggrastat)

분류 혈소판응집 억제제(당단백 IIB/IIIA 억제제)
작용 당단백 IIA/IIIB 수용체를 차단하여 혈소판 응집을 억제
적응증 급성 관상동맥증후군 환자
금기사항 내부출혈(6개월 이내), 위장관출혈, 뇌졸중(2년 이내), 비정상적인 출혈 경향, 주요 수술병력(6주 이내), 약물에 과민성 반응이 있는 환자
주의사항 출혈 위험이 높은 환자에게는 주의해서 사용해야 함. 다른 항응고제와 함께 투여하였을 때 알레르기 반응이 나타날 수 있음
부작용 출혈 위험의 증가, 오심, 구토, 복통, 빈혈, 통증, 발한
용법·용량 0.4 mcg/kg/min으로 30분에 걸쳐 정맥투여하고 0.1 mcg/kg/min으로 지속적으로 투여
경로 정맥
소아용량 별도의 용법 없음

트리메토벤자마이드 Trimethobenzamide (Tigan)

분류 항구토제
작용 다른 약물보다 진정 효과가 적음
항구토제 약물
적응증 오심 및 구토
금기사항 소아(주사형태)
약물에 과민성 병력이 있는 환자
주의사항 추체외로(근긴장) 증상이 보고되고 있음
부작용 정신 및 신체적 활동을 손상시킬 수 있음
졸음
용법·용량 200 mg(근육)
경로 근육
소아용량 비경구투여를 권장하지 않음

바소프레신 Vasopressin

분류 호르몬, 혈압상승제
작용 항이뇨 호르몬
강력한 혈압상승제
적응증 심정지
금기사항 응급상황에서는 없음
주의사항 응급상황 시 주의
부작용 피부창백
고혈압
느린맥
용법·용량 40 units(정맥-단일 용량)
경로 정맥
소아용량 별도의 용법 없음

베쿠로니움 Vecuronium (Norcuron)

분류 비탈분극형 근신경차단제

작용 골격근 이완제
호흡기 근육을 포함한 골격근 마비

적응증 기관내삽관을 시행하기 위한 일시적 마비를 얻기 위하여

금기사항 약물에 과민성이 있는 환자에게는 금기

주의사항 기관내삽관에 숙련된 사람이 없으면 투여해서는 안 됨
기관내삽관 장비를 사용할 수 있어야 함
응급처치용 약물과 장비, 산소요법 장치를 갖추고 있어야 함
마비의 작용발현은 1분 내에 발생하며 약 30분 동안 지속됨

부작용 장시간 마비
저혈압
느린맥

용법·용량 0.08~0.1 mg/kg

경로 정맥

소아용량 0.1 mg/kg

베라파밀 Verapamil (Isoptin, Calan)

분류 칼슘채널 억제제

작용 방실결절을 통한 전도를 느리게 하여 발작성 심실위빠른맥(PSVT)의 재입 기전에 의한 부정맥을 막아 줌
심실 반응속도 감소
심근의 산소요구량 감소

적응증 심실위빠른맥이 있거나 아데노신이나 미주신경조작으로 리듬이 통제되지 않거나 전환되지 않는 안정형 좁은복합성 빠른맥
심방잔떨림 또는 심방된떨림이 있는 환자의 심실 속도 조절

금기사항 심장차단
전기전도로 장애

주의사항 베타차단제를 복용 중인 환자에게는 사용하면 안 됨
저혈압 환자

부작용 오심
구토
저혈압
어지러움

용법·용량 발작성 심실위빠른맥(PSVT)의 처치에는 2.5~5 mg의 용량을 2분마다 투여함. 심실위빠른맥(PSVT)이 지속된다면 15~30분 후에 5~10 mg의 용량을 반복투여, 최대 투여량은 30 mg을 넘어서는 안 됨

경로 정맥

소아용량 **1세 미만**: 0.1~0.2 mg/kg(최대 2.0 mg)으로 천천히 투여
1~15세: 0.1~0.3 mg/kg(최대 5.0 mg)으로 천천히 투여

지프라시돈 Ziprasidone (Geodon)

분류 항정신병약

작용 진정제
항정신병약

적응증 급성 정신병

금기사항 약물에 과민성이 있는 환자
긴 QT증후군이 있는 환자

주의사항 발작의 병력이 있는 환자
뇌졸중 환자
알츠하이머병 환자

부작용 근육통
졸음
어지러움
기립성 저혈압

용법·용량 10~20 mg(근육)

경로 근육

소아용량 별도의 용법 없음

일반 가정 처방 약품 정보

Common Home Prescription Drug Information

APPENDIX D

다음의 정보는 병원 전 즉시 응급상황과 관련이 있다. 이러한 분류들 중 일부는 광범위한 약물을 포함한다. 제공된 정보는 매우 일반적이며 빠른 참조용으로만 사용할 수 있다.

분류/유형 Classification/Type

유형 치료법에 따른 분류

작용 그 약이 어떻게 치료 효과를 발휘하는지에 대한 주요 기전 혹은 작용기전

적응증 상태 또는 약물이 일반적으로 처방되는 조건

부작용 치료 목적 이외의 효과(일반적으로 바람직하지 않고 구체적이며 예측 가능한 효과, 종종 너무 많은 약물의 결과), 나열된 효과의 조합을 포함할 수 있음

약물 상호작용 다른 약물이나 약물의 존재는 두 약물의 효과를 변화시키거나 완전히 다른 효과를 촉진시킬 수 있음

용법 보편적이고 정기적인 투약

참조 기타 관련 정보 또는 적절한 정보 참조

예시 해당 의약품의 몇 가지 예(상호별로 나열됨)
일반명은 boldface type으로 표시된다.

항협심증제 Antianginals

유형 질산염 및 아질산염(기본) (베타차단제 및 칼슘채널차단제)

작용 질산염 및 아질산염(관상동맥확장제)
혈관확장
전부하와 후부하 감소에 따른 심근의 산소소모량 감소로 심근운동 감소
관상동맥 관류 개선(측부순환 포함)
관상동맥 혈관을 이완시킬 수 있음

적응증 협심증, 급성심근경색, 울혈심장기능상실, 심근경색 후
관상동맥 경련 및 심실상성 빠른맥
운동부하를 높이기 위함임

부작용 **심혈관계**: 저혈압, 느린맥, 기이성 협심증, 홍조, 열감, 실신, 반사성 빠른맥, 심계항진, 재관류가 가능한 부정맥(관상동맥 혈관확장을 통해)
중추신경계: 일시적인 두통 또는 지속적인 두통, 현기증, 쇠약, 불안
기타: 오심, 구토, 혀밑 작열감

약물 상호작용 저혈압(hypotensives), 알코올(ETOH): 저혈압을 촉진할 수 있음

용법 태블릿(알약), 연고 또는 페이스트, 에어로졸 및 경피 패치

참조 이 환자들은 보통 관상동맥질환을 가지고 있다.
태블릿(알약)은 몇 개월 내에 약효가 떨어질 수도 있다.
에어로졸은 최대 3년간 효능을 유지한다.
장기 사용 시 내성과 의존성이 발생할 수 있다.
피부를 통해 흡수될 수 있으므로 구급대원은 니트로 페이스트(예: 가슴압박 중)와의 접촉을 피해야 한다.
용기는 흔들리지 **않아야** 하는데 흔들리면 해당 선량이 분사되고 다음 선량을 해당 환자에게 투여해야 한다.

예시

카디레이트(Cardilate)	니트롤(Nitrol)
코로넥스(Coronex)	니트로링구알 스프레이(Nitrolingual Spray)
이소르딜(Isordil)	니트롱(Nitrong)
니트로 비드(Nitro-Bid)	니트로스타블린(Nitrostablin)
니트로가드(Nitrogard)	니트로스타트(Nitrostat)

항부정맥제 Antiarrhythmics

유형 다양한 특성을 지니고 있음(클래스 I-IV)

작용 다양하며, 특정 부정맥에 따라 다름:
- (−) Chronotrope
- (+) 또는 (−) Inotrope
- (−) Dromotrope
- 무의식적인 우울감
- 심근산소소모량(MVO_2) 감소
- 심실조기수축(PVCs) 억제
- 회귀성 활동 억제
- 미주신경억제
- 심실잔떨림(심실세동)에 대한 역치를 상승시킬 수 있음

적응증 정상동리듬(NSR)(또는 제어되거나 안정적인 비정상 리듬)을 유지하기 위해
만성적인 부정맥을 방지하기 위해

부작용 **심혈관계:** 부정맥, 전도장애, 저혈압, 심근저하, 울혈심장기능상실이나 폐부종을 유발 및 악화, 협심증을 촉진
중추신경계: 두통, 중추신경계 기능저하, 의식수준 변화
기타: 오심/구토

약물 상호작용 기타 항부정맥제: 효과를 강화하거나 감소시킬 수 있음

용법 태블릿(알약)과 캡슐(정제)

참조 보통 어떤 종류의 심장 발작을 겪은 후에 처방된다.

예시 항부정맥제는 전기생리학적 효과(예: Vaughn-Williams-Singh 분류)에 따라 분류됨

Class I	Class II	Class III
비킨(Biquin)	*Primarily b-blockers*	브레틸레이트(Bretylate)
딜란틴(Dilantin)	베타록(Betaloc)	브레틸롤(Bretylol)
멕시틸(Mexitil)	바이오카드렌(Biocadren)	코다론(Cordarone)(amiodarone)
노르페이스(Norpace)	코가드(Corgard)	
프로칸(Procan)	인데랄(Inderal)	
프로네스틸(Pronestyl)	로프레서(Lopressor)	
프로시들(Prosedyl)	소타코르(Sotacor)	
퀴네이트(Quinate)	테놀민(Tenormin)	
퀴니덱스(Quinidex)	비스켄(Visken)	
퀴닌(Quinine)		
리스모단(Rythmodan)		
토노카드(Tonocard)		
실로카인(Xylocaine)		

Class IV	
Calcium channel blockers	*Cardiac glycosides*
아달라트(Adalat)	세딜라니드(Cedilanid)
카르디젬(Cardizem)	크리스토디긴(Crystodigin)
이솝틴(Isoptin)	디지털린(Digitaline)
	라녹신(Lanoxin)
	노바스크(Norvasc)
	노보디고진(Novodigozin)

항응고제 Anticoagulants

유형 와파린 또는 쿠마딘 유도체

작용 혈액 응고 능력 감소:
- 응고가 더 이상 확장되지 않도록 방지
- 혈액 응고시간 연장
- 응고를 방지할 수 있음

적응증 혈전 예방 또는 치료:
- 정맥혈전증, 폐색전증
- 관상동맥폐색 및 관상동맥폐색증 치료의 보조적 치료법
- 일과성 허혈 발작성
- 가정 투석
- 혈액 응고에 대한 반복적인 문제
- 심방잔떨림(심방세동) 환자의 색전 치료
- 섬유소용해 치료 후

부작용 출혈(장기 또는 조직에서)

경미한 절개, 월경, 또는 경미한 비출혈로 인한 과다출혈

흑색변, 점상출혈

오심/구토/설사

약물 상호작용 살리실레이트, 항생제 몇 가지: 응고 시간을 연장하여 출혈의 위험을 높일 수 있음

용법 태블릿(알약)

참조 또한 "혈액 희석제"라고도 알려져 있다.
가정 투석 환자는 정맥으로 헤파린을 복용할 수 있다.
Antiplatelet(예: 아스피린과 페르산틴) 효과는 항응고제 효과와 유사하다.

예시 쿠마딘(Coumadin) 미니헤프(Minihep)
헤팔레안(Hepalean 신트롬(Sintrom)
헤파린(Heparin) 워필론(Warfilone)

항경련제 Anticonvulsants

유형 벤조디아제핀(Benzodiazepines), 바비튜레이트(barbiturates), 하이단토인(hydantoins), 석시니미드(succinimides)

작용 발작 활동 확산 방지 및 억제
운동피질 발작 역치 상승
골격근 이완

적응증 간질
만성발작
대발작
소발작
단순부분발작, 복합부분발작, 간대성근발작

부작용 **심혈관계**(*cardiovascular system*): 저혈압과 부정맥
중추신경계(*central nervous system*): 호흡저하, 무호흡증, 과도한 중추신경계 기능저하, 운동실조, 어지럼증, 졸음, 피로, 약함, 혼란, 행동 방해, 진정, 혼수, 기억상실, 자극성, 신경과민, 두통, 떨림, 역설적인 발작(과잉으로 인한)
기타: 오심, 구토, 설사, 식욕부진, 복통, 소화불량, 변비, 시력장애, 안구진탕

약물 상호작용 중추신경계 감압제: 전위 효과

용법 태블릿(알약), 캡슐(정제), 시럽(물약)

참조 많은 환자들이 복합 치료를 받고 있다.

예시 셀론틴(Celontin) 밀론틴(Milontin)
데파켄(Depakene) 모가돈(Mogadon)
딜란틴(Dilantin) 마이솔린(Mysoline)
에피발(Epival) 리보트릴(Rivotril)
메바랄(Mebaral) 테그레톨(Tegretol)
메브루인(Mebroin) 자론틴(Zarontin)
메산토인(Mesantoin)

항우울제: 모노아민 산화효소억제제 Antidepressants: Monoamine Oxidase Inhibitors

유형 모노아민 산화효소억제제(향정신성)

작용 기분 및 행동장애:
시냅스 시 임펄스 전송 차단
억제 카테콜아민 분해

적응증 중등도-중증의 우울증(삼환계 항우울제로 치료가 어려운)
비정형 우울증 및 공포장애(선택약)
공황발작 예방
우울장애(불규칙, 신경증 또는 반응성)

부작용 **심혈관계**(*cardiovascular system*): 빠른맥, 조기심실수축, 심실빠른맥, 저혈압, 그리고 식은땀
중추신경계(*central nervous system*): 호흡저하, 중추신경계 기능저하, 어지럼증, 두통, 불안, 충혈, 떨림, 발작, 혼수, 운동실조, 발열, 불면증
기타: 오심, 구토, 요정체, 변비, 뻣뻣한 목, 마른 입

약물 상호작용 항고혈압제: 효과를 유발할 수 있음
티라민이 풍부한 음식 및 음료: 고혈압을 유발할 수 있음
중추신경계 억제를 유발할 수 있음

용법 태블릿(알약)

참조 약물 과다복용 효과는 며칠 동안 지속될 수 있다.

예시 마르플랜(Marplan) 파르나테(Parnate)
나르딜(Nardil)

항우울제: 삼환계 항우울제 Antidepressants: Tricyclic Antidepressants

유형 삼환계 항우울제(향정신성)

작용 작용기전이 명확하지는 않다.
- 항우울제 효과
- 가벼운 진정 효과
- 콜린성차단
- 카테콜아민 분해를 억제할 수 있음
- 말초 α-차단
- 심장 탈분극 및 전도를 손상
- (−) 이노트로피

적응증 중증 내인성 우울증(선택의약품)
공황장애 예방
통증 조절(섬유근육통 동반 환자)

부작용 **심혈관계**(*cardiovascular system*): 기립성저혈압, 느린맥, (wide-complex) 빠른맥, 부정맥, 조기심실수축, 전도장애(QRS군이 연장된, PR간격과 QT간격이 연장된, ST와 T파 이상, 방실차단) 울혈심장기능상실을 초래할 수 있다.
중추신경계(*central nervous system*): 초기 혼란, 불안, 식은땀, 운동실조, 그리고 구토 등이 나타난다. 조증과 정신질환 이후 중추신경계 기능저하, 섬망, 환각, 혼수, 근육경직, 발작, 호흡저하, 무호흡증이 있을 수 있다.
기타: 항콜린제 효과(감기, 뜨겁게 상기된 피부, 건조함 점막, 동공확대 및 요정체), 항-α 효과(저체온, 진정, 심장억제)

약물 상호작용 교감신경흥분제: 효과를 유발할 수 있음
중추신경계억제제: 효과를 유발할 수 있음

용법 태블릿(알약), 캡슐(정제)

참조 1~2 g의 섭취는 잠재적으로 치명적이며 치료하기 어렵다.
피소스티그민(Antilirium), 콜린성, 콜린성 증상을 반전시킴
임상적으로 페노티아진과 관련이 있다.
약물 과다복용 효과는 며칠 동안 지속될 수 있다.

예시

아포틴(Adapin)	노르프라민(Norpramin)
아나프라닐(Anafranil)	파멜로(Pamelor)
아센딘(Asendin)	페르토프랭(Pertofrane)
아벤틸(Aventyl)	사인취안(Sinequan)
데시렐(Desyrel)	수르몬틸(Surmontil)
엘라빌(Elavil)	토프라닐(Tofranil)
에트라폰(Etrafon)	트리아다핀(Triadapin)
림비트롤(Limbitrol)	트립틸(Triptil)
루디오밀(Ludiomil)	비박틸(Vivactil)

당뇨치료제: 인슐린 Antidiabetics: Insulins

유형 인슐린(pancreatic hormone)

작용 포도당 막전위 운반 및 자극 촉진, 탄수화물 대사
포도당 저장 촉진(글리코겐으로) 주로 간, 근육, 콩팥

시간 (hour)			
인슐린 유형	발병	최대	지속시간
Short acting			
Regular (Toronto)	0.5–1	2.5–5	5–8
Semilente	1–1.5	5–10	12–16
Intermediate acting			
NPH	1.5–2	4–12	24–48
Lente	2–2.5	7–15	22–48
Long acting			
PZI	4–7	10–30	36+
Ultralente	4–7	8–30	28–36+

적응증 식단만으로는 조절할 수 없는 당뇨병
적정량을 생산하거나 배출할 수 없는 당뇨병 환자
인슐린의 종류: 보통 I형(인슐린 의존성 당뇨병) 또는 소아 당뇨병 환자
합병증이 있는 환자의 경구용 저혈당 치료 대신

부작용 저혈당, 저칼륨혈증, 전해질 부족

약물 상호작용 ETOH, 베타차단제, 모노아민 산화효소억제제, 단백동화스테로이드, 살리실산염: 저혈당 효과를 전위시킬 수 있음
코르티코스테로이드, 타이아자이드유도체, 카테콜아민: 저혈당 효과가 감소할 수 있음

용법 Multidose vial 및 펜필(피부밑 또는 근육 주사); 합성제품도 있음

참조 에피네프린은 저혈당 효과를 역전시킬 수 있다.

서로 다른 인슐린 요법을 조합한 것일 수도 있다.
소나 돼지의 췌장에서 추출하거나 유전공학에서 생산된다.
인슐린 제제는 제조업체에 따라 약효발현과 정점, 작용 지속시간이 미세하게 차이가 날 수 있다.
인슐린은 단백질로 위에서 대사된다.
일시적으로는 주입해야 한다. 복부, 허벅지, 팔이 흔한 부위다.

예시 휴물린(Humulin) 노볼린(Novolin)
일레틴(Iletin) 벨로실린(Velosulin)

당뇨치료제: 경구 혈당강하제 Antidiabetics: Oral Hypoglycemics

유형 경구 혈당강하제(설폰요소제)

작용 췌장 베타세포를 자극하여 인슐린을 생산하고 분비한다.

적응증 당뇨병을 가진 환자의 고혈당을 조절하기 위함으로 식이요법만으로는 조절할 수 없거나 인슐린 치료만으로는 조절이 불가할 때, 보통 타입 II(비인슐린 의존성 당뇨 또는 성인) 당뇨병 환자

부작용 중증 및 장기 저혈당(특히 급성으로 알코올 과다 복용을 동반한 경우), 저혈당 발작 가능성

약물 상호작용 알코올, 단백동화스테로이드, 모노아민 산화효소억제제, 경구 항응고제, 살리실산염, 술폰아미드, 베타차단제: 저혈당 효과를 전위시킬 수 있음
코르티코스테로이드, 글루카곤, 타이아자이드유도체, 카테콜아민: 저혈당 효과를 감소시킬 수 있음

용법 태블릿(알약)

참조 정맥용 인슐린에 대한 대안을 제시
경구 저혈당증은 주로 발현, 정점, 작용 지속시간에 차이가 있다.
저혈당증은 정맥 덱스트로스에도 불구하고 지속되거나 재발할 수 있다(경구용 혈당강하제가 정맥용보다 오래 지속되기 때문).

예시 다이어베타(Diabeta) 유글루콘(Euglucon)
다이아비네스(Diabinese) 모베놀(Mobenol)
다이메러(Dimelor) 오리나아제(Orinase)

항고혈압제 Antihypertensives

유형 다양함(혈관확장, 교감신경차단, 베타차단제, 이뇨제 및 조합 제품)

작용 혈관확장(혈압 감소)
ACE 억제제(감소 혈관 수축)
교감신경억제제(혈관 톤 감소)
α-블록레이드(SVR 감소)
소변량 감소

적응증 고혈압, 울혈심장기능상실, 나트륨 정체, 부종, 복수

부작용 **심혈관계:** 기립성 저혈압, 실신, 홍조, 반동성 고혈압, 반사성 빠른맥, 부정맥, 협심증 및 PVC
중추신경계: 졸음, 어지러움, 혼돈, 진정제, 두통
기타: 체액 및 나트륨 정체, 울혈심장기능상실, 전해질 불균형, 오심/구토/설사, 복통, 근육경련

약물 상호작용 모노아민 산화효소억제제: 저혈압 효과를 전위시킬 수 있음

용법 태블릿(알약), 캡슐(정제)

참조 합성제품도 있음

예시

알도메트(Aldomet)	로니텐(Loniten)
카포텐(Capoten)	미니프레스(Minipress)
카타프레스(Catapres)	세르파실(Serpasil)
콤비프레스(Combipres)	비스카지드(Viskazide)

항정신병약 Antipsychotics

유형 페노티아진(주요 신경안정제)
(역학)

작용 페노티아진은 환자가 과도한 진정작용을 하지 않고 일상생활에서 질병에 대처하고 기능을 발휘할 수 있게 하는 방식으로 행동을 변화시킨다.
어떤 것들은 또한 항구토제 또는 항콜린제 효과를 가지고 있다.

적응증 정신질환으로 인한 행동장애의 급성 및 만성 제어:
- 정신분열증, 재발성 조증
- 정신질환
- 불안장애
- 오심, 구토 방지

부작용 **심혈관계**: 저혈압, 느린맥, 부정맥, 방실차단
중추신경계: 호흡저하, 중추신경계 기능저하, 진정, 졸음, 혼돈, 어지러움, 쇠약, 떨림, 발작, 혼수상태
기타: 추체외로 효과(주로 근육경련) 그리고 항콜린성 효과(구강건조, 코막힘, 시력감퇴, 타액분비)

약물 상호작용 아편제, 바비튜레이트, 알코올 및 기타 중추신경계 억제제: 효과를 유발할 수 있음
"Epi": 저혈압을 되돌리는 데 효과적이지 않을 수 있음(사실 저혈압을 촉진시킬 수 있음)

용법 태블릿(알약), 용액, 현탁액, 시럽 및 좌약

참조 디펜하이드라민(Benadryl) 또는 벤츠트로핀(Cogentin)은 일부에 대항할 수 있다.
신경안정제는 지나친 의식수준의 저하 없이 차분함과 진정성을 유도한다.

예시

할돌(Haldol)	페리돌(Peridol)	스파린(Sparine)
할로페리돌(Haloperidol)	페미틸(Permitil)	스틸라진 (Stelazine)
멜라릴(Mellaril)	퀴데(Quide)	트릴라폰(Trilafon)
노지난(Nozinan)	세렌틸(Serentil)	

항불안제 Anxiolytics (Antianxiety)

유형 벤조디아제핀(소신경안정제)과 카바메이트

작용 중추신경계 억제, 진정제
골격근 이완

적응증 과도한 불안과 긴장(급성 또는 만성):

일상생활의 스트레스
정서적, 신체적 장애
불면증으로 인한 긴장
항경련
근육경련
급성 알코올이나 아편제 금단의 보조치료

부작용 **심혈관계**: 저혈압 및 빠른맥
중추신경계: 호흡저하, 무호흡증, 과도한 중추신경계 기능저하 또는 진정, 혼수상태, 졸음, 어지러움, 현훈, 혼돈, 운동실조, 불분명한 발음, 두통, 기억상실, 피로, 쇠약, 가끔 역설적인 과민성, 흥분성, 공격성, 환각, 섬망
기타: 오심, 구토, 동공확대

약물 상호작용 알코올을 포함한 중추신경계 억제제: 전위 효과

용법 태블릿(알약), 캡슐, 타원형 당의정

참조 이것은 아마도 세계에서 가장 널리 처방된 약품 종류일 것이다.
관용, 남용, 중독의 가능성이 있다.
금단현상은 만성적인 사용 후 갑작스러운 중단으로 발생할 수 있다.

예시 아타락스(Atarax)
아티반(Ativan)(로라제팜[lorazepam])
돈나탈(Donnatal)
렉토팜(Lectopam)
리브리움(Librium)(클로디아제포산화물[chlordiazepoxide])
로프트란(Loftran)
멜라릴(Mellaril)
멀티팩스(Multipax)
세락스(Serax)
스텔라진(Stelazine)
트란센(Tranxene)
바륨(Valium)(디아제팜[diazepam])
비볼(Vivol)(디아제팜[diazepam])
자낙스(Xanax)

베타차단제 Beta-Blockers

유형 교감신경차단제

작용 선택적으로 β_1(심장선택적) 또는 β_2(기관지선택적)를 차단하는 것도 있다. 일부는 비선택적

적응증 경증이나 중등도의 고혈압
재발성 협심증 예방
반복적인 빠른맥성 부정맥 예방
편두통

부작용 **심혈관계**: 만성폐쇄폐질환, 천식, 기관지경련, 기도저항 증가, 저혈압, 느린맥, 방실차단, 울혈심장기능상실
중추신경계: 피로, 두통, 환각, 발작과 혼수
기타: 오심, 구토, 저혈당

약물 상호작용 교감신경흥분제: 베타차단 효과(환자는 저혈량증 때문에 빠른맥이 나타날 수 있음)
칼슘차단제: 느린맥과 심근기능저하 촉진
강심배당체: 느린맥 악화
이뇨제: 고혈압 치료 효과를 촉진할 수 있음

용법 태블릿(알약)

참조 급성 중단은 협심증을 촉진시킬 수 있다(카테콜아민에 대한 민감성 증가).
병행치료에 자주 사용된다.
선택적 베타차단제는 일반적으로 사용하는 용량에 따라 달라진다(고용량에서 β 선택성을 잃게 된다).

예시

베탈로크(Betaloc)	로프레소(Lopressor)
블록렌(Blocardren)	소타코르(Sotacor)
코르가르트(Corgard)	테노르민(Tenormin)
인데랄(Inderal)	비스켄(Visken)

기관지 확장제: 교감신경흥분제 Bronchodilators: Sympathomimetics

유형 교감신경흥분제

작용 대부분은 β 선택적이다(어떤 것은 그렇지 않다).
기관지 확장(β_2 자극을 통해)
일부 β 효과
α 자극 거의 또는 전혀 없음

적응증 가역적인 폐쇄성 기도질환(만성폐쇄폐질환, 천식, 기관지염, 폐기종)으로 인한 기관지경련의 예방 또는 치료

부작용 **심혈관계**: 과도한 심장 자극, 빠른맥, 심계항진, 고혈압; 협심증, 급성 심근경색, PVC를 촉진할 수 있음. 부정맥, 저혈압, 발한
중추신경계: 과도한 중추신경계 자극(발작에 대한 불안), 두통, 어지러움, 졸음, 쇠약, 피로, 감각이상
기타: 오심, 구토, 속쓰림, 쓴맛, 근육경련, 그리고 코와 목의 건조: 반복적인 과도한 사용으로 심각한 기관지 질환을 일으킬 수 있음

약물 상호작용 베타차단제: 효과를 차단할 수 있음
모노아민 산화효소억제제, 삼환계 항우울제: 효과를 유발할 수 있음

용법 에어로졸, 태블릿, 좌약 및 분무호흡기

참조 에어로졸 약물은 좁은 기도에 도달하지 못할 수 있다.
특히 기관지증 및 두꺼운 점액으로 막혀 있는 경우(흡입액이 훨씬 더 효과적일 것이다).
에어로졸 교감신경흥분제는 환자의 내성과 남용 가능성을 가지고 있다.
이 환자들은 또한 스테로이드와 항생제를 복용하고 있을지도 모른다.
어떤 것은 조합 제품이다.
과다복용 시 베타차단제에 의해 프로프라놀롤(Inderal)과 같은 효과가 역전될 수 있다.
일부는 카테콜아민이고 일부는 아니다. 그것은 주로 발현과 지속시간에 차이가 있다.
또한 약효가 오래 지속되는 세레벤트라고 불리는 살부타몰이 있다. 이 약물

은 약효 발현시간이 길기 때문에 위급한 환자에게는 사용하지 않는다.

예시 알루펜트(Alupent) 브론코미터(Bronkometer)
베로텍(Berotec) 브론코솔(Bronkosol)
브레타이어(Brethaire) 세레벤트(Serevent)
브레신(Brethine) 레포네프린(Vaponefrin)
브리카닐(Bricanyl) 벤톨린(Ventolin)
브론카이드(Bronkaid)

기관지 확장제: 테오필린 Bronchodilators: Theophyllines

유형 테오필린

작용 기관지 확장 및 혈관 확장
호흡 자극
이뇨
(+) 크로노트로피, (+) 이노트로피

적응증 가역성폐쇄성 기도질환(만성폐쇄폐질환, 천식, 기관지염, 폐기종) 및 관련 기관지인성 장애에 의한 기관지인산염의 예방 및 치료

부작용 **심혈관계:** 저혈압, 협심증, 빠른맥, 심계항진, 부정맥, PVCs, 홍조
중추신경계: 두통, 신경성, 과민성, 불안, 흥분, 어지러움, 가벼운 섬망, 불면증, 발열, 떨림, 발작, 혼수, 호흡수 증가
기타: 오심, 구토, 설사, 식욕부진, 경련성 복통, 이뇨, 탈수, 시각 또는 청각장애

약물 상호작용 베타차단제: 바비튜레이트, 페니토인: 혈중 테오필린 농도 감소

용법 태블릿, 에어로졸, 영약, 시럽, 그리고 좌약

참조 어린이는 주의해야 한다. 독성 대 약효 비율이 작다.
어떤 것은 합성 제품이다.

예시 콜리딜(Choledyl) 소모필린(Somophyllin)
필로콘틴(Phyllocontin) 테드랄(Tedral)
퀴브론(Quibron) 테오두르(Theo-Dur)

칼슘채널차단제 Calcium Channel Blockers

유형 항부정맥제, 항고혈압제, 항협심증제

작용 칼슘의 세포 유입을 차단한다(특히 심장 및 혈관 매끄러운 근육):
- (–) 크로노트로피
- (–) 이노트로피
- (–) 드로모트로피

혈관확장(관상동맥 포함)
기관지확장
관상동맥 연축을 억제함

적응증 니페디핀, 베라파밀 및 딜티아젬: 관상동맥 연축과 만성 안정형 협심증으로 인한 협심증
베라파밀: 발작성 심실상성 빠른맥, 심방잔떨림(심방세동), 심방된떨림(심방조동)

부작용 **심혈관계:** 전도장애, 부정맥, 저혈압, 느린맥, 울혈심장기능상실, 홍조, 말초부종
중추신경계: 두통, 피로, 졸음, 어지러움, 신경과민, 중추신경 기능저하, 혼돈, 불면증
기타: 오심, 구토, 설사, 발진

약물 상호작용 디곡신: 디옥신 혈중 수치가 증가할 수 있음
β-차단기: 일부 효과에 영향을 미칠 수 있음

용법 태블릿 및 캡슐(구강 및 설하)

참조 결합치료에 자주 사용된다.
베라파밀의 가장 강력한 활동은 전기생리학이고, 니페디핀의 가장 강력한 활동은 혈류역학이다. 딜티아젬은 두 가지 덜 강력한 조합처럼 작용한다.

예시 아달라트(Adalat)
카르디젬(Cardizem)
이솝틴(Isoptin)

강심제: 강심배당체 Cardiotonics: Cardiac Glycosides

유형 디지탈리스 강심제

작용 칼슘이 세포로 이동하도록 촉진:
(+) Inotrope
(−) Chronotrope
(−) Dromotrope
심방전도 개선

적응증 심근경색 후 울혈심장기능상실
심방잔떨림, 심방된떨림
심실상성 빠른맥

부작용 **심혈관계:** 울혈심장기능상실과 거의 모든 부정맥 또는 전도결함(일반적인 전도장애, 심방조기수축, 심실조기수축, 심실상성 빠른맥)을 악화시킬 수 있다; 저혈압
중추신경계: 피로, 쇠약, 불안, 환각, 행동 변화, 두통, 어지러움, 현훈, 혼돈, 불안, 감각이상, 불면증
기타: 오심, 구토, 설사, 식욕부진, 무기력, 시각장애 및 저칼륨혈증

약물 상호작용 이뇨제, Ca^{2+}, 퀴니딘, 아미오다론, Ca^{2+} 차단제, 카테콜아민: 디지탈리스 독성을 촉진할 수 있음

용법 태블릿 및 캡슐

참조 독성은 저칼륨혈증, 저칼슘혈증, 저마그네슘 혈증 환자에게서 더 자주 발생한다.
약 7~40%의 환자에서 디지탈리스 독성의 증상을 보인다.
디지탈리스를 투여한 환자는 심장율동전환 후 더 심각한 부정맥이 발생할 수 있다. 매우 낮은 에너지와 예방적 리도카인 또는 페니토인의 사용이 이것을 예방할 수 있다.
디지탈리스 글리코시드는 효능, 발현 및 작용 지속 시간이 다양함; 일반적으로 작용시간이 길다.

예시 세딜라니드(Cedilanid) 라녹신(Lanoxin)
크리스토디긴(Crystodigin) 노보디곡신(Novo-Digoxin)

디지탈린(Digitaline)

이뇨제 Diuretics

유형 다양함(주로 항고혈압제, 베타차단제, 알도스테론 길항제 등을 사용한 타이아자이드유도체, 루프 및 합성 제품)

작용 이뇨
나트륨(Na^{+}) 배설을 촉진한다.
혈관확장

적응증 고혈압
만성 체액 과부하(울혈심장기능상실, 폐부종, 말초부종)
복수와 부종을 동반한 간경화
콩팥기능저하(장애)
부종(콩팥 또는 약물로 유발된)

부작용 **심혈관계:** 저혈량증, 저혈압, 빠른맥, 부정맥
중추신경계: 졸음, 혼돈, 섬망, 어지러움, 쇠약, 발작, 혼수
기타: 탈수, 전해질 불균형(대개 K^{+}), 고삼투압성 입마름 또는 갈증, 경련, 오심, 구토, 설사, 시각 또는 청각장애, 인슐린 분비를 억제할 수 있음(고혈당증)

약물 상호작용 항고혈압제: 항고혈압 효과 증가

용법 태블릿, 캡슐 및 좌약

참조 "워터필"로 알려져 있다.
이 환자들은 종종 칼륨(K^{+}) 보충제를 복용한다.
심전도는 눈에 띄는 P파를 나타낼 수 있다. 감소된 T파, U파가 존재

예시 알닥타자이드(Aldactazide) 다야자이드(Dyazide)
알닥톤(Aldactone) 라식스(Lasix)
듀레틱(Duretic) 모듀레트(Moduret)

마약류: 진통제 Narcotics: Analgesics

유형 마약류(아편제) (자연, 반합성, 합성)

작용 진통(동통 역치 증가)
불안감 감소, 불안감, 공포감
중추신경계 억제, 진정
심혈관(불안감이 감소로 카테콜아민 분비가 감소; 혈관확장으로 전부하 감소)

적응증 통증 완화
기침 억제
불안, 불안감, 공포에 대한 진정
지사(설사완화)

부작용 **심혈관계:** 저혈압, 느린맥, 홍조, 발한, 폐부종(비심인성)
중추신경계: 호흡감소, 무호흡, 중추신경계 기능저하, 행복감, 졸음, 어지러움, 쇠약, 과도한 진정, 무관심, 역행적 중추신경계, 자극, 신경과민, 불안, 두통, 발작, 혼수, 환각, 망상, 기분변화
기타: 오심, 구토, 소변정체, 동공을 수축시키거나 팽창시킬 수 있으며 기침이나 각막반사를 억제할 수 있다.

약물 상호작용 중추신경계 억제제, 삼환계 항우울제, 모노아민 산화효소억제제: 전위 효과

용법 태블릿, 캡슐, 타원형 당의정, 영약, 좌약 및 정맥주사

참조 마약류는 환자의 내성, 남용, 중독의 가능성을 가지고 있다.
금단현상은 만성적인 사용 후 갑작스러운 중단으로 인해 발생할 수 있다.

예시
앙카살(Ancasal)
아타솔(Atasol)
코데인(Codeine)
다본(Darvon)
데메롤(Demerol)(메페리딘[meperidine])
딜라우디드(Dilaudid)(딜리드[hydromorphone])
엠파셋(Empracet)
엑스돌(Exdol)
모르핀(Morphine)
누모르판(Numorphan)
옥시코셋(Oxycocet)
옥시코단(Oxycodan)
페르코세트(Percocet)
페르코단(Percodan)
탈윈(Talwin)
코데인 함유 타이레놀 (Nos. 1, 2, 3, and 4)

진정제와 수면제 Sedatives and Hypnotics

유형 바비튜레이트, 벤조디아제핀, 또한 피페리딘, 카바마이트

작용 진정제는 중추신경계 우울증과 진정작용을 유도하고, "신경을 진정시킨다."
수면제는 수면을 유도하고 유지한다.

적응증 어떤 것은 낮을 위한 것이고, 어떤 것은 밤 시간을 위한 것이다.
불안, 긴장, 스트레스, 불안, 짜증, 흥분, 불면증에 사용한다.
만성 행동장애
심리치료
발작장애

부작용 **심혈관계**: 저혈압 및 폐부종
중추신경계: 중추신경계 기능저하 또는 호흡저하, 졸음, 어지러움, 쇠약, 혼돈, 섬망, 두통, 운동실조, 불분명한 발음, 최면(노인들의 역행적 흥분), 감각이상, 발작, 혼수, 악몽, 숙취.
기타: 추체외로반응, 항콜린성 효과, 파킨슨과 같은 반응(특히 어린이의 경우), 오심, 구토, 설사, 발진, 금단현상

약물 상호작용 알코올, 기타 중추신경계 진정제: 과도한 중추신경계 및 호흡기 저하
모노아민 산화효소억제제: 바비투르산염 대사 억제

용법 태블릿, 캡슐 및 좌약

참조 어떤 사람들은 만성적인 사용으로 인한 관용, 남용, 중독의 가능성을 가지고 있다.
어떤 것은 합성 제품이다.
작용 시간은 각 약물에 따라 달라진다. 어떤 것은 작용시간이 매우 길다.

예시
아미탈(Amytal)
부티솔(Butisol)
달마네(Dalmane)
데이-바브(Day-Barb)
도리덴(Doriden)
할시온(Halcion)
넴부탈(Nembutal)
노들라(Nodular)
플라시딜(Placidyl)
플렉소널(Plexonal)
레스토릴(Restoril)
세코날(Seconal)

맨드랙스(Mandrax)
모가돈(Mogadon)
트란센(Tranxene)
투이날(Tuinal)

가정용 의약품의 일반적인 예 Common Examples of Home Medications

진통제 Narcotics: Analgesics

Ancasal
Atasol
Codeine
Darvon
Demerol
Dilaudid
Empracet
Exdol
Morphine
Numorphan
Oxycocet
Oxycodan
Percocet
Percodan
Talwin
Tylenol with codeine (Nos. 1, 2, 3, and 4)

항협심증제 Antianginals

Cardilate
Coronex
Isordil
Nitro-Bid
Nitrogard
Nitrol
Nitrolingual Spray
Nitrong
Nitrostablin
Nitrostat

항불안제 Anxiolytics (Antianxiety)

Atarax
Ativan
Donnatal
Lectopam
Librium
Loftran
Mellaril
Multipax
Serax
Stelazine
Tranxene
Valium
Vivol
Xanax

항응고제 Anticoagulants

Coumadin
Hepalean
Heparin
Minihep
Sintrom
Warfilone

항경련제 Anticonvulsants

Celontin
Depakene
Dilantin
Epival
Milontin
Mogadon
Mysoline
Rivotril

Mebaral
Mebroin
Mesantoin
Tegretol
Zarontin

모노아민 산화효소억제제/항우울제 Antidepressants: Monoamine Oxidase Inhibitors

Marplan
Nardil
Parnate

삼환계 항우울제 Antidepressants: Tricyclic Antidepressants

Adapin
Anafranil
Asendin
Aventyl
Desyrel
Elavil
Etrafon
Limbitrol
Ludiomil
Norpramin
Pamelor
Pertofrane
Sinequan
Surmontil
Tofranil
Triadapin
Triptil
Vivactil

당뇨치료제: 인슐린 Antidiabetics: Insulins

Humulin
Iletin
Novolin
Velosulin

당뇨치료제: 경구용 혈당강하제 Antidiabetics: Oral Hypoglycemics

Diabeta
Diabinese
Dimelor
Euglucon
Mobenol
Orinase

항부정맥제 Antiarrhythmics

항부정맥제는 주요 전기생리학적 효과로 분류될 수 있다.

Class I	Class II	Class III
비킨(Biquin)	*Primarily b-blockers*	브레틸레이트(Bretylate)
딜란틴(Dilantin)	베타록(Betaloc)	브레티롤(Bretylol)
멕시틸(Mexitil)	바이오카드렌(Biocadren)	코다론(Cordarone)(amiodarone)
노르페이스(Norpace)	코가드(Corgard)	
프로칸(Procan)	인데랄(Inderal)	
프로네스틸(Pronestyl)	로프레서(Lopressor)	
프로시들(Prosedyl)	소타코르(Sotacor)	
퀴네이트(Quinate)	테놀민(Tenormin)	
퀴니덱스(Quinidex)	비스켄(Visken)	

퀴닌(Quinine)
리스모단(Rythmodan)
토노카드(Tonocard)
실로카인(Xylocaine)

Class IV	
Calcium channel blockers	*Cardiac glycosides*
아달라트(Adalat)	세딜라니드(Cedilanid)
카르디젬(Cardizem)	크리스토디긴(Crystodigin)
이숍틴(Isoptin)	디지털린(Digitaline)
	라녹신(Lanoxin)
	노바스크(Norvasc)
	노보디고진(Novodigozin)

항고혈압제 Antihypertensives

Aldomet
Capoten
Catapres
Combipres
Loniten
Minipress
Serpasil
Viskazide

항정신병약 Antipsychotics

Haldol
Sparine
Permitil
Mellaril
Trilafon
Serentil
Peridol
Haloperidol
Stelazine
Quide
Nozinan

베타차단제 Beta-Blockers

Betaloc
Blocardren
Corgard
Inderal
Lopressor
Sotacor
Tenormin
Visken

기관지확장제: 교감신경흥분제 Bronchodilators: Sympathomimetics

Alupent
Berotec
Brethaire
Brethine
Bricanyl
Bronkaid
Bronkometer
Bronkosol
Vaponefrin
Ventolin

기관지확장제: 테오필린 Bronchodilators: Theophyllines

Choledyl
Phyllocontin
Quibron
Somophyllin
Tedral
Theo-Dur

칼슘채널차단제 Calcium Channel Blockers

Adalat
Cardizem
Isoptin

강심제: 강심배당체 Cardiotonics: Cardiac Glycosides

Cedilanid
Crystodigin
Lanoxin
Novo-Digoxin

이뇨제 Diuretics

Aldactazide
Aldactone
Duretic
Digitaline
Dyazide
Lasix
Moduret

진정제 & 수면제 Sedatives and Hypnotics

Amytal
Butisol
Dalmane
Day-Barb
Doriden
Halcion
Mandrax
Mogadon
Nembutal
Nodular
Placidyl
Plexonal
Restoril
Seconal
Tranxene
Tuinal

약물투여 기술

Medication Administration Skills

APPENDIX E

- 피부밑주사(Subcutaneous Medication Administration)
- 근육주사(Intramuscular Injection)
- 정맥투여 준비(Intravenous Setup)
- 정맥내 삽관법(Procedure for Intravenous Cannulation)
- 바깥목정맥 삽관법(External Jugular Vein Cannulation)
- 정맥볼루스(Intravenous Bolus)
- 정맥점적법(Intravenous Infusion Administration)
- 기관내투여법(Endotracheal Tube Administration)
- 뼈속주입법(Intraosseous Infusion)
- 연무제 흡입(Nebulized Inhalation)
- 백-밸브형 연무제투여법(Bag-Valve Nebulized Medication Administration)
- 자가투여 아산화질소(Self-Administered Nitrous Oxide)
- 에피네프린 자동주사기(Jext Prefilled Pen)
- 배꼽정맥 카테터삽입법(Umbilical Vein Catheterization)

피부밑주사 Subcutaneous Medication Administration

피부밑주사(SC)는 약물을 직접 피부 밑이나 지방조직으로 주입하여 전신순환에 이르도록 하는 방법이다(절차 E-1). 피부 밑으로 투여되는 약물은 일반적으로 정맥투여보다 흡수가 느리나 경구투여보다는 빠르다. 에피네프린(epinephrine) 피부밑주사는 심한 천식 및 알레르기반응에서 생명을 구하는 방법이 될 수 있다. 글루카곤(glucagons)도 인슐린 쇼크의 치료에 피부밑주사로 투여될 수 있다. 약물은 피부 밑으로 투여되어야 하며 피부층이나 근육, 결합조직 또는 혈관으로 투여되어서는 안 된다.

피부밑투여의 과정은 다음과 같다.

1. 프로토콜 또는 의료통제부(direct on-line medical control)에서 지시받은 약물을 확인한다.

절차 E-1 피부밑주사

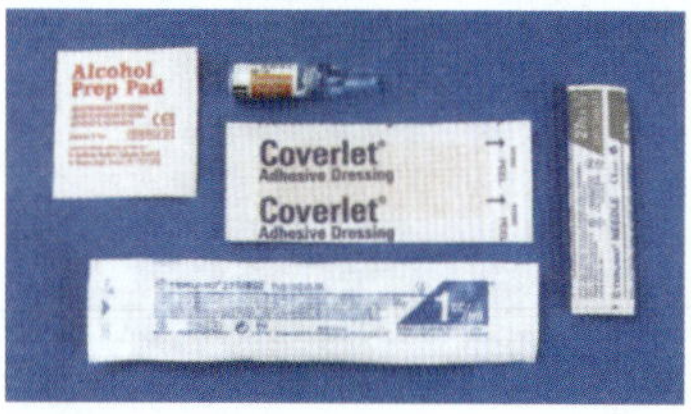

E-1a 기구를 준비한다.
Scott Metcalf/Pearson Education

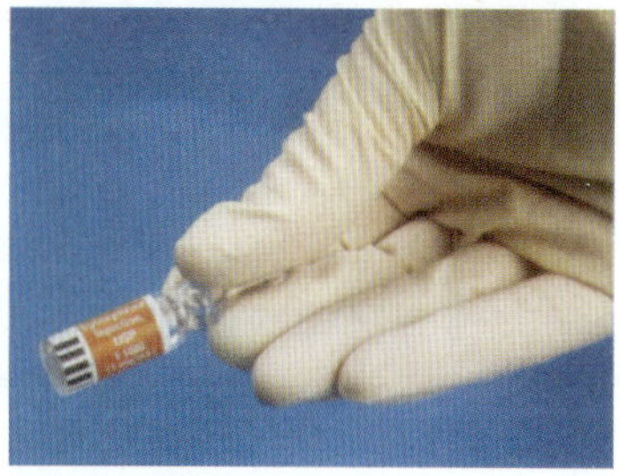

E-1b 약물을 확인한다.
Scott Metcalf/Pearson Education

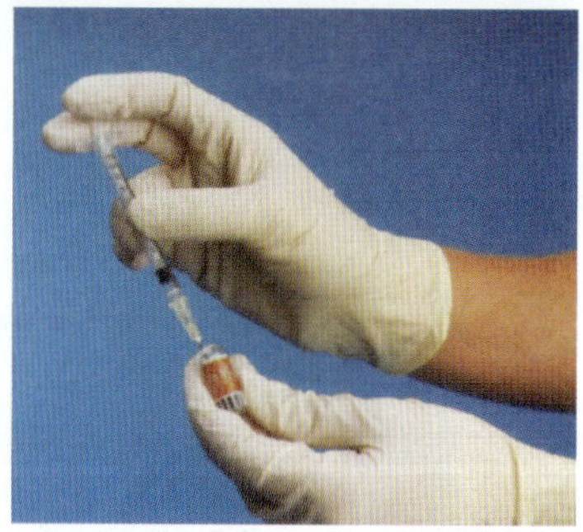

E-1c 주사기로 약물을 뽑는다.
Scott Metcalf/Pearson Education

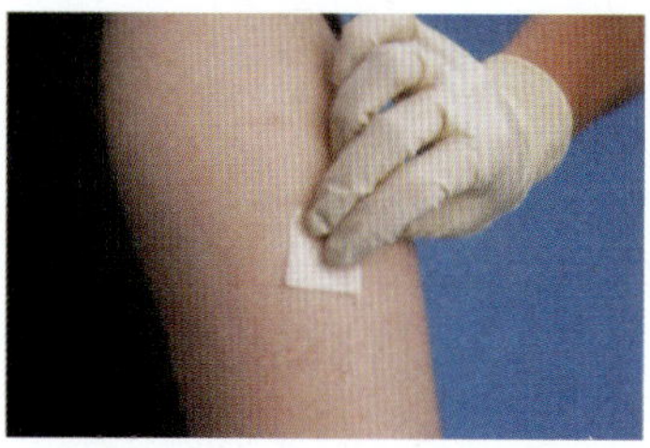

E-1d 주사 부위를 준비한다.
Scott Metcalf/Pearson Education

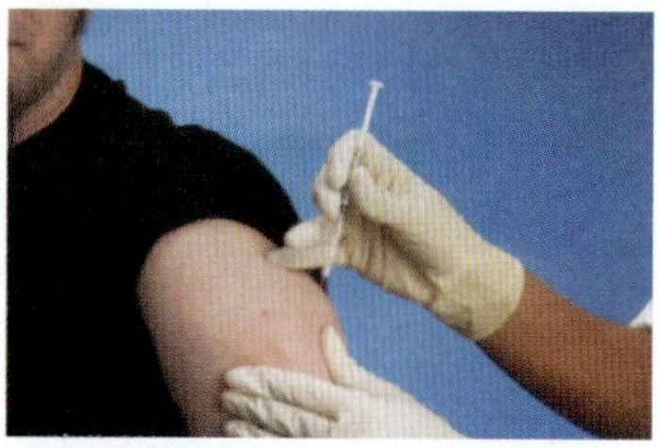

E-1e 바늘을 45° 로 삽입한다.
Scott Metcalf/Pearson Education

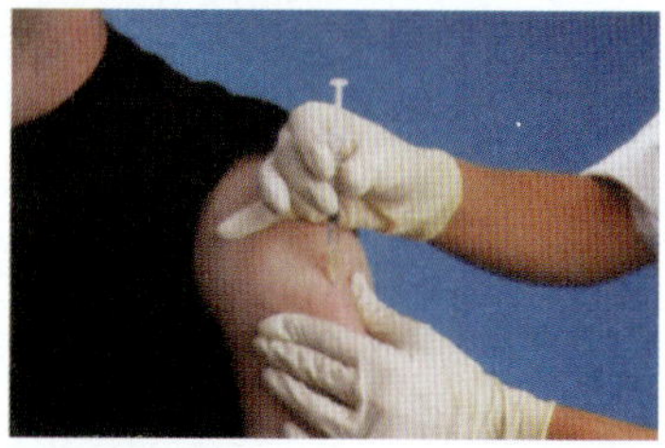

E-1f 바늘을 빼내고 주사 부위를 보호한다.
Scott Metcalf/Pearson Education

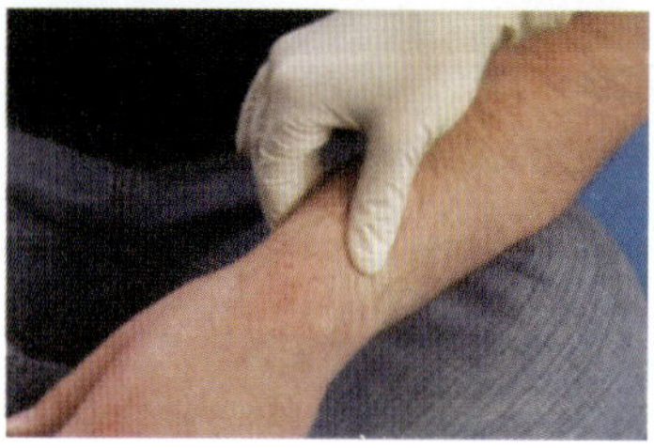

E-1g 환자 상태를 확인한다.
Scott Metcalf/Pearson Education

2. 표준예방조치(standard precautions; 장갑과 보호안경)를 준수한다.
3. 필요한 기구를 준비한다.
   - 1 cc 주사기
   - 약물분취용 바늘(1~1.5인치, 16~22게이지)
   - 약물투여용 바늘(0.5~5/8인치, 25게이지)
   - 소독솜
   - 2×2 거즈
   - 약물
   - 바늘폐기용기(sharps container)

4. 환자에게 시행할 처치를 설명해주고 투여약물에 대한 알레르기 여부를 확인한다. 투여로 발생할 수 있는 합병증을 설명해준다.
5. 약물 앰풀의 약품명, 유효기간을 확인한다. 불빛 가까이로 가져가서 변색이나 침전물이 있는지 검사한다. 변색이나 침전물이 있는 경우 투여하지 않는다.
6. 앰풀을 흔들어 약물용액이 밑으로 모두 내려오게 한다. 이는 앰풀의 약물을 흘리지 않고 사용하기 위해서다.
7. 손이 다치는 것을 방지하기 위해 2×2 거즈를 이용하여 앰풀을 개봉한다.
8. 주사기로 약물을 뽑는다. 주사기를 거꾸로 하여 기포를 제거한다.
9. 적당한 투여 부위를 정한다. 가장 쉽고 간편한 부위는 팔의 어깨세모근(삼각근) 위의 피부밑조직이다.
10. 소독솜으로 정맥 부위에서 바깥쪽으로 원을 그리듯 주사 부위를 닦는다.
11. 피부를 잡고 바늘을 45° 각도로 조직 내로 삽입한다.
12. 약물을 피부밑조직 내로 서서히 주입한다.
13. 주사기를 제거한다. 주사기의 뚜껑을 다시 닫지 않는다.
14. 멸균 거즈로 주사 부위를 압박한다.
15. 주사기와 약물을 적절한 바늘폐기용기에 버린다.
16. 주사 부위를 압박하면서 반창고를 붙인다.
17. 약물의 투여를 확인한다.
18. 원하는 치료 효과와 가능한 부작용에 대하여 환자를 모니터링한다.
19. 과정과 환자 효과를 기록한다.

근육주사 Intramuscular Injection

근육주사(IM)는 약물을 직접 근육으로 주사하여 전신순환에 이르게 하는 방법이다. 근육주사 약물의 병원전 투여는 상대적으로 드문 일이나 다른 투여경로가 불가능할 때 유용하다. 가장 일반적인 근육투여 약물은 디아제팜(diazepam), 메페리딘(meperidine), 모르핀(morphine) 및 글루카곤(glucagon)이다. 근육투여에 의한 흡수는 정맥투여보다 느리다. 근육투여에 의한 흡수는 적당한 관류를 필요로 하기 때문에 저혈압 환자에게는 효과가 없다. 근육주사는 응고병(신체 응고기전의 결함)이나 항응고제를 복용하고 있는 환자에게는 금기이다.

몇 가지 부위가 근육주사에 사용될 수 있다(그림 E-1). 아나필락시스 치료를 위하여 에피네프린 1 mg/1 mL이 응급약물로 가장 흔히 근육주사로 투여된다.

약물의 근육주사 과정은 다음과 같다(절차 E-2).

1. 프로토콜 또는 의료통제부에서 지시받은 약물을 확인한다.
2. 표준예방조치(standard precautions; 장갑과 보호안경)를 준수한다.
3. 필요한 기구를 준비한다.
   - 약물투여용 주사기

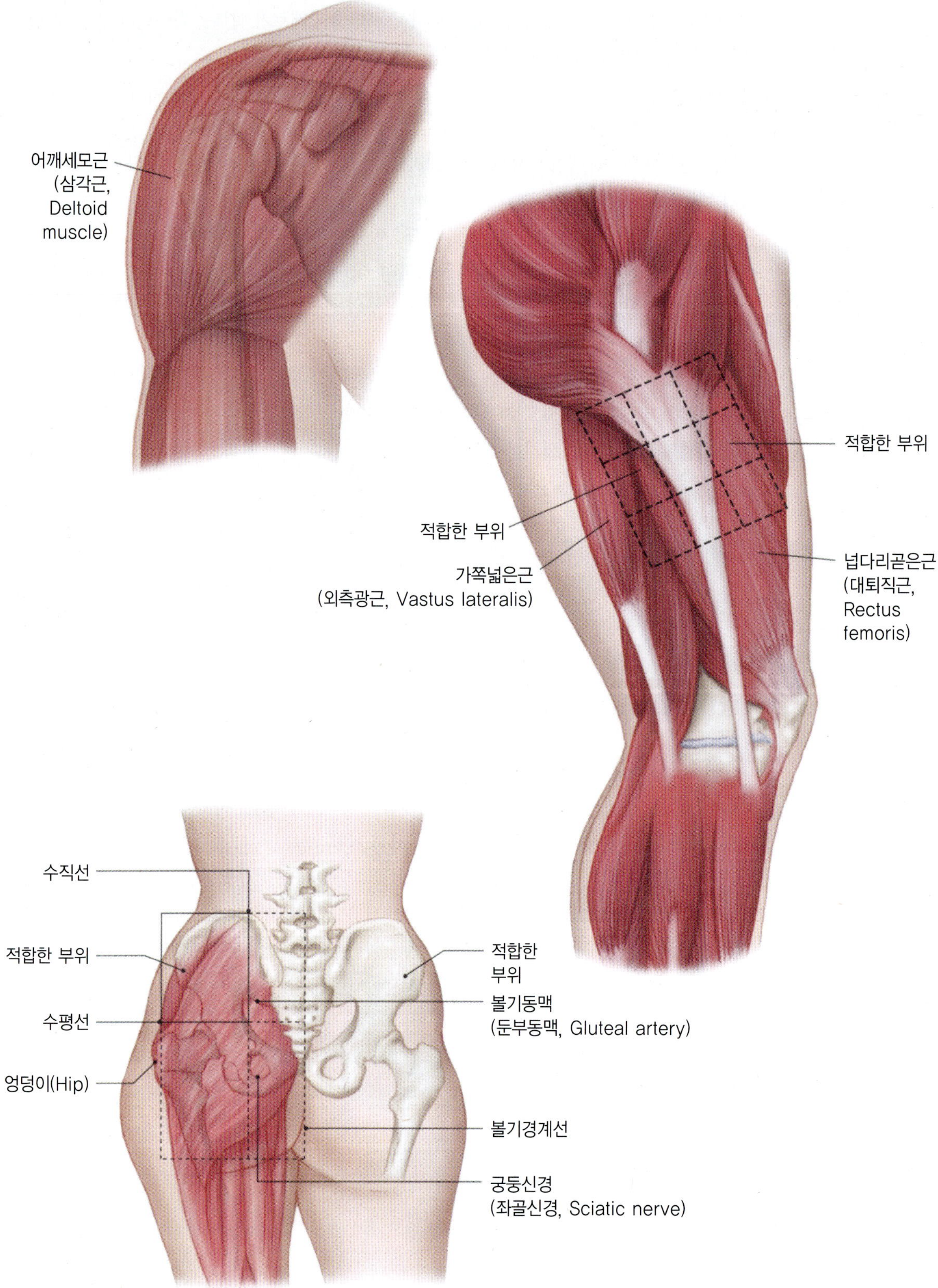
어깨세모근
(삼각근,
Deltoid
muscle)
적합한 부위
적합한 부위
가쪽넓은근
(외측광근, Vastus lateralis)
넙다리곧은근
(대퇴직근,
Rectus
femoris)
수직선
적합한 부위
수평선
엉덩이(Hip)
적합한
부위
볼기동맥
(둔부동맥, Gluteal artery)
볼기경계선
궁둥신경
(좌골신경, Sciatic nerve)

그림 E-1 근육주사 부위

절차 E-2 근육주사

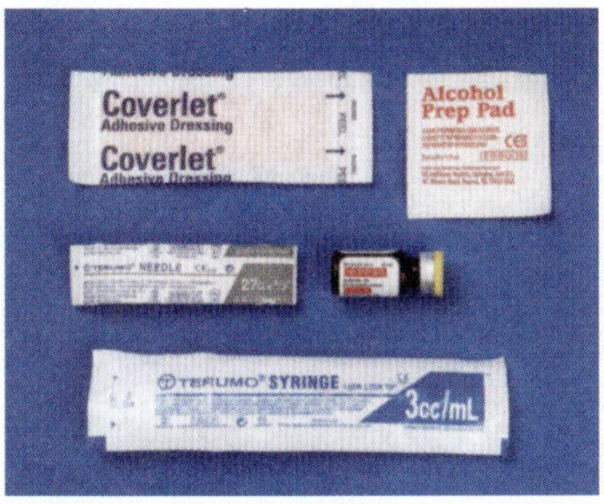

E-2a 기구를 준비한다.

Scott Metcalf/Pearson Education

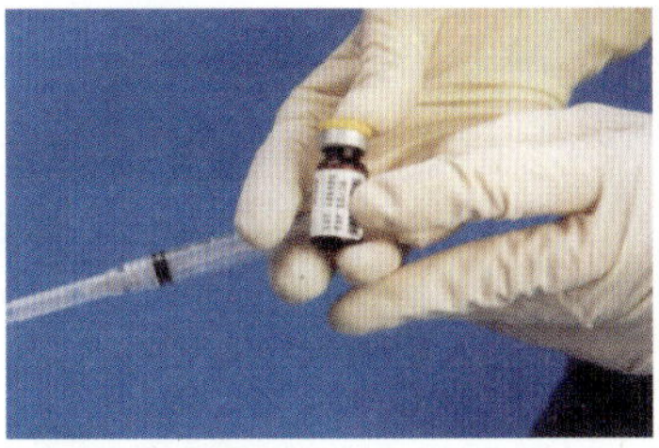

E-2b 약물을 확인한다.

Scott Metcalf/Pearson Education

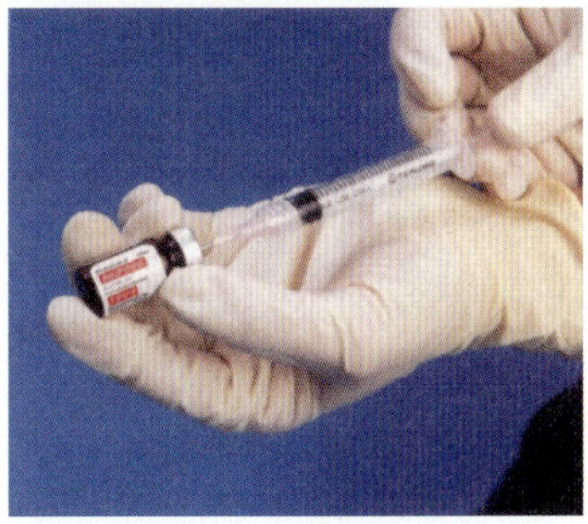

E-2c 주사기로 약물을 뽑는다.

Scott Metcalf/Pearson Education

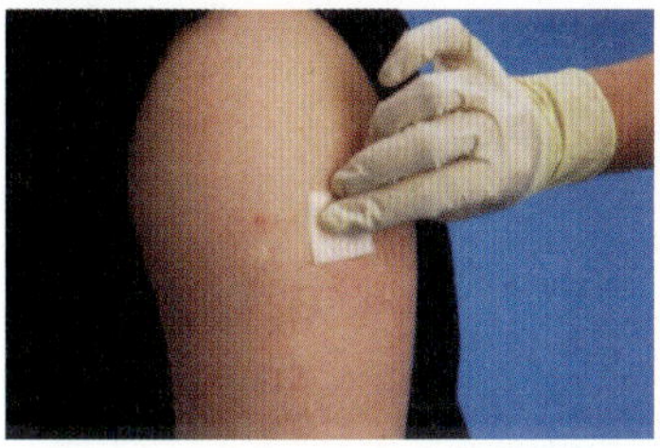

E-2d 주사 부위를 준비한다.

Scott Metcalf/Pearson Education

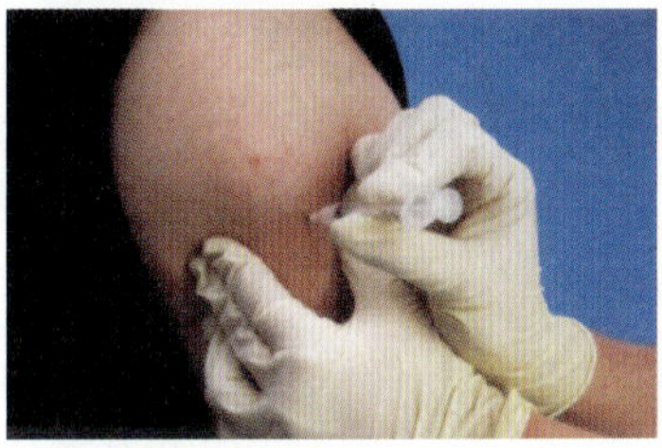

E-2e 바늘을 90° 로 삽입한다.

Scott Metcalf/Pearson Education

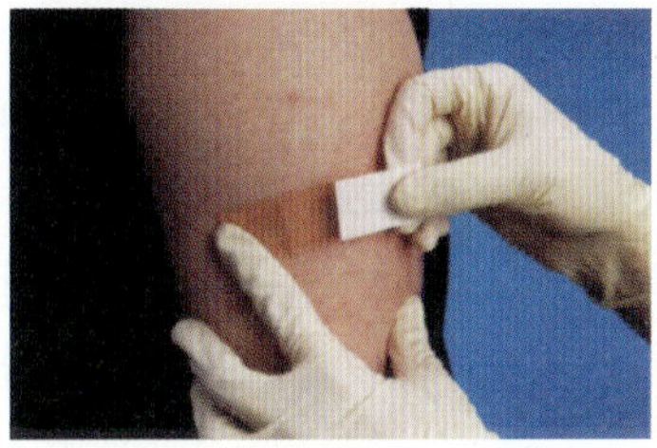

E-2f 바늘을 빼내고 주사 부위를 보호한다.

Scott Metcalf/Pearson Education

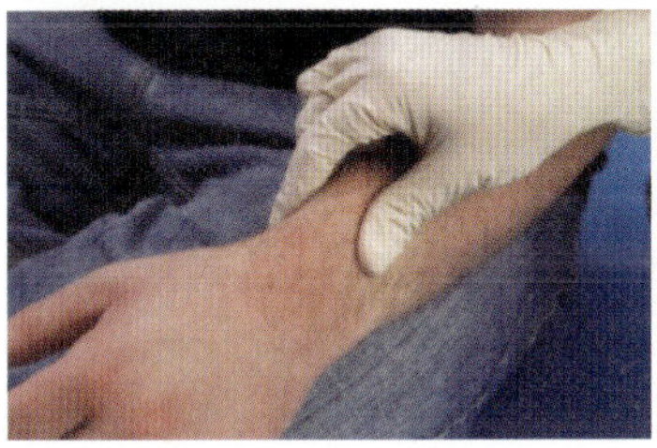

E-2g 환자 상태를 확인한다.

Scott Metcalf/Pearson Education

- 약물분취용 바늘(1~1.5인치, 16~22게이지)
- 약물투여용 바늘(3/4~1인치, 21~25게이지)
- 소독솜
- 2×2 거즈
- 약물
- 바늘폐기용기

4. 환자에게 시행할 처치를 설명해주고 투여약물에 대한 알레르기 여부를 확인한다. 투여로 발생할 수 있는 합병증을 설명해준다.
5. 약물 앰풀의 약품명, 유효기간을 확인한다. 불빛 가까이로 가져가서 변색이나 침전물이 있는

지 검사한다. 변색이나 침전물이 있는 경우 투여하지 않는다.

6. 앰플을 흔들어 약물용액이 밑으로 모두 내려오게 한다. 이는 앰플의 약물을 흘리지 않고 사용하기 위해서다.
7. 손이 다치는 것을 방지하기 위해 2×2 거즈를 이용하여 앰플을 개봉한다.
8. 주사기로 약물을 뽑는다. 주사기를 거꾸로 하여 기포를 제거한다.
9. 적당한 투여 부위를 정한다. 가장 쉽고 간편한 부위는 팔의 어깨세모근, 다리의 가쪽넓은근(외측광근), 그리고 엉덩이의 큰볼기근(대둔근)이다(그림 E-1).
10. 소독솜으로 정맥 부위에서 바깥쪽으로 원을 그리듯 주사 부위를 닦는다.
11. 조직 내로 바늘을 빠르게 90°로 삽입한다(절차 E-2e).
12. 바늘이 혈관으로 들어가지 않았음을 확인하기 위하여 주사기를 흡인한다. 만약 주사기로 혈액이 들어오면 바늘을 빼고 다른 부위에서 재시도한다.
13. 약물을 서서히 주입한다.
14. 주사기를 제거한다. 주사기의 뚜껑을 다시 닫지 않는다.
15. 주사기와 약물을 적절한 바늘폐기용기에 버린다.
16. 주사 부위를 압박하면서 반창고를 붙인다.
17. 약물의 투여를 확인한다.
18. 원하는 치료 효과와 가능한 부작용에 대하여 환자를 모니터링한다.
19. 과정과 환자 효과를 기록한다.

정맥투여 준비 Intravenous Setup

정맥투여 준비 과정은 다음과 같다(그림 E-2).

1. 필요한 기구를 준비하고 표준예방조치(standard precautions; 장갑과 보호안경)를 준수한다.
   - 적당한 정맥용 수액
   - 적당한 투여 세트
   - 적당한 카테터
   - 필요시 정맥용 연장튜브(extension tubing)
2. 수액제의 겉봉투를 제거한다.
3. 변색이나 침전물이 있는지 검사한다. 수액량이 알맞는지 검사한다. 변색이나 침전물이 있는 경우 또는 지시된 양보다 적은 양의 수액이 있는 경우는 투여하지 않는다.
4. 정맥튜브를 꺼내고 검사한다.
5. 정맥용 연장튜브를 연결한다.
6. 튜브에 클램프를 막는다.
7. 수액제와 투여 세트의 멸균 커버를 제거한다.
8. 투여 세트를 수액에 연결한다.
9. 점적챔버(drip chamber)를 눌러 수액을 채운다.

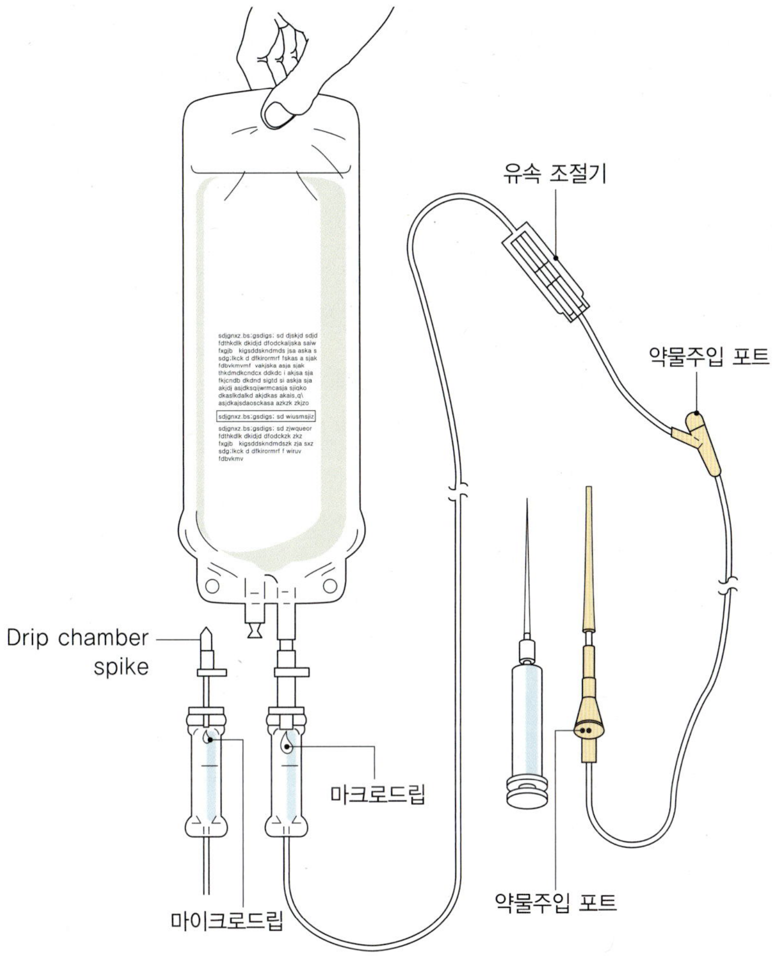

그림 E-2 마크로드립 및 마이크로드립 투여세트

10. 튜브 내의 모든 공기를 빼낸다.
11. 수액을 적당한 높이의 지지대에 건다.

정맥내 삽관법 Procedure for Intravenous Cannulation

과정은 다음과 같다(**절차 E-3**).

1. 필요한 기구를 준비하고 표준예방조치(standard precautions; 장갑과 보호안경)를 준수한다.
   - 적당한 수액과 투여 세트, 이는 미리 설치해 둔다.
   - 적당한 크기의 카테터(18게이지, 약물투여용은 12~16게이지)
   - 지혈대(tourniquet)
   - 포비돈-요오드 또는 소독제
   - 항생연고

절차 E-3 말초정맥주입선 확보

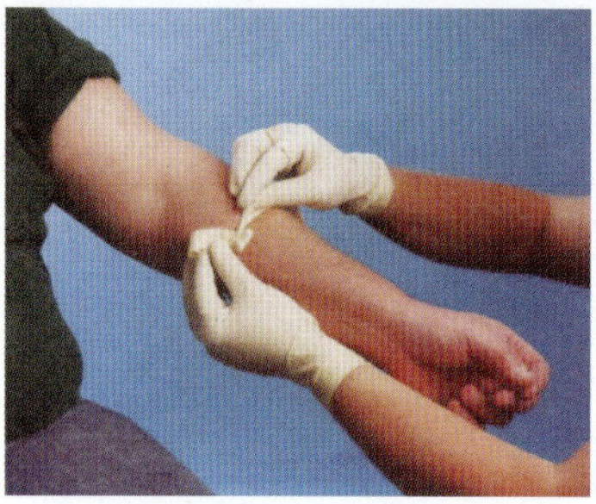

E-3a 지혈대를 위치시킨다.

Scott Metcalf/Pearson Education

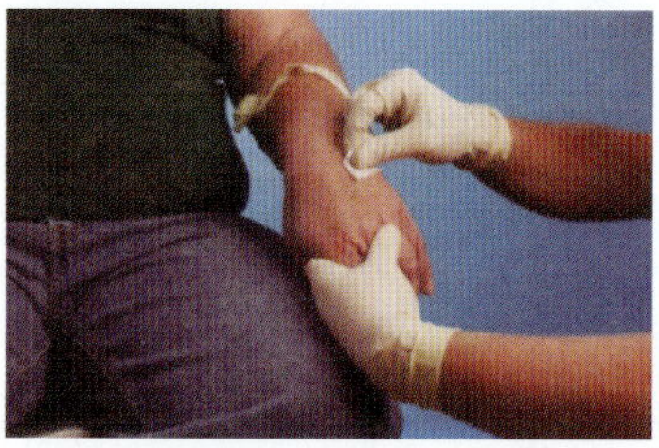

E-3b 정맥천자 부위를 소독한다.

Scott Metcalf/Pearson Education

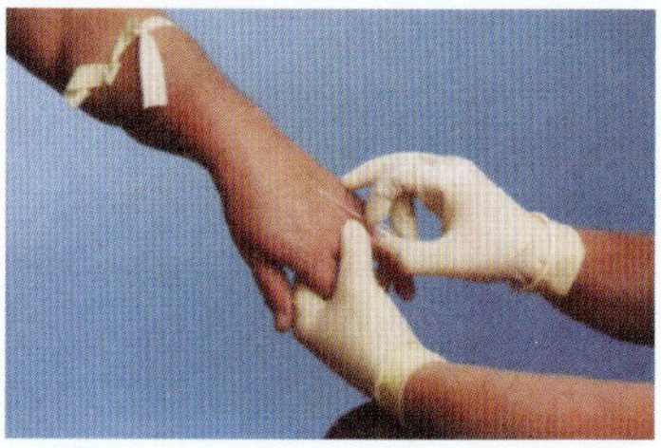

E-3c 정맥 내로 정맥카테터를 삽입한다.

Scott Metcalf/Pearson Education

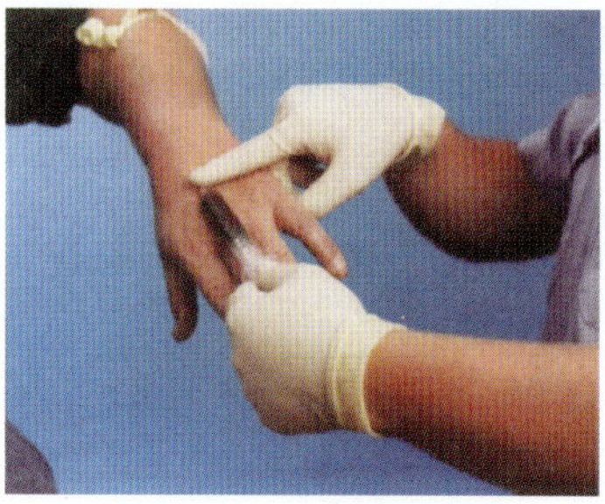

E-3d 필요시 혈액샘플을 채취한다.

Scott Metcalf/Pearson Education

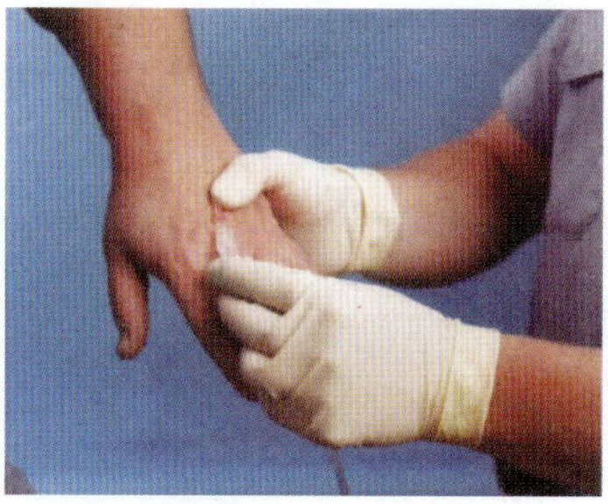

E-3e 정맥튜브를 연결한다.

Scott Metcalf/Pearson Education

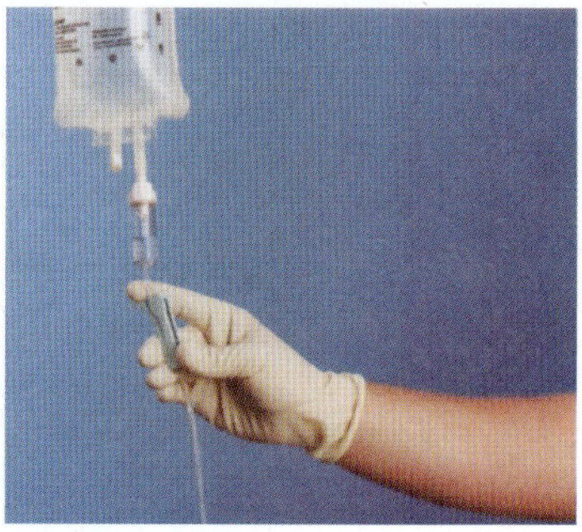

E-3f 수액선을 열고 속도를 조절한다.

Scott Metcalf/Pearson Education

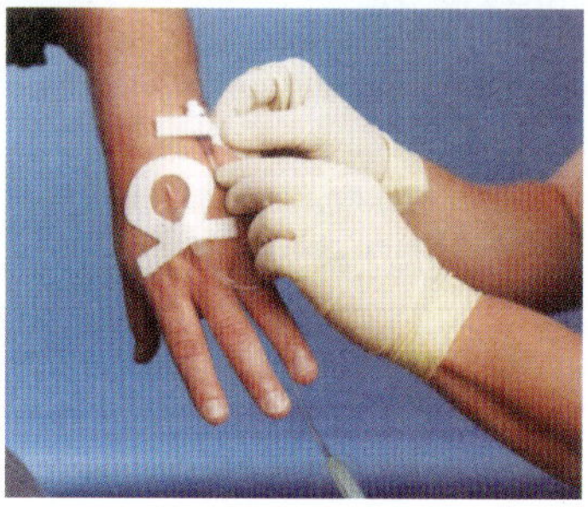

E-3g 주사 부위를 안전하게 처치한다.

Scott Metcalf/Pearson Education

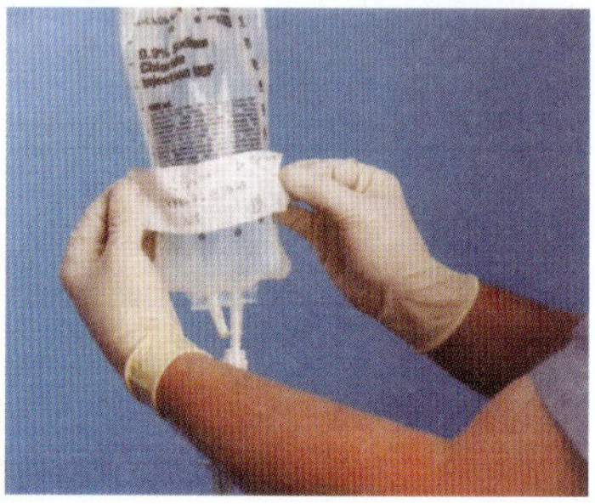

E-3h 수액백에 라벨을 붙인다.

Scott Metcalf/Pearson Education

- 2×2 거즈
- 1인치 테이프
- 팔 고정대
- 바늘폐기용기

2. 환자에게 시행할 처치를 설명해준다. 투여로 발생할 수 있는 합병증을 설명해준다.
3. 팔꿈치 바로 위에 지혈대를 대고(또는 혈압계의 가압대를 팔에 채워서 수축기압 20 mmHg 미만으로 부풀린다) 팔을 편히 둔다.

4. 적당한 정맥을 선택하여 촉진한다(5장의 그림 5-6, 5-7).
5. 손, 아래팔(전완), 또는 팔오금의 곧고 편평하고 움직이지 않는 가장 뚜렷한 정맥을 선택한다. 가능하면 마지막 수단으로 자쪽 피부정맥을 사용하고 관절 위의 정맥을 피한다.
6. 정맥을 손가락으로 가볍게 두드려 주어 삽관하기 좋게 팽창시킨다.
7. 포비돈-요오드 또는 소독제로 정맥 부위에서 바깥쪽으로 원을 그리듯 주사 부위를 닦으며 소독한다.
8. 정맥천자 부위 바로 아래의 피부를 살짝 끌어당겨 정맥을 안정시킨다.
9. 환자에게 다소 통증이 있음을 설명한다.
10. 바늘의 경사면을 위로 하여 30~45° 각도로 피부를 천자한다. 위 또는 옆으로부터 직접 정맥 내로 삽입한다.
11. 정맥으로 들어가면 '톡' 하고 터지는 것을 느낄 수 있으며 카테터 내로 혈액이 역류되는 것을 볼 수 있다(5장 그림 5-8, 5-9, 5-10).
12. 카테터를 낮추고 바늘을 정맥 내에 안정화시키기 위하여 바늘과 카테터를 약 2 mm 정도 진입시킨다.
13. 정맥 내에서 카테터를 밀어 넣고 바늘은 빼낸다. 빼낸 바늘은 바늘폐기용기에 버린다.
14. 지혈대를 제거한다.
15. 정맥튜브를 연결하고 밸브를 천천히 연다.
16. 조직의 침윤(infiltration) 없이 수액이 막히지 않고 흐르는 것을 확인한다.
17. 천자 부위를 멸균거즈로 덮는다.
18. 정맥카테터를 피부에 단단히 고정시킨다.
19. 주입튜브를 원형으로 감아서 팔에 테이프로 고정시킨다.
20. 유속을 조절한다.
21. 정맥이 관절 위에 있다면 카테터가 빠지지 않도록 팔 고정대로 고정시킨다.
22. 정맥주입선 확보를 기록한다.
23. 원하는 효과와 부작용에 대하여 환자를 모니터링한다.

바깥목정맥 삽관법 External Jugular Vein Cannulation

바깥목정맥에서 정맥 투여 Intravenous Access in the External Jugular Vein

바깥목정맥은 목에 있는 큰 말초정맥으로 턱의 각과 빗장뼈(쇄골)의 삼등분 중간지점 사이에 있다. 이것은 빗장밑정맥(쇄골하정맥)의 중심순환으로 연결된다. 중심순환에 가까이 있기 때문에 이 부위에 삽관하는 것은 중심정맥 확보와 마찬가지의 장점이 있다. 수액과 약물이 빠르게 신체의 중심부에 도달할 수 있다.

다른 말초정맥 확보를 모두 시도해 본 후 또는 환자가 즉각적인 수액공급을 필요로 할 때만 바깥목정맥을 고려해야 한다. 이것은 삽관 시 매우 고통스러운 부위이므로 의식이 저하되었거나 의식이 없는 환자들에 한해 사용되어야 한다.

1. 필요한 기구를 준비하고 표준예방조치(standard precautions; 장갑과 보호안경)를 준수한다.
   - 적당한 수액과 투여 세트(미리 설치해 둔다.)
   - 적당한 크기의 카테터(18게이지, 약물투여용은 14~16게이지)
   - 포비돈-요오드 또는 소독제
   - 항생연고
   - 2×2 거즈
   - 1인치 테이프
   - 바늘폐기용기
2. 환자에게 시행할 처치를 설명해주고(의식이 있는 경우) 투여약물에 대한 알레르기 여부를 확인한다. 투여로 발생할 수 있는 합병증을 설명해준다.
3. 환자를 바로 눕히고(앙와위) 가능하면 발을 위로 올린다.
4. 머리를 삽관할 쪽의 반대 방향으로 향하게 한다.
5. 적당한 정맥을 선택하여 촉진한다.
6. 포비돈-요오드 또는 소독제로 삽관할 부위를 소독한다.
7. 빗장뼈 바로 밑의 정맥을 당긴다(traction).
8. 정맥카테터에 10 mL 주사기를 달고 카테터의 끝이 발쪽을 향하게 한다.
9. 환자에게 다소의 통증이 있음을 설명해준다.
10. 바늘의 경사면을 위로 향하게 하여 30° 각도로 피부를 천자한다. 바늘 끝은 턱과 빗장뼈 사이의 중간 부분까지 들어가야 하며 정맥과 같은 쪽의 어깨를 향하도록 되어 있어야 한다. 주사기를 흡인할 때 혈액의 역류를 확인한다.
11. 카테터를 조심스럽게 낮추고 바늘과 카테터를 약 2 mm 진입시킨다.
12. 정맥 내에서 카테터를 밀어 넣고 바늘은 빼낸다. 빼낸 바늘은 바늘폐기용기에 버린다.
13. 정맥튜브를 연결하고 밸브를 서서히 연다.
14. 조직의 침윤(infiltration) 없이 수액이 막히지 않고 흐르는 것을 확인한다.
15. 천자 부위를 멸균거즈로 덮는다.
16. 정맥카테터를 피부에 단단히 고정시킨다.
17. 주입튜브를 원형으로 감아서 목에 테이프로 고정시킨다.
18. 유속을 조절한다.
19. 정맥주입선 확보를 기록한다.
20. 원하는 효과와 부작용에 대하여 환자를 모니터링한다.

정맥볼루스 Intravenous Bolus

정맥볼루스는 약물을 직접 혈류로 주입하는 방법이다(절차 E-4). 이 방법은 빠른 약물투여를 제공하는 방법으로 생명을 위협하는 응급상황에서 일반적으로 사용된다. 이러한 응급상황은 다음과 같다.

절차 E-4 정맥볼루스 투여

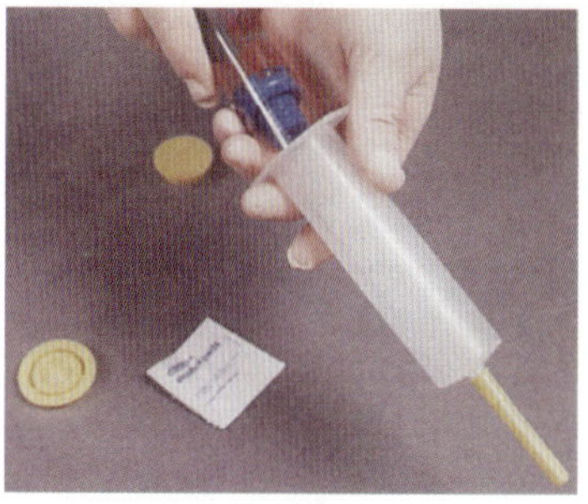

E-4a 기구를 준비한다.
Scott Metcalf/Pearson Education

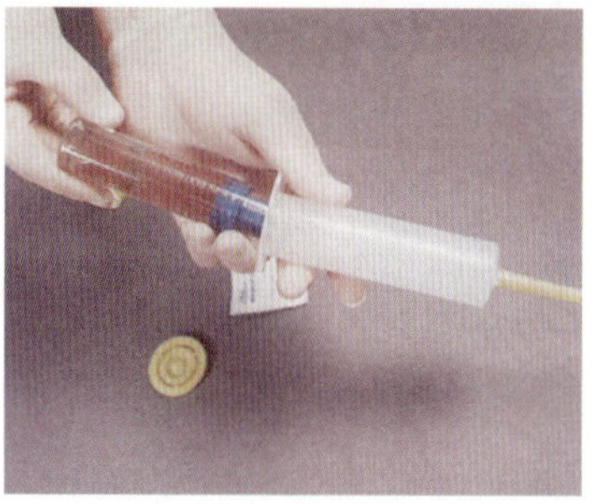

E-4b 약물을 준비한다.
Scott Metcalf/Pearson Education

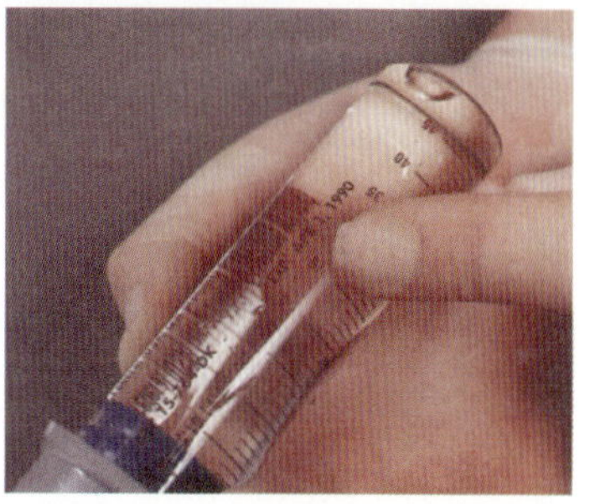

E-4c 라벨(표시사항)을 확인한다.
Scott Metcalf/Pearson Education

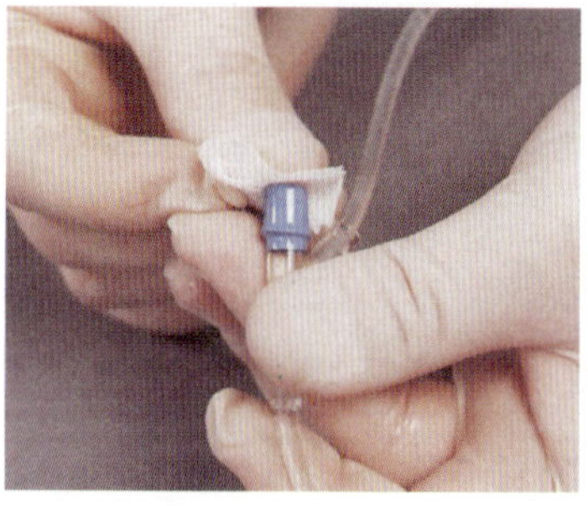

E-4d 투여 포트를 선택하고 소독한다.
Scott Metcalf/Pearson Education

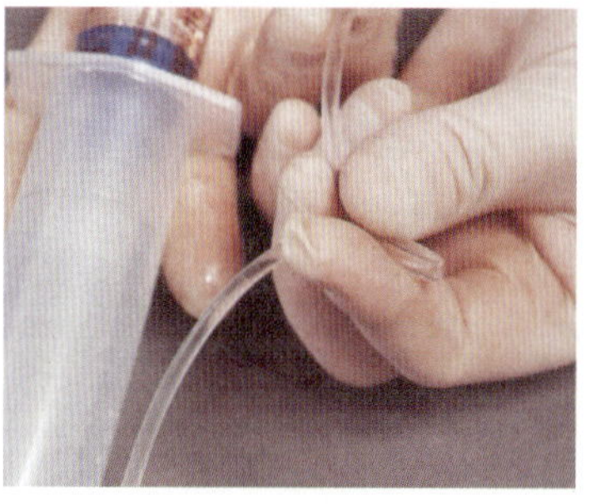

E-4e 정맥주입선을 꽉 잡는다.
Scott Metcalf/Pearson Education

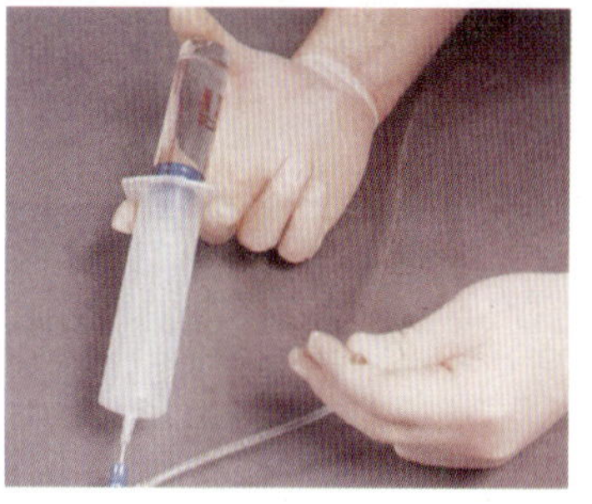

E-4f 약물을 투여한다.
Scott Metcalf/Pearson Education

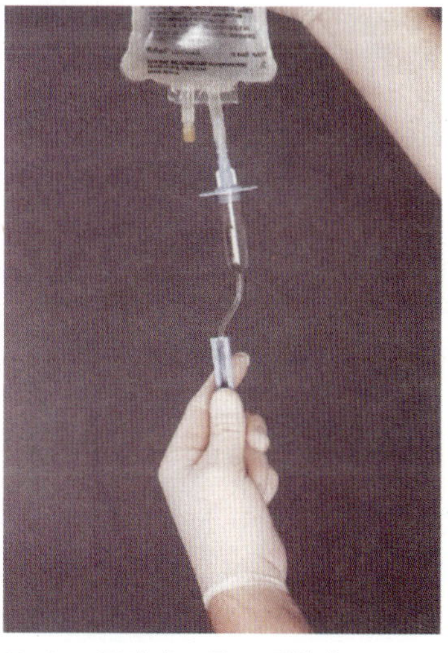

E-4g 투여 속도를 조절한다.
Scott Metcalf/Pearson Education

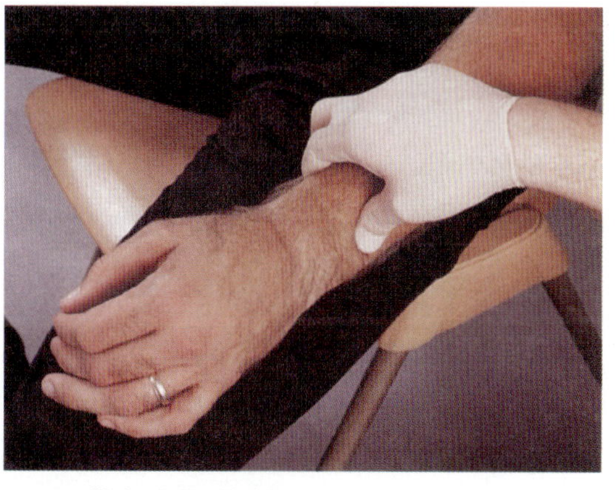

E-4h 환자 상태를 확인한다.
Scott Metcalf/Pearson Education

- 심실부정맥(ventricular arrhythmias)
- 심실위빠른맥(supraventricular tachycardia)
- 증후성 느린맥(symptomatic bradycardia)
- 저혈당증(hypoglycemia)
- 대사성 산증(metabolic acidosis)
- 발작(seizures)
- 급성 폐부종(acute pulmonary edema)
- 심폐정지(cardiopulmonary arrest)
- 마약 과량투여(narcotic overdose)
- 통증조절(pain control)

1. 프로토콜 또는 의료통제부에서 지시받은 약물을 확인한다.
2. 표준예방조치(standard precautions; 장갑과 보호안경)를 준수한다.
3. 필요한 기구를 준비한다.
    - 약물투여를 위한 충분한 크기의 주사기(또는 사전충전형 주사기)
    - 바늘(1인치, 18게이지)
    - 포비돈-요오드 또는 소독제
    - 2×2 거즈
    - 약물
    - 바늘폐기용기
4. 환자에게 시행할 처치를 설명해주고 투여약물에 대한 알레르기 여부를 확인한다. 투여로 발생할 수 있는 합병증을 설명해준다.
5. 약물 앰풀의 약품명, 유효기간을 확인한다. 불빛 가까이로 가져가서 변색이나 침전물이 있는지 검사한다. 변색이나 침전물이 있는 경우 투여하지 않는다.
6. 앰풀을 흔들어 약물용액이 밑으로 모두 내려오게 한다. 이는 앰풀의 약물을 흘리지 않고 사용하기 위해서다.
7. 손이 다치는 것을 방지하기 위해 2×2 거즈를 이용하여 앰풀을 개봉한다.
8. 주사기로 약물을 뽑는다. 주사기를 거꾸로 하여 기포를 제거한다.
9. 정맥투여 세트의 약물투여 포트(port)를 정하고 소독한다.
10. 바늘을 약물투여 포트에 삽입한다.
11. 약물투여 포트 위의 정맥튜브를 꽉 잡는다.
12. 약물을 천천히 주입한다.
13. 바늘을 제거하고 투여 포트를 소독솜으로 닦는다.
14. 꽉 잡았었던 튜브를 놓고 수액의 흐름을 확인한 후 속도를 조절한다.
15. 약물투여를 확인한다.
16. 원하는 효과와 부작용에 대하여 환자를 모니터링한다.

정맥점적법 Intravenous Infusion Administration

정맥점적법은 약물의 지속적인 투여경로를 제공해 준다(절차 E-5). 이것은 환자 반응에 따라서 약물의 투여속도를 늘리거나 줄이고 또는 중지함으로써 쉽게 적정할 수 있는 장점이 있다.

1. 프로토콜 또는 의료통제부에서 지시받은 약물을 확인한다.
2. 표준예방조치(standard precautions; 장갑과 보호안경)를 준수한다.
3. 필요한 기구를 준비한다.
    - 약물
    - 약물을 앰플에서 희석액으로 옮기는 데 필요한 주사기
    - 소독제 또는 항균제
    - 바늘 2개(1인치, 18게이지)
    - 수액용 백에 붙일 라벨
    - 바늘폐기용기
4. 환자에게 시행할 처치를 설명해주고 투여약물에 대한 알레르기 여부를 확인한다. 투여로 발생할 수 있는 합병증을 설명해준다.
5. 약물 앰플의 약품명, 유효기간을 확인한다.
6. 장치를 조립하고 바늘을 끼운다.
7. 필요한 약물용량을 계산하고 주사기로 약물을 뽑는다.
8. 무균기술을 이용하여 약물을 주사기에 취하고 거꾸로 하여 기포를 제거한다.
9. 백의 약물투여 포트를 소독한다.
10. 백을 거꾸로 하여 투여 포트로 약물을 주입한다.
11. 바늘을 제거하여 바늘폐기용기에 버리고 투여 포트를 소독한다.
12. 백을 몇 번 거꾸로 한 다음 투여 세트에 끼운다.
13. 투여 세트의 기포를 제거하고 1인치, 18게이지의 바늘을 끼운다.
14. 이미 확보된 정맥주입선의 약물투여 포트를 소독한 다음 바늘을 끼운다.
15. 바늘을 테이프로 안전하게 고정한다.
16. 일차적으로 정맥내주사로 확보(TKO: To Keep Open)를 위하여 속도를 조절한다.
17. 주입 속도를 원하는 용량으로 적정한다.
18. 백에 라벨을 부착한다.
19. 주입이 되었는지 확인한다.
20. 원하는 효과와 부작용에 대하여 환자를 모니터링한다.

절차 E-5 정맥점적 투여

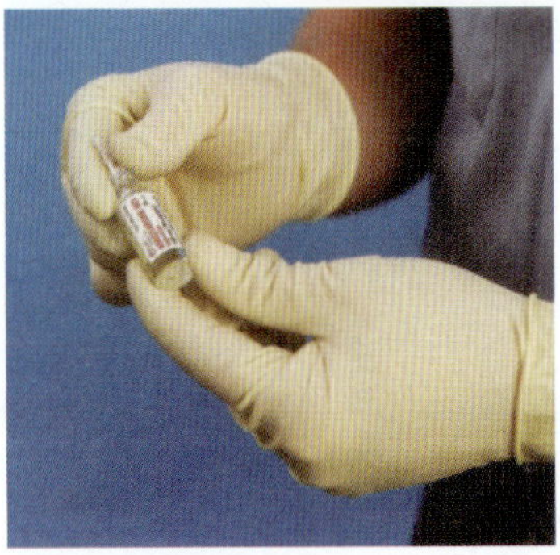

E-5a 약물을 선택한다.

Scott Metcalf/Pearson Education

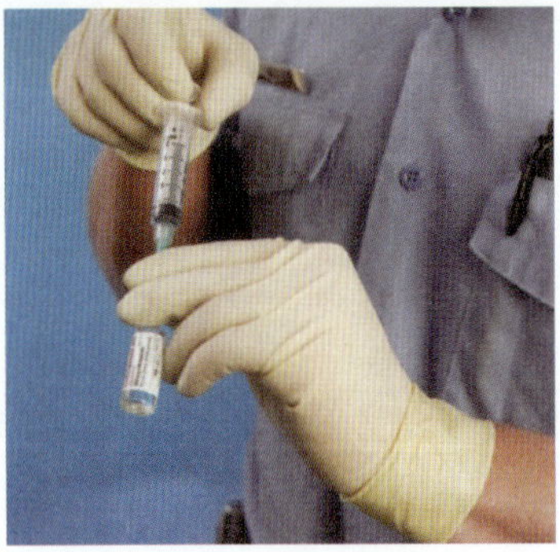

E-5b 주사기로 약물을 뽑는다.

Scott Metcalf/Pearson Education

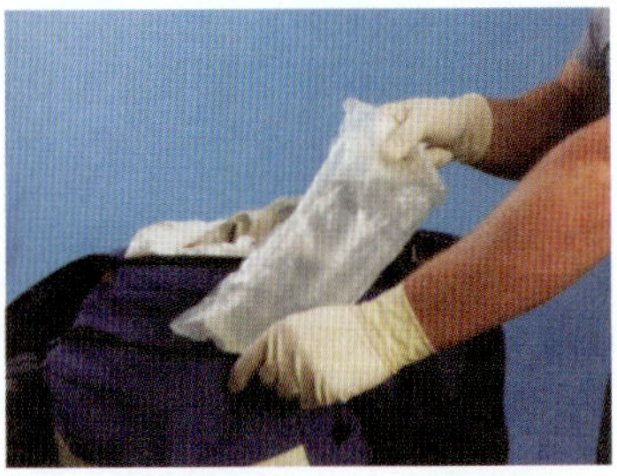

E-5c 희석용 수액을 선택한다.

Scott Metcalf/Pearson Education

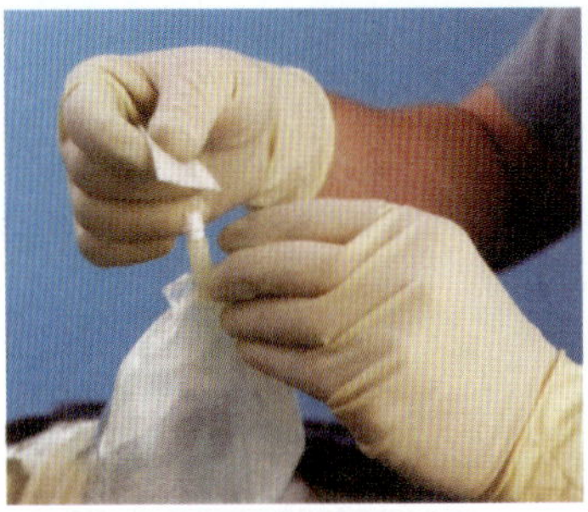

E-5d 약물투여 포트를 소독한다.

Scott Metcalf/Pearson Education

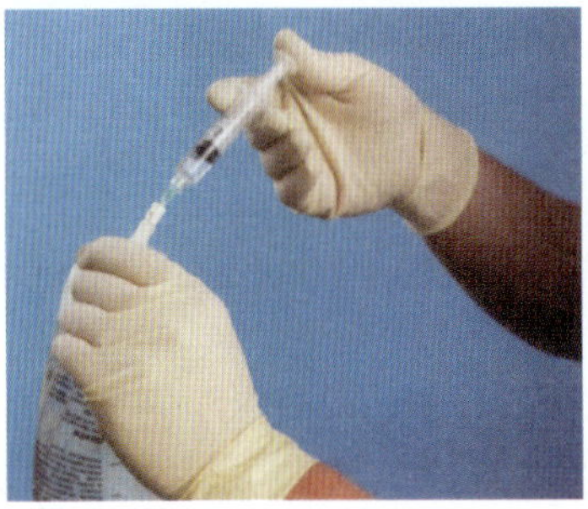

E-5e 약물을 수액 내로 주입한다.

Scott Metcalf/Pearson Education

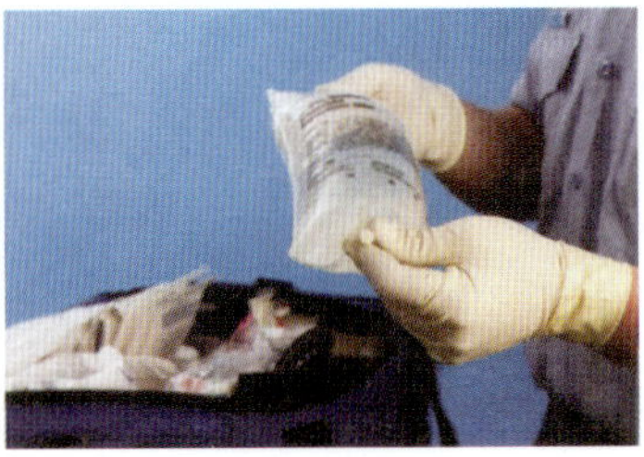

E-5f 용액을 혼합한다.

Scott Metcalf/Pearson Education

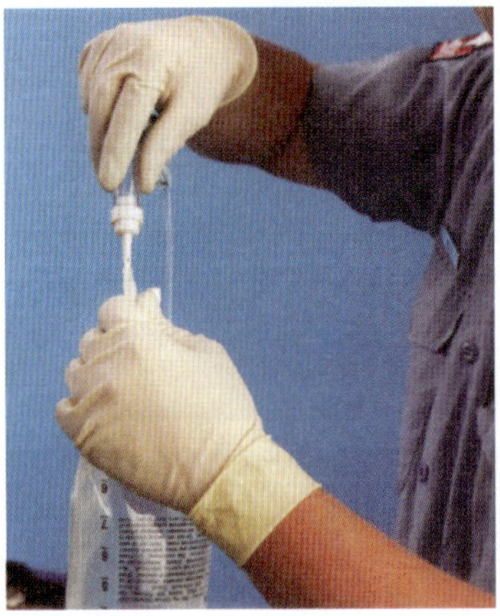

E-5g 투여 세트를 장착하여 정맥주입선에 연결한다.

Scott Metcalf/Pearson Education

기관내투여법 Endotracheal Tube Administration

기관내투여(ET)는 기관튜브를 통하여 약물을 직접 기관지와 폐조직으로 투여하는 방법이다. 기관튜브를 통한 약물투여는 이론상으로 응용되는 반면에 현재 문헌들에서는 이러한 약물투여가 효과적임을 보이지 못했고 따라서 뼈속투여와 같은 다른 경로를 통한 약물투여가 사용되고 있다.

기관투여되는 약물은 보통 제한적이며 일반적으로 심정지 시 정맥선 확보가 불가능할 때 사용된다. 기관튜브를 통하여 투여되는 가장 일반적인 약물은 아트로핀(atropine), 에피네프린(epinephrine), 리도카인(lidocaine)이다. 나록손(naloxone)도 기관투여가 가능하지만 다른 투여경로가 가능하고 더 선호된다. 투여되는 약물 용량에 대해서는 다소 논란이 있지만 최소한 정맥투여량과 같아야 되며 용적은 5~10 mL로 전달되어야 한다.

과정은 다음과 같다.

1. 프로토콜 또는 의료통제부에서 지시받은 약물을 확인한다.
2. 표준예방조치(장갑과 투명얼굴마스크)를 준수한다.
3. 필요한 기구를 준비한다.
   - 사전충전형 주사기와 주사기가 있는 18~19게이지 바늘
   - 희석용 멸균식염수 또는 무균수
   - 바늘폐기용기
4. 앰플의 약품명, 유효기간을 확인한다. 불빛으로 가져가서 변색이나 침전이 생성되었는지 검사한다. 변색이나 침전이 생성되었다면 사용하지 않는다.
5. 투여 전에 환자를 마취전 산소투여를 한다.
6. 백-밸브 마스크(bag-valve-mask)를 제거하고 약물을 튜브를 통해 투여한다.
7. 백-밸브 마스크를 다시 씌우고 환기시킨다.
8. 원하는 효과와 부작용에 대하여 환자를 모니터링한다.
9. 바늘을 바늘폐기용기에 버린다.

뼈속주입법 Intraosseous Infusion

뼈속투여(IO)는 골수강(뼈속질공간) 내에 구멍을 내어 수액과 약물투여의 빠른 경로를 제공한다. 투여 부위는 일시적으로 사용된다. 일단 환자의 상태가 안정화되면 다른 형태의 정맥요법을 시행해야 한다. 뼈속투여를 지속적으로 사용하면 일반적인 정맥선 사용보다 감염의 위험이 증가한다. 뼈속투여는 다음 경우에 지시된다.

- 혈역학적 불안정(hemodynamic instability)
- 변화된 의식수준(altered level of consciousness)
- 호흡장애(respiratory compromise)
- 심정지(cardiac arrest)

- 치명적인 화상(critical burns)
- 간질지속상태(status seizures)

금기사항

- 최근의 골절 또는 평가 시 팔다리의 맥박부재
- 주사 부위의 피부감염 또는 연조직염(cellulitis)
- 해부학적 기준점의 과도한 조직이나 결손
- 특정 정형외과적 시술
- 최근의 주입 부위 삽입(24시간 이내)

합병증

- 혈관바깥유출(extravasation)
- 이탈(dislodgement)
- 구획증후군(compartment syndrome)
- 해당 뼈의 골절
- 통증
- 체액과부화 또는 감소된 혈류
- 연조직염 및 골수염(osteomyelitis)
- 성장판의 손상

과정은 다음과 같다.

1. 프로토콜 또는 의료통제부에서 지시받은 약물을 확인한다.
2. 표준예방조치(standard precautions; 장갑과 보호안경)를 준수한다.
3. 필요한 기구를 준비한다.
    - 약물
    - 정맥용 수액과 튜브
    - 10 mL 주사기
    - 주사용 식염액
    - 뼈속용 바늘 또는 지침기(needle driver)
    - 포비돈-요오드 용액
    - 항생연고
    - 멸균 거즈 여러 통(roll)
4. 적당한 바늘 세트를 이용하여 장비를 준비하고 정맥주입선을 연결한다.
5. 적당한 주요 해부학적 기준점을 이용하여 주입 부위를 찾는다(그림 E-3).

    몸쪽정강뼈(proximal tibia)
    - 무릎뼈 말단으로 두 개의 손가락 너비를 대고 중간에 손가락 한 개 너비 부위
    - 또는 정강거친면(경골조면) 아래 1~3 cm 부위

    먼쪽정강뼈(distal tibia)

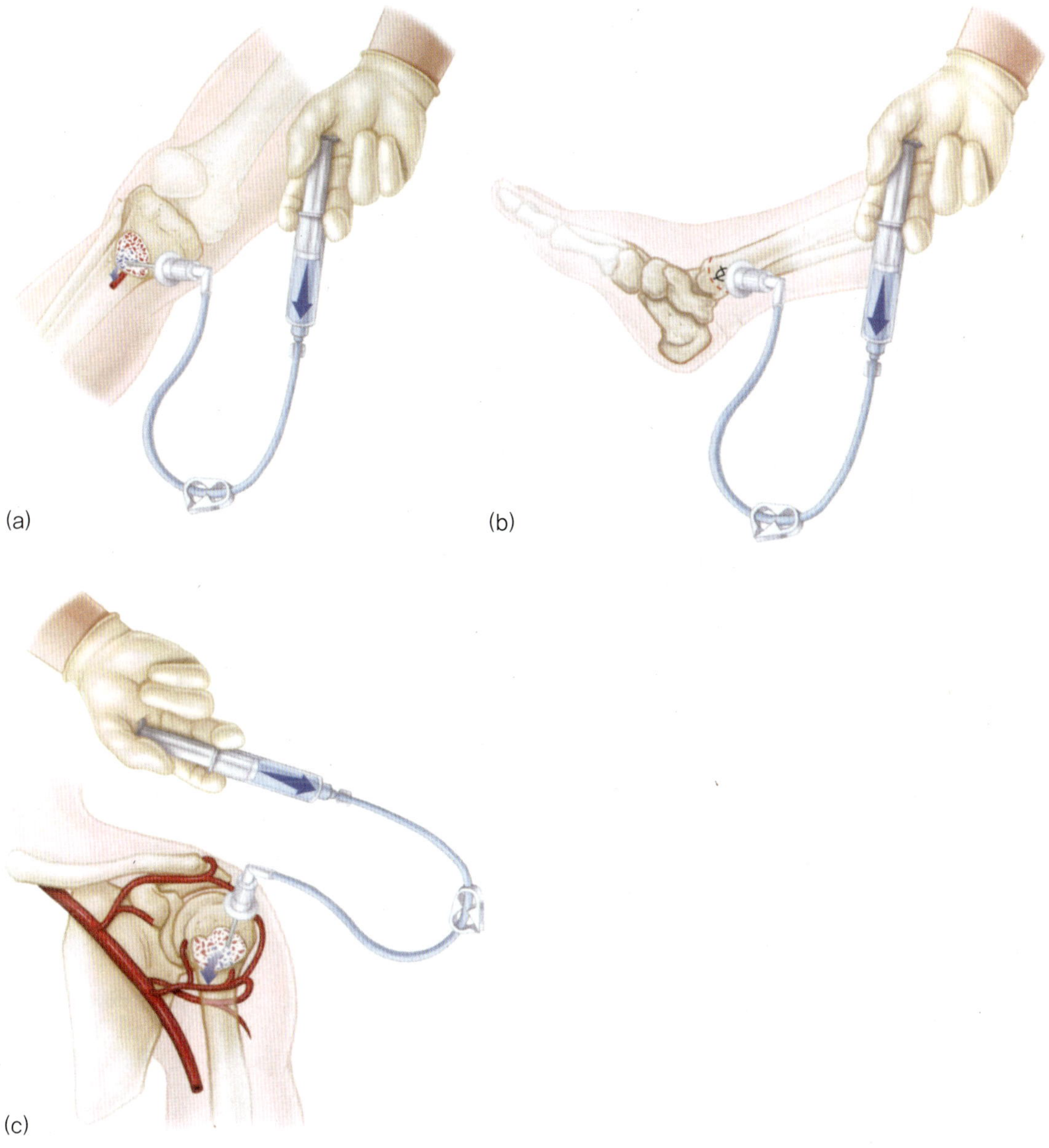

그림 E-3 뼈속주입법

- 앞안쪽 정강뼈면: 안쪽복사뼈 위 손가락 2개 너비(2~3 cm)로 발목의 발등쪽 돌출부. 'BIG TOE GO EASY IO' 를 기억한다. 엄지 발가락은 발의 안쪽 면에 있어서 대체 부위를 상기시켜준다.

위팔뼈머리(humeral head)

- 위팔뼈머리의 몸쪽면으로 어깨 근처의 돌출된 부위를 말한다. 이곳은 대결절 정지 부위의 기반이다.

6. 무균법을 이용하여 주입 부위를 준비한다.

7. 적절한 주사바늘을 선택해서 바늘끼우는 구멍을 EZ-IO 드라이브에 부착한다.
8. 부위를 안정화시키고 바늘을 뼈와 90°로 표적 부위의 피부로 삽입한다. 바늘에 '5 mm 간격 표시'가 보이는지 확인한다. 보이지 않으면 더 큰 바늘을 선택한다.
9. 드라이버를 가볍게 쥔다. 바늘세트를 강하게 밀어 넣으면 안 되고 서서히 삽입한다. 이때 방아쇠가 흔들리거나 떨리지 않게 한다.
10. 삽입이 완료되었다는 증거는 다음과 같다.
    - 갑자기 저항을 중단할 때
    - 카테터 테두리가 피부에 닿을 때
11. 바늘 세트를 그대로 둔 상태에서 카테터 EZ-IO 드라이버를 분리한다.
12. 카테터 허브를 잡고 주사바늘을 시계반대 방향으로 서서히 돌려서 뺀다. 카트리지 셔틀은 바늘폐기 용기로 사용하도록 설계되었다. 잘 폐기한다.
13. 미리 준비한 EZ-Connect를 카테터에 움직이지 않게 부착한다.
14. 제대로 잘 연결되었는지는 다음과 같이 확인한다.
    - EZ-Connect를 연결하기 전에 카테터 허브에 혈액이 있는지 자세히 본다.
    - 카테터가 단단히 고정되어 움직이지 않는다.
    - 카테터에서 혈액이나 골수를 빨아낼 수 있다(항상 그렇지는 않음).
15. 적당한 양의 식염수로 세척한다. 성인은 10 mL, 소아는 5 mL를 사용한다.
16. 흐름이 없으면 바늘을 살짝 빼내고 다시 세척한다. 그래도 흐름이 없으면 다른 부위에 시도한다. 바늘과 주입튜브를 그대로 둔다.
17. 수액을 투여해야 한다면 정맥주사 세트를 EZ-Connect에 부착해서 수액을 투여한다.
    - 150~330 mmHg에 이르는 압력이 유지되어야 수액 투여가 지속될 수 있다. 압력 주입기를 사용하거나 주사기로 볼루스를 투여해서 유지된다. 투여를 정확하게 하려면 수액을 60 mL 주사기를 이용해 투여해야 한다. 체액 과잉이 되지 않도록 주의한다.
18. 카테터 허브와 EZ-Connect가 빠지지 않도록 한다.
19. 해당 정보를 적은 띠를 손목에 부착한다.
20. 시술 부위와 환자의 상태를 모니터링한다.
21. 카테터는 삽입 후 24시간 내에 제거되어야 한다.

연무제 흡입 Nebulized Inhalation

연무제 흡입은 소형 연무기(nebulizer)를 사용하여 기관지를 통하여 약물을 전달하는 방법이다. 연무제 흡입은 약물을 산소와 혼합하여 기화시켜 환자가 흡입할 수 있게 한다. 연무제 흡입은 천식 및 만성폐쇄폐질환(COPD)에 대한 응급치료에 사용된다. 일반적으로 사용되는 약물은 알부테롤(albuterol[salbutamol(ventolin)]), 이프라트로피움(ipratropium[Atrovent])이다.

1. 프로토콜 또는 의료통제부에서 지시받은 약물을 확인한다.

2. 표준예방조치(장갑과 투명얼굴마스크)를 준수한다.
3. 필요한 기구를 준비한다.
   - 측방 분무기(side-stream nebulizer)
   - 산소튜브
   - 약물
   - 약물(기관지확장제) 희석용 생리식염수
4. 환자에게 과정을 설명한다.
5. 환자의 활력징후를 관찰하고 심장모니터를 연결한다.
6. 분무기를 조립하고 측방 분무기 용기에 기관지확장제와 식염수를 넣는다.
7. 기구를 연결하고 산소를 6~12 L/min으로 투여한다.
8. 환자가 마우스피스나 마스크를 통하여 정상적으로 흡입할 수 있게 한다.
9. 3~5회 흡입마다 환자가 깊은 호흡을 하도록 한다.
10. 용액이 없어질 때까지 치료를 계속한다.
11. 치료 후 보조적 산소를 투여한다.
12. 환자의 활력징후와 심전도를 모니터링한다.

백-밸브형 연무제 투여 Bag-Valve-Nebulized Medication Administration

연무형 약물투여는 심한 천식발작으로 심각한 기도협착이 있는 환자에게 필요하다. 이 상황에서 삽관 환자는 백-밸브 장치를 이용하여 연무제를 투여받을 수 있다. 일반적으로 사용되는 약물은 알부테롤(albuterol[salbutamol(ventolin)]), 이프라트로피움(ipratropium[Atrovent])이다.

1. 프로토콜 또는 의료통제부에서 지시받은 약물을 확인한다.
2. 표준예방조치(장갑과 투명얼굴마스크)를 준수한다.
3. 필요한 기구를 준비한다.
   - 측방 분무기
   - 산소튜브
   - 백-밸브-마스크 장치
   - 삽관 장치
   - 약물
   - 약물(기관지확장제) 희석용 생리식염수
4. 환자의 활력징후를 관찰하고 심장 및 산소포화도 모니터에 연결한다.
5. 분무기를 조립하고 측방 분무기 용기에 기관지확장제와 식염수를 넣는다.
6. 분무기를 백-밸브 장치에 연결하고 6~12 L/min의 산소를 투여한다.
7. 환자를 분당 12~20회 환기시킨다.
8. 용액이 없어질 때까지 치료를 계속한다.

9. 치료 후 환기보조를 계속한다.
10. 환자의 활력징후와 심전도를 재평가한다.
11. 필요시 프로토콜에 의하여 치료를 반복한다.

자가투여 아산화질소 Self-Administered Nitrous Oxide

아산화질소와 산소의 50:50 혼합기체는 자가투여법으로 스스로 통증을 조절하는 방법이다. 이 혼합물은 중추신경계에 빠른 효과를 나타내고 호흡기계에 직접적인 작용 없이 겉질 기능을 억제한다. 또한 극히 짧은 반감기를 갖고 있다. 아산화질소는 다음과 같은 경우에 적용된다.

- 근골격계 외상
- 열화상
- 출산

아산화질소는 다음과 같은 경우에 금기이다.

- 정신상태의 변화
- 알코올중독
- 머리손상
- 복부 또는 흉부의 외상
- 쇼크
- 공기가슴증(기흉, pneumothorax)
- 폐질환(만성폐쇄폐질환, 천식)
- 언어에 반응 불능
- 자가투여 불능
- 창자막힘(장폐색)이 의심되는 복부팽만

1. 프로토콜 또는 의료통제부에서 지시받은 약물을 확인한다.
2. 표준예방조치(장갑과 투명얼굴마스크 또는 보호안경)를 준수한다.
3. 필요한 기구를 준비한다.
    - 약물 탱크
    - 마스크
4. 기화를 일으키기 위하여 아산화질소 탱크를 거꾸로 하고 가스를 혼합한다.
5. 산소와 아산화질소의 압력 밸브를 연다.
6. 환자에게 과정을 설명하고 투여약물에 대한 알레르기 여부를 확인한다. 투여로 발생할 수 있는 합병증을 설명해준다.
7. 장치의 사용에 대하여 환자에게 설명한다.
8. 가능하면 환자를 앉게 하고 환자가 마스크를 완전히 밀착할 수 있게 도와준다.
9. 환자가 정상적으로 흡입하고 내쉴 수 있도록 지시한다.
10. 환자가 불안감을 느끼면 마스크를 제거하고 정상적으로 호흡할 수 있게 한다.

11. 환자 이외에는 어느 누구도 환자에게 마스크를 적용해서는 안 된다.
12. 의식수준의 변화나 다른 활력징후를 모니터링한다.

에피네프린 자동주사기 Epinephrine Autoinjectors (Jext Prefilled Pen)

심각한 알레르기반응을 경험한 환자는 에피네프린 자동주사기를 필요로 한다. 이 주사기는 성인 0.3 mg, 소아 0.15 mg의 에피네프린을 전달한다. 이 주사기는 벌레에 물리거나 쏘였을 때, 음식이나 약물 등 알레르기원에 의한 심각한 알레르기반응에 적용된다.

1. 프로토콜 또는 의료통제부에서 지시받은 약물을 확인한다.
2. 표준예방조치(장갑과 투명얼굴마스크 또는 보호안경)를 준수한다.
3. 필요한 기구를 준비한다.
   - 에피네프린 자동주사기
   - 개인보호장비
4. 환자에게 과정을 설명하고 투여약물에 대한 알레르기 여부를 확인한다. 투여로 발생할 수 있는 합병증을 설명해준다.
5. 에피네프린 투여의 필요성을 평가한다.
6. 자동주사기의 약품명, 용량, 유효기간을 확인한다.
7. 안전캡을 제거한다.
8. 주사기를 바깥 넙다리(외측 대퇴부)에 위치시킨다.
9. 주입음이 들릴 때까지 힘 있게 누른다.
10. 몇 초간 주사기를 누른다.
11. 환자의 활력징후를 관찰하고 심장모니터에 연결하고 환자의 상태 변화를 지켜본다.

배꼽정맥 카테터법 Umbilical Vein Catheterization

배꼽정맥 카테터법(UVC)은 신생아 탯줄의 배꼽정맥 내에 카테터나 튜브를 삽입하여 정맥주입선을 확보하는 방법이다. 이 과정은 작은 정맥으로 경피적 삽관법이 불가능할 때 수액 및 약물을 투여할 수 있게 해준다. 적용은 생후 1주 이내의 신생아에게 정맥투여가 필요하나 말초정맥 확보가 불가능할 때 이루어진다.

이 과정은 복잡하고 중요한 기술을 습득하기 위해서 많은 초기 훈련이 필요하다. 이 기술이 즉시 필요한 경우는 움직이는 구급차에서 실시할 수 없기 때문에 병원으로의 이송보다 더 중요할 때이다.

과정은 다음과 같다.

1. 프로토콜 또는 의료통제부에서 지시받은 약물을 확인한다.
2. 표준예방조치(장갑과 투명얼굴마스크 또는 보호안경)를 준수한다.

3. 필요한 기구를 준비한다.
    • 적당한 수액 및 투여 세트, 이는 미리 설치해 둔다.
    • 적당한 유치카테터
    • 포비돈-요오드 또는 소독제
    • 항생연고
    • 2×2 거즈
    • 1인치 테이프
    • 바늘폐기용기
4. 환자 부모에게 시행할 처치를 설명해준다. 그리고 투여로 발생할 수 있는 합병증을 설명해준다.
5. 필요하면 유아를 움직이지 못하게 묶는다.
6. 부위를 소독한다. 탯줄은 포비돈-요오드 액으로 소독한다.
7. 탯줄 밑 주변에 탯줄 테이프를 느슨하게 묶는다.
8. 두 개의 탯줄동맥과 탯줄정맥의 위치를 확인한다. 탯줄동맥의 두꺼운 벽과 작은 내강에 비하여 정맥은 벽이 얇고 내강이 넓다. 깨끗한 부위를 제공하기 위하여 탯줄을 약 1 cm 정도 자른다.
9. 멸균 지혈집게를 이용하여 정맥의 내강 내로 끝을 삽입한다. 혈관을 팽창시키기 위하여 지혈집게를 가볍게 벌린다.
10. 헤파린이 첨가된 식염수로 세척한 탯줄 카테터를 약 2~4인치 정도 진입시킨다. 이것은 카테터가 유아의 대정맥 내에 위치하도록 한다. 카테터를 삽입한 후에 혈액이 나오는 것을 볼 수 있다. 심한 출혈이나 간손상이 일어날 수 있으므로 카테터를 세게 밀지 않도록 한다.
11. 카테터를 3방향 스톱 콕(three-way stopcock)에 걸고 1 mL 헤파린 용액으로 씻어낸다.
12. 탯줄 테이프를 이용하여 탯줄 주변을 묶어서 카테터를 고정시킨다.
13. 정맥튜브를 스톱 콕에 걸어 수액 및 약물을 투여하도록 한다.
14. 탯줄의 출혈을 모니터링한다. 탯줄을 볼 수 있도록 하기 위하여 드레싱은 하지 않는다.

약초 사용 지침서

A Guide to Herbal Supplements

APPENDIX **F**

약초명	성분	분류	제안된 사용법
알파파(Alfalfa) (자주개자리[*Medicago sativa*])	**잎과 꽃:** 비타민, 미네랄, 단백질, 효소	이뇨제, 강장제	위궤양을 포함한 경증의 위장관 질환에 효과; 식욕이 개선되고 비뇨기 및 장 기능장애를 완화; 이뇨작용
알로에베라(Aloe vera) (알로에베라[*Aloe vera*])	**잎:** 다당류, 아미노산, 비타민, 미네랄, 알로인	피부연화제, 설사제	위를 치유하고 진정; 효과적인 설사제; 벌레물림, 피부자극, 화상, 찰과상, 긁힘에 유용함; 기관지 천식이 있는 성인 환자의 점액 제거에 도움
월귤나무(블루베리[Bilberry]) (*Vaccinium myrtillus*)	**열매:** 안토시아노사이드 (열매 추출물)	소독제, 수렴제	야간 시력과 시력 유지 개선에 효과, 안구 손상이 예방되고 규칙적인 장운동과 식욕촉진에 도움
카스카라사그라다(Cascara sagrada) (*Rhamnus purshiana*)	**말린 껍질:** 하이드록시안트라센 파생물, 안트라퀴논	설사제, 강장제	대장에 연동운동을 촉진하여 변비, 소화불량, 기타 소화 증상에 도움; 간 강장제. *주의: 수유 및 임산부*
고양이발톱(Cat's claw) (*Uncaria tomentosa*)	**나무껍질:** 프로안토시아니딘, 알칼로이드, 파이토케미컬	항바이러스, 항산화	위액 및 췌장 분비작용을 촉진; 과민성 대장 증후군과 크론병에 유익; 항염증, 면역 촉진
붉은 고추(Cayenne) (*Capsicum frutescens*)	**열매:** 캡사이신, 카로티노이드, 캡사디딘 발열량 그램당 40,000 스코빌 유닛	자극제, 소화제	식욕과 소화촉진에 사용; 위액과 복부팽만 및 경련으로 인한 통증 완화; 자극성 치질. *주의: 위장관 증상에는 사용하지 마세요.*
캐모마일(Chamomile) (*Maticaria chamomilla*)	**꽃:** 휘발성 기름, 비사보롤, 플라보노이드	항염증제, 항경련제, 항감염제, 약한 진정제, 진정제	배탈을 완화; 경련, 궤양, 위점막으로 인한 염증을 감소; 유익한 항균작용; 꽃가루로 인한 심한 과민반응은 드묾
관동(Coltsfoot) (*Tussilago farfara*)	**잎:** 플라보노이드, 점액, 탄닌	거담제, 항카타르제, 항경련제, 진통제	기침과 감기; 천식, 기관지염, 폐기종에 효과
크랜베리(Cranberry) (*Vaccinium macrocarpon*)	**가지와 열매;** 안토시아니딘	항산화제, 세균 억제 효과	요로 감염을 억제하고 청결 효과
다미아나(Damiana) (*Turnera aphrodisiaca*)	**잎과 꽃;** 휘발성 기름, 플라보노이드, 하이드론퀴논, 글리코시드	강장제, 진정제, 정력제, 항우울제	완하제와 일반적 강장제로 권장; 불안 완화와 성 기능 향상에 도움. *주의: 철분 흡수를 방해*

(계속)

약초명	성분	분류	제안된 사용법
민들레(Dandelion) (*Taraxacum officinale*)	**잎과 뿌리:** 세스퀴테레핀, 트리터펜, 페놀산, 카로티노이드	콩팥과 간 부전에 효과; 자연 이뇨와 소화촉진; 혈압감소, 철 결핍, 빈혈, 만성 류마티즘, 통증, 관절강직	콩팥과 간 부전에 효과; 자연 이뇨와 소화촉진; 혈압감소, 철 결핍, 빈혈, 만성 류마티즘, 통증, 관절강직
천수근(Devil's claw) (*Harpagophytum procumbens*)	**뿌리:** 하르파고사이드, 베타-시토스테롤,	항염증제, 항류마티스제, 진통제, 진정제	관절염과 류머티즘; 부종이 감소하고, 통증이 완화되며 관절의 유연성을 향상. *주의: 임산부 복용 금지*
당귀(Dong quai) (*Angelica sinensis*)	**뿌리:** 휘발성 아로매틱 기름, 다당류	강장제, 면역강화제, 진경제	폐경기의 모든 증상 치료법으로 에스트로겐을 사용; 호르몬체계를 조절; 여성 생식기계의 보조제; 고혈압 감소 및 월경전증후군에 도움. *주의: 임산부 복용 금지*
에키네시아(Echinacea) (*Echinacea angustifolia and E. purpurea*)	**뿌리:** 에친나코사이드, 다당류, 피토스테롤	항생제, 항진균성 면역강화제	면역 기능을 촉진하고 상승; 코티손처럼 상처 치유에 도움; 박테리아와 바이러스 감염에 대응. *주의; 임산부 복용 금지*
달맞이꽃 (Evening primrose) (*Oenothera biennis*)	**식물:** 감마리놀렌산, 천연 비타민	진경제	다발성 경화증과 월경전증후군 치료에 도움; 심장질환과 뇌졸중 예방, 건강한 피부 유지에 도움. *주의: 과도한 사용은 기름진 피부를 유발*
한해살이풀(Eyebright) (*Euphrasia officinalis*)	**풀:** 이리도이드 배당체, 타닌, 페놀산, 휘발성 기름	수렴제, 강장제	안구를 강화하고 백내장 완화 및 결막염 치료에 도움
호로파(Fenugreek) (*Trigonella foenumgraecum*)	**씨앗:** 플라보노이드, 사포닌, 비타민	완화제, 거담제	위장관 질환에 도움; 기침과 감기증상에 거담 효능
화란국화(Feverfew) (*Tanacetum parthenium*)	**잎:** 퀴데르펜 락톤(파테놀라이드)	항염증제, 통경제	편두통 예방과 관절염 및 부종에 도움: 소화기능과 간 기능 개선. 주의: 수유중이거나 임산부는 금기사항
생강(Ginger) (*Zingiber officinale*)	**Root:** 휘발성 기름, 페닐 알킬기 케톤	발한제, 이담제, 구풍제, 자극제	소화불량과 복부경련을 완화; 멀미, 어지러움, 오심, 감기에 효과; 생강은 혈액 응고를 억제
은행(Ginkgo biloba) (*Ginkgo biloba*)	**잎:** 플라보글리코사이드 (퀘르세틴, 프로안토시아니딘); 터르펜도 포함	항천식제, 기관지확장제, 혈소판활성인자억제제	뇌혈류를 증가시킴; 기억상실, 알츠하이머, 뇌경색과 혈액 응고를 감소; 유리 산소기를 중화시키는 효과가 있고 천식, 스트레스, 현기증과 이명에 도움. *주의: 와파린 및 아스피린과 같은 잠재적 약물 상호작용은 주의: 음식과 함께 섭취 주의*
인삼(Ginseng) (*Panax schinseng*)	**뿌리:** 진세노사이드(트리테르펜, 사포닌), 글리코시드	강장제, 자극제, 완화제, 배탈	신체와 정신적 활동 증가; 피로감소(불면증, 신경과민, 식욕부진); 면역계, 부신의 소진 억제; 스트레스 예방. *주의: 임신중이거나 고혈압이 있다면 복용 전 의사와 상담*

약초명	성분	분류	제안된 사용법
북미황련(Goldenseal) (*Hydrastis canadensis*)	**뿌리:** 알칼로이드(하이드라스틴), 지방산, 휘발성 기름	항염증제, 강장제, 가벼운 완하제	면역력을 강화하고 감기와 독감 증상에 도움; 항염증에 효과; 변비와 소화불량같은 위장장애에 도움. *주의: 임산부 복용 금지*
구굴지질(Guggulipids) (콤미포라 무쿨[*Commiphora mukul*])	**줄기:** 에센셜 오일, 구굴스테론, 올레오레진	항콜레스테롤혈증제	혈중 콜레스테롤 수치를 14~27% 낮추고 중성지방 수치를 22~23% 낮춘다. 동맥경화반 감소에 도움; 심장의 신진대사를 개선하고 간의 저밀도 콜레스테롤이 증가. *주의: 임산부 복용 금지*
산사나무(Hawthorn) (*Crataegus oxyacantha*)	**열매:** 플라보노이드, 글리코사이드, 사포닌, 카테킨, 타닌, 프로시아니딘	강심제, 혈압하강제, 항경화제	고혈압과 높은 혈압을 완화시키고 협심증의 중증도를 감소; 진정과 항경련 효과
쇠뜨기(Horsetail) (*Equisetum arvense*)	**풀:** 규산, 미네랄, 이산화규소, 플라보글루코사이드, 사포닌, 알칼로이드	수렴제, 이뇨제	비뇨생식기계 증상, 가벼운 이뇨, 손톱 부러짐, 탈모, 피부손상; 백혈구 증가를 촉진; 동맥경화와 염증 혹은 전립선 비대에 사용
감초(Licorice) (*Glycyrrhiza glabra*)	**뿌리:** 글리시리진, 플라보노이드	완화제, 이뇨제, 거담제, 완하제	위궤양, 부신기능부전, 저혈당증: 기침과 기타 기관지 증상에 도움. *주의: 고혈압 환자와 임산부는 금지*
밀크시슬(Milk thistle) (*Silybum marianum*)	**씨앗과 잎:** 플라보노이드(실리마린)	간보호제, 이담제	담즙 분비를 촉진; 비장, 위, 콩팥, 담낭의 강장제; 간질환에 효과(황달, 간염, 간경화)
귀리(Oats) (*Avena sativa*)	**줄기와 씨앗:** 단백질, C-글리코실 플라본, 아베나코사이드	항우울제, 강심제, 진정제	쇠약감, 우울증, 스트레스, 폐경기 증상; 피부질환에 도움; 발기부전을 위한 강장제
파슬리(Parsley) (*Petroselinum sativum*)	**씨앗과 잎:** 휘발성 오일, 쿠머린, 플라보노이드	구풍제, 이뇨제, 거담제, 진경제	장내 가스를 감소시키고 천연 이뇨제; 기침, 천식, 불규칙한 월경에 도움
페퍼민트(Peppermint) (*Mentha piperita*)	**잎:** 에센셜 오일, 플라보노이드, 카로틴	발한제, 구풍제, 진경제	소화촉진, 복부 팽만, 감기, 독감, 편두통
호박(Pumpkin) (*Cucurbita pepo*)	**씨앗:** 리놀레산, 쿠쿠르비타신, 아연	이뇨제, 완화제, 조충박멸제, 구충제	전립선비대의 크기를 감소하는데 효과; 촌충박멸에 도움
피지움(Pygeum) (*Pygeum africanum*)	**껍질:** 피토스테롤(시토스테롤), 터페노이드, 페룰라산	항염증제, 이뇨제, 항부종제	전립선염, 양성전립선비대증, 요실금, 배뇨통, 배뇨장애, 전립선암, 요로장애
로즈힙(Rosehips) (들장미 열매[*Rosa species*])	**과일:** 바이오플라보노이드, 비타민(C, B 복합체)	수렴제, 이뇨제, 강장제	과도한 스트레스와 불안에 우수한 비타민 c; 감염 예방에 도움; 혈액 정화
쏘팔메토(Saw palmetto) (*Serenoa serrulata*)	**열매:** 사포닌, 피토스테롤, 지방산, 휘발성 오일	강장제, 이뇨제, 진정제, 내분비 작용제	양성전립선비대, 항알레르기, 항염증; 요로장애, 발기부전, 여성의 불임
유근피(Slippery elm) (*Ulmus fulva*)	**속껍질:** 점액; 갈락토스, 갈락투론산	완화제, 피부연화제, 수렴제, 점장제	위궤양 또는 십이지장궤양; 위염, 대장염, 기침, 인후통, 피부연화장애
세인트존스워트(St. John's wort) (*Hypericum perforatum*)	**풀:** 에센셜 오일, 글리코사이드(하이퍼리신), 플라보노이드	진정제, 항염증제, 수렴제	항우울제; 스트레스와 과민; 면역 보충, 항염증제, 항바이러스, 후천성면역결핍증. 주의: 과도한 햇빛은 하이퍼리신 유발로 피부 광성과민성이 나타날 수 있으므로 피하세요.

(계속)

약초명	성분	분류	제안된 사용법
힐초(Valerian) (*Valeriana officinalis*)	**뿌리:** 발레리안 산, 세스퀴테르펜, 글리코사이드, 에센셜 오일	진정제, 수면제, 신경안정제, 혈압강하제	과민성과 탈진 증상에 균형; 신경쇠약에 효과가 있고 진정과 신경안정제로 작용; 두통, 고혈압, 위통과 생리통에 도움. 주의: 임산부 금기: 과다복용은 장기간 피해야 한다.
서양흰버들(White willow) (*Salix alba*)	**껍질:** 살리신, 타닌, 플라보노이드 글리코사이드(퀘르세틴)	진통제, 항염증제, 강장제	두통을 완화하고 해열 작용; 위 질환과 속 쓰림; 류마티스와 관절염에 약간의 진통 효과
야생참마(Wild yam) (*Dioscorea villosa*)	**뿌리:** 디오스게닌, 사포닌, 글리코사이드	항염증제, 이담제, 약간의 발한제, 진경제	폐경기, 생리통, 난소통; 다양한 유형의 류마티스와 복통

SPECIALTY PRODUCTS

약초명	성분	분류	제안된 사용법
꿀벌 화분(Bee pollen)	**꿀벌 화분:** 비타민, 미네랄, 효소, 아미노산	영양식품	에너지와 필수 영양소를 공급; 위 질환, 호르몬계, 알레르기, 고초열, 피로, 질환에 저항력을 형성. *주의: 어떤 사람은 꿀벌 화분에 알레르기 반응이 나타날 수 있다; 매일 소량을 복용*
코엔자임 Q10 (Coenzyme Q10)	**CO Q10 유비퀴논:** 일본인의 자료	영양식품	심혈관질환의 치료에 권장되고 세포의 에너지 생산에 중요한 역할; 면역체계를 재활성화시킴
아마씨(Flaxseed)	**씨앗:** 알파-리놀렌산, 필수지방산 오메가3	설사제, 수렴제, 피부연화제	콜레스테롤과 혈액내 중성지방 수치 감소에 도움이 되고 혈전 형성을 예방; 소화와 비뇨기장애
글루코사민 (Glucosamine sulfate)	**게 껍질:** 포도당, 아미노와 황산염단, 뮤코다당류, 당단백	영양식품	관절 부위의 연골 합성을 자극; 관절 부위에 골관절염의 염증과 통증을 완화
피크노제롤(Pycnogenol)	**소나무 껍질 추출물:** 프로안토시아니딘, 자연용해유기산, 포도당, 바이오플라보노이드	항산화제	혈관을 강화하고 알레르기에 효과: 소염제와 노화방지제; 혈액내 존재하는 유리 산소기를 중화시킴

허브 추출물의 일반적인 사용법

주의: 아래의 정보는 사람의 진단, 치료를 위한 정보로 사용되면 안 됩니다. 이 정보는 의료 행위의 지침이나 의학적인 목적으로 허브를 사용하는 것에 대하여 권장할 의도가 없음을 알려드립니다. 이 정보는 교육적 가치와 의료인을 위한 자료입니다.

조건	일반적인 허브
알레르기(Allergy)	쐐기풀, 에키나시아, 골든씰, 꿀벌 화분
항균성(Antibacterial)	에키나시아, 마늘, 안젤리카, 매자
항카타르성(Anticatarrhal)	서양딱총나무, 골든씰, 백단향, 히솝
항우울성(Antidepressant)	라벤더, 세인트존스위트, 귀리, 다미아나, 로즈마리, 오미자
항진균성(Antifungal)	마늘, 프로폴리스, 계피, 검은호두나무
항염증성(Anti-inflammatory)	오크나무 껍질, 타임, 페퍼민트, 프로폴리스, 세이지
소독성(Antiseptic)	페퍼민트, 타임, 프로폴리스, 세이지, 오크나무 껍질, 검은호두나무
항경련성(Antispasmodic)	발레리안, 시계꽃, 페퍼민트, 붉은토끼풀, 개박하, 로즈마리, 익모초, 타임
항바이러스성(Antiviral)	세인트존스위트, 에키나시아, 마늘, 황기
최음성(Aphrodisiac)	오미자, 인삼, 다미아나
관절염 또는 류머티즘(Arthritis or rheumatism)	천수근, 자주개자리, 야생참마, 서양흰버들, 총상승마, 사르사, 글루코사민
천식(Asthma)	우단담배풀, 머위, 골든씰, 은행, 야생쓴박하, 감초, 목향, 엉겅퀴
수렴성(Astringent)	쐐기풀, 플랜테인, 산딸기, 오크나무 껍질, 골든씰, 대황, 세이지, 아레트리스파리노사, 엘로우 독, 야생체리수피, 베토니
혈액 정화(Blood purifiers)	붉은토기풀, 엉겅퀴, 우엉, 사르사
기관지 강화(Bronchial support)	오미자, 우단담배풀, 머위, 호로파, 야생쓴박하, 히솝, 감초, 목향, 타임, 몰약, 골든씰
심혈관계(Cardiovascular)	산사나무, 하수오, 귀리, 영지, 익모초
콜레스테롤(Cholesterol)	산사나무, 영지, 린덴, 구굴 지질
순환계(Circulatory)	은행, 마늘, 생강, 고투콜라, 고추, 화초, 산사나무, 바이오플라보노이드
감기 또는 독감(Colds or flu)	에키나시아, 개박하, 페퍼민트, 향등골나무, 서양딱총나무, 아연정제
기침(Cough)	야생체리수피, 감초(하루 용량), 느릅나무, 머위, 야생쓴박하
설사(수렴 효과)(Diarrhea[Astringent])	오크나무 껍질, 질경이, 타임, 케모마일
소화기능 개선(Digestive aids)	매자, 아레트리스파리노사, 엘로우 독, 야생체리수피, 베토니
이뇨제(Diuretics)	파슬리, 옥수수수염, 개밀, 민들레(천연 칼륨 원료), 부추, 우바우르시, 로즈힙, 샌들우드,
이통(귀앓이)(Earache)	우단담배풀 오일, 마늘, 세이지(귀 주변을 면봉으로 소독)
습진(Eczema)	쐐기풀, 별꽃, 골든씰, 붉은토기풀, 우엉
거담제(Expectorant)	목향, 호로파, 플랜테인, 타임, 야생쓴박하, 히솝, 감초, 세이지, 우단담배풀, 마늘
안구(Eyes)	아이브라이트, 케모마일(안구 세척)
발열(Fever)	세이지, 타임, 에키나시아, 서양흰버들, 쐐기풀, 자주갯활량나물, 서양톱풀

(계속)

조건	일반적인 허브
장내가스(Flatulence)	회향, 페퍼민트, 생강, 세이지,
고초열(꽃가루 알레르기)(Hay fever)	쐐기풀, 에키나시아(알레르기)
두통(Headache)	서양흰버들, 페퍼민트, 라벤더, 시계꽃, 베토니, 린덴, 생강, 로즈마리, 힐초
고혈압(High blood pressure)	마늘, 산사나무, 서양톱풀
면역 강화(Immune support)	황기, 영지, 쐐기풀, 표고버섯, 오미자, 에키나시아, 프로폴리스, 마늘, 포디알코, 고양이발톱
발기부전(Impotency)	귀리, 인삼, 다미아나, 사르사
콩팥 또는 방광(Kidney or bladder)	개밀, 메도스위트, 우바우르시, 크랜베리, 카스카라사그라다, 대황
Laxative	Cascara sagrada, rhubarb
간(Liver)	옐로우 독, 밀크시슬, 향등골나물, 하수오, 엉겅퀴, 매자, 리포산
림프샘(Lymphatics)	에키나시아, 붉은토끼풀
남성호르몬(Male hormones)	사르사, 인삼, 다미아나, 귀리
폐경기 또는 월경전증후군(Menopause or pre-menstrual syndrome)	당귀, 달맞이꽃, 감초, 승마
신체적 각성 (Mental alertness)	은행, 로즈마리, 고투콜라, 경단고둥(무기력에 도움)
편두통(Migraine headaches)	피버뷰
구역(Nausea)	페퍼민트, 생강뿌리, 산딸기
신경 안정(Nervine)	귀리, 시계꽃, 홉, 케모마일, 힐초, 린덴, 영지, 로즈마리, 황금
구강(구강청결제 또는 소독제) (Oral[mouthwash or antiseptics])	머르, 오크나무 껍질, 골든씰, 엽록소
진통(Pain[reduction])	홉, 서양흰버들, 힐초(면역 강화)
전립선(Prostate)	쏘팔메토, 피지움, 호박씨
건선(Psoriasis)	우엉, 붉은토끼풀, 에키나시아, 별꽃, 옐로우 독, 사르사
호흡기(Respiratory)	야생쓴박하, 우단담배풀, 몰약, 황기, 골든씰, 목향
대상포진(Shingles)	시계꽃, 에키나시아, 귀리(적절한 영양과 스트레스 완화)
인후염(Sore throat)	세이지, 유근피, 자주갯활량나물, 산딸기, 에키나시아
위통(Stomachache)	회향, 생강, 페퍼민트, 케모마일
갑상선(Thyroid)	해초
강장제(Tonic)	인삼, 영지, 오미자, 고투콜라, 하수오, 쐐기풀, 귀리
궤양(Ulcers)	마시멜로, 감초, 유근피(위액에 작용), 메도스위트, 붉은토끼풀

연습 문제 해답–CHAPTER 4

PRACTICE PROBLEMS ANSWER KEY-CHAPTER 4

APPENDIX G

1부

1. 1 g = 1000 mg
2. 1 mg = 1000 mcg
3. 1 mg = 0.001 g
4. 0.8 mg = 800 mcg
5. 1.5 L = 1500 mL
6. 400,000 mg = 400 g
7. 800 mg = 0.8 g
8. 500 mL = 0.5 L
9. 37°C = 98.6°F
10. 104°F = 40°C
11. 1/4 gr = 16.25 mg
12. 2 Tbsp = 30 mL
13. 180 lb = 82 kg
14. 7 lb = 3.2 kg
15. 25 kg = 55 lb

2부

1. 10 mL
2. 2 mL
3. 5 mL
4. 2 mL
5. 2.5 mL
6. 4 mL
7. 0.3 mL
8. 4 mL
9. 10 mL
10. 50 mL

3부

1. 6.8 mL
2. 1.4 mL
3. 0.7–0.8 mL
4. 72 mL
5. 0.2 mL

4부

1. 3200 mcg/mL
2. 9 g
3. 10 mg/mL
4. 50 mg
5. 16 mcg/mL
6. 8 mg/mL
7. 1600 mcg/mL
8. 60 mcg/mL
9. 10 mg/mL
10. 5 mg/mL

5부

1. 15 gtt/min
2. 15 gtt/min
3. 30 gtt/min
4. 22.5 or 23 gtt/min
5. 30 gtt/min
6. 5 gtt/min
7. 10 gtt/min
8. 18.75 or 19 gtt/min
9. 7.5 or 8 gtt/min
10. 60 gtt/min

6부

1. 7.5 gtt/min
2. 15 gtt/min
3. 30 gtt/min
4. 28.5 or 29 gtt/min
5. 10 gtt/min
6. 10 gtt/min
7. 12.75 or 13 gtt/min
8. 37.5 or 38 gtt/min
9. 10 mcg/kg/min
10. 4 mcg/kg/min

7부

1. 75 gtt/min
2. 50 gtt/min
3. 20 gtt/min
4. 100 gtt/min over first hour, then 25 gtt/min over next 8 hours
5. 100 gtt/min

찾아보기
INDEX